DICTIONNAIRE
DE LA SANTÉ
ET
DES MALADIES;

EXPOSITION SUCCINCTE DES VÉRITÉS PRATIQUES, RELATIVES A L'HOMME EN SANTÉ ET A L'HOMME MALADE,

A l'usage de tout le monde;

PAR LE DIRECTEUR DE LA GAZETTE DE SANTÉ,

AVEC PLANCHES DESSINÉES PAR M. A. CHAZAL, ET GRAVÉES PAR M. DUMÉNIL.

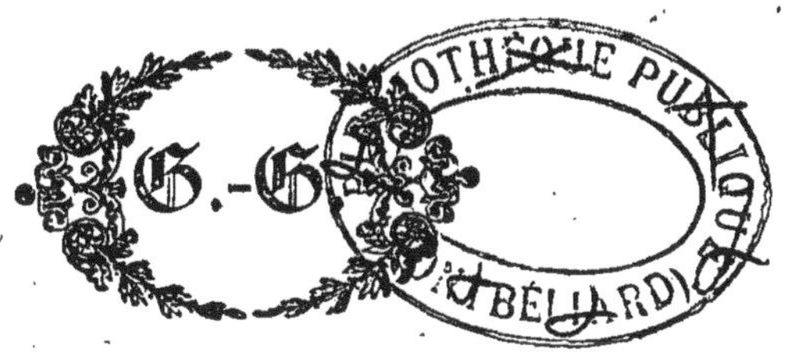

Paris,

AU BUREAU DE LA GAZETTE DE SANTÉ,

RUE NEUVE-VIVIENNE, N° 3.

1834.

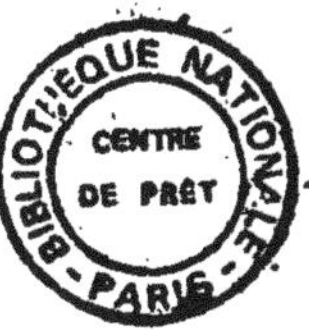

DICTIONNAIRE
DE LA SANTÉ
ET
DES MALADIES.

IMPRIMERIE DE DEZAUCHE,
Faub. Montmartre, n. 11.

Le titre de cet ouvrage explique assez son objet. Nous devons pourtant dire un mot des motifs qui nous l'ont fait entreprendre. Il y a dans les sciences comme dans les langues trois sortes de dictionnaires : les dictionnaires raisonnés ou encyclopédies, les dictionnaires étymologiques et les vocabulaires. Le présent livre tient un peu de tous. Deux parties principales des connaissances humaines en forment la base : 1° l'histoire naturelle de l'homme en santé et de l'homme malade ; 2° l'hygiène générale et appliquée. L'histoire naturelle de l'homme y est exposée d'une manière didactique, et c'est à elle que se rapportent toutes les planches qui se trouvent à la fin du volume. L'hygiène n'y est traitée que d'une manière en quelque sorte aphoristique, parce qu'en effet l'hygiène se compose de préceptes d'observation beaucoup plus encore que de déductions scientifiques. Pour tout le reste, notre livre rentre dans la classe des dictionnaires étymologiques et des vocabulaires, où chaque mot se trouve rangé à côté d'un synonyme destiné à en faire comprendre la signification.

L'homme en santé est l'objet de la physiologie; en cherchant à compléter l'exposition de cette science autant qu'il nous était possible de le faire, nous avons mis de côté toute discussion scientifique, nous avons écarté ce que l'on croit et ce que l'on pense ici et là, pour ne conserver que ce qui est vrai aux yeux de tous, que ce qui a été placé jusqu'à présent hors de toute contestation.

Les planches qui accompagnent le texte donneront une idée exacte et précise de la disposition respective des diverses parties qui entrent dans la composition du corps humain et de la nature particulière des tissus dont ses organes sont formés. Les deux premières représentent la charpente osseuse, ou le squelette vu par sa face antérieure et par sa face postérieure. La troisième et la quatrième représentent le même squelette recouvert des organes du mouvement (des muscles), tels qu'ils s'offrent à l'œil de l'observateur après avoir enlevé la peau et le tissu cellulaire sous-jacent qui lui sert de coussin. La cinquième représente la configuration et la disposition respective des organes contenus dans le *ventre moyen* ou thorax et dans le *bas-ventre*, avec la position qu'ils affectent lorsque, le corps étant couché sur le dos, on enlève, comme le couvercle d'un coffre, la partie supérieure de la poitrine et de l'abdomen. La sixième représente les organes profonds des mêmes cavités. Ces six planches suffisent pour faire comprendre tout ce qui est relatif à la composition physique de l'homme. Nous n'y avons recherché qu'un mérite, celui de l'exactitude. Les artistes qui les ont exécutées y ont mis beaucoup de talent, et certes il était difficile de faire en cette matière quelque chose de mieux, de plus élégant, de plus agréable à l'œil, en un mot, de plus réellement pittoresque, réunion de qualités difficile à rencontrer, le plus souvent impossible, si l'on songe que tous les arts, enfans de l'imagination, ne connaissent que ses caprices et ne se soumettent qu'à regret à de prosaïques régularités.

L'homme malade est l'objet d'une autre science qu'on appelle *pathologie*. Ici nous n'avons pas eu pour objet l'enseignement, mais le précepte. Il nous eût été facile d'entrer dans de longs détails descriptifs, d'exposer des théories, peut-être même de les faire comprendre, ce qui n'arrive pas à tout le monde, comme on sait, mais nous aurions par là compromis notre but; car quelque soin que nous eussions mis à ne laisser dans l'esprit du lecteur que des idées claires, comme toute théorie est plus ou moins hypothétique, et qu'à aucune époque la médecine n'a été travaillée par des théories plus opposées, il en serait résulté nécessairement de la confusion, et partant, des erreurs d'autant plus préjudiciables qu'on serait plus ou moins enclin à l'application. Cependant comme aussi toutes les théories ont un côté plausible, qu'elles reposent sur des faits observés et admis dans la science, toutes les fois qu'il y a eu lieu à une conséquence pratique facile à saisir, nous l'avons consignée à la suite du mot qui en représentait l'idée. Quant au traitement des diverses maladies dont nous avons eu à parler, nous avons mis tous nos soins à dire ce qu'il faut éviter, bien plus que ce qu'il faut faire, et il est clair que nous ne devions pas nous écarter de cette ligne en présence des lecteurs auxquels nous avons destiné ce livre; ajoutons que, eussions-nous écrit pour des médecins, si nous avions voulu nous en tenir uniquement au positif, nous n'aurions pas fait autre chose. Nous en avons dit ailleurs les raisons, et il est inutile de les reproduire ici.

La chimie et la botanique touchaient de trop près à notre sujet pour qu'il nous fût possible de les passer sous silence. En ce qui concerne la chimie particulièrement, nous avons fait tous nos efforts pour exposer ses faits les plus importans avec précision, avec clarté, et de manière à ne laisser dans l'esprit du lecteur que des idées nettes et d'une application facile. Quant à la botanique, nous nous sommes attaché avant tout à faire connaître ce qu'on sait de positif sur chaque plante médicinale, en mettant de côté les considérations d'histoire, de méthode, et de ce qu'on appelle *la taxonomie*.

En somme, si l'idée d'un *Dictionnaire de la santé* a été favorablement accueillie, si la manière dont nous l'avons conçu a reçu des approbations, nous espérons que son exécution ne sera pas un obstacle à ce qu'il puisse être mis entre les mains de tout le monde. Nous avons dit sur l'histoire naturelle de l'homme tout ce qui était important, utile, et selon les convenances du sujet, nous bornant à la simple énonciation des choses qui ne réunissaient point ces qualités, mais surtout la dernière.

Aujourd'hui, il n'est plus permis à tout homme qui pense de rester étranger aux connaissances physiques de la nature de celles qui font l'objet de ce dictionnaire. Elles sont devenues une nécessité à laquelle les directeurs de l'instruction publique ont dû satisfaire en apportant des modifications fondamentales dans l'enseignement. Mais si les cours établis dans les colléges sont d'un effet sûr, il n'en est pas moins vrai qu'ils ne fonctionnent que pour l'avenir, et que le passé est accompli pour les hommes faits qui n'ont pu en jouir que d'une manière exceptionnelle et quand il leur a été possible de profiter d'un enseignement supérieur. Notre livre arrive donc pour remplir une lacune importante, et pour rétablir en quelque sorte le niveau entre le présent et le passé. Avons-nous besoin de dire que notre soin principal a été de puiser aux meilleures sources, de nous appuyer des autorités les plus compétentes dans chacune des matières si diverses et si curieuses que nous avons eues à traiter, et que le *Dictionnaire des sciences médicales* et le *Dictionnaire de médecine* ont été pour nous les mines les plus fécondes?

Peut-être devons-nous répondre d'avance à l'objection que quelques personnes seront tentées de nous faire, et qui se tire de la difficulté, et, dit-on, de l'impossibilité de populariser la science. Nous croyons, nous, qu'il y a des moyens d'atteindre un pareil but, et au besoin nous citerionsdes exemples qui prouvent que des esprits y sont parvenus, sans avoir été pour cela des esprits supérieurs. Qu'on veuille donc bien réfléchir que toute connaissance qui se résout en fait peut être clairement exposée, et qu'il n'y a d'obscurité relative que dans les matières de pure spéculation. Toute science se réduit en dernière analyse à une observation exacte de la nature, les faits seuls lui servent de base, et quand il s'agit de produire des faits, il n'y a vraiment de difficulté et de talent que dans la clarté nécessaire, indispensable à leur exposition. La véritable science, d'ailleurs, n'est pas celle qui s'entoure de mystère, et celle-là est la plus utile, dont les vérités peuvent être mises à la portée du plus grand nombre.

Depuis les livres de Tissot et de Buchan, on a beaucoup abusé de la médecine populaire; ainsi se sont trouvés discrédités d'avance tous les auteurs qui ont voulu s'en occuper. Sous quels rapports fallait-il l'envisager et à quelles conditions était-il utile de s'y livrer? C'est ce que nous avons dit dans l'introduction de la *Gazette de Santé*. Notre langage à ce sujet a été parfaitement compris et goûté, et nous avons reçu à la fois les conseils et les encouragemens des médecins et des gens du monde: le livre actuel n'est qu'une manifestation nouvelle de la même pensée et un nouveau moyen d'atteindre le but de haute utilité que nous nous sommes proposé en fondant le journal. Aurions-nous eu tort de croire que nous en obtiendrons le même succès?

DICTIONNAIRE

DE LA SANTÉ

ET

DES MALADIES.

A.

Abaisseur. En anatomie on donne ce nom à différens muscles qui servent à abaisser quelques parties. Il y a l'abaisseur de l'œil, de l'aile du nez, de l'angle des lèvres, de la lèvre inférieure.

Abattoir. Lieu où l'on tue les animaux destinés à l'approvisionnement d'une ville. Exige l'entretien de la propreté la plus minutieuse. Le sang qu'on laisse ruisseler dans les rues s'altère, et en se mêlant à d'autres émanations, il peut devenir le germe des maladies les plus meurtrières.

Abcès (étymologie incertaine). Collection de pus dans une cavité accidentelle. Le plus souvent il vient à la suite d'une inflammation locale. (*Voyez* inflammation.) Lorsqu'il n'est pas séparé de la surface du corps par des parties dures ou trop résistantes, il forme une tumeur plus ou moins élevée. Si on presse cette tumeur alternativement sur deux points de sa surface, on y sent plus ou moins distinctement l'ondulation du liquide. Ce phénomène caractéristique d'un abcès parvenu à sa maturité est ce qu'on appelle *fluctuation*. Pour obtenir la guérison prompte et certaine d'un abcès, il faut toujours avoir recours à la main d'un opérateur; il y aurait une imprudence extrême à vouloir en tenter l'ouverture en l'absence d'un homme de l'art, qui seul peut déterminer s'il y a lieu ou non à employer l'instrument tranchant. On a vu des cas dans lesquels on a ouvert un anévrysme en croyant ouvrir un abcès. (*Voyez* Anévrysme.) On ouvre les abcès avec un caustique, un séton, par la ponction et par l'incision; ce dernier moyen est le plus fréquemment employé.

Abdomen, du verbe latin *abdere*, cacher. Partie du corps située entre la poitrine et les extrémités inférieures. Son volume augmente après le repas, dans la grossesse, dans l'hydropisie, etc. Les parois de l'abdomen sont extensibles au plus haut degré; mais quand la cause de cette extension a disparu, la peau revient sur elle-même, conservant néanmoins de la laxité, de la mollesse, et reste parsemée de vergetures.

L'abdomen ou bas-ventre renferme l'estomac, le canal intestinal, la rate, le foie, le pancréas, l'épiploon, le mésentère, les vaisseaux chylifères, les reins, les urétères, la vessie; à quoi il faut ajouter, chez l'homme, une portion de vaisseaux spermatiques et des canaux déférens, les vésicules séminales et les conduits éjaculateurs; et chez les femmes, l'utérus, les ovaires et les trompes de Fallope. (*Voyez* ces mots.)

L'abdomen est borné en haut par le diaphragme, qui le sépare de la poitrine, en bas par le bassin, en arrière par la colonne vertébrale, en avant et sur les côtés ou flancs par des muscles et la peau.

La paroi antérieure, en y comprenant les flancs, est formée par cinq paires de muscles et par des aponévroses.

(*Voyez* ces mots.) Toutes ces parties forment ensemble un plan charnu très-compliqué à peu près également épais partout, dont les deux moitiés se réunissent en devant pour former la *ligne blanche*, espèce de corde fixée d'une part au pubis, de l'autre au sternum. Cette paroi présente divers anneaux ou ouvertures : l'ombilic, un anneau inguinal de chaque côté, et les deux arcades crurales. Ces ouvertures donnent lieu quelquefois à des hernies, en laissant passer des portions d'intestin ou d'épiploon, qui viennent faire saillie sous la peau. C'est dans l'abdomen que s'exécutent la digestion, la dépuration urinaire, l'excrétion stercorale, la sécrétion du sperme, la fécondation et le développement du fœtus.

Tous les animaux ont un abdomen, il en est même dont le corps est réduit à un abdomen : tels sont les zoophytes. L'abdomen est la première partie qui se forme dans les fœtus; l'embryon n'est qu'un abdomen. (Béclard.)

Abdominal. Qui appartient à l'abdomen.

Abeille. Insecte qui produit le *miel*, la *cire* et la *propolis*. (*Voyez* ces mots.) Toute ruche est composée de trois sortes d'abeilles, les femelles, les mâles, et les ouvrières qui n'ont pas de sexe. Les femelles et les ouvrières sont armées d'un *aiguillon* qui blesse douloureusement et verse dans la piqûre une liqueur venimeuse. Cette liqueur est préparée par des canaux tortueux qui viennent se rendre à une petite vésicule dont le conduit s'ouvre à la base de l'aiguillon.

La piqûre de l'abeille n'est pas sans danger, plus d'une fois elle a été suivie d'une mort rapide.

Un villageois est piqué au front au-dessus du sourcil, sa face s'enflamme, il perd par le nez beaucoup de sang et il meurt subitement.

Un jeune homme avale, sans s'en apercevoir, une guêpe qui était tombée dans son verre, l'insecte le pique à la gorge qui s'enflamme et fait périr le jeune homme dans un état de suffocation. En pareil cas, un agronome anglais fit avaler à un de ses amis, également piqué à la gorge, du sel commun à grande dose délayé dans le moins d'eau possible, et les accidens cessèrent comme par enchantement. Dioscoride avait déjà signalé l'efficacité de l'eau salée ou de l'eau de mer.

M. Percy conseille les moyens suivans qui s'appliquent à la piqûre de tous les insectes : « Il faut d'abord, dit-il, tâcher de couper la base de l'aiguillon à laquelle adhère la petite vésicule qui contient le venin, afin de l'empêcher, en se vidant, de s'insinuer dans la plaie, puis appliquer sur l'endroit piqué des compresses imbibées d'eau froide à laquelle on ajoutera du vinaigre; il faut avoir soin de mouiller souvent l'appareil pendant les vingt-quatre heures qui suivront l'accident. En moins de deux jours, ce moyen préviendra l'inflammation ou la fera disparaître, si on n'avait pu s'y opposer à temps. »

A son tour, M. Jules Cloquet conseille des onctions sur la piqûre avec de l'huile d'olive, du laudanum liquide, de l'eau de Luce pour prévenir ou calmer les accidens: «Si ces moyens ne suffisaient pas, on plongerait, dit-il, la partie piquée dans un bain huileux où on ferait dissoudre de l'opium et de la thériaque, et on mettrait le malade à un régime délayant plus ou moins sévère, suivant l'intensité des symptômes.» Tous ces moyens sont plus ou moins efficaces, selon les circonstances et les individus, et on peut les employer sans crainte indistinctement.

Ablution, *abluere*, laver. Pratique religieuse usitée chez certaines nations et qui devrait être établie dans tous les pays. Les ablutions fréquentes entretiennent la propreté, donnent du ressort, du ton aux chairs, et sont un des plus puissans moyens pour conserver la santé. On doit les faire toujours avec de l'eau froide; il n'y a que des circonstances de maladie qui puissent permettre l'usage de l'eau chaude.

Abortif. Nom donné à certains médicamens auxquels on attribue la propriété de procurer l'avortement. Il n'est que trop vrai qu'il y a des gens assez criminels pour se livrer quelquefois à cette infâme pratique. Quel médecin dans les grandes villes n'a pas été consulté en pareil cas ? Mais il est bon que l'on sache qu'il n'y a pas de médicament capable d'opérer avec quelque certitude une pareille perturbation dans les lois de la nature, sans qu'il s'ensuive les plus graves maladies et même la mort. On ne saurait trop combattre les préjugés répandus à cet égard dans certaines classes sur lesquelles l'horreur du crime a souvent moins de pouvoir qu'un faux point d'honneur.

Abricotier (Gomme d'). Elle découle du tronc et des grosses branches de cet arbre. On a proposé de la substituer à la gomme arabique ; mais elle a l'inconvénient de ne se dissoudre que très-imparfaitement dans l'eau.

Absinthe, *artemisia absinthium*, de la famille naturelle des corymbifères de Jussieu. Plante vivace, blanchâtre et velue, qui croît communément en France et fleurit vers la fin de l'été. Son odeur est aromatique et très-forte, sa saveur piquante et amère. L'infusion de cette plante, fraîche ou sèche, s'administre avec succès quand il s'agit de ranimer l'action languissante de l'estomac à la suite des maladies lentes et chroniques. Elle réussit également dans les fleurs blanches qui tourmentent les femmes des grandes villes. Elle arrête quelquefois les fièvres intermittentes, et on la donne aux enfans tourmentés par des vers.

On prépare le vin d'absinthe en faisant macérer pendant vingt-quatre heures une once de sommités de cette plante dans un litre de vin blanc qu'on soumet à une forte chaleur. C'est une des préparations les plus usitées, qui est surtout excellente à prendre, un quart d'heure avant le repas, pour exciter l'action des estomacs paresseux.

Absorbant. On donne ce nom, en thérapeutique, à une classe de médicamens susceptibles de se combiner avec les acides que l'on rencontre dans l'estomac et le canal intestinal. Mais comme la formation des acides dépend de causes très-diverses, dans le plus grand nombre de cas les absorbans ne sont qu'un moyen palliatif, c'est-à-dire que leur usage ne guérit pas le mal, il ne remédie qu'à ses effets. La magnésie pure est l'absorbant le plus employé.

Absorbans (Vaisseaux). *Voyez*

Absorption. Fonction nutritive qui fabrique le chyle avec les alimens élaborés par la digestion, et qui recueille tous les résidus de l'économie pour les soumettre à la respiration et les transformer en sang. Cette fonction s'exécute par les veines et par un ordre particulier de vaisseaux qu'on nomme lymphatiques, qui s'ouvrent dans toutes les parties du corps, à la surface des intestins et à la peau. C'est par l'absorption que s'explique la production de toutes les maladies contagieuses. (Voyez *Gazette de santé*, tome I, page 213.)

Abstème. Qui ne boit pas de vin. La nourriture de l'enfance ne comporte pas l'usage du vin ni des liqueurs fermentées. Dans le second âge, l'usage du vin et des liqueurs fortes fait contracter aux fibres une fausse solidité, et en leur ôtant la souplesse, arrête leur développement. Ce principe explique comment on empêche l'accroissement de certains animaux en leur faisant avaler de l'eau-de-vie et en leur frottant le corps avec cette liqueur. Dans la jeunesse on peut se passer de vin, la nature est toute de feu et n'en a pas besoin; dans l'âge viril l'homme est encore assez fort pour se dispenser de son usage; ce n'est que dans la vieillesse qu'il est d'un secours nécessaire.

Telle doit être la règle des constitutions bien régulières dans les climats tempérés; les climats froids, les saisons humides, les tempéramens lymphatiques indiquent et le plus souvent exigent l'usage des liqueurs fermentées.

Abstinence. L'abstinence est le retranchement d'une partie des alimens dont on fait habituellement usage. (Hallé.) Elle diminue la charge de l'estomac, rend la digestion plus facile et plus prompte, et procure la liberté des autres fonctions, surtout celles de la tête. Il ne faut pas la pousser trop loin ni la faire durer trop long-temps; pour obtenir un effet salutaire, il faut aller seulement jusqu'au point de faire naître aux heures des repas le sentiment du besoin.

Accès, d'*accedere*, arriver. Ce mot désigne l'ensemble des phénomènes que présentent dans leur retour les maladies essentiellement périodiques, telles que les fièvres intermittentes. Un accès régulier comprend trois stades ou périodes, qui sont : le frisson, la chaleur et la sueur. (*Voyez* Fièvre.)

Acclimatement. Changement profond dans l'organisme, produit par le séjour prolongé dans un lieu dont le climat est différent de celui auquel on est accoutumé. Ce changement n'est pas sans danger; il n'est guère complet qu'au bout de deux années. (Rochoux.) Son avantage est d'assurer l'existence, malgré les causes nouvelles de maladies dont le corps se trouve assailli.

Accouchement. N'est point une maladie, c'est la dernière phase d'une fonction physiologique dévolue à la femme. Avec une constitution régulière et une bonne conformation, la présence d'un homme de l'art n'est presque jamais indispensable; une sage-femme instruite suffit à tout. Le gouvernement, en soignant l'éducation médicale de ces dernières, a obéi à ce sentiment de pudeur dont une civilisation luxuriante tend à diminuer l'empire, mais qui fort heureusement ne pourra jamais être complètement effacé. Il est fâcheux que dans la société on n'accorde pas aux sages-femmes toute la considération que devrait leur attirer la profession qu'elles exercent, profession utile, importante, noble, qui exige des études sérieuses, positives, et dont l'exercice comporte une certaine fermeté de cœur. En bonne justice, les vices et les dépravations des individus ne devraient jamais rejaillir sur les classes.

Accroissement. Augmentation de la masse d'un corps par l'agglomération de nouvelles molécules constituantes. (Nysten.) Cette agglomération se fait de deux manières, selon que le corps est *organisé* ou *inorganique*. Dans les corps inorganiques, les molécules nouvelles viennent se placer à côté des molécules anciennes, s'y accoler, former masse avec elles et augmenter ainsi le volume que formaient les premières. On appelle ce mode d'accroissement accroissement par *juxtà-position*. Dans les corps organisés vivans, les nouvelles molécules s'introduisent dans des cavités ou dans des conduits particuliers, pour y être soumises à une élaboration préalable, et pour être transformées en la substance même du corps. C'est l'accroissement par *intùs-susception*. (Pour l'histoire de l'accroissement, *voyez* Age).

Il y a des maladies dans lesquelles la taille s'accroît tout-à-coup considérablement en hauteur; lorsque cet accroissement est trop brusque, il peut introduire dans la constitution une faiblesse radicale dont l'influence fâcheuse s'étend sur le reste de la vie. (Grimaud). La force et la grande activité de l'esprit sont contraires à l'accroissement, tandis que sa faiblesse le favorise. Les animaux les plus stupides sont ceux qui s'accroissent avec le plus de rapidité. (Virey.)

Quand l'éducation physique aura acquis dans les établissemens d'instruction publique toute l'importance qu'elle mérite, on trouvera dans la théorie de l'accroissement des données très-précieuses et suffisantes pour une bonne direction dans cette voie.

Acéphale. On donne ce nom aux fœtus monstrueux qui naissent sans tête. L'étude de toutes les monstruosités humaines a été poussée très-loin par le génie de M. Geoffroy Saint-Hilaire, dans sa *Philosophie anatomique.*

Acerbe, adj. Saveur acide mêlée d'un peu d'amertume et suivie d'un sentiment d'astriction bien marqué. Tout ce qui est acerbe est astringent; l'usage des alimens acerbes cause presque toujours des coliques et la constipation. Dans les fruits on corrige cette qualité par le sucre et par l'action du feu.

Acescent. Adjectif qui exprime l'état actuel de fermentation ou de décomposition qui tend à faire passer un corps à l'état d'aigre ou d'acide.

Acétates, s. m. Sels résultant de la combinaison de l'acide acétique avec les bases salifiables. (*Voyez* Sel, Base).

Acétique (Acide). On le trouve tout formé dans la nature; on le rencontre dans un grand nombre de fruits, dans la sève des végétaux, dans les humeurs animales, dans le sang, le lait, l'urine. Il fait la base du vinaigre. Quand il est pur et concentré, il a une odeur forte et piquante, une saveur âcre et brûlante, mais qui devient agréable lorsqu'on l'étend avec de l'eau ; il cristallise au-dessous de 13° centigrades, se volatilise sans s'altérer, entre en ébullition à une chaleur un peu supérieure à celle de l'eau, et attire l'humidité de l'air. Uni à l'alcohol, il forme l'*éther acétique.* (*Voyez* ce mot.) Sur cent parties, il contient, suivant Gay-Lussac et Thénard,

	carbone. . .	50,224.
	oxigène. . .	44,147.
	hydrogène.	5,629.
	Total. . . .	100,000.

L'acide acétique concentré fournit le *vinaigre radical*; on ne l'emploie guère en médecine que pour les défaillances, les syncopes, les asphyxies; pour cela il suffit d'approcher l'ouverture d'un flacon de *vinaigre radical* du nez du malade. Appliqué sur la peau, il ferait vésicatoire. L'acide acétique pur se prépare en distillant l'acétate de cuivre desséché et réduit en poudre (*Voyez* Vinaigre.)

Achille (Tendon d'). C'est le tendon commun des muscles du mollet. C'est par ce tendon que Thétis, suivant Homère, plongea Achille dans le Styx pour le rendre invulnérable.

Acide, du grec *acis*, pointe. Pris substantivement, ce mot désigne les corps qui ont une saveur aigre plus ou moins piquante, qui rougissent toutes les couleurs bleues végétales excepté l'indigo, et qui se combinent avec la plupart des *bases* salifiables, et particulièrement avec les alcalis, pour former des sels.

Les acides sont solides, liquides ou gazeux; presque tous sont solubles dans l'eau. Tous rougissent l'*infusion* bleue du tournesol, c'est là le caractère constant des acides. Lorsqu'un acide est mis en contact avec une *base* salifiable, il se forme un sel qu'on appelle *sel neutre*. Si les propriétés de l'acide et de la base ne se trouvent pas dans le nouveau composé, il s'appelle sel acide ou sel avec excès de base, selon qu'il retient une portion des propriétés de l'un ou de l'autre des corps composés; en 1821, on comptait déjà quatre-vingt-quatre acides différens, soit naturels, soit obtenus par l'art.

Les acides *concentrés* sont des poisons irritans très-énergiques, susceptibles de déterminer la mort dans un très-court espace de temps, si on les introduit dans l'estomac. Appliqués à la peau, ils irritent, enflamment et détruisent les tissus. On les emploie quelquefois avec succès pour détruire les poireaux, les verrues, la pustule maligne. (Voyez *Gazette de santé*, tome I, pages 256 et 257, et tome II, page 53.)

Tous les acides, lorsqu'ils sont suffisamment étendus d'eau, calment la soif, déterminent sur la langue et sur les organes de la déglutition un sentiment de fraicheur qui semble se communiquer à toute l'économie; ils modèrent la chaleur fébrile; ils diminuent la transpiration et ils augmentent la sécrétion urinaire. Peu usités en hiver et dans les contrées froides et humides, on y a souvent recours pendant les chaleurs de l'été et dans les pays méridionaux. Aussi la nature, toujours attentive à mettre l'instinct à côté du besoin, le remède à côté du mal, a multiplié les fruits acidés dans les pays et dans les saisons dans lesquels ils sont le plus utiles; et lorsque les causes qui en nécessitent l'usage viennent à se développer, elle ne manque pas d'en faire naître en nous le goût et le désir. (Hallé.)

On a long-temps préconisé les boissons acides et surtout le vinaigre contre l'empoisonnement par l'opium; il est prouvé aujourd'hui que l'eau vinaigrée ne doit être administrée qu'après l'expulsion de l'opium par le vomissement; si on la donnait avant, elle favoriserait l'absorption en dissolvant la partie la plus active du poison, et donnerait lieu à des incidens graves. (Voyez *Gazette de santé*, tom. I, pag. 29 et 36.)

L'usage trop prolongé des acides est nuisible à la santé.

Ils attaquent l'émail des dents, altèrent les digestions et déterminent l'amaigrissement.

Acier. Se compose de fer et de carbone. Le meilleur est celui qui contient sept à huit millièmes de carbone seulement. S'emploie en médecine sous forme de limaille dans les mêmes cas que le fer. Les uns le préfèrent à ce dernier, qui contient quelquefois des parcelles de cuivre; les autres prétendent qu'à cause de sa densité il doit peser davantage sur l'estomac. (*Voyez* Fer.)

Aconit, *napel*. Cette plante vivace, de la famille des renonculacées de Jussieu, croît dans les pâturages des montagnes; sa tige s'élève de deux à trois pieds, elle porte un long épi de fleurs d'un beau bleu violet. De toutes les vertus médicamenteuses attribuées à cette plante, il n'est resté que celle qu'elle a contre l'hydropisie et que M. Fouquier a constatée à l'hôpital de la Charité. Le docteur Roques, dans sa *Phytographie médicale*, cite plusieurs exemples authentiques d'empoisonnement par l'aconit, et recommande d'écarter avec soin cette plante des jardins potagers.

Acrimonie. Il se développe quelquefois dans l'estomac des aigreurs qui se manifestent sur la langue, dans l'intérieur de la bouche et dans l'odeur de l'haleine. Boerhaave avait établi sur ce fait une théorie médicale qui n'avait point de fondement, et dont la routine s'est emparée. Aujourd'hui, il n'y a que les charlatans ou les ignorans qui attribuent toutes les maladies à l'âcreté des humeurs, et qui préconisent des remèdes pour la corriger.

Acromion, de deux mots grecs qui signifient *extrémité* et *épaule*. Apophyse considérable qui termine l'épine de l'omoplate, et dont l'extrémité s'articule avec la clavicule.

Actif, adj. Dans le langage médical, ce mot a une signification particulière, en ce sens qu'il est opposé à *passif*. Une hémorrhagie qui se fait en vertu d'une augmentation de l'action vitale est appelée *active*; et par opposition, on appelle *passif* un écoulement de sang qui a lieu par l'atonie et la faiblesse des organes qui lui livrent passage. Il y a des sensations actives et des sensations passives. C'est ce qu'expriment les mots *voir* et *regarder*, *entendre* et *écouter*.

Action. Aucune action réelle n'est le produit de la matière. La matière est inerte, ce mot-là ne peut donc s'appliquer au résultat de mise en mouvement. L'âme seule est active dans le corps humain, et la Providence dans la nature entière. Quand il s'agit de choses perceptibles par les sens, ce mot ne s'emploie donc qu'au figuré; il a pour objet de désigner une suite de mouvemens dirigés vers un but déterminé. Ainsi on dit l'*action chimique*, pour désigner le rapprochement ou la séparation des molécules des corps par le jeu des affinités. L'action physiologique est aussi un mouvement qui s'exécute dans un corps vivant et par des forces vitales.

Acupuncture. Piqûre faite avec une aiguille, opération très-usitée en Chine et au Japon, et que plusieurs chirurgiens français ont tenté, il y a quelques années, d'introduire en Europe. « Avant d'avoir fait des expériences sur cette opération, dit Béclard, et avant qu'elle eût été employée en Europe, j'étais assez disposé à croire qu'on devait la laisser à ses inventeurs; l'expérience m'a confirmé dans cette opinion. » En Asie, on pratique cette opération à l'aide d'une aiguille fine d'or ou d'argent, et on lui attribue toutes sortes de vertus; c'est la pilule de mie de pain qui purge, quand on l'avale avec confiance.

Adeno-nerveuse, de *aden* glande, *neuron* nerf. Nom donné à la peste du Levant. (*Voyez* Peste.)

Adhérence. Union vicieuse ou accidentelle de quelques parties du corps. L'adhérence des paupières entre elles par suite d'inflammations violentes ou brûlures porte le nom d'ankyloblépharon.

Adipocire. Fourcroy désignait par ce nom trois substances différentes, la cholestérine, la cétine et le gras des cadavres. (*Voyez* ces mots.)

Adragant (Gomme). Découle de l'*astragalus tragacantha*, arbre de la famille des légumineuses de Jussieu, qui croît dans l'Orient et principalement dans l'île de Crète. Cette gomme n'est pas transparente comme la gomme arabique, dont elle a les propriétés adoucissantes, émollientes et nutritives; elle se dissout dans l'eau froide en partie, et en totalité dans l'eau bouillante.

Adulte. L'âge adulte est celui où l'homme et la femme sont parvenus au complément de leur organisation; il est caractérisé par l'aptitude à la génération, et s'étend depuis l'adolescence jusqu'à la vieillesse. (*Voyez* Age.)

Adynamie, s. f.; de *a* privatif et de *dunamis* force. Défaut de force, faiblesse morbide. Se dit d'un affaiblissement extrême des forces vitales. Pinel a donné le nom de *fièvre adynamique* aux maladies qu'on désignait autrefois sous le nom de *fièvres putrides*.

Affinité. En chimie, ce mot désigne la force par laquelle les molécules de deux corps ou d'un même corps sont attirées les unes vers les autres, ou sont maintenues dans leurs rapports respectifs.

En physiologie, on appelle *affinité vitale* cette force par laquelle toutes les transformations s'opèrent dans le corps humain pendant la vie, telles que le changement du chyle en sang, du sang en graisse, etc.

Affusion. C'est une manière particulière d'appliquer l'eau froide à la surface du corps. Elle consiste à faire tomber ce liquide sur le corps, non en colonne d'un petit diamètre, comme dans la douche, mais en masse assez considérable pour atteindre à la fois une grande étendue de la peau. C'est un moyen violent et dont l'application exige une grande prudence et une connaissance bien précise des lois de la vie. Il est plus employé en Angleterre et aux États-Unis que sur le continent européen.

Agacement des dents. On n'est pas d'accord sur la cause immédiate de cette affection, qui empêche de mâcher des alimens, même très-tendres, sans qu'il en résulte une sensation désagréable. On conseille de mâcher des tiges de pourpier, de frictionner les gencives avec du marc de café, avec un linge chaud, avec une substance crayeuse comme le carbonate de chaux; ce dernier moyen est rationnel et excellent quand le mal est dû à un acide.

Agaric. Espèce de champignon, (*Voyez* ce mot.) caractérisée par des lames perpendiculaires simples qui se voient à la surface inférieure du chapeau. (Voyez *Gazette de santé*, tom. I, pag. 26.)

Age. Les poètes ont divisé la vie en quatre âges qu'ils ont très-heureusement comparés aux quatre saisons de l'année. Il y a un philosophe mathématicien qui en a soumis les diverses phases à toutes les rigueurs du calcul, rigueurs très-encourageantes d'ailleurs, puisqu'elles ont pour base une durée générale, en nombre rond de quatre-vingt-un ans; s'il avait pu assurer cette durée avec autant de précision qu'il l'a calculée!... Les physiologistes ont tracé d'autres divisions plus conformes à ce qui se passe en réalité dans la nature. Ces divisions sont : 1° la première enfance (*infantia* privation de la parole); 2° la deuxième enfance; 3° l'adolescence; 4° l'âge adulte ou la virilité; 5° la vieillesse, qui a aussi ses nuances.

L'enfant tette et dort alternativement jusqu'à sept mois. Quand il est bien constitué et convenablement allaité, il est sujet à peu de maladies. De sept mois à deux ans, sa vie est très-orageuse, et ses plus grands dangers lui viennent de la pousse des premières dents, (Voyez *Gazette de santé*, tom. I, pag. 117.) qui, en exaltant sa sensibilité, le prédispose à beaucoup de maladies et principalement aux convulsions. De deux à sept ans, les os se solidifient, les formes se développent, les sens se perfectionnent; c'est le temps de l'éducation physique à laquelle on conviendra que la nature travaille avec discernement, si l'on considère la dépuration générale qui se fait par les gourmes, les écoulemens de la tête et de derrière les oreilles, la génération d'insectes dans les cheveux, etc.

La seconde enfance commence à sept ans et finit à quatorze; elle est marquée par le développement des systèmes glanduleux et osseux, et ce travail dans les organes de ces deux systèmes donne lieu à la naissance des scrofules et des vices de conformation qui affectent les os de la poitrine et la colonne vertébrale.

L'adolescence est caractérisée par un changement remarquable dans les organes de la voix et de la génération; elle dure jusqu'à vingt-un ans chez la femme et vingt-cinq chez l'homme. Trois ordres d'organes prédominent pendant cette période de la vie; les organes de la circulation, ceux de la respiration et ceux de la génération. Les maladies les plus fréquentes sont les hémorrhagies actives, les fièvres inflammatoires, la chlorose, la mélancolie érotique qui pousse les adolescens à rechercher des jouissances prématurées et toujours fatales.

La prédominance des poumons dure depuis le commencement de l'âge adulte jusqu'à trente-cinq ans, c'est aussi l'époque de la vie où l'on voit le plus de phthisies pulmonaires. Plus tard, le foie et le système veineux du bas-ventre prennent le dessus, et leurs écarts donnent naissance à l'hépatite, la jaunisse, l'hypocondrie, les hémorrhoïdes, les varices, l'hématurie, les anévrysmes, la goutte, le rhumatisme, et toute la série des désordres physiques qui sont le résultat des affections morales. Plus tard, l'acheminement vers la vieillesse est marqué par l'affaiblissement de l'action génératrice et sa perte absolue, qui assujettit la femme à des affections plus ou moins graves.

La vieillesse débute par la disparition des signes de la virilité : la somme des pertes est supérieure à celle des réparations; toutes les fonctions languissent et s'effacent progressivement jusqu'au terme fatal, qui, chez les hommes doués d'une constitution heureuse, arrive d'une manière insensible comme la dernière circonstance d'un fait accompli. Les affections de cette période sont innombrables, car elles résultent à la fois de la débilité générale du corps humain, et des écarts ou des désordres qui accompagnent trop souvent les autres périodes de la vie. (*Voyez* Enfance, Puberté, Virilité, Vieillesse.)

Agglutinatif, de *agglutinare* coller. Médicament propre à réunir les plaies simples et superficielles. L'emplâtre de diachylon gommé, celui d'André de Lacroix, sont des emplâtres agglutinatifs. (Voyez *Gazette de santé*, tom. I, pag. 86, le moyen de faire des bandelettes agglutinatives et la manière dont M. le professeur Gerdy les a employées à l'hôpital Saint-Louis, pour la guérison des ulcères aux jambes.)

Agissante (Médecine). Se dit par opposition à la médecine *expectante*; n'est pas toujours la meilleure. La nature a fréquemment la plus grande part à la guérison des maladies, souvent même elle y fait tout. Les praticiens expérimentés citent cette vérité comme le fruit le plus incontestable de leur expérience. Malheureusement, toute simple qu'elle paraît, elle n'est point comprise par les malades, qui, toutes les fois que leur médecin se borne au rôle de simple spectateur, prennent son inaction calculée pour de la négligence, et se hâtent d'appeler les conseils de quelque énergumène aux longs bras et à la grosse voix, qui leur crie de toute la force de ses poumons, je vous guérirai, et qui les *drogue* et les tue.

Agnus castus. Plante de la famille des gattoliers, à laquelle on a long-temps attribué des vertus anti-aphrodisiaques. Il n'y a pas long-temps, on préparait encore avec ses baies un sirop qui était fort en usage dans les couvens. Mais l'huile volatile qu'elles contiennent et leur saveur aromatique sont plus propres à échauffer qu'à rafraîchir.

Agonie, de *agon* combat. Dernière lutte de la vie contre la mort. (Voyez *Gazette de santé*, tome I, page 197.)

Aigreurs. Sont occasionées par des éructations qui font remonter de l'estomac dans la bouche des matières acides ou aigres qui *mordent la gorge*. On les calme en prenant de la magnésie pure délayée dans un peu d'eau. Les alimens gras, farineux, miellés, le laitage, les vins aigres, en sont les causes les plus fréquentes.

Aigu, adj. Une maladie est aiguë, lorsqu'elle est accompagnée de symptômes graves et que ses périodes marchent avec rapidité. Les maladies chroniques, au contraire, ont une marche lente et leur durée est illimitée.

Aiguille. Nom commun donné à des instrumens très-divers dont on fait usage en chirurgie.

Ail. Plante de la famille des asphodèles de Jussieu. Contient une huile volatile très-pénétrante qui disparaît à la cuisson. Son usage rend les digestions plus actives et plus promptes, surtout chez les individus robustes qui vivent d'alimens grossiers, de pain mal fermenté, de viandes presque crues; mais il ne convient pas aux personnes nerveuses, sèches, dont l'estomac est faible et délicat. L'ail n'est pas un préservatif des maladies contagieuses, ainsi que le croit le vulgaire. La peur est le plus puissant élément de contagion; elle affaiblit tout l'organisme et facilite l'introduction des miasmes dans le corps humain. L'ail, dans de semblables circonstances, stimule les organes débilités, les remonte au ton d'énergie indispensable pour repousser l'action délétère du principe contagieux, et c'est en ce sens qu'il peut être appelé préservatif; il entre dans la composition du *vinaigre des quatre voleurs*. L'ail est aujourd'hui fort peu usité comme médicament; il a pourtant des propriétés vermifuges incontestables, et sous ce rapport on le donne avec succès aux enfans tourmentés par des vers.

Aimant, en latin *magnes*. « Touchant le nom de « *magnes* qu'il porte, dit Pline, Nicander dit que c'est « le nom de celui qui le premier l'inventa au mont Ida. « Et dit-on que c'était un bouvier qui, gardant son bétail « sur la dite montagne, prit garde à la vertu de la dite « pierre aux clous de ses souliers et au fer de son bâton, « qui demeuraient attachés sur l'aimant. » L'usage médical de l'aimant remonte à la plus haute antiquité sans être pour cela plus efficace. Paracelse, le grand propagateur des idées les plus absurdes qui aient affligé la médecine, prépara une *manne d'aimant* qui *avait* la propriété de prolonger la vie. Sous le rapport de sa composition chimique, l'aimant n'a pas d'autres propriétés que les oxides de fer, puisqu'il n'est pas autre chose. (*Voyez* Fer.) Quant à ses autres propriétés, elles sont tout-à-fait illusoires. Le fameux Mesmer et quelques autres publièrent des récits de cures mirifiques qui firent penser un instant que l'aimant pourrait bien avoir en effet quelque action dans les maladies nerveuses. Le mémoire adressé sur ce sujet à la société royale de médecine, en 1775, fut examiné par trois commissaires qui, après avoir expérimenté les vertus de l'aimant sur des malades affectés de douleurs de dents, de la tête, des reins, de rhumatismes, de crampes, de convulsions, d'épilepsie, conclurent que l'aimant devait être placé parmi les anti-spasmodiques. « Son action n'a été jusqu'à présent que « palliative, mais rien n'annonce qu'elle ne puisse devenir « curative. »

Il arrive parfois aux personnes qui travaillent le fer, d'en recevoir par éclats de petites parcelles dans les yeux. On conçoit qu'en approchant de l'œil malade une barre aimantée, le fragment de fer peut s'extraire dans certains cas beaucoup plus facilement que de toute autre manière.

Aine. Enfoncement anguleux qui sépare l'abdomen de la cuisse. Les aines sont le siége habituel de diverses affections. (*Voyez* Hernie, Bubon.)

Air, s. m., en grec *aer*, de *aô* je souffle. Pour bien apprécier l'influence de l'air sur l'économie animale, il est bon d'entrer dans quelques considérations de physique et de chimie importantes à connaître, et d'autant plus aisées à saisir que les vérités qui en résultent reposent entièrement sur des faits positifs et des expériences directes.

L'air forme autour de la terre une atmosphère de quinze à seize lieues. Par sa tendance à se mettre constamment en équilibre, ce fluide enveloppe de toutes parts tous les corps de la nature, est en contact immédiat et permanent avec nos parties vivantes, et remplit toutes les cavités de notre corps qui communiquent à l'extérieur.

La pesanteur de l'air, soupçonnée par Aristote, n'a été véritablement démontrée qu'en 1643 par Galilée, et confirmée ou précisée par Torricelli, Pascal, Boyle et

Mariotte. Il est aujourd'hui constant que la pesanteur totale de la colonne atmosphérique soutient, au niveau de la mer et dans des tubes fermés, le mercure à la hauteur de vingt-huit pouces et l'eau à la hauteur de trente-deux pieds. Prenez un tube de verre fermé par un bout, recourbé par l'autre bout; remplissez-le de mercure; si vous le renversez, le métal s'y maintiendra élevé jusqu'à vinghuit pouces, parce que la colonne d'air qui pèse à la surface de l'extrémité ouverte est égale en poids à la quantité de métal contenue dans le tube, et par conséquent lui fait équilibre. Si vous faites le vide dans un corps de pompe, vous ferez monter l'eau jusqu'à une hauteur de trente-deux pieds environ, mais pas au-delà, parce que la colonne d'air égale au diamètre de la pompe ne pèse pas plus qu'une colonne d'eau de trente-deux pieds. En partant de là et en calculant, par exemple, le poids d'une colonne d'eau de la hauteur d'un homme de moyenne taille et d'un diamètre égal à sa grosseur, en général on trouve que cette colonne pèse trente-trois mille six cents livres. Comment les corps vivans ne sont-ils pas écrasés sous un pareil fardeau? Parce qu'il y a, dans tous, des cavités remplies d'air, où ce fluide, se faisant équilibre à lui-même, empêche sa pression de devenir sensible pour nous. Plus on s'éloigne du niveau de la mer, plus on s'élève, plus la colonne d'air diminue, et par conséquent moins elle est pesante, et *vice versâ*. C'est pour mesurer la pesanteur de l'air qu'on a inventé le baromètre. (*Voyez* ce mot.)

L'air est élastique et par conséquent très-compressible. C'est sur son élasticité qu'est fondé le mécanisme du fusil à vent. Mais cette propriété est surtout augmentée par l'élévation de la température.

100 parties d'air contiennent 21 de gaz oxigène, 78 de gaz azote, et environ 1 de gaz acide carbonique. Cette

composition de l'air est invariable et la même à toutes les hauteurs. La respiration se fait aux dépens de l'oxigène, comme la combustion. Un grand nombre de personnes rassemblées dans un même lieu parfaitement clos finissent par y *étouffer*, comme on dit; cela arrive lorsque l'oxigène qui s'y trouvait commence à s'épuiser; tout rentre dans l'ordre en renouvelant l'air et en rétablissant l'équilibre parmi ses principes constituans. Ce principe est la base de toute ventilation des lieux destinés à de grandes réunions.

La respiration use l'oxigène, mais elle le remplace en partie par de l'acide carbonique. Ce dernier gaz est meurtrier et plus pesant que les autres principes constituans de l'atmosphère, on peut en quelque sorte le transvaser comme de l'eau; il suit de là que dans une salle de spectacle, par exemple, quand il y a un grand concours, au bout d'un certain temps, quelque parfait que soit le système des ventilateurs, on finit par être mal à l'aise dans les parties basses, telles que le parterre et les baignoires, parce que, par l'effet même de sa pesanteur, l'acide carbonique vient s'y amonceler.

La température de l'air dépend de la quantité de calorique libre qu'il contient. Le calorique lui vient en très-grande partie du soleil, mais par réflexion et non pas directement : c'est la surface de la terre que les rayons du soleil réchauffent d'abord, et le calorique qu'ils lui communiquent de la sorte se répand de proche en proche dans les diverses couches de l'air environnant. C'est ce qui fait que plus on s'élève, moins le calorique est sensible et plus la température est basse. A des hauteurs données, le thermomètre est constamment au-dessous de zéro. Sous une même latitude, les montagnes sont couvertes de neige, tandis que dans les plaines la température se maintient à une certaine élévation.

Comparez, sans sortir de la France, les départemens des Alpes avec ceux de Vaucluse et de la Drôme, comparez l'Ardèche, la Haute-Loire, le Cantal et le Puy-de-Dôme avec la Gironde, la Charente, la Vienne, etc. ; sous la même latitude, les uns sont élevés et froids, les autres sont dans des plaines et chauds.

On avait dit que le globe allait en se refroidissant : M. Arago a établi par le calcul appuyé des recherches historiques les plus curieuses que la température moyenne de la Palestine n'avait pas changé depuis le temps de Moïse. (Voyez l'*Annuaire du bureau des longitudes* pour l'année 1824.)

Il faut chercher dans les traités spéciaux de physique quelles causes déterminent les variations de la température. Nous n'avons à nous occuper ici que des effets que ces variations peuvent exercer sur le corps humain.

Rien n'est plus nuisible que le passage subit du chaud au froid et surtout au froid humide : le froid subit n'agit pas seulement par la suppression de la transpiration, suppression qui est la cause de tant de maladies, il irrite vivement la peau, ébranle le système nerveux et affecte immédiatement les parties les plus faibles de l'organisme.

Le passage subit du froid au chaud n'est point aussi dangereux, à moins que le changement de température ne soit extrême. Dans les cas de congélation d'une partie quelconque du corps, il est important d'appeler la chaleur par degrés ; une chaleur subite et forte donne lieu à la gangrène.

Quand l'air devient humide, nous disons qu'il est lourd, quoique le baromètre annonce qu'il est plus léger, parce qu'en effet il fait éprouver au corps le sentiment d'un poids qui le presse de toutes parts. Cela tient à ce que l'humidité ramollit la fibre, rend les membres inhabiles au mouvement, leur imprime une certaine faiblesse qui n'est plus en rapport avec les obstacles ordinaires que le corps rencontre dans ses divers déplacemens.

Le professeur Hallé a déduit avec beaucoup de précision les préceptes d'hygiène relatifs aux qualités de l'air : nous lui empruntons textuellement ce qu'il a écrit là dessus.

« Les qualités de l'air ne nuisant le plus souvent que par leurs vicissitudes et ne devenant dangereuses que parce qu'elles agissent sur des corps qui n'y sont pas habitués, ou parce qu'elles sont bientôt remplacées par des qualités contraires, il faut que l'homme qui veut rester sain et vigoureux s'endurcisse et se fasse aux températures dont il doit éprouver le plus souvent l'influence, et ne contracte pas l'habitude d'une température étrangère qu'il soit obligé de quitter malgré lui.

« C'est en conséquence un mal, dans un pays ou dans une saison froide, de s'habituer à rester dans des appartemens très-clos et fort échauffés. C'en est un de même, quoique moins dangereux, de s'habituer à des appartemens très-frais dans un pays très-chaud.

« La température à laquelle il est le plus nécessaire de s'habituer est le froid, parce que, de toutes les vicissitudes, la froide est la plus dangereuse, et que le froid à la longue fortifie la fibre, l'affermit et donne au corps une solidité et une complexion plus durable et plus capable de résister aux autres vicissitudes. L'habitude du froid doit se contracter par degrés. Il n'y a que les constitutions fortes qui résistent à l'impression d'un passage rapide d'une température à une autre; toutes les constitutions sont susceptibles des habitudes contractées par degrés.

« L'enfant nouveau-né, à peine couvert d'un épiderme, sortant de l'eau et d'une température de 28 à 30 degrés, est tout nerveux et a d'autant plus besoin d'être préservé du froid, qu'il est plus faible et plus délicat. On ne doit pas se laisser abuser par des exemples illusoires. La femme samoïède qui roule son enfant nouveau-né dans la neige n'est pas une autorité pour une dame française élevée dans la capitale, au milieu des commodités et des dangers du luxe. En général, l'impression du froid ne convient pas à l'enfant nouveau-né, encore moins s'il est faible, beaucoup moins s'il est malade, et là-dessus l'instinct des animaux doit éclairer notre raison.

«C'est surtout dans les premières six semaines que l'enfant a besoin d'être défendu de l'action du froid. La chaleur de la mère est celle qui lui convient le mieux. Plus les appartemens sont clos et chauds, plus il a besoin d'être garanti quand on le fait sortir, moins il a besoin de l'être quand il est près de sa mère. Ces soins doivent être moins scrupuleux dans la saison chaude, mais toujours faut-il prendre garde aux heures du soir, de la nuit et du matin.

«Ce premier temps passé, quand l'enfant commence à s'arrondir, qu'il est fort, qu'il n'est point malade, on peut commencer à l'endurcir aux influences de l'air; il faut le faire par degrés et alors on n'a qu'un peu de précautions à prendre pour le temps de la dentition. Mais si l'enfant né malade ou faible, l'est encore et qu'il s'annonce des dépurations vers la tête, la chaleur lui est encore nécessaire; et si, au milieu de ces soins, la dentition s'approche, il faut alors continuer à le garantir du froid. Si jusque-là on lui a tenu la tête couverte, il faut lui continuer ce soin, parce que ce n'est pas là le moment de changer ses habitudes. Alors les nerfs souffrent et surtout les nerfs de la tête, et le froid est l'ennemi des nerfs.

« C'est après l'époque de la première dentition et après la seconde année, qu'il faut sérieusement s'occuper de fortifier l'enfant et de l'endurcir. C'est alors que la tête nue, les vêtemens légers, l'eau froide, l'éloignement du feu contribuent réellement à sa force et à sa bonne santé.

L'activité de son corps, la force de sa circulation résistent alors efficacement à l'impression du froid, et l'épiderme s'affermissant, devient comme un vêtement naturel qui le préserve mieux que l'accumulation des couvertures, parce qu'il le rend insensible à l'irritation que produit le froid sur les nerfs plus dénués.

« Une fois cette force acquise, il est à désirer que l'homme la conserve et ne la perde pas au milieu du luxe efféminé et de la dépravation des villes. La mollesse, les excès, les indispositions, les maladies, les chagrins, les passions agacent de nouveau la sensibilité nerveuse et rendent l'homme plus sensible aux impressions extérieures; mais réciproquement, l'homme endurci aux impressions extérieures n'est point énervé par les indispositions que prépare la mollesse, il est moins affecté par les chagrins, moins agité par les passions, sa sensibilité le met à l'unisson tant pour les affections morales que pour les impressions physiques.

« Mais si l'homme s'endurcit aux impressions extérieures, il faut qu'il s'y endurcisse uniformément dans toute l'habitude de son corps, autant que l'usage et la décence le permettent: s'il est des parties qu'il faut garantir de préférence, ce sont celles que la nature a choisies elle-même pour en faire des voies de dépuration. Les pieds sont dans ce cas, et leur transpiration a un caractère spécial et presque toujours une odeur plus ou moins marquée, mais particulière : de là le précepte vulgaire de se tenir la tête fraiche et les pieds chauds; et si, par accident, par circonstance ou par les dépurations de l'âge, d'autres parties deviennent le siége de dépurations particulières, il faut alors les découvrir moins que jamais, et dans les grandes vicissitudes de l'air, les couvrir davantage.

« Les infirmités, en affaiblissant l'homme, en diminuant la vigueur de la circulation, l'égalité de la chaleur vitale et sa distribution à la circonférence du corps, exigent qu'on le mette davantage à l'abri des impressions qui peuvent lui nuire, et surtout du froid, et du froid humide.

« Les convalescens et les vieillards sont dans ce cas. Alors il paraît que l'absorption, surtout chez les convalescens et ceux qui ont éprouvé de grandes évacuations, est d'autant plus grande que l'impression des fluides est moins forte; et c'est à cause de cela que le froid humide est si dangereux pour ces personnes, et qu'on voit le contact de l'humidité froide renouveler si facilement les fièvres d'accès.

« Enfin, si l'homme a négligé de se fortifier contre les impressions auxquelles il est sans cesse exposé, et qu'il ait passé l'âge où l'on peut contracter d'utiles habitudes, il faut qu'il subisse la loi imposée aux faibles; qu'il évite, au moins par le moyen des vêtemens, l'effet des grandes vicissitudes, qu'il les évite, non-seulement suivant les alternatives des saisons et des momens de la journée, mais encore relativement aux périodes de ses propres fonctions; les momens de sa digestion, ceux de sa transpiration, exigent des précautions principales, et si la transpiration a une âcreté particulière, s'il est sujet aux érysipèles, aux dartres, aux fluxions, à la goutte, etc., il doit redoubler d'attention. »

Albinos. On désigne ainsi les individus dont la peau et les tissus qui en dépendent sont complètement décolorés. Ils se distinguent par une blancheur fade répandue sur tout le corps, sans aucune teinte de rose ou d'aucune autre couleur : cette blancheur est tout-à-fait différente de ce qu'on appelle une peau blanche; c'est la blancheur du lait, du papier ou du linge, et elle se reproduit sur les cheveux, les sourcils, la barbe et les autres parties pileuses du corps. Voltaire a voulu faire des albinos une race particulière. Il s'est trompé en ce point comme en beaucoup d'autres, comme il se trompait souvent en fait de sciences d'observation. Le fait est que la condition particulière de l'albinos tient uniquement à l'absence d'une partie constituante de la peau, qu'on appelle le *corps muqueux ou réticulaire de Malpighi*. (*Voyez* Peau.) C'est du moins l'opinion la plus généralement admise et la plus probable.

Albugo, s. m. Mot latin adopté dans le langage médical pour désigner certaines taies ou taches de l'œil. (*Voyez* Taie.)

Album græcum. On désignait ainsi les excrémens du chien, dont on faisait autrefois usage en pharmacie et que les médecins employaient comme dessicatif. Ce mot ne représente plus aujourd'hui en médecine que l'une de ces nombreuses erreurs auxquelles l'esprit humain a été de tout temps en butte. (Voyez *Gazette de santé*, tome I, page 43.)

Albumine, s. f. Principe immédiat des animaux. Elle forme la majeure partie du blanc de l'œuf. Elle contient, carbone 52,883; oxigène 23,872; hydrogène 7,540; azote 15,705, et un peu de soufre. Ce principe se trouve aussi dans le sang, le chyle, la synovie, dans l'eau des hydropiques, dans la chair, etc. L'albumine se décompose facilement, se pourrit et donne lieu à la production du gaz acide hydro-sulfurique. Comme elle contient un peu de soufre elle noircit les vases d'argent dans lesquels on la fait chauffer, et dans ce cas il se produit un sulfure d'argent noir; cette combinaison s'observe très-souvent dans la coction des œufs. M. Orfila pense que ce principe est le véritable contre-poison du mercure et du cuivre. (*Voyez* Poison.) L'albumine est très-nourrissante. (*Voyez* à ce sujet *Gazette de santé*, tome I, page 107.)

Alkali. On donne ce nom à des substances de diverse nature qui verdissent les couleurs bleues végétales, font rougir la couleur jaune du curcuma, et rétablissent la couleur bleue du tourne-sol, rougie par un acide. Les alkalis ont en outre la propriété de former des sels en se combinant avec des acides ; c'est à cause de cette propriété qu'on leur donne le nom de *bases salifiables* ; tous les alkalis sont vénéneux.

Alchimie. Science qui enseignait à perfectionner les métaux imparfaits et à opérer leur transmutation en or. Harris la définissait ainsi : *Ars sinè arte, cujus principium est mentiri, medium laborare, finis mendicare.* En 1637 le cardinal de Richelieu fit pendre un certain Dubois qui lui avait promis de faire de l'or et qui ne lui donna jamais que de la cendre.

Alcohol. C'est un des produits de la fermentation des substances végétales qui contiennent du sucre; tel est l'*esprit de vin*, dont Arnold de Villeneuve, médecin de Montpellier, a fait la découverte. L'alcohol qui marque 36 degrés à l'aréomètre et qu'on appelle *trois-six* n'est pas complètement pur comme on l'a cru pendant long-temps, il retient encore un peu d'eau ; le véritable alcohol rectifié doit peser 44 à 46 degrés à l'aréomètre. Dans cet état, c'est un liquide diaphane, sans couleur, plus fluide que l'eau, d'une saveur chaude et brûlante, et d'une odeur forte mais agréable.

En pharmacie on emploie l'alcohol pour dissoudre les résines, les baumes, les thérébentines, les huiles volatiles, le camphre, le musc, etc. (*Voyez* Boisson.)

Alcyon (Nid d'). L'alcyon fait son nid avec le frai de poisson, qui est très-commun dans les mers de la Cochinchine ; ces nids sont très-estimés à la Chine où on les mange. On a proposé de les employer en médecine comme un mucilage animal très-nourrissant.

Alèze. On se sert de ce mot pour désigner un drap plié en plusieurs doubles pour garnir le lit des malades : dans quelques circonstances, pour entretenir plus de propreté on met une toile cirée sur le lit avant de placer l'alèze ; cette toile empêche les excrétions du malade de traverser les matelas. Quand on veut changer une alèze sale, on fixe avec des épingles celle qui est propre à l'une des extrémités de la première, on soulève le malade, et l'on fait glisser l'alèze sale qui entraîne avec elle celle qu'on veut lui substituer.

Algalie. Sonde creuse. (*Voyez* Sonde.)

Alibile, adj., de *alere* nourrir. On entend par ce mot tout ce qui peut nourrir.

Aliénation mentale, aliéné. (*Voyez* Folie.)

Aliment, s. m. Tout ce qui sert à entretenir le corps dans son état d'intégrité, tout ce qui le nourrit, en renouvelle les parties.

Tous les alimens appartiennent au règne organique : les minéraux ne fournissent que des assaisonnemens, des médicamens ou des poisons. Quelle que soit la nature de la substance alimentaire introduite dans l'estomac, cet organe en extrait une portion qui jouit de la propriété de se combiner avec nos organes, et de réparer les pertes que l'usage de la vie occasione en eux. « Or on se demande, dit M. Adelon à qui nous empruntons tout ce qui suit, si cette partie est *une*, c'est-à-dire toujours la même dans toutes les espèces d'alimens, ou si elle est multiple et aussi variée que les nombreuses substances qui servent à notre nourriture. Les anciens prétendaient qu'il n'y avait qu'un aliment ; ils distinguaient la matière alimentaire de l'aliment proprement dit ; la première était la substance naturelle, soit simple, soit préparée, composée du principe nutritif et d'autres principes inaltérables et étrangers à la nutrition ; le second était ce principe exclusivement assimilable qui se trouve en toute matière alimentaire et auquel toute substance naturelle qui nourrit doit cette propriété : c'est, par exemple, ce que voulait dire Hippocrate, quand il écrivait qu'il y avait plusieurs espèces d'alimens et qu'il n'y avait qu'un aliment.

« Cette opinion d'Hippocrate fut adoptée par Aétius, Galien, Oribaze, chez les anciens ; par Becker, Stahl, Arbuthnot, chez les modernes ; seulement ces derniers cherchèrent à préciser mieux la nature chimique de l'élément nutritif. C'était, comme on voit, chercher à découvrir la condition matérielle à laquelle une substance naturelle quelconque doit la propriété d'être nutritive. On dit d'abord que ce principe était un mucilage fermentescible ; ensuite, Lorry établit qu'il n'était pas nécessaire qu'une substance naturelle, pour être aliment, contînt primitivement ce mucilage fermentescible, mais qu'il suffisait qu'elle pût le développer sous l'influence de l'action digestive ; et il prétendit que toute substance alimentaire devait être soluble dans l'eau, altérable, putrescible, douce, sans saveur ni odeur fortes ou prédominantes, incapable d'altérer les qualités et l'état du corps, et enfin n'offrît qu'une légère adhésion entre ses parties. A l'appui de cette théorie, Dumas observe qu'un mucilage existe en effet en toute matière alimentaire quelconque ; qu'il est d'autant plus abondant dans chacune que cette matière est plus nourrissante, et qu'enfin ce mucilage a la plus grande analogie avec le mucus qui forme la trame primitive de toutes nos parties.

« Hallé, le premier, combattit cette doctrine dans l'article *Aliment* de l'*Encyclopédie méthodique*. Remarquant que tous les solides du corps humain sont réduits par l'analyse chimique, non à un seul, mais à plusieurs élémens ; qu'il en est de même de tous les fluides et particulièrement de ceux qui sont appelés composans, parce qu'ils servent à renouveler la substance des organes, comme le chyle, le sang; qu'il en est de même enfin des alimens, et que les élémens des uns et des autres sont les mêmes, Hallé conclut en opposition avec les anciens qu'il n'y avait pas dans les diverses substances alimentaires un élément nutritif spécial, mais que chacun des élémens divers, soit simples, soit déjà composés, qui entrent dans la composition de ces substances alimentaires, pouvait, aussitôt qu'il était dégagé par l'action digestive, entrer dans la composition de nos solides et de nos fluides. A la vérité, dans cet article *Aliment* de l'*Encyclopédie*, Hallé tomba en quelque sorte en contradiction avec lui-même, car, en même temps qu'il tirait les conclusions que nous venons de faire connaître, il présentait la base de l'acide oxalique comme étant probablement la matière essentiellement nutritive; c'était là, en effet, proclamer un principe nutritif spécial. Il avait été conduit à cette idée en voyant que tous nos solides et fluides d'une part, et tous les alimens de l'autre, se réduisent également en acide oxalique, et que les substances alimentaires qui sont les plus nutritives sont celles qui contiennent le plus d'acide oxalique et qui le cèdent avec le plus de facilité. Mais ce médecin reconnut ensuite que cet acide oxalique qu'on retire de nos fluides, de nos solides et des alimens, n'y existe pas primitivement, mais est formé seulement pendant l'analyse chimique par la réaction réciproque des élémens de ces substances; aussi dans l'article *Aliment* du *Dictionnaire des sciences médicales*, a-t-il fait disparaître la contradiction qui lui était échappée en adoptant entièrement l'opinion opposée à celle d'Hippocrate et des anciens.

« La question n'est donc pas encore complètement résolue.

« D'un côté, on peut faire remarquer en faveur de l'idée

d'un principe nutritif unique, qu'il n'y a que les substances organisées qui puissent être alimentaires; que jamais une substance alimentaire n'est en entier changée en chyle, mais que toujours une portion plus ou moins grande reste étrangère à la nutrition et est, sous forme de féces, rejetée au dehors, et qu'enfin toute substance alimentaire, quelque diverse qu'elle soit, donne dans l'acte digestif naissance à un même produit, le chyle. Mais, d'autre part, s'il y a un principe nutritif spécial, comme les alimens ne sont pas les mêmes pour chaque espèce animale, il faudra donc autant d'espèces de principes nutritifs qu'il y a d'espèces d'animaux; comment dès lors n'a-t-on pu encore recueillir séparés quelques-uns de ces principes nutritifs, ou au moins signaler quelques-uns des caractères qui leur sont propres? Pour résoudre la question, il faudrait qu'on eût découvert quelle nature chimique doit avoir nécessairement une substance naturelle pour qu'elle soit aliment.

« Aussi ne peut-on pas décider *à priori* quelles substances végétales et animales sont des alimens, et il faut à cet égard en appeler à l'observation. Celle-ci nous montre que chaque espèce animale a ses alimens propres, affectionne une substance animale ou végétale préférablement ou même exclusivement à toute autre; sous ce rapport, les animaux se partagent en trois grandes classes, les herbivores, les carnivores et les omnivores. Sans doute, c'est par l'observation qu'on reconnait à laquelle de ces trois classes appartiennent divers animaux, car chacun à cet égard obéit à son instinct; mais en outre l'appareil digestif offre dans sa structure des différences selon la nature de l'aliment, et dès lors on peut juger par lui du caractère de l'alimentation. Par exemple, il est évident que les alimens végétaux et animaux ne sont pas également faciles à broyer; et dès lors on observera des différences chez les herbivores et les carnivores, dans le nombre et la forme des dents et dans l'articulation des deux mâchoires; de même les alimens n'ont pas une égale solubilité, et de là de nouvelles différences dans les sucs dissolvans de la digestion. Les alimens végétaux enfin, toutes choses égales d'ailleurs, auront besoin de rester plus long-temps dans les organes digestifs, comme étant plus éloignés de la nature animale, et devront être pris en plus grand volume; et dès lors il devient nécessaire que l'appareil digestif ait dans les herbivores plus d'ampleur et de longueur que dans les carnivores. Sous tous ces rapports, les animaux omnivores offriront dans leur appareil digestif des formes intermédiaires.

« Non-seulement les divers animaux sont herbivores, carnivores ou omnivores, mais chaque herbivore ou carnivore a encore son aliment spécial. Demandera-t-on quelle est la cause pour laquelle telle substance naturelle est bonne comme aliment à tel animal? Cette cause sans aucun doute consiste dans un rapport entre telle substance naturelle et telle organisation digestive; mais ce rapport ne peut qu'être observé, on ne peut pas plus le pénétrer en lui-même que celui qui fait que telle substance est odorante ou sapide et a telle odeur ou telle saveur.

« Dans cette grande division, l'homme est évidemment omnivore; le fait d'abord, puis la structure de son appareil digestif, que nous avons vu être intermédiaire à celle des herbivores et des carnivores, le prouvent. En vain des philosophes étrangers à la connaissance anatomique de l'homme ont voulu trouver dans des considérations toutes morales la solution de cette question. Jean-Jacques Rousseau, par exemple, a dit l'homme primitivement herbivore; et Helvétius, au contraire, l'a dit carnivore : il est omnivore. Cependant Grimaud a dit qu'il était plus carnivore qu'herbivore, se fondant sur ce que ses forces musculaires sont proportionnellement supérieures à celles d'un herbivore, d'un cheval, par exemple; et au contraire Broussonnet l'a dit plus herbivore que carnivore, faisant remarquer que sur les trente-deux dents qu'il possède, il en a vingt d'herbivores sur douze seulement de carnivores; que dans l'origine des sociétés sa diète a dû être d'abord exclusivement végétale; et qu'enfin c'est de la diète végétale qu'il est le plus lent à se dégoûter dans les maladies.

« Parmi les substances naturelles, tant végétales qu'animales, qu'offre notre globe, beaucoup sont alimentaires pour l'homme. Son instinct l'éclaire dans le choix qu'il fait, mais avec moins de sûreté cependant que cela n'a lieu chez les animaux; souvent il faut qu'une épreuve première ou l'expérience des autres l'instruise à cet égard; mais toujours est-il que sous le rapport de son alimentation l'homme jouit d'une latitude immense, et cela devait être puisque la nature l'a destiné à être cosmopolite. » (Adelon, *Physiologie de l'homme.*)

Pour l'histoire des alimens en particulier, voyez les mots qui les concernent. (*Voyez* aussi *Gazette de santé*, t. I, p. 97 et suiv.)

Aliptique, de *aleiphein* oindre. Pratique médicale fort en usage chez les anciens et qui consistait dans des onctions huileuses et des frictions sur toute la surface de la peau. Cette pratique est très-utile à la santé et c'est à tort qu'on la néglige dans nos climats.

Alkékenge. Plante de la famille des solanées, qui produit une tige herbacée s'élevant à la hauteur de quatre à cinq décimètres. Son fruit est une baie qui ressemble à la cerise rouge et a une saveur aigrelette. On l'a employé autrefois dans la goutte et dans l'hydropisie; son usage est presque complètement abandonné par les médecins de nos jours.

Allaitement. Mode d'alimentation de l'enfant après la naissance. Le lait de la mère est la nourriture que la nature lui a destinée ; cependant il peut y avoir des circonstances qui nécessitent l'emploi d'un autre genre de nourriture. Quand on est obligé d'avoir recours à une nourrice étrangère, il faut la choisir telle que son lait se rapproche le plus possible de l'âge de l'enfant ; il y a toujours des inconvéniens plus ou moins grands à lui faire téter un lait trop vieux. C'est une erreur de croire qu'un enfant nouveau-né renouvelle le lait de sa nourrice.

Dans les premiers jours qui suivent l'accouchement, le lait de la mère est séreux et légèrement laxatif. Cette propriété est précieuse en ce que l'enfant qui vient de naitre a besoin d'évacuer le résidu qui se trouve dans ses organes digestifs et auquel on a donné le nom de *méconium*. Le lait devient de plus en plus consistant, à mesure qu'on s'éloigne de l'époque de l'accouchement. Quand on a recours à une nourrice étrangère, on supplée à cette qualité que son lait n'a pas, en donnant à l'enfant quelques substances médicamenteuses. On se sert avec avantage dans ce cas, de l'eau sucrée ou miellée, du petit-lait ou du sirop de chicorée. Nous dirons au mot *Nourrice* les qualités qu'il convient de rechercher en elles avant de leur donner des nourrissons.

A défaut d'une nourrice, on se sert d'un animal. La chèvre est celui que l'on préfère, tant à cause de la forme de son mamelon que l'enfant peut saisir avec facilité, qu'à cause de l'abondance et de la qualité de son lait. Il faut choisir une chèvre jeune, qui ait nouvellement mis bas, qui ne soit pas à sa première portée et qui soit d'un naturel doux et facile à diriger. Le lait d'une chèvre trop âgée n'est pas aussi abondant : si elle avait mis bas depuis longtemps on s'exposerait à avoir un lait de mauvaise qualité quand viendrait l'époque où l'animal est en chaleur. La couleur des chèvres influe sur les qualités du lait; le lait des chèvres blanches est presque entièrement dépourvu de cette odeur hircine que l'on remarque dans le lait des chèvres noires et aussi dans celui des chèvres à cornes.

Il n'est pas aussi vrai qu'on le pense de dire que le lait de la nourrice peut changer le caractère d'un enfant. Il y a des observations précises qui contredisent formellement une semblable opinion. La nature du lait influe sur la constitution physique de l'enfant bien plus que sur sa constitution morale.

Le lait de chèvre est tonique et légèrement astringent, le lait d'ânesse est adoucissant et laxatif; toutefois, ces qualités ne se manifestent sur un nourrisson que dans les premiers temps de l'allaitement. Lorsqu'ils font la base de la nourriture, l'habitude modifie leur action et les ramène au rang de simples alimens. (Désormeaux.)

Il y a une autre espèce d'allaitement qu'on appelle artificiel pour le distinguer de celui dans lequel le lait est pris par l'enfant à la mamelle qui le fournit. Ce mode d'alimentation est le plus mauvais de tous ceux auxquels puisse être soumis un enfant, car c'est celui qui s'éloigne le plus des voies de la nature. Il faut être dépourvu de toute autre ressource pour allaiter un enfant au biberon. Lorsqu'on est forcé d'avoir recours à cette nourriture *artificielle*, il faut imiter la nature dans la progession qu'elle suit relativement à la consistance du lait qu'elle prépare à l'enfant dans les mamelles de sa mère. Pour cela, on ajoute au lait d'autant plus de liquide que l'enfant est plus jeune, en ayant soin d'en diminuer peu à peu la quantité jusqu'à ce que l'enfant soit assez fort pour boire le lait pur. Il est à désirer que le lait soit toujours fourni par le même animal, et que cet animal prenne sa nourriture en plein air. Il faut toujours employer le lait récemment trait, le renouveler deux fois par jour, le préserver du contact de l'air et le tenir dans un lieu frais. L'air tend à désunir ses principes constituans et la chaleur en accélère la décomposition. En été, il est inutile de le faire chauffer; en hiver, il faut chauffer au bain-marie la quantité seulement que l'enfant peut en prendre en une fois. Quand on le mêle à un autre liquide, on fait chauffer ce dernier avant d'y mêler le lait, afin qu'on n'ait pas besoin de présenter le mélange au feu. (Voyez *Gazette de santé*, t. II, p. 36.)

Aloès, s. m. Substance solide extracto-résineuse que l'on retire de plusieurs espèces du genre *aloe*, de la famille des asphodèles de Jussieu, qui croissent en Afrique et principalement au cap de Bonne-Espérance.

Il y a trois variétés d'aloès. L'aloès *succotrin*, qui tire son nom de l'île de Soccotora dans le golfe d'Arabie, et dont la poudre est d'un jaune doré. C'est le plus estimé, le plus pur; son odeur est aromatique et assez agréable, sa saveur extrêmement amère.

L'aloès *hépatique* est moins pur; il tire son nom de sa couleur rouge-brunâtre, semblable à celle du foie.

L'aloès *caballin* est encore moins pur; c'est celui que l'on emploie dans la médecine vétérinaire : il est presque noir et opaque; son odeur tient quelque chose de celle de la myrrhe; il contient beaucoup de matières étrangères.

L'aloès est un médicament des plus employés. Dans la pratique de la médecine, il convient surtout aux personnes sujettes à la migraine, et pour détruire ces constipations opiniâtres qui sont la cause la plus fréquente de cette maladie. Un ou deux grains d'aloès suffisent quelquefois pour procurer une selle. Pour obtenir un effet purgatif, on en porte la dose depuis cinq jusqu'à huit grains. Son effet immédiat est d'irriter la partie inférieure du tube digestif; les personnes qui sont sujettes aux hémorrhoïdes doivent donc s'en abstenir, aussi bien que les personnes nerveuses et irritables. On le donne avec avantage à petite dose aux vieillards, dont il augmente les forces digestives et tient en même temps le ventre libre. De plus, par l'irritation légère qu'il entretient dans le rectum, il peut devenir un moyen dérivatif pour les congestions sanguines du cerveau, auxquelles les personnes âgées sont si souvent sujettes. L'aloès entre dans la composition de l'*élixir de longue vie.*

Alopécie, s. f. Chute de cheveux, de *alopex* renard, parce que ces animaux sont sujets à une maladie qui leur fait tomber les poils.

La chute des cheveux a pour cause les maladies très-aiguës, dont elle annonce souvent la convalescence, des maladies chroniques très-prolongées, telles que le scorbut, les dartres, la lèpre, des maux de tête habituels, le libertinage, les affections morales très-vives, les travaux excessifs de l'esprit, la vieillesse, etc.

L'alopécie qui a pour cause une maladie aiguë, quand l'âge n'est pas trop avancé, peut être arrêtée et se guérir avec le retour des forces. Dans cette circonstance, il convient de raser la tête, de la couvrir de laine, et de fomenter le cuir chevelu avec des décoctions de feuilles de noyer, d'aurone, de marrube, de petite centaurée; de faire des onctions avec l'huile de laurier, de lavande, de genièvre, de camomille. Si la peau est sèche, tendue, écailleuse, on fait usage d'applications émollientes, onctueuses, faites avec de la graine de lin, de la racine d'althea, de l'huile d'olives ou d'amandes douces. (Lagneau.) Mais de tous ces moyens, le plus efficace consiste à raser la tête à plusieurs reprises et à mesure que les cheveux repoussent. Il résulte de cette pratique deux avantages, le premier, c'est que la racine peut être maintenue en vigueur avec une quantité de suc nourricier qui eût été insuffisante pour un cheveu très-long; le second, c'est que par une section répétée les petits poils finissent par acquérir le volume et la consistance des poils ordinaires. Les alopécies qui tiennent à d'autres causes ne se guérissent, quand il y a possibilité, qu'après la maladie principale qui leur a donné lieu. L'alopécie des vieillards n'est susceptible d'aucun traitement. Les graisses d'ours, de cerf, de serpent, de lapin, auxquelles le vulgaire attache de l'importance, n'ont au fond d'autre efficacité que celle qui résulte de leur qualité de corps gras.

Alun, s. m. Sel acidule formé par la combinaison de l'acide sulfurique avec de l'alumine (l'alumine forme presque exclusivement la terre qu'on nomme *argile*). Il y a trois espèces principales d'alun, qui sont : l'*alun de Rome*, il est rouge ; l'*alun blanc* ou *alun de roche*, qui est le plus usité, et l'*alun de plume*, qui ressemble à de l'amiante.

L'alun s'emploie en médecine comme astringent; un médecin prudent peut seul le donner à l'intérieur, et dans ce cas, si l'on en donnait une forte dose, il pourrait, dit M. Orfila, occasioner des coliques, des vomissemens et d'autres accidens fâcheux.

A l'extérieur, on s'en sert avec succès pour raffermir les gencives, pour toucher les aphthes et les petites ulcérations de la bouche. On prépare aussi une eau alumineuse en faisant dissoudre de l'alun dans de l'eau distillée de plantain ou de roses, et l'on en imbibe de la charpie ou des linges pour arrêter les hémorrhagies qui surviennent dans quelques plaies. La poudre d'alun est très-dessicative.

Alvéole, s. m. Petites cellules dans lesquelles les abeilles déposent leur miel et leurs larves. En anatomie, on a donné ce nom aux cavités des os de la mâchoire, dans lesquelles sont implantées les dents. Elles sont percées à leur fond de trous par lesquels passent les nerfs et les vaisseaux dentaires; elles sont tapissées par un prolongement très-mince de la gencive qui se continue aussi dans la cavité de la dent. Lorsque cette membrane se gonfle par une cause quelconque, les dents deviennent branlantes.

Amande, s. f. Fruit de l'amandier, arbre originaire des contrées méditerranéennes de l'Afrique. Les amandes douces, considérées comme aliment, sont de difficile digestion, et par conséquent elles ne conviennent point aux personnes qui ont l'estomac faible. On leur attribue l'inconvénient d'exciter la toux, lorsqu'on les mange. Cet effet est mécanique et ne tient pas à une propriété intrinsèque. Il est produit par les particules qui se détachent de l'enveloppe et qui se fixent à la gorge et pénètrent même dans le larynx. Les amandes amères renferment une huile volatile moins légère que l'eau et une certaine quantité d'acide prussique. Elles sont principalement employées à des usages cosmétiques; on en fait une sorte de lait virginal pour effacer les taches de la peau et une pâte pour nettoyer les mains. (*Voyez* Émulsion, Looch.)

Amaurose, s. f., de *amauros*, en grec, obscur. Maladie connue vulgairement sous le nom de goutte sereine. L'œil malade conserve une intégrité apparente, mais en l'examinant de près, on voit que la pupille est dans un état d'immobilité complète. Cette maladie peut être produite par un très-grand nombre de causes, parmi lesquelles on compte la *masturbation* et la rétrocession de la goutte. Le plus souvent, elle est le résultat immédiat de la paralysie de la rétine ou du nerf optique. Cette maladie n'est susceptible de guérison que lorsqu'elle est récente, et dans ce cas même, les meilleurs médecins sont forcés d'avouer fréquemment leur impuissance. C'est ce qui fait que les malheureux qui en sont atteints deviennent presque toujours la proie des charlatans.

Ambidextre, adj. Qualification de l'homme qui se sert avec une égale facilité de la main gauche et de la main droite. L'imitation et l'habitude, en nous faisant donner la préférence à la main droite pour exécuter les mouvemens qui réclament le plus de force, d'adresse et de précision, nous privent dès l'enfance d'une partie des avantages que nous procurerait l'emploi de la main gauche. Il résulte de là une inégalité d'énergie entre ces deux parties, inégalité qui se transmet à la longue à la partie correspondante du corps. C'est un vice qu'il importe de corriger dès l'enfance, parce que lorsqu'il est enraciné, il met quelquefois un véritable empêchement à la pratique de certaines opérations mécaniques.

Amblyopie, s. f. Affaiblissement de la vue. On applique plus particulièrement ce mot au premier degré de l'amaurose.

Ambre gris. Substance aromatique grise, parsemée de taches noirâtres, jaunâtres et blanchâtres, qui est opaque et solide, d'une consistance variable, mais assez dure pour être cassante, quoiqu'elle conserve comme la cire l'impression des ongles et des doigts; se ramollit par la chaleur, se fond en une huile épaisse et se volatilise en entier sans produire de charbon, s'enflamme en répandant une vive clarté. Elle se ramollit aussi par une humidité prolongée.

L'ambre gris se forme dans le canal intestinal du *cachalot macrocéphale* qui produit aussi le blanc de baleine. C'est un produit des excrémens de ce géant de la mer, mais comme il ne se trouve pas dans tous, qu'il ne se forme que dans des circonstances particulières, on suppose qu'il est le résultat d'une maladie quelconque de cet animal. Il est toujours parsemé de fragmens d'os de seiche, parce que le cachalot se nourrit principalement de ce mollusque.

On le trouve flottant sur les eaux de la mer, ou jeté sur le rivage en boules irrégulières de trois à douze pouces et pesant depuis deux jusqu'à vingt-quatre livres.

L'ambre gris n'a pas toutes les vertus que les anciens lui attribuaient, pourtant c'est une substance active qui produit de l'accélération dans le pouls, développe les facultés musculaires et excite jusqu'à un certain point les organes des sens. Il ne fond pas les glaces de l'âge. Il est d'un fréquent usage pour la toilette; il entre dans les pastilles dites *cachundé*, qui ont eu de notre temps une assez grande vogue.

Ambre jaune ou Karabé. (*Voyez* Succin.)

Aménorrhée, s. f. Suppression des mois, affection particulière à la femme; n'est point une maladie proprement dite, mais elle peut en faire naître de très-graves. L'énumération de ses causes indiquera suffisamment les moyens qu'il faut mettre en usage pour la prévenir, et dans le plus grand nombre de cas, pour la faire cesser; elles sont diverses selon le tempérament et le genre de vie. Ainsi, l'aménorrhée peut être causée par l'usage de boissons acides, par une vie sédentaire, un sommeil immodéré, une habitation humide ou le séjour dans des lieux marécageux, des travaux forcés, des veilles opiniâtres et trop prolongées, l'abus des plaisirs de l'amour, toutes les passions tristes, les hémorrhagies et autres évacuations excessives. Elle peut survenir également par l'effet d'une nourriture trop succulente, l'abus des liqueurs alcoholiques et des substances aromatiques et stimulantes, l'usage immodéré des boissons et des alimens astringens, la répression violente et soutenue de désirs qu'on ne peut satisfaire, et quelquefois encore des jouissances multipliées. L'aménorrhée est produite immédiatement par l'impression d'un froid subit occasioné par l'action de l'air ou l'immersion d'une partie du corps dans l'eau froide, ou l'ingestion intempestive de boissons à la glace. Quelquefois aussi elle est la suite d'une émotion vive de l'âme et surtout de la frayeur, de la colère, d'un chagrin violent.

Quelle que soit la cause de l'aménorrhée, il faut s'occuper immédiatement de la faire cesser et ne pas s'endormir dans une sécurité funeste. Les moyens que nous pourrions indiquer pour cela ne sont pas propres à être employés indifféremment, nous devons donc nous borner à donner le conseil de s'adresser dans ce cas à un praticien expérimenté et prudent. Mais nous ne pouvons nous empêcher de citer le passage suivant de Royer-Collard, relatif à l'influence du genre de vie sur l'aménorrhée.

«Lorsqu'une éducation vicieuse a porté le désordre dans l'économie animale, un genre de vie régulier et soutenu avec une sage fermeté peut encore le combattre avec avantage, et en prévenir ou en affaiblir les suites. Mais si l'on continue à marcher dans les mêmes directions, si de nouveaux écarts, plus nombreux et plus désorganisateurs, viennent se joindre aux premiers et en accroître les funestes influences, alors ce même désordre deviendra plus puissant, plus profond, et les opérations de la vie, surtout celles qui dépendent plus immédiatement des impressions extérieures, ne présenteront plus que l'image du tumulte et de la confusion. Ce qui se passe tous les jours autour de nous ne nous en offre que trop d'exemples. Quelle vie mènent aujourd'hui la plupart des femmes qui brillent dans nos cercles et qui donnent le ton dans une partie de la société? Faibles, délicates, et cependant asservies à tous les caprices de la mode, on les voit, tantôt demi-nues, braver scandaleusement les intempéries des saisons et les vicissitudes atmosphériques; tantôt se surcharger de vêtemens inutiles, et se condamner péniblement à supporter une chaleur accablante ou à respirer un air malsain et vicié. Incapables de suivre un régime exact, elles ne reconnaissent d'autres règles que l'inconstance de leurs goûts, et le besoin de les satisfaire devient pour elles le plus impérieux de tous les besoins. Les substances les plus propres à réveiller des palais engourdis et des appétits presque éteints sont les alimens qu'elles préfèrent ; plusieurs même ne rougissent pas d'y joindre habituellement un usage abondant de liqueurs alcoholiques. Leurs nuits se passent dans l'agitation et le tumulte, et au sortir de ces bruyantes scènes, au lieu de trouver dans un sommeil réparateur le repos qui les fuit, elles sont poursuivies jusque dans leurs songes par le trouble de leurs souvenirs et de leurs illusions. Avides de sensations, elles recherchent avec ardeur tous les objets les plus propres à ébranler leurs sens ou à remuer leur imagination. Elles courent de spectacles en spectacles ; elles multiplient sans fin et sans mesure les impressions qui leur plaisent ; leur vie n'est qu'une sorte de frémissement et d'oscillation continuelle. L'amour, avec tous ses plaisirs, tous ses excès et toutes les passions qui forment son cortége, occupe, fatigue, épuise la dévorante activité qui les consume. Des organes que l'on tourmente sans cesse pour en obtenir de nouvelles jouissances perdent peu à peu leurs forces, n'agissent plus que par secousses, ne sont plus susceptibles que de mouvemens désordonnés et convulsifs. Au milieu de ce bouleversement, comment leurs fonctions habituelles pourraient-elles se remplir avec ordre et régularité ? »

Amidon. Substance blanche, pulvérulente, cristalline, insipide et inodore, inaltérable à l'air, insoluble dans l'eau froide. Se trouve dans presque tous les végétaux et peut-être même dans toutes les parties des végétaux. Les semences, les racines et les tiges le contiennent en plus grande quantité. L'empois n'est que de l'amidon dissous dans l'eau chaude. L'iode est le seul corps qui ait une action quelconque sur l'amidon, auquel il communique une couleur bleue magnifique. Aussi les chimistes se servent-ils de l'iode comme d'un réactif pour découvrir l'amidon dans tous les composés auxquels il se trouve mêlé. D'après de Saussure, l'amidon contient sur 100 parties : carbone 45,39; oxigène 48,31 ; hydrogène 5,90; azote 0,40. L'amidon est très-nourrissant, il forme la base de tous les alimens tirés du règne végétal et particulièrement du pain. En médecine on l'emploie sous forme de lavemens, dans certains cas de dyssenterie et de diarrhée.

Ammoniac (Gaz), s. m. Composé d'azote et d'oxigène; n'existe jamais pur dans la nature. Autrefois, on le retirait du sel ammoniac, que les Égyptiens ont préparé, les premiers, dans la Libye, près du temple de Jupiter Ammon ; c'est de là que lui vient son nom. Ce gaz est très-abondant dans la nature; il se produit par la décomposition putride des substances animales. Son odeur est vive, pénétrante, urineuse. Il éteint les corps enflammés, il *verdit le sirop de violettes* et toutes les couleurs bleues végétales. Il est très-soluble dans l'eau froide. C'est sous cette forme qu'on le conserve dans les pharmacies, sous le nom d'*ammoniaque liquide*. L'ammoniaque porte aussi le nom d'alkali volatil.

L'ammoniaque liquide, qui se compose de 25,37 de gaz et de 74,63 d'eau, est un poison irritant des plus énergiques. On l'administre cependant à l'intérieur, après l'avoir convenablement étendu d'eau. On le conseille dans certains cas de paralysie, dans les morsures de la vipère, dans les piqûres d'insectes, etc. Mêlé à l'huile de succin, il forme ce qu'on appelle l'*eau de Luce*. On se sert aussi du gaz ammoniac dans la syncope, dans l'asphyxie, pour ranimer la vitalité éteinte ; dans ce cas, on approche du nez de la personne que l'on veut faire revenir, un flacon rempli d'ammoniaque liquide, duquel s'exhale continuellement une certaine quantité de gaz; mais il serait imprudent de laisser trop long-temps ce caustique sous le nez, car il pourrait enflammer la membrane muqueuse du pharynx, de la trachée-artère, des bronches, et déterminer la mort, comme cela est déjà arrivé. (Orfila.)

L'ammoniaque uni à l'acide acétique forme l'*esprit de Mindérerus*, sel sudorifique d'un emploi très-précieux dans beaucoup de cas; et dont les Allemands font un plus fréquent usage que nous.

Ammoniac (Sel). Combinaison de l'acide hydrochlorique et de l'ammoniaque. Parmi ses propriétés chimiques, nous signalons seulement les suivantes : l'acide nitrique le décompose partiellement pour former l'*eau régale;* mis en contact avec le chlore, il en résulte une liqueur particulière découverte par M. Dulong, et qui détone avec la plus grande violence par le choc le plus léger ou l'élévation de la température. Ce sel, qui existe dans la nature, dans quelques houillères et dans le cratère des volcans, est très-employé dans les arts et particulièrement à *dérocher* et à *décaper* les métaux. Le sel ammoniac jouit de propriétés médicales analogues à celles du gaz.

Ammoniaque (Gomme). Substance composée de gomme 18,4; de résine 70,0; de matière glutiniforme 4,4; eau, environ 6,0; elle est apportée des déserts de la Libye, en larmes détachées, d'un blanc opaque, d'une odeur désagréable et d'une saveur amère. On ignore quel est l'arbre qui la produit. La gomme ammoniaque stimule l'appareil bronchique, et on l'emploie dans ce but, à la suite des catarrhes pulmonaires chroniques, de l'asthme humide, pour expulser les matières visqueuses amassées dans les canaux aériens. Employée à l'extérieur, elle dissipe les tumeurs, les engorgemens. Un des meilleurs résolutifs; dit M. Richard, est un emplâtre de gomme ammoniaque ramollie par le vinaigre.

Amnios, s. m. La plus intérieure des membranes qui enveloppent le fœtus.

Amputation, s. f. Opération par laquelle on enlève avec l'instrument tranchant, et l'on sépare du reste du corps, un membre ou une portion de membre, ou toute autre partie saillante.

Quand on l'applique à des parties osseuses seulement, on lui donne le nom de *résection;* à des parties molles comme les amygdales, la mamelle, on l'appelle *excision*, *extirpation*; aux membres, elle porte le nom d'*amputation* proprement dite.

Amulette, s. f., de *amoliri* éloigner. Recette ou substance que l'on porte suspendue à diverses parties du corps, dans le but de guérir ou de prévenir les maladies. Le mot *abracadabra* pour guérir la fièvre, les marrons dans la poche droite pour éviter les hémorrhoïdes, le morceau de liége ou de persil suspendu au cou pour chasser le lait, et la poudre de crapaud pour guérir de la peste, sont des amulettes; il y a de quoi humilier la raison humaine, lorsqu'on pense que des hommes instruits et judicieux ont donné dans de semblables préjugés, et partagé à cet égard l'ignorance et la superstition du peuple. « Si les amulettes sont profitables aux charlatans qui les débitent, dit Chaumeton, elles sont absolument inutiles aux personnes crédules qui les emploient. Encore si ces sortes de talismans n'étaient que superflus, on se bornerait à vouer au mépris ceux qui les ordonnent et ceux qui les portent; mais leur usage inconsidéré peut avoir des suites funestes; le malade, pénétré d'une confiance stupide pour son amulette, néglige un traitement méthodique, et reste dans une sécurité trompeuse; les symptômes s'aggravent, et l'infortuné reconnaît son erreur lorsque les vrais secours de l'art sont devenus impuissans ; quelquefois même il expire sans que l'illusion soit détruite. »

Amygdales, s. f. pl., de *amygdala*, amande. Glandes muqueuses situées de chaque côté de l'isthme du gosier, entre les piliers du voile du palais ; elles ressemblent assez à des amandes enveloppées de leur coque ligneuse. Leur fonction consiste dans la sécrétion d'un fluide muqueux qui sert à faciliter le passage du bol alimentaire à travers l'isthme du gosier.

Les amygdales s'enflamment dans les maux de gorge, quelquefois au point de suffoquer le malade, par la gêne que leur gonflement apporte au passage de l'air. Lorsque elles sont indurées, ce qui arrive quelquefois à la suite de maux de gorge mal soignés ou qui sont répétés fréquemment, on est obligé de les exciser. Cette opération peu dangereuse exige cependant un certain degré d'habileté dans le chirurgien auquel elle est confiée.

Ana. Préposition grecque qu'on emploie souvent dans les ordonnances pour indiquer une quantité égale de diverses substances contenues dans une formule.

Analeptique, adj. On donne ce nom aux substances alimentaires les plus immédiatement nutritives, et à toutes celles qui sont susceptibles de rétablir promptement les forces épuisées. Ce dernier effet ne peut être produit dans le plus grand nombre de cas que par une médication composée. Les analeptiques alimentaires les plus puissans sont les fécules, le tapioca, le sagou, le salep, le chocolat ; les bouillons de tortues, de grenouilles, de poule ; les gelées et les sucs de viande ; les consommés préparés avec le bœuf, la volaille, les écrevisses ; les jaunes d'œufs, les blancs-manger, et tous les alimens d'une digestion facile et prompte. Quand on les emploie dans les convalescences des maladies, il faut en seconder l'effet par l'influence d'un air pur plus ou moins vif, mais surtout par celle de la lumière du soleil.

Ananas. Fruit de l'Inde et de l'Amérique, dont la saveur délicieuse tient à la fois du melon, de l'abricot et de la fraise. Ceux que l'on cultive en France sont un peu lourds, froids et indigestes.

Anasarque, s. f., de *ana* autour, et *sarx* chair, c'est-à-dire eau entre les chairs. C'est une maladie qui consiste dans un amas considérable d'un fluide séreux dans le tissu cellulaire, immédiatement sous la peau. L'anasarque résulte, comme toutes les espèces d'hydropisies, du défaut d'équilibre entre les *sécrétions* et les *absorptions*. (*Voyez* ces mots.)

Anastomose, s. f. Communication entre deux vaisseaux du même genre.

Anatomie, s. f. Art de séparer mécaniquement, d'isoler toutes les parties des corps organisés. On l'a d'abord pratiqué sur les animaux. Homère, Hippocrate, Pythagore, Aristote, n'en connurent pas d'autre. Hérophile est le premier qui ait disséqué des cadavres humains, à Alexandrie, avec la permission de Ptolémée Lagus. Ses écrits ont été perdus, on n'en connaît que quelques fragmens cités par Galien. Depuis Bichat, l'anatomie se divise en *anatomie générale* et *anatomie descriptive*. La première a pour objet d'étudier les divers tissus qui entrent dans la composition du corps humain dans tout ce qu'ils ont de commun, sans s'inquiéter de la configuration qu'ils affectent, ni de l'organe qu'ils contribuent à former. L'anatomie descriptive s'occupe au contraire de la description détaillée de chaque partie, en étudiant les configuration, situation, direction, étendue, couleur, texture, propriétés, fonctions, etc. Les tissus organiques reconnus aujourd'hui et distingués par Béclard sont les tissus, 1° cellulaire et adipeux ; 2° séreux ; 3° tégumentaire ; 4° vasculaire ; 5° glanduleux ; 6° ligamenteux ; 7° cartilagineux ; 8° osseux ; 9° musculaire ; 10° nerveux.

On a donné le nom d'anatomie pathologique à la science qui s'occupe des lésions des tissus et des vices ou déviations organiques. C'est dans ces derniers temps qu'on s'en est occupé avec le plus d'ardeur ; mais les résultats qu'on s'était promis de son étude, relativement au traitement des maladies, n'ont pas répondu aux espérances.

Ancyloglosse. État d'adhérence de la langue qui arrête les mouvemens de cet organe et empêche de téter, d'avaler et même d'articuler. C'est l'état des enfans qui ont le filet, et qui n'est pas aussi commun qu'on pourrait le croire en voyant l'empressement que les sages-femmes mettent à vouloir le couper ; opération bien simple mais qui a pourtant ses dangers, comme on peut en juger par ce que dit Levret. « Si en coupant le filet on porte l'incision trop loin, il peut arriver, dit-il, que la langue devenant malheureusement trop libre de se porter en arrière dans les cris de l'enfant, elle s'engage tout entière au-delà de la valvule du gosier, ce qui ferait que l'épiglotte resterait pour toujours abaissée sur la glotte, d'où s'ensuivrait de toute nécessité l'interception de la respiration, et la mort de l'enfant par suffocation. » M. Désormeaux n'a jamais observé un pareil accident, mais il n'en croit pas moins au danger signalé par Levret. Il y a un autre cas d'ancyloglosse qui ne tient pas à la longueur du filet. Il vient au monde des enfans qui, sans avoir le filet, ni la langue trop courte, ne peuvent téter, et sont en danger de périr faute de nourriture ; il faut alors examiner s'il n'ont pas la langue trop fortement appliquée et comme collée au palais ; en ce cas, il faut l'en détacher et l'abaisser avec le manche d'une cuillère.

Anencéphale, s. m. On désigne ainsi un fœtus ou un enfant nouveau-né privé en partie ou en totalité de l'encéphale.

Aneth, s. m. Genre de la famille des ombellifères, dans laquelle se trouve le fenouil, plante qui n'atteint qu'un à deux pieds d'élévation, et qui, à raison de son odeur aromatique et de sa saveur chaude, s'administre avec avantage dans les cas de flatulence et de débilité gastrique et intestinale. La racine du fenouil est excitante et diurétique.

Anévrysme, s. m. (Étymologie incertaine.) Tumeur formée par la dilatation spontanée ou accidentelle d'une artère.

On donne aussi le nom d'anévrysme à une maladie du cœur, qui consiste dans l'épaississement de ses parois ou dans leur amincissement.

Les anévrysmes externes ne se guérissent que par la ligature ou la compression long-temps prolongée. Leur signe le plus caractéristique, c'est le battement qui indique les mouvemens du cœur, et qui n'est autre chose que la pulsation artérielle. Ces battemens n'existent pas toujours dans la tumeur, ils y sont même souvent très-obscurcis par l'épaisseur du caillot infiltré entre la peau extérieure et l'artère; mais on peut toujours les reconnaître soit au-dessus ou au-dessous du vaisseau.

Le traitement curatif, qui, quand il est possible, ne peut être appliqué que par un chirurgien habile et très-expérimenté, consiste dans la ligature ou l'oblitération du vaisseau anévrysmé.

Le traitement palliatif le plus certain et qui n'est sujet à aucun inconvénient, consiste dans une compression permanente et régulièrement appliquée selon les surfaces; cette compression a pour but de contrebalancer l'effet dilatant des battemens artériels.

Il y a deux espèces d'anévrysmes du cœur. Dans la première, qui porte le nom d'anévrysme *actif*, le cœur est dilaté, ses parois sont épaissies et la force de son action est augmentée. Dans la seconde espèce, l'anévrysme *passif*, il y a aussi dilatation, mais avec amincissement des parois et diminution de force dans l'action de l'organe. (Corvisart.)

Les tempéramens sanguins, les constitutions robustes, la vigueur de l'âge, un caractère violent, peuvent prédisposer à l'anévrysme actif, qui est déterminé dans ce cas, le plus souvent par un effort violent, un exercice immodéré, le port des fardeaux, l'usage des instrumens à vent, la danse forcée, les affections vives de l'âme, l'abus des liqueurs, etc. Les malades qui en sont atteints ont la figure rouge et sensiblement gonflée, les yeux injectés; les battemens du cœur sont brusques, secs, violens, souvent sensibles à la vue; ils soulèvent la main posée sur la région qu'il occupe, quelle que soit la force de la pression que l'on exerce.

L'anévrysme passif a plutôt lieu chez les individus lymphatiques, dont le caractère est sans énergie et la constitution généralement faible. Il survient à la suite de maladies chroniques, d'affections morales tristes, telles que les chagrins profonds, cachés, long-temps soufferts. La figure est pâle, fatiguée, quelquefois cependant injectée et violette; les palpitations sont faibles, même rares; en appliquant la main sur la région du cœur, on ressent l'impression d'un corps mou qui vient soulever les côtes, et non les frapper d'un coup vif et sec, comme cela a lieu dans l'anévrysme actif. (Corvisart.)

La guérison de ces deux espèces d'anévrysmes se poursuit par un grand nombre de moyens plus ou moins efficaces, dans lesquels il faut compter en première ligne l'éloignement des causes que nous avons énumérées.

C'est à la rupture des anévrysmes du cœur et des grosses artères de la poitrine et du bas-ventre qu'on doit attribuer dans beaucoup des cas ces morts subites qui surprennent inopinément des individus doués en apparence d'une santé florissante.

Angélique, s. f. Plante de la famille des ombellifères, très-abondante en Norwége, en Suisse, en Autriche, sur les Alpes, sur les Pyrénées et en Laponie, où ses tiges servent d'aliment lorsqu'elles sont encore tendres. En médecine on emploie de préférence la racine; en poudre, à la dose d'un demi-gros à un gros; en infusion, deux gros pour une livre d'eau. Elle active la digestion, surtout quand l'estomac est dans un état d'atonie pendant la convalescence des maladies lentes et chroniques. Elle convient aussi dans les catarrhes chroniques qui affectent les personnes avancées en âge.

Angine, s. f., de *angô* j'étrangle. Mal de gorge, esquinancie. Cette maladie est une inflammation qui a son siége dans les organes de la déglutition ou dans ceux des voies aériennes. On compte plusieurs espèces d'angines : 1° l'angine tonsillaire, dans laquelle l'inflammation occupe seulement les amygdales et le voile du palais; 2° l'angine pharyngée, qui a son siége dans les parois du pharynx, sans intéresser les amygdales; 3° l'angine du conduit aérien, qui consiste dans l'inflammation du larynx, de la trachée-artère et des bronches; cette dernière espèce n'occasione point de gêne dans la déglutition, qui est au contraire très-embarrassée dans les deux autres. Le traitement des diverses espèces d'angines est basé principalement sur les évacuations sanguines, sur lesquelles il faut d'autant moins craindre d'insister, que la conformation et les usages des parties qui en sont le siége peuvent rendre leur inflammation très-rapidement dangereuse et mortelle. (Voy. *Gazette de santé*, tome II, page 5, article *Maux de gorge*.)

Angiologie, s. f., de *angeion* vaisseau, *logos* discours. Partie de l'anatomie qui traite des vaisseaux. Elle comprend l'étude des artères, des veines et des vaisseaux lymphatiques.

Angioténique, adj. Nom donné par Pinel à la fièvre inflammatoire.

Anguille, s. f. Poisson d'eau douce du genre des murènes, d'une digestion difficile, et par conséquent peu convenable aux estomacs délicats.

Angusture. Plante de la famille des magnoliers qui est découverte depuis quelques années seulement et qui a eu en Angleterre une vogue pareille à celle du quinquina, dans le traitement des fièvres intermittentes. Les expériences des médecins français n'ont pas permis de confirmer la bonne opinion qu'on s'était faite des vertus de cette plante; c'est un médicament tonique.

Il y a une autre espèce d'angusture qu'on appelle fausse angusture et qui se trouve quelquefois mêlée à la précédente; mais ses propriétés sont bien différentes, puisqu'elle agit à la manière des poisons narcotico-âcres tels que la noix vomique et la fève de Saint-Ignace.

Animalcule, s. m. On désigne par ce mot tout être animé qui échappe à la vue simple et qu'on ne peut observer qu'à l'aide du microscope.

Animalisation, s. f. Transformation des alimens en la propre substance du corps animal. La longueur de cette transformation est différente, selon que l'aliment est végétal ou animal. Les appareils de la nutrition chez les herbivores sont infiniment plus compliqués que chez les carnivores. Les chimistes ont voulu savoir ce qui se passait dans cette transformation; ils ont comparé, sous le rapport de leur composition intime, les substances végétales avec les matières animales qui en proviennent, et ils ont constaté que le carbone et l'hydrogène prédominent dans les premières, tandis que ces deux principes se trouvent en très-petite proportion dans les secondes, qui de plus contiennent de l'azote. Ils ont conclu de là, comme une chose de fait, que les substances végétales en se transformant en la substance des animaux perdent leur hydrogène et leur carbone pour se charger d'azote.

Anis, s. m. Fruits du *pimpinella anisum* de la famille des ombellifères. On les désigne vulgairement sous le nom de *semences d'anis*. L'anis jouit d'une réputation populaire comme carminatif et se prend dans les coliques causées par le développement de gaz dans les intestins. Le fait est qu'il stimule doucement le canal intestinal, et sous ce rapport, il est utile dans les débilités d'estomac. On prétend aussi qu'il augmente la sécrétion du lait chez les animaux.

Ankiloblépharon, s. m. Union contre nature du bord libre des paupières; elle se rencontre quelquefois chez les enfans en venant au monde. Elle peut aussi avoir lieu à la suite de la petite-vérole et de l'ophtalmie. Cette affection ne se guérit qu'avec le secours du chirurgien; il importe d'y remédier promptement parce que la cécité peut en être la suite.

Ankylose, s. f. Perte du mouvement dans une articulation mobile, comme celle du coude, du genou, etc. Elle est quelquefois la suite d'un repos trop prolongé, pendant lesquels les ligamens perdent leur souplesse et deviennent de plus en plus raides; les plus fréquentes sont celles qui résultent du développement de végétations osseuses sur les extrémités des os, et de la réunion de ces végétations en dehors des surfaces articulaires. Toutes les ankyloses ne sont pas susceptibles de guérison; quand on peut espérer cette dernière, il faut encore beaucoup de temps et de la persévérance dans l'emploi des moyens indiqués par l'art.

Anodin, adj., de *a* privatif, *aduné* douleur. S'applique aux substances médicamenteuses qui calment la douleur sans provoquer le narcotisme.

Anomalie, s. f. Fait contraire aux lois que la nature semble s'être imposées dans l'accomplissement de ses actes. Un individu a six doigts à chaque main, c'est une anomalie. L'anomalie physiologique la plus singulière est celle d'une personne qui suspendait à volonté les battemens de son cœur.

Anorexie, s. f. Perte ou privation de l'appétit. Elle accompagne l'invasion de presque toutes les maladies aiguës. C'est un ordre d'abstinence donné par la nature elle-même, auquel, pour être sage, il faut toujours se conformer.

Antagoniste, s. m. Se dit en parlant de muscles qui agissent dans des directions opposées. Les muscles du dos ont pour antagonistes ceux du ventre.

Anthelmintique, adj. Antivermineux. (*Voyez* Vermifuge).

Anthrax. Tumeur inflammatoire circonscrite, très-dure, très-douloureuse, plus grosse qu'un clou ou furoncle, s'élevant en pointe, d'un rouge foncé, et accompagnée d'une chaleur ardente et d'une fièvre plus ou moins prononcée. On le reconnaît à la rapidité avec laquelle les pustules qui s'élèvent sur sa pointe se convertissent en une croûte noirâtre semblable à un charbon éteint et qui n'est autre qu'une masse gangréneuse. Cette maladie exige un traitement chirurgical qui consiste principalement dans des incisions autour de la tumeur ou dans son centre, lesquelles ont pour objet de faire cesser l'étranglement et de dégorger les vaisseaux capillaires. Au début de cette affection, on peut en arrêter la marche et prévenir la gangrène en appliquant des sangsues, en faisant saigner largement leurs piqûres, en observant une diète rigoureuse et en mettant en usage le traitement général des inflammations. (*Voyez* Inflammation.)

Anthropophagie, s. f. Voici deux faits d'anthropophagie qui ont lieu d'étonner encore plus que tout ce qui a été observé par les voyageurs chez des peuplades sauvages.

Jean-Jacques Goldschmidt, gardeur de vaches, se marie à l'âge de vingt-sept ans et exerce sa profession pendant vingt-huit années, sans qu'on remarque en lui d'autres défauts qu'une certaine rudesse de mœurs, une extrême grossièreté et un caractère très-enclin à la colère. Il continue de mener son genre de vie uniforme jusqu'à l'âge de cinquante-cinq ans, c'est-à-dire jusqu'en 1771, époque à laquelle une famine accablait la plus grande partie de l'Allemagne; cette circonstance est cependant sans influence sur le crime que Goldschmidt commet dans un accès de colère, puisque le jour même il reçoit des provisions, qu'il n'a pas de dettes et que sa basse-cour peut lui fournir de la volaille. Ce malheureux rencontre à l'entrée d'un bois un jeune voyageur auquel il reproche d'avoir effarouché ses bestiaux, l'étranger soutient le contraire, une dispute s'engage, on en vient aux mains et Goldschmidt assomme le voyageur d'un coup de bâton. Afin de soustraire sa victime aux regards du public, il la traîne dans un endroit touffu, la coupe en pièces, et en emporte une dans son sac chaque fois qu'il retourne à son domicile. C'est dans un de ses voyages que se développe en lui le penchant de goûter de la chair humaine; il fait bouillir et rôtir des portions de cadavre, s'en régale, ainsi que sa femme, à laquelle il fait croire que c'est du mouton. Un an après, il attire un enfant dans sa maison, l'égorge et en mange une partie. Le crime est découvert, et des aveux du coupable résultent les détails que nous venons de donner. (*Dict. des scienc. médic.*)

Un brigand écossais fut, ainsi que sa femme et ses enfans, condamné au bûcher pour avoir attiré dans son repaire plusieurs personnes et s'en être nourri. L'extrême jeunesse de la fille cadette l'exempta du supplice, mais à peine avait-elle atteint sa douzième année, que s'étant rendue coupable du même crime que ses parens, elle subit comme eux la peine capitale. Pourquoi m'avez-vous ainsi en horreur? disait ce jeune monstre à ceux qui la maudissaient. Si on savait combien la chair humaine est bonne, chacun mangerait ses propres enfans.

Antidote, s. m. Nom donné à toute substance à laquelle on suppose la propriété de vaincreet de prévenir les effets d'un poison.

Antilaiteux, adj. Médicamens simples ou composés auxquels on a attribué la propriété de diminuer la sécrétion du lait et de prévenir les maladies que l'on croit provenir de l'humeur laiteuse. La canne de Provence, les feuilles de pervenche et les feuilles d'élaterium, que le peuple met fréquemment en usage dans quelques localités, ne font point passer le lait. Il n'y a point sous ce rapport de véritables antilaiteux directs. La pervenche seule a la propriété d'exciter les lochies, mais ne fait rien au lait. Le petit-lait de Weiss (il se compose de sommités de sureau, de caille-lait, de millepertuis, un scrupule de chaque; de follicules de sené et de sulfate de magnésie, depuis un demi-gros jusqu'à un gros, qu'on fait infuser pendant deux heures dans une chopine de petit-lait) n'est qu'un purgatif légèrement sudorifique. «Je n'ai jamais employé, dit un célèbre accoucheur (M. Gardien), à la suite des couches, à l'époque de la cessation des lochies ou après le sevrage, aucun des moyens préconisés comme antilaiteux, soit purgatifs, soit sudorifiques, et toutes les femmes se sont rétablies sans accident.»

Antimoine, s. m. Métal susceptible de devenir acide en se combinant avec l'oxygène. Il abonde dans la nature où il est fréquemment uni à l'argent, à l'arsenic, au cobalt, etc. L'antimoine métallique n'est point usité en médecine; uni à la crême de tartre, il forme l'émétique ou tartre stibié et procure le vomissement à la dose de trois à quatre grains.

Le kermès minéral, connu encore sous le nom de poudre des Chartreux, est un oxide d'antimoine sulfuré. La recette de ce sel fut achetée en 1720 par le régent Philippe d'Orléans; c'est un puissant expectorant qui provoque aussi le vomissement; on le prend à la dose d'un demi-grain jusqu'à quatre grains.

Le beurre d'antimoine est un composé de chlore et d'antimoine; c'est un caustique des plus actifs, qu'on emploie pour cautériser les plaies profondes et sinueuses, telles que les morsures d'animaux enragés et des serpens venimeux. On ne l'emploie jamais à l'intérieur.

Il existe une foule d'autres préparations d'antimoine qui ont été fort usitées autrefois mais qui ne le sont plus aujourd'hui.

Antiphlogistique, adj. S'applique aux médicamens destinés à combattre les inflammations et les dispositions inflammatoires; telles sont les boissons aqueuses, mucilagineuses, acidules, le petit-lait, l'eau de veau et de poulet. (*Voyez* Inflammation.)

Antipéristaltique, adj. Opposé à *Péristaltique*. (*Voyez* ce mot.)

Antipsorique, adj. Remède contre la gale.

Antiscorbutique, adj. Remèdes employés contre le scorbut; on donne aussi plus particulièrement ce nom aux plantes crucifères et alliacées et aux médicamens composés dans lesquels entrent ces plantes; ainsi les racines de raifort, les feuilles de cochléaria, de lépidium, de cresson, les graines de moutarde, les tiges et les feuilles du veronica beccabunga, et les bulbes de la plupart des espèces du genre ail, fournissent une série de substances excitantes qu'on désigne comme antiscorbutiques, quoiqu'elles soient souvent inutiles dans le traitement du scorbut. (Guersent.) (*Voyez* le tableau de médicamens dans le tome I de la *Gazette de Santé*, page 136.)

Antiseptique, adj., de *anti* contre, *sépéin* putréfier. Remèdes qui s'opposent à la putréfaction. (*Voyez* Cadavre, Momie et Gangrène.)

Antispasmodique, de *anti* contre, *spasmos* spasme. Médicamens qui jouissent de la propriété de dissiper les spasmes. (*Voyez* Spasme, *voyez* aussi *Gazette de santé*, tome I, page 136.)

Antisyphilitique, adj. S'applique à toutes les substances au moyen desquelles on combat la syphilis.

Anus. Orifice inférieur du canal alimentaire; le tissu cellulaire abondant qui l'entoure est susceptible de s'emflammer fréquemment et de donner lieu à des abcès qui portent le nom de *fistules à l'anus*. Il y a des enfans qui viennent au monde sans anus, cette ouverture se trouvant bouchée par une membrane plus ou moins épaisse qu'il faut se hâter de faire disparaître. On s'aperçoit facilement de ce vice de conformation en voyant que les langes de l'enfant ne sont point tachés par le méconium qu'il rend toujours quelque temps après sa naissance; le pourtour de l'anus est le siége des hémorrhoïdes.

Aorte, s. f. L'une des deux artères qui sortent de la base du cœur; c'est d'elle que prennent naissance toutes les artères qui vont se distribuer dans toutes les parties du corps. Elle naît de la partie supérieure et droite du ventricule gauche, et par conséquent le fluide qu'elle est destinée à conduire dans la profondeur des parties est le sang rouge, le sang parfait. Après son origine, l'aorte se dirige en haut, puis se recourbe de droite à gauche, passe obliquement devant la colonne vertébrale, se recourbe de haut en bas sur le côté gauche de cette colonne le long de laquelle elle descend jusqu'à la quatrième ou cinquième vertèbre lombaire, où elle se termine en se divisant en deux autres artères qui portent le nom d'iliaques primitives; la courbure qu'on remarque à l'aorte en sortant du cœur se nomme *crosse de l'aorte.* C'est la plus grosse de toutes les artères; quand elle se trouve naturellement affaiblie à l'endroit où elle se courbe, le flot du sang lancé sans interruption par le ventricule gauche occasione par ses chocs répétés une dilatation plus ou moins rapide, toujours mortelle, parce qu'en raison de sa situation l'art ne peut point en arrêter les progrès ni en empêcher la rupture.

Apéritif, adj. Médicament propre à dégager les canaux obstrués et à faciliter les excrétions et les sécrétions. Aujourd'hui que les théories mécaniques et chimiques sont justement repoussées, ce mot-là n'a plus de signification.

Aphonie, s. f. Privation de la voix, impossibilité de produire des sons. (*Voyez* Voix et Parole.) La paralysie, l'hystérie, la catalepsie, l'épilepsie, une frayeur, une chute, une blessure profonde du cou, la grossesse, la disparition d'une dartre, ont quelquefois produit l'aphonie (Landré Bauvais.) L'aphonie qui survient après la grossesse disparait presque toujours après l'accouchement; celle qui est causée par une fayeur n'est jamais de longue durée.

Aphorisme, s. m. Sentence générale et grave, courte et vraie. (Heurnius.)

Aphte, s. m. On donne ce nom à de petits ulcères superficiels, blanchâtres, qui se développent sur les parties intérieures de la bouche et sur la langue, et qui sont accompagnés d'une chaleur brûlante. Dans leur état le plus simple ils forment une indisposition légère qui cède à des boissons et à des gargarismes adoucissans. Dans les pays humides et froids tels que la Hollande, la Zélande, ils constituent une véritable maladie qui ne se rencontre presque jamais dans les pays chauds. Chez les enfans, les aphthes présentent des caractères particuliers et prennent le nom de *muguet*. (*Voyez* ce mot.)

Aponévrose, s. f. Nom donné à des membranes formées de tissus fibreux, servant d'attache ou d'enveloppe aux muscles; elles ont une couleur blanche resplendissante qui les distingue des autres tissus fibreux. Elles sont fermes et très-résistantes, ce qui les rend très-propres à maintenir les muscles dans leur situation respective et à prévenir tout déplacement lorsqu'ils se contractent.

Apophyse, s. f. Eminence osseuse. Ce nom s'applique particulièrement à celles qui font le plus de saillie.

Apoplexie, de *apopléttein* frapper, abattre, parce que ceux qui sont surpris par cette maladie tombent soudainement comme les victimes que l'on immole. (Rochoux.) L'apoplexie simple, qui est aussi la plus fréquente, est toujours le résultat d'une hémorrhagie du cerveau. On a longtemps admis des apoplexies séreuses; aujourd'hui la plupart des observateurs se sont rangés de l'avis de M. Rochoux.

Les causes de l'apoplexie qui tiennent à l'individu sont l'âge, une constitution sanguine, la grosseur démesurée de la tête supportée par un cou trop court, l'hiver, une saison froide et humide, les pluies abondantes, une chaleur humide après le froid, enfin la gourmandise, l'ivrognerie, le défaut d'exercice et une vie molle et oisive. Ponsart avait coutume de dire qu'il y avait plus de moines et de financiers apoplectiques que de paysans. M. Rochoux, qui a publié, dans le *Dictionnaire de médecine* en vingt volumes, une excellente dissertation sur l'apoplexie, a rangé par ordre d'âge, de dix en dix ans, soixante-trois observations d'apoplectiques, et voici le résultat que présente son tableau.

Apoplectiques de	20 à 30.	2
	30 à 40.	8
	40 à 50.	7
	50 à 60.	10
	60 à 70.	23
	70 à 80.	12
	80 à 90.	1
	Total.	63

D'où il suit que le plus grand nombre d'apoplexies se manifesteraient de soixante à soixante-dix ans; c'est là une probabilité et non une certitude.

Les causes efficientes ou actuelles de l'apoplexie sont le plus ordinairement l'indigestion, le coït, surtout chez les vieillards, la colère, l'épilepsie, une subite et forte impression de froid, etc.

Cette maladie débute d'une manière brusque et instantanée; quelquefois elle tue le malade à l'instant même de son invasion, et c'est ce qu'on appelle une *apoplexie foudroyante*. Cependant il arrive souvent aussi qu'elle est précédée et annoncée en quelque sorte par des douleurs de tête, des tintemens d'oreilles, des vertiges, un état de somnolence, un bégaiement accidentel et réitéré, l'engourdissement des membres, un sentiment de formication, des mouvemens convulsifs, le grincement des dents, la coloration de la face, le gonflement des veines jugulaires, etc.

Quand l'apoplexie est faible, on remarque seulement un embarras de la langue, une difficulté de mouvemens, une légère distorsion de la bouche, de la lenteur dans les fonctions de l'entendement. A mesure que le mal s'accroît, les yeux deviennent fixes, étincelans, à demi ouverts, larmoyans; les membres sont agités de mouvemens convulsifs; la face est gonflée; l'émission des urines et des matières fécales a lieu sans que le malade en ait la conscience; il survient aussi une paralysie des bras ou des jambes; le plus ordinairement le mouvement est suspendu à la fois dans le bras et la jambe du même côté et dans la moitié de la face correspondante.

La paralysie est le résultat de l'épanchement du sang dans le crâne et de la compression qu'il exerce sur le cerveau. Le sang se trouve toujours du côté opposé à la paralysie. Sa quantité varie depuis un ou deux gros jusqu'à quatre et six onces dans les épanchemens récens. C'est cette quantité qui donne lieu aux divers degrés de la maladie; un petit épanchement détermine de l'étourdissement sans perte de connaissance, la perte de la vue, la paralysie de la langue, la faiblesse des mouvemens de l'un des côtés du corps. Un épanchement plus considérable amène la perte totale de l'entendement, la paralysie complète et l'assoupissement précurseur de la mort.

Il n'y a point de signe extérieur appréciable aux sens qui indique la disposition à l'apoplexie.

Hippocrate a dit : Il est impossible de guérir une forte apoplexie et difficile d'en guérir une faible. Cet aphorisme est trop absolu.

Le traitement de l'apoplexie doit tendre à combattre l'hémorrhagie, à détruire l'afflux du sang vers la tête, qui se prolonge pendant un assez long temps après l'attaque, enfin à faciliter l'absorption du sang épanché.

Pour remplir le premier objet, on a recours aux saignées générales dont la quantité doit être en rapport avec la gravité des symptômes et les forces du sujet; on saigne du côté sain, en ayant soin de tenir le malade couché, la tête et le tronc fortement relevés. On applique en même temps des sangsues à la tête et l'on administre des boissons délayantes et des lavemens laxatifs. Il faut tenir le malade dans le calme et le repos le plus complet pendant toute la durée du traitement.

Lorsque la saignée et les sangsues auront convenablement débarrassé la tête, on combattra l'afflux du sang vers le cerveau en tenant la tête constamment couverte de compresses trempées dans l'eau froide et même en y appliquant de la glace. M. Rochoux pense que les émétiques doivent être rigoureusement proscrits; comment, dit-il, peut-on vouloir exposer aux efforts du vomissement un homme dont le cerveau est déchiré.

Quant au troisième point, la résorption du sang épanché, il est très-difficile à obtenir. Les médicamens n'y peuvent presque rien, la nature seule y fait tout; il importe donc de ne point contrarier ses efforts. Il n'y a pas à cet égard d'autre conseil à suivre que de tenir le malade dans l'éloignement des causes qui sont accusées d'avoir déterminé la maladie.

Nous devons reproduire ici avec le docteur Winslow le conseil suivant consigné dans un ouvrage du docteur Périer, et qui est très-judicieux : « Dès qu'une personne est tombée en apoplexie, dit cet auteur, la première chose dont on doive s'occuper est de desserrer toutes les parties de vêtemens qui font ligature autour du corps; ces premiers soins donnés, on placera le malade dans un fauteuil ou sur un lit et l'on aura soin de le mettre sur son séant; on l'assujettira de manière à ce qu'il ne tombe pas, on lui inclinera la tête un peu en arrière pour empêcher qu'elle ne se place en avant sur la poitrine. Si le malade est dans une chambre dont la température soit trop chaude, il faut le transférer, *sans lui imprimer aucune secousse*, dans une autre où il n'y a pas de feu; il doit être couvert très-légèrement et il est bon de lui laisser la tête nue. »

Il n'y a point de remèdes préservatifs de l'apoplexie;

l'expérience et l'observation ont relégué au rang des remèdes de bonne femme tout ce qui se trouve à ce sujet dans les livres d'auteurs crédules ou trop peu sévères dans leurs investigations.

Apozème, s. m., de *apozeô* je fais bouillir. Médicament liquide composé, dont la base est une décoction ou une infusion aqueuse d'une ou de plusieurs substances végétales, à laquelle on ajoute divers autres médicamens, tels que des sels, des sirops, des extraits. Ces préparations sont aujourd'hui fort peu employées.

Appareil, s. m. En chirurgie, on désigne ainsi la réunion méthodique des instrumens nécessaires pour pratiquer une opération. En anatomie, on applique ce mot à un ensemble d'organes concourant à une même fonction.

Appétit, s. m. Sentiment qui porte les êtres animés à se procurer les objets du dehors capables de satisfaire la plupart de leurs besoins. (Rullier.) Sensation qui porte à mettre en jeu certains organes de l'économie vivante. (Mouton.) Tous les appétits sont sujets à des dépravations. (*Voyez* Pica, Malacia, Boulimie.)

Apyrexie, s. f. État dans lequel se trouvent, pendant l'intervalle des accès, les malades affectés de fièvres intermittentes.

Aqueux, adj. Il y a des plantes aqueuses, des fruits aqueux, et en anatomie une humeur aqueuse qui est une des humeurs de l'œil.

Aquila alba. Mercure doux.

Arachnoïde. Nom donné à la membrane séreuse du cerveau et de la moelle, à l'égard duquel elle se comporte comme la plèvre à l'égard des poumons, le péritoine à l'égard des viscères du bas-ventre, le péricarde à l'égard du cœur, etc. Elle présente deux feuillets dont l'un se déploie sur le cerveau et la moelle, et dont l'autre tapisse l'intérieur du crâne et du canal vertébral. Ces deux feuillets sont adossés l'un à l'autre, et sans cesse lubréfiés par une vapeur séreuse qui leur donne un aspect lisse et poli. La trop grande abondance de cette sérosité constitue l'hydrocéphalie ou hydropisie du cerveau. A la suite de la *frénésie* ou *méningite,* elle présente des traces évidentes d'inflammation.

Araignée, s. f. Insecte hideux, aux membres disproportionnés, au naturel féroce, dont la voracité s'exerce jusque sur sa propre espèce, puisqu'au temps des amours les mâles sont quelquefois dévorés par leurs femelles. L'horreur qu'on éprouve à son aspect est peut-être la cause de tous les contes qu'on a faits sur le danger de sa piqûre; on pourrait citer mille exemples de piqûres faites par des araignées sans qu'il en soit jamais résulté d'accident. On sait que l'astronome Lalande s'était habitué à les avaler, et ce savant n'est pas le seul, d'autres avant lui avaient constaté par le même moyen l'innocuité de l'araignée, tels sont : Reyes, Cardan, Blancard, Hoffmann, Redi, Albert-le-Grand, etc.

Aux Antilles, il y a une espèce d'araignée très-grosse, du genre des mygales, qui se nourrit de colibris et d'oiseaux-mouches, et dont la piqûre occasione, dit-on, de graves accidens; mais les faits que l'on rapporte à cet égard méritent confirmation. Si on craignait les suites d'une piqûre, il suffirait de laver la partie avec de l'eau fraiche aiguisée de vinaigre ou de sel. Ce simple moyen suffit pour faire disparaître l'irritation légère, l'espèce d'échauboulure que le contact de cet insecte repoussant produit quelquefois sur une peau fine, délicate, et douée d'une excessive sensibilité. (*Voyez* Tarentule.)

La toile d'araignée est utile pour arrêter le sang des hémorrhagies, en agissant mécaniquement et à la manière de l'agaric.

Arbousier. Petit arbuste qui croît dans les pays montagneux et dont les feuilles sont semblables à celles du buis, ce qui lui a fait donner le nom de *busserole*. Prises à la dose de deux gros en infusion dans une livre d'eau, ou en poudre à la dose d'un demi-gros à un gros, ces feuilles augmentent la sécrétion de l'urine et facilitent son excrétion, mais elles ne jouissent point de la propriété de dissoudre les pierres dans la vessie, comme on l'a cru pendant long-temps.

Archée, s. m., de *arxé* principe, commencement, cause première. Vanhelmont désignait ainsi un être de raison, un prétendu principe immatériel, distinct de l'âme et du corps, et suprême régulateur de la vie. C'est, pour ainsi dire, la personnification des forces vitales. (*Voyez* Forces.)

Aréomètre, s. m. Nom donné par les chimistes à un instrument propre à mesurer la pesanteur spécifique des liqueurs. C'est un tube de verre renflé en forme de boule vers son cinquième inférieur, et terminé en bas par une autre petite boule dans laquelle on introduit du mercure. Lorsqu'on plonge cet instrument dans un liquide, il s'y enfonce d'autant moins que le liquide est plus léger.

Argent, s. m. Métal blanc, très-brillant, ductile, malléable, fusible et volatil, avec lequel on fait le *nitrate d'argent* ou pierre infernale (sel formé de 31 parties d'acide nitrique et de 69 d'oxide d'argent.)

Le nitrate d'argent est un caustique que les chirurgiens emploient fréquemment pour réprimer les chairs fongueuses; comme il n'est pas susceptible d'être absorbé, ses effets sont toujours bornés aux parties avec lesquelles on le met en contact. Pris à l'intérieur à la dose de quelques grains, c'est un poison. La propriété qu'il a de noircir les substances animales a donné l'idée de l'employer à teindre les cheveux en noir. C'est un excès de coquetterie auquel il est dangereux de se livrer, car le contact du caustique avec la peau de la tête peut déterminer des irritations et même des inflammations de cette partie, et rien n'est à craindre comme une irritation dans le voisinage du cerveau.

Argentine. Plante de la famille des rosacées, qui croît dans les lieux sablonneux, sur le bord des étangs et des rivières. Elle est légèrement tonique et astringente, et on l'a donnée quelquefois avec avantage dans la diarrhée chronique, les flueurs blanches, les écoulemens chroniques et sans douleurs du canal de l'urètre. Peu usitée.

Aristoloche, s. f. Plante qui a donné son nom à la famille des aristolochiées de Jussieu. Son usage en médecine remonte jusqu'à Hippocrate. On l'employait autrefois comme emménagogue. Les médecins l'ont abandonnée parce qu'on a cru s'apercevoir qu'elle perdait ses propriétés en vieillissant. La poudre amère du duc de Portland, qui a eu une si grande vogue pour le traitement des affections goutteuses, est composée en grande partie d'aristoloche. Aux environs de Paris, c'est l'aristoloche *clématite* que l'on trouve en plus grande quantité.

En Amérique, il y a une espèce d'aristoloche qu'on désigne sous le nom de *serpentaire de Virginie*. On prétend qu'elle a la propriété de guérir la morsure des serpens venimeux. On en prend intérieurement la racine en poudre, à la dose d'un scrupule à un gros, et l'on applique sur la peau le suc exprimé des feuilles fraîches.

Armoise. *Artemisia vulgaris*. Plante de la famille des corymbifères, qui a reçu son nom de la célèbre reine Artemise. Hippocrate et Dioscoride ont exalté ses vertus comme emménagogue; mais quoique très-usitée encore aujourd'hui, le peu d'énergie de ses propriétés ne la rend pas digne de sa réputation.

Arnica. Plante de la famille des corymbifères. Elle croît dans des lieux montueux, en Suisse, dans les Alpes, dans les Vosges. On lui a attribué beaucoup de vertus, mais surtout celle de guérir infailliblement tous les accidens qui peuvent résulter des chutes, c'est même à cause de cela que les Allemands l'ont appelée *panacea lapsorum*. On l'administre avec succès dans le traitement des fièvres intermittentes, quartes et tierces; dans certaines paralysies, et particulièrement dans la paralysie de la rétine ou amaurose. « Quant à sa propriété de résoudre le sang épanché à la suite des chutes ou des contusions violentes, l'arnica, dit M. Richard, peut être utile dans cette circonstance, en stimulant le cerveau toujours lésé plus ou moins gravement dans les commotions un peu fortes. »

Arsenic, s. m. Métal solide, gris d'acier et brillant quand il a été mis à l'abri du contact de l'air. Combiné avec l'oxigène, il se transforme en oxide blanc volatil, *doué d'une odeur d'ail* qui le décèle dans tous les corps avec lesquels il se trouve combiné. *La mort aux rats*, l'arsenic du commerce, l'arsenic blanc, ne sont autre chose que de l'oxide blanc d'arsenic. C'est le poison le plus énergique du règne minéral. La chimie offre le moyen de le distinguer dans un mélange qui n'en contiendrait qu'un *cent dix millième*. Mêlée avec du sulfate de cuivre ammoniacal, une dissolution très-affaiblie d'oxide blanc d'arsenic fournit au bout de quelques minutes un précipité *vert*, qui, étant desséché et mis sur des charbons ardens, se décompose et répand une *odeur d'ail*. (Orfila.) L'oxide blanc d'arsenic entre dans la composition du vert de Schèle, qui n'est autre chose que de l'oxide d'arsenic et de l'oxide de cuivre. Certains confiseurs ignorant le danger de l'ingestion des substances enduites de cette couleur, s'en sont servis pendant très-long-temps pour colorer les bonbons du jour de l'an. Eclairée par de nombreux accidens dont on est resté long-temps sans connaître la cause, l'autorité a pris des mesures de police pour forcer les confiseurs à renoncer à l'usage d'une substance aussi dangereuse.

L'orpin (orpiment, arsenic jaune), et le réalgar (arsenic rouge, rubine d'arsenic, poudre rouge des volcans), sont des composés de soufre et d'arsenic.

Artère, s. f. La signification de ce mot n'est pas en rapport avec son étymologie. Les artères sont des vaisseaux qui transmettent le sang des ventricules du cœur à toutes les parties du corps. (*Voyez* Veine.) Leur tissu est formé de trois tuniques, dont l'externe est fibro-celluleuse, extensible, et se confond en partie avec le tissu cellulaire voisin. L'interne est mince, rougeâtre, lisse et toujours humectée d'une légère mucosité pour faciliter la progression du sang. La tunique moyenne est la plus remarquable à cause de sa nature particulière. Suivant Béclard, elle est formée de fibres transversales, jaunâtres ou blanchâtres, qui représentent des espèces de cercles solidement unis entre eux. Ces fibres sont plus serrées en dedans qu'en dehors. Les artères sont élastiques; quand on les coupe, la cavité qu'elles représentent se soutient d'elle-même. Lorsqu'une artère est ouverte, sa blessure ne se cicatrise pas comme celle des veines; pour arrêter le sang, il faut oblitérer les parois du vaisseau, et pour cela on n'avait pas d'autre moyen que la compression et la ligature. M. Amussat a proposé un autre mécanisme, celui de la torsion. Ce mécanisme, fondé sur la propriété extensible de la membrane externe, consiste à saisir avec des pinces l'extrémité de l'artère coupée et à la tordre fortement. La tunique moyenne n'étant pas aussi extensible que l'externe, reste comme un bouchon à l'extrémité du vaisseau. La nature a pris un soin particulier pour mettre les artères à l'abri de toute lésion extérieure; dans toutes les parties du corps, elles sont situées profondément, elles marchent du côté interne des membres, et aux articulations dans le sens de la flexion. Les artères naissent les unes des autres comme les branches d'un même arbre, mais elles ne restent pas isolées, elles s'unissent fréquemment entre elles dans leur trajet, et forment ainsi ce qu'on appelle des *anastomoses*. Ces unions fréquentes ont pour objet de faciliter la circulation, qui trouve des obstacles plus nombreux à mesure qu'on s'éloigne du cœur; il en résulte aussi que lorsque l'une d'elles se trouve liée ou oblitérée spontanément, le sang n'en poursuit pas moins sa course. Presque partout chaque artère est accompagnée d'une veine.

Articнaut. *Cynara scolimus de Linn.* Plante alimentaire de la famille des carduacées de Jussieu; facile à digérer quand elle a été cuite dans l'eau; peut être permise de cette manière aux convalescens, dont l'estomac est encore faible.

Articulations. Jonctions des os. Les anatomistes les divisent en trois classes, les articulations immobiles ou *synarthroses*, telles sont les sutures des os du crâne; *l'amphiarthrose* ou articulation mixte, dans laquelle la mobilité est réelle mais peu étendue, comme dans les diverses pièces de la colonne vertébrale; enfin la *diarthrose*, dans laquelle la mobilité est plus ou moins étendue, et qui comprend toutes les articulations des membres. Les articulations immobiles sont destinées à former des cavités pour contenir les viscères. Les articulations mobiles sont le siége de tous les mouvemens.

Arum tacheté, gouet, pied-de-veau. Plante de la famille des aroïdes, dont la racine était fréquemment employée autrefois dans le traitement de l'asthme et de la phthisie pulmonaire. Il y a une variété que l'on cultive en Égypte et en Amérique, qui jouit de propriétés nutritives, à cause de la grande quantité de fécule qu'elle contient et qui est aisée à extraire. Elle y est mêlée à un principe âcre qui disparaît facilement par la dessication, la torréfaction et la fermentation. Elle a du reste cela de commun avec le manioc.

Assa foetida, s. m. Substance gommo-résineuse, roussâtre, qui découle par incision du collet de la racine d'une ombellifère (*ferula assafœtida*). L'odeur forte et alliacée qu'elle développe lui a fait doner le nom de *stercus diaboli*. Les Perses la recherchent comme un assaisonnement précieux pour tous leurs alimens. Suivant Boerhaave c'est le plus puissant de tous les anti-spasmodiques, et il l'employait dans toutes les maladies nerveuses. Aujourd'hui on l'emploie souvent comme emménagogue, dans le traitement de certaines aménorrhées chroniques, dans les flueurs blanches, dans l'hystérie; quelquefois aussi on l'a donnée dans le traitement de la goutte et de la sciatique, et l'on a réussi à calmer ainsi les douleurs les plus vives. L'assa fœtida ne convient jamais aux personnes pléthoriques; on le prend en pilules à la dose d'un demi-scrupule dans la journée.

Asaret. Petite plante herbacée, de la famille des aristolochiées, dont la racine était le meilleur émétique tiré du règne végétal avant que l'ipécacuanha fût connu. Sa racine mise en poudre produit le vomissement et quelquefois même des selles; en décoction elle purge. Elle jouit aussi de propriétés sternutatoires manifestes; elle entre dans la composition de la poudre capitale de Saint-Ange. Quand on veut s'en servir comme d'un émétique on l'administre en poudre, à la dose de trente à quarante grains suspendus dans six onces de liquide.

Ascarides. Nom donné à un genre de vers intestinaux dont les caractères génériques sont : un corps rond allongé en fuseau aminci aux deux bouts, une bouche garnie de trois tubercules arrondis entre lesquels elle se trouve. Ce ver se rencontre dans une foule d'animaux différens; chez l'homme il n'en existe que deux espèces, *l'ascaride lombricoïde*, qui ressemble au ver de terre et dont la longueur varie depuis trois pouces jusqu'à un pied, et *l'ascaride vermiculaire*, dont le corps est fusiforme, long de deux à neuf lignes seulement, la tête obtuse, et la queue terminée en pointe très-fine et transparente. (*Voyez* Vers.)

Ascite, de *ascos* outre. Hydropisie du bas-ventre, ainsi nommée parce que l'eau est renfermée dans cette cavité comme dans une outre. Elle est produite par toutes les causes communes des hydropisies. Cette maladie est le plus souvent symptomatique et le résultat de quelque affection profonde des organes de la poitrine ou du bas-ventre; elle se reconnaît aisément à la tuméfaction du bas-ventre, qui est égale et régulière quand le malade est debout ou couché horizontalement sur le dos. S'il est couché sur le côté, le liquide obéit à son propre poids et vient tuméfier le ventre de ce côté-là; les membres inférieurs et les organes génitaux se gonflent aussi, mais toutes les autres parties du corps sont amaigries. Le signe le plus caractéristique de l'ascite, c'est la fluctuation du liquide. Voici la manière de l'observer : on applique le plat d'une main sur un côté du bas-ventre et on exerce sur l'autre une pression rapide avec le bout des doigts; le flot du liquide agité vient alors frapper la main du côté opposé. On a souvent confondu la grossesse avec l'ascite, et *vice versâ*. Il n'y a pas de médecin, même des moins instruits, qui ne soit dans le cas de se préserver de toute confusion à cet égard. L'ascite n'est pas toujours au-dessus des ressources de l'art; c'est pourquoi il faut avoir recours au médecin dès les premiers symptômes, et dans tous les cas le consulter aussitôt qu'il survient aux pieds un gonflement insolite.

Asperge, s. f. Genre de plantes de la famille des

asparaginées, dont les jeunes pousses ou *turions* fournissent un aliment précieux, très-facile à digérer et très-délicat, et dont la racine exerce une action particulière sur la sécrétion de l'urine. Cette racine forme l'une des *cinq racines apéritives* et s'administre dans l'hydropisie, en décoction, à la dose d'une à deux onces pour deux livres d'eau.

Asphyxie, de *a* privatif et de *sphuxis* pouls. On a d'abord appliqué ce nom à toute espèce de mort apparente. Aujourd'hui, on désigne par ce mot la suspension des phénomènes de la respiration, et par suite des fonctions cérébrales, de la circulation et de toutes les autres fonctions. La respiration a pour but de changer le sang veineux en sang artériel, d'élaborer par le contact de l'air le sang veineux, le chyle et le produit de toutes les absorptions, qui en cet état sont impropres à nourrir le corps, et de les changer en un sang nutritif. Lorsque par une cause quelconque le sang veineux n'a pas subi ce contact vivifiant de l'air, il jouit des propriétés les plus délétères, et si les vaisseaux ordinaires qui viennent le puiser dans le poumon ne l'y trouvent pas vivifié par l'air, il devient subitement une cause de mort au lieu d'être une source de vie.

Les médecins ont distingué plusieurs espèces d'asphyxies :

Asphyxies par défaut d'air. Les noyés périssent par le défaut d'air. (*Voyez* Noyé.)

Asphyxies par un air vicié. Tout air respirable doit contenir 79 parties d'azote et 21 d'oxigène. Toutes les fois que ces proportions de l'air sont altérées, l'asphyxie est imminente. A l'exception de l'oxigène, tous les gaz ou fluides élastiques permanens sont impropres à la respiration; les uns, parce qu'ils n'ont que des propriétés négatives, tel que l'azote; les autres, parce qu'ils ont aussi des propriétés délétères, tel que le gaz hydrogène carboné. La plus fréquente des asphyxies par un air vicié est celle qui a lieu par le gaz acide carbonique, car ce gaz se forme très-fréquemment autour de nous dans les brasseries, dans les celliers, etc.

Lorsqu'un grand nombre de personnes se trouvent rassemblées dans un même local inaccessible au renouvellement de l'air, l'action de la respiration finit par épuiser l'oxigène et le remplace par l'acide carbonique. Il en résulte un mélange d'azote et d'acide carbonique qui amène plus ou moins promptement l'asphyxie. On trouve dans l'histoire des guerres des Anglais dans l'Indostan la relation d'une scène horrible qui eut lieu dans une chambre de vingt pieds carrés, n'ayant pour toute ouverture que deux petites fenêtres donnant sur une galerie. On y avait enfermé cent quarante-six personnes; le premier effet qu'éprouvèrent ces malheureux prisonniers fut une sueur abondante et continuelle; une soif insupportable en fut bientôt la suite; à cette soif succédèrent de grandes douleurs de poitrine et une difficulté de respirer approchant de la suffocation. Ils essayèrent divers moyens pour être moins à l'étroit et se procurer de l'air avec leurs chapeaux, et prirent enfin le parti de se mettre à genoux tous ensemble et de se relever simultanément au bout de quelques instans; ils eurent recours trois fois dans une heure à cet expédient, et chaque fois plusieurs d'entre eux, manquant de force, tombèrent et furent foulés aux pieds par leurs compagnons. Ils demandèrent de l'eau, on leur en donna; mais se disputant pour s'en procurer, les plus faibles furent renversés et succombèrent bientôt après. L'eau n'apaisa pas la soif de ceux qui purent en boire et encore moins les autres souffrances; ils étaient tous dévorés d'une fièvre qui redoublait à tous momens. Avant minuit, c'est-à-dire durant la quatrième heure de leur réclusion, tous ceux qui restaient encore en vie et qui n'avaient pas respiré aux fenêtres un air moins infect, étaient tombés dans une stupidité léthargique ou dans un affreux délire. On se battit de nouveau pour avoir accès aux fenêtres. A deux heures du matin, il n'y avait plus que cinquante vivans; mais ce nombre étant encore trop grand pour que tous pussent recevoir de l'air frais, le combat se continua jusqu'à la pointe du jour. Le chef lui-même, après avoir résisté pendant long-temps, était tombé asphyxié; on le releva, on l'approcha de la fenêtre et on lui donna des secours; bientôt après la prison fut ouverte : de cent quarante-six hommes qui y étaient entrés, il n'en sortit que vingt-trois vivans; ils étaient dans le plus déplorable état qu'on puisse imaginer, portant peinte dans tous leurs traits la mort à laquelle ils venaient d'échapper.

Dans les grandes soirées, où l'oxigène de l'air se trouve épuisé à la fois et par les bougies allumées et par la quantité de personnes qui y sont depuis quelque temps, il n'est pas rare de voir la flamme des bougies pâlir, et en même temps quelques personnes faibles se trouver mal. C'est l'oxigène qui est devenu insuffisant pour alimenter la flamme et la respiration. Il faut dans tous les cas se hâter de renouveler l'air.

Le *plomb* qui se dégage des fosses d'aisance est formé tantôt d'air atmosphérique et d'hydrosulfate d'ammoniaque, et tantôt d'azote 94, d'oxigène 2, d'acide carbonique 4. (*Voyez* Plomb, Fosses d'aisances.)

Dans la strangulation, l'asphyxie a lieu parce que l'air ne peut pas pénétrer dans les poumons, mais cette circonstance n'est pas toujours la cause unique de la mort des pendus. (*Voyez* les mots Pendus et Strangulation.)

Quel que soit le genre d'asphyxie, il faut se hâter d'exposer le malade au grand air, écarter tout ce qui peut comprimer le bas-ventre, la poitrine ou le cou, enfin débarrasser les voies aériennes des matières qui peuvent mettre obstacle au passage de l'air.

L'asphyxie due à l'action d'un froid violent exige l'emploi de moyens différens. On commence par dépouiller le malade de tous ses vêtemens, on le frotte légèrement avec de la neige, puis avec des linges imprégnés d'eau à la glace, puis avec de l'eau dégourdie en dirigeant toujours les frictions du creux de l'estomac vers les extrémités. Aussitôt qu'il se manifeste un peu de chaleur, que les membres s'assouplissent, on place le malade dans un lit non bassiné et on continue les frictions à sec. On n'a recours aux autres moyens excitans que quand le corps a repris sa chaleur naturelle.

Ce qu'on appelle asphyxie des *nouveaux-nés* est une véritable apoplexie. (*Voyez* Nouveau-né.)

Aspic, serpent célèbre par la mort de Cléopâtre. C'est une espèce de vipère. (*Voyez* Vipère, et *Gazette de santé*, tome I, page 248.)

Assaisonnement. Substance particulière destinée à relever la saveur de certains mets ou à les rendre faciles à digérer. Comme ce sont presque toujours des excitans, les personnes qui sont sujettes à des irritations générales ou locales doivent se les interdire, ils ne conviennent qu'à celles qui ont la fibre molle et une disposition particulière aux maladies lymphatiques.

Assimilation. Action d'assimiler, de rendre semblable. C'est le résultat définitif des diverses élaborations imprimées par les corps vivans aux substances étrangères dont ils se nourrissent. (Rullier.)

Asthénie, s. f. Privation de force, faiblesse.

Asthme, de *asthmainein* haleter, respirer difficilement. Affection spasmodique et périodique des organes de la respiration, qui se manifeste par de la difficulté et en même temps de la précipitation dans les actes de cette fonction, par une anhélation habituelle plus ou moins prononcée, et par des accès de suffocation plus ou moins intenses.

Cette maladie est assez souvent héréditaire. Ses causes générales les plus constantes sont l'exposition habituelle à une atmosphère chargée de matières pulvérulentes ou de vapeurs métalliques, l'exposition constante à une chaleur ardente telle que celle des fours ou des fourneaux des usines, les professions dans lesquelles on se livre à une insufflation prolongée.

Les accès sont déterminés par les grands vents, principalement ceux du nord, les orages, les changemens de temps, l'humidité de l'atmosphère et des habitations, une température trop élevée, la colère, une indigestion, etc.

L'asthme, chez les vieillards, n'est susceptible que d'un traitement palliatif; il est moins rebelle chez les jeunes gens, mais il suffoque les enfans.

Le traitement curatif de l'asthme est différent, et exige une médication plus ou moins compliquée selon les causes qui l'ont produit et qu'un médecin instruit peut seul découvrir.

« Quand il survient un accès, il faut, dit M. Lullier Winslow, à qui nous empruntons les détails de ce traitement, placer le malade sur son séant ou assis sur un siége bas, le corps un peu penché en avant et en face d'une fenêtre, enlever ou délier tout ce qui peut exercer la moindre compression sur la poitrine ou sur le ventre, et faire sortir de l'appartement toutes les personnes inutiles. Si le malade est constipé, que son ventre soit tendu, il faut lui donner un lavement préparé avec une décoction d'herbes émollientes, dans laquelle on aura laissé infuser deux gros de séné. Si le malade est nerveux, ce qui est assez ordinaire dans cette affection, on pourra ajouter au lavement un gros ou un gros et demi d'assa fœtida dissous dans un jaune d'œuf. Pour boisson, quelques légers antispasmodiques, tels que le tilleul, la fleur d'orange. Quelquefois il a suffi, pour faire passer un accès, de faire prendre au malade quelques gouttes d'éther sur un morceau de sucre.»

Mais c'est au régime qu'il faut surtout faire attention si l'on veut éloigner les accès. Le grand air, la promenade en voiture ou à cheval sur un pays plat et élevé leur conviennent. Ils doivent éviter de porter des vêtemens trop serrés, se garantir de l'humidité des pieds, maintenir la transpiration habituelle, entretenir la liberté du ventre, manger très-sobrement et des alimens qu'ils puissent digérer facilement et surtout des viandes blanches, rejeter toutes les graines et les légumes secs, à cause du développement de gaz qu'ils occasionent dans l'estomac, etc.

On a souvent confondu avec l'asthme les difficultés de respirer qui résultent de certaines maladies du cœur, du poumon ou du foie. Les distinctions d'asthme sec et d'asthme humide sont tout-à-fait futiles, car il y a dans tous les asthmes plus ou moins d'expectoration.

Astragale, s. m. Os court qui joue un rôle important dans le mécanisme du pied qu'il joint avec la jambe, et auquel il concourt à donner une grande mobilité. Il s'articule avec le tibia, le péroné, le calcanéum et le scaphoïde.

Astragale. Nom donné à un genre de plantes de la famille des légumineuses, dont quelques espèces fournissent de la gomme adragant. Une petite espèce qui croît en Hongrie et dans les Alpes a été employée par les médecins de Vienne dans le traitement des syphilis invétérées. On la reconnaît à ses feuilles velues et à l'épi de fleurs jaunes qui sort immédiatement de sa racine. On administre sa racine en décoction, à la dose d'une demi-once dans une livre d'eau, qu'on fait réduire à un tiers.

Astringent, adj. Sert à désigner une classe de médicamens qui ont la propriété d'agir sur les tissus vivans, et de déterminer en eux un resserrement des fibres plus ou moins rapide. La médication astringente s'obtient quelquefois à l'aide de substances qui jouissent de l'action la plus opposée en apparence.

Ataxie, de *a* privatif, et de *taxis* ordre, c'est-à-dire désordre, irrégularité. On emploie ce mot pour désigner une série de phénomènes désordonnés qui s'observent dans quelques maladies et qui indiquent une extrême gravité. Les sens sont pervertis, la faiblesse musculaire est excessive ou bien les muscles sont très-agités, la voix s'altère, la vessie se paralyse, le sommeil est nul ou tourmenté, etc...

Ataxique (Fièvre.) Pinel a désigné ainsi une espèce de maladie connue sous le nom de *fièvre maligne* et de *typhus*.

Atlas, s. m. On a donné ce nom à la première vertèbre du cou, parce qu'elle supporte la tête comme le géant Atlas supporte le ciel, selon la mythologie. Elle s'articule par sa face supérieure avec l'occipital, et par sa face inférieure avec la seconde vertèbre, nommée *axis*. Ses mouvemens sont très-bornés.

Atmosphère. (*Voyez* Air.)

Atonie, s. f. Défaut de tonicité dans une partie. Faiblesse locale.

Atrabile, s. f. Les anciens désignaient par ce mot une humeur noire, âcre, épaisse, dépendant d'une partie limoneuse du sang ou de la bile, et à laquelle ils faisaient jouer le plus grand rôle dans la production des maladies. L'atrabile est une humeur imaginaire.

Atrophie, s. f. Amaigrissement, desséchement.

Attelle ou Éclisse. Lame de bois résistante et flexible, dont on se sert dans le traitement des fractures pour maintenir les extrémités de l'os fracturé en rapport entre elles, et pour prévenir leur déplacement.

Atténuant, adj. On a désigné sous ce nom des médicamens auxquels on attribuait la propriété spéciale de diviser les humeurs visqueuses du corps, de les inciser, de les subtiliser. Il était fort en usage quand les médecins étaient humoristes. De nos jours ce mot n'a plus de signification réelle.

Auditif, adj. Qui appartient à l'audition.

Le nerf auditif porte aussi le nom de portion molle de la septième paire. Il naît du cerveau directement et se rend dans le conduit auditif interne pour servir à la sensation de l'ouïe, pour recevoir l'impression des sons et les transmettre au cerveau.

Il y a deux *conduits auditifs*, l'un externe qui est formé par l'oreille, et par conséquent osseux et cartilagineux à la fois; l'autre interne et exclusivement osseux. (*Voyez* Temporal, Oreille, Ouïe, Son.)

Audition. Action d'entendre ou d'écouter.

Année. *Enula campana*, *inula helenium*. Plante de la famille des corymbifères, qui croît aux environs de Paris et sur le bord des étangs. Sa racine contient une huile volatile analogue au camphre, de l'albumine, une fécule particulière qui se prend en gelée et à laquelle Thomson a donné le nom d'*inuline*.

La racine de cette plante s'administre en poudre, à la dose de quinze à vingt-cinq grains; ou en infusion, une demi-once pour une livre d'eau. On en a retiré de bons effets dans les catarrhes de la vessie et des bronches, quand il ne restait plus d'inflammation, et qu'il fallait combattre la faiblesse ou l'atonie de l'organe. En général, la pâleur, la faiblesse, l'inertie en indiquent l'emploi. Les pharmaciens préparent un extrait d'aunée qu'on peut prendre à la dose de dix à douze grains.

Aurone, s. f. Espèce d'armoise qui a une odeur de citron, et qui pour cette raison a été nommée *citronnelle*. Elle a des propriétés analogues à celles de l'absinthe et de l'armoise, mais à un degré inférieur.

Auscultation, s. f. Action d'appliquer l'ouïe à l'exploration des maladies. On se sert quelquefois pour cela de l'intermédiaire d'un instrument en forme de cylindre, de la longueur d'un pied environ, de dix-huit à vingt lignes de diamètre, et percé dans toute sa longueur et dans son centre d'un tube de neuf lignes de circonférence. Cet instrument, par sa disposition, réunit parfaitement tous les bruits qui peuvent s'entendre dans la poitrine, et fournit un moyen précieux de diagnostic dans les maladies de cette cavité. Il porte le nom de *sthétoscope*, et a été inventé par Laennec.

Autocratie. Stahl désignait par ce mot l'action conservatrice de la nature pour la guérison des maladies.

Automne. (*Voyez* Saison.)

Autopsie. Action de voir par soi-même, de *autos* soi-même, *opsis* vision. Employée comme elle l'est aujourd'hui pour désigner l'ouverture et l'examen d'un cadavre, cette expression est tout-à-fait inexacte et vicieuse. Détourner les mots de leur acception primitive, leur donner une signification différente de celle qui est généralement adoptée, c'est porter le trouble, la confusion dans les sciences et en augmenter les difficultés. (Chaussier.)

Avant-bras, s. m. Partie des membres supérieurs située entre le bras et la main. Il est composé de deux os et de vingt muscles. Les os sont le radius et le cubitus unis ensemble par de forts ligamens et se touchant seulement par leurs extrémités. Le cubitus concourt spécialement à l'articulation du bras avec l'avant-bras, et il est plus épais vers sa partie supérieure qu'à sa partie inférieure. Le radius sert plus particulièrement à l'articulation de l'avant-bras avec la main, et il est plus épais en sens inverse du cubitus. Les os de l'avant-bras exécutent deux sortes de mouvemens, un mouvement en charnière sur le bras qui constitue la flexion et l'extension de cette partie, et un mouvement de rotation sur eux-mêmes.

Avoine. Plante de la famille des graminées, qui fournit à l'hygiène alimentaire la préparation connue sous le nom de *gruau d'avoine*, dont la décoction est à la fois adoucissante, rafraîchissante et nutritive. Comme tisane, on a l'habitude de s'en servir plus spécialement dans les catharres pulmonaires, dans l'hémoptysie et dans toutes les affections organiques de la poitrine. Le meilleur gruau se prépare en Bretagne.

Avortement. Expulsion du fœtus avant qu'il soit viable, accouchement prématuré. Le nombre des fœtus abortifs du sexe féminin est plus grand que celui des fœtus mâles. Il y a des femmes tellement prédisposées à l'avortement, que pour le déterminer chez elles, il suffit de l'odeur d'une chandelle éteinte, d'un accès de colère, d'une précipitation dans les mouvemens du bras. Il en est d'autres, au contraire, chez lesquelles les excitans les plus actifs sont sans effet. Les causes les plus fréquentes sont la sensibilité excessive de l'organe utérin ou son atonie, sa laxité, qui peuvent être le résultat de leucorrhées abondantes et chroniques, une maladie quelconque de l'utérus, la conformation vicieuse de la colonne vertébrale ou du bassin, *l'habitude amenée par des avortemens antérieurs*, les veilles, le manque de nourriture, l'étroitesse des vêtemens et surtout ceux qui serrent l'abdomen, les promenades en voiture, à cheval, la danse, la toux, le vomissement et les chutes, les coups sur les lombes et sur le ventre, l'usage de forts purgatifs, etc., etc. Indiquer les causes, c'est donner les moyens de prévenir le mal; quand on n'a pas pu l'éviter, il faut avoir recours à un accoucheur médecin, car l'avortement est le symptôme d'un désordre ou le résultat d'un accident auquel il faut remédier promptement ainsi qu'à ses suites qui sont très-graves dans beaucoup de cas. (*Voyez* Abortif.)

Axillaire, adj. Qui appartient à l'aisselle.

Axis, s. m. Essieu, pivot. C'est la seconde vertèbre du cou, elle fournit le pivot sur lequel tourne la tête, et s'attache avec l'atlas.

Axonge, s. f. On désigne ainsi la graisse de porc préparée; la meilleure est celle qui se trouve dans la région des reins de l'animal. Pour la purifier, on la lave dans l'eau, on la malaxe, on la fond au bain-marie, on la passe et on la tient quelque temps fondue à la chaleur du même bain. L'axonge s'emploie rarement seule, elle sert à faire des pommades et des onguens. (*Voyez* Graisse.)

Aya pana, s. f. Plante de la famille des corymbifères, originaire du Brésil, d'une odeur aromatique très-prononcée, qui a eu beaucoup plus de réputation que de vertus. On la disait le plus précieux des antivénéneux. M. Alibert, qui a fait à l'hôpital Saint-Louis un grand nombre d'expériences, a remarqué qu'elle améliorait l'état des personnes atteintes de scorbut. M. Richard prétend que l'infusion de ses feuilles forme une boisson très-agréable et qui peut remplacer le thé. Prise un peu chaude, cette infusion est diaphorétique.

Azote. Corps simple à l'état de gaz incolore, transparent et insipide, qui forme les 79/100 de l'air atmosphérique. (*Voyez* Air.) On l'obtient en brûlant sous une cloche, à la cuve pneumatique, un morceau de phosphore. Quand ce dernier corps s'éteint, tout l'oxigène de l'air contenu dans la cloche se trouve consumé et il ne reste plus que de l'azote, un atôme d'acide carbonique et de l'acide phosphorique qui se dissout dans l'eau qui est montée sous la cloche.

Azygos. On donne ce nom à une veine qui établit un moyen de communication entre les deux veines caves, supérieure et inférieure.

B.

Badiane, ou anis étoilé. Fruit de *l'illicium anisatum*, grand arbre de la famille des magnoliacées, qui exhale de toutes ses parties une odeur d'anis. Cet arbre croît à la Chine et dans l'Inde. Ses fruits se composent de huit capsules réunies en étoile; leur odeur et leur saveur sont tout-à-fait semblables, quant à leur spécialité, à celles de l'anis, mais surtout plus douces. La badiane s'emploie dans les mêmes circonstances que l'anis. Elle entre dans la composition de l'anisette de Bordeaux et dans la plupart des liqueurs douces qui nous viennent d'Italie.

Baguenaudier. *Colutea arborescens.* Arbrisseau de la famille des légumineuses. Il croît spontanément dans le midi de la France et dans l'Italie. Ses feuilles purgent à la dose d'une once et demie à trois onces, en infusion dans deux livres d'eau. On a proposé de le substituer au séné.

Baillement, s. m., de *balare* bêler. C'est une inspiration plus ample et plus profonde qu'une inspiration ordinaire. Il a pour objet de faire arriver dans les poumons une plus grande quantité d'air. On suppose que dans toutes les circonstances où le bâillement survient, le corps se trouve affaibli par une cause quelconque, et que les muscles inspirateurs agissant par conséquent avec moins d'énergie, n'ont pas amené dans les radicules pulmonaires la quantité d'air nécessaire à la transformation du sang veineux en sang artériel. Le bâillement aurait pour objet de rétablir l'équilibre en faisant arriver en une seule fois tout l'air nécessaire à l'oxigénation du sang qui était resté dans les radicules pulmonaires à la suite des inspirations incomplètes qui avaient précédé. Cette explication est plausible et tous les physiologistes l'ont adoptée.

Bain, s. m. *Balneum* des Latins, *balanéion* des Grecs. Les bains, pris à une température moyenne, servent à nettoyer la surface du corps des concrétions qui s'y accumulent par suite de la sueur et de la poussière, et qui, en bouchant les pores de la peau, peuvent l'irriter et donner lieu à des maladies plus ou moins désagréables et dangereuses, mais surtout à des dartres ou à des boutons de diverse nature. La propreté qui commande le bain a donc ici un effet salutaire immédiat; mais le bain tempéré a aussi un autre effet qui n'est pas moins précieux, c'est d'assouplir tous les organes, de détruire leur raideur, et, par conséquent, de reposer les membres fatigués. Cette action secondaire est principalement due à l'absorption des molécules aqueuses qui viennent s'interposer dans les tissus et répandre dans tout le corps une douce fraîcheur. Les vaisseaux étant plus souples se dilatent avec plus de facilité, le cœur a moins de peine à y faire pénétrer le sang, ses mouvemens en deviennent moins énergiques, et, par conséquent, la circulation générale, sans être ralentie, se trouve modérée. Cette analyse des effets du bain tempéré nous semble indiquer suffisamment les circonstances dans lesquelles son usage est le plus avantageux.

Le bain est chaud quand il dépasse la mesure de chaleur à laquelle une même personne est accoutumée. Les phénomènes qu'il produit sont essentiellement différens. C'est toujours sur le système circulatoire qu'ils agissent principalement. Ainsi tous les vaisseaux sont d'autant plus dilatés que l'élévation de la température est plus grande; par conséquent il y pénètre une plus grande quantité de sang, de plus ce sang est lui-même aussi dilaté par la chaleur. Mais en arrivant à l'orifice des vaisseaux exhalans, il cède une plus grande quantité de ses principes exhalatoires, c'est-à-dire que la transpiration se trouve considérablement augmentée et que la faiblesse générale ne tarde point à survenir. C'est par là que ce bain est essentiellement affaiblissant et relâchant, et l'on peut être à cet égard tout-à-fait de l'avis du docteur Rostan, qui le considère comme un des meilleurs et des plus puissans antiphlogistiques. Toutefois il y a encore dans le bain chaud un autre effet digne de remarque, c'est que le calorique irrite la peau, et en y appelant une plus grande quantité de fluide sanguin, la fait rougir. Cet appel ne peut se faire sans un accroissement immédiat dans l'action du cœur; par conséquent la circulation s'accélère. Ainsi il y a à la fois agrandissement du calibre des vaisseaux, dilatation ou expansion des fluides qui y circulent et accélération dans leur mouvement. Ces trois circonstances rendent parfaitement raison des signes de congestion qui se remarquent vers les organes intérieurs pendant ou après l'usage d'un bain trop chaud; dans la poitrine cette congestion se manifeste par la gêne de la respiration; dans la tête elle donne lieu à des céphalalgies, à de l'assoupissement et à des symptômes d'apoplexie. Il y a, quant à la tête, une circonstance particulière qui doit rendre et qui rend en effet plus facile et plus prompte la congestion; c'est que les vaisseaux sanguins qui se rendent dans le crâne ne pouvant pas se prêter à une dilatation à cause de la solidité de cette boîte osseuse, il en résulte une compression du cerveau d'autant plus prompte, que l'expansion des fluides est plus rapide et plus grande. Il y a un moyen d'empêcher les effets de cette congestion, c'est de mouiller la tête avec de l'eau froide pendant toute la durée du bain. Le bain chaud et le bain tempéré conviennent dans toutes les maladies inflammatoires, soit aiguës, soit chroniques, mais surtout dans les éruptions cutanées. L'usage a cependant consacré une exception qui porte sur les inflammations des organes de la poitrine; nous disons l'usage et nous n'ajoutons pas la raison. Voici ce que dit à ce sujet M. Rostan qui a fait sur l'action des bains à toutes les températures des expériences personnelles fort intéressantes. « Je suis convaincu qu'après la saignée le bain tempéré est un des plus puissans moyens de guérison dans ces maladies (les inflammations de la poitrine). Je dis *tempéré*, car s'il était trop frais il favoriserait la congestion intérieure, et trop chaud, en activant la circulation, il augmenterait aussi l'engorgement intérieur, car dans un temps donné il passerait dans l'organe malade une plus grande quantité de sang. C'est sans doute la difficulté d'atteindre ce juste degré de température qui a fait abandonner l'usage de ce moyen dans les phlegmasies thoraciques. En effet, comme le sentiment de chaud ou de froid dépend beaucoup plus de l'état particulier de l'individu que du degré thermométrique, il s'ensuit que beaucoup de malades peuvent éprouver la sensation funeste de chaud ou de froid dans un bain d'un degré tempéré. Une autre raison, non moins puissante, vient se joindre à la première, c'est qu'il est très-difficile que le malade n'éprouve pas, au sortir du bain, le sentiment du froid, quelles que soient les précautions prises à cet égard; et comme c'est presque toujours dans l'hiver que se manifestent ces inflammations des organes contenus dans la poitrine, on sent que cette difficulté est encore plus grande. Si l'on pouvait les surmonter l'une et l'autre, nul doute que ce moyen ne devînt du plus grand secours. »

Le bain est froid lorsque la température de l'eau est inférieure à la température habituelle de la personne qui le prend. Le premier effet de ce bain consiste dans une constriction, un resserrement de la peau, d'autant plus intense que l'eau est plus froide; l'exhalation cutanée se trouve immédiatement supprimée, par conséquent cette fonction ne devient pas comme dans le bain chaud une cause d'affaiblissement. Si le corps est immobile, si l'on ne se livre à aucun mouvement, la chaleur générale diminue insensiblement, la respiration devient plus rare, et l'engourdissement ne tarde pas à survenir. Il y a aussi dans ce cas des congestions vers les organes intérieurs, comme dans le bain chaud, mais par un mécanisme tout-à-fait contraire; les vaisseaux innombrables qui se rendent à la peau et aux organes superficiels étant resserrés, admettent une moins grande quantité de sang, en sorte que ce fluide se trouve retenu et refoulé dans les organes intérieurs. La perspiration de la peau étant supprimée, l'urine devient plus abondante. Le resserrement de la peau se communique également aux autres tissus et principalement aux muscles; de là résulte un surcroît de force et un besoin d'agir qui se fait promptement sentir. Les mouvemens auxquels on est ainsi forcé de se livrer amènent promptement de l'activité dans les organes de la circulation; le sang parcourt tous les vaisseaux avec plus de vitesse, le cœur excité produit ses battemens avec une énergie relative à la plus ou moins grande puissance de l'obstacle que les fluides rencontrent dans le resserrement des vaisseaux dans lesquels ils circulent, et cette activité est le plus puissant mobile de la réaction de toutes les forces de l'organisation contre l'effet comprimant du froid appliqué à

la surface. Cette réaction, ce surcroît d'activité, se continuent même après le bain, et l'on conçoit que si l'on se livre pendant quelque temps à l'usage du bain froid, il doit en résulter une permanence d'énergie non pas seulement dans les organes musculaires, mais encore dans toutes les fonctions physiologiques. Toutefois s'il est utile, s'il est indispensable de se livrer à l'exercice dans le bain froid, il ne faut pas que cet exercice soit porté jusqu'à la sueur. (*Voyez* Natation.) En général, il est d'usage d'en sortir à l'apparition du deuxième frisson; car si le premier frisson a été suivi d'une réaction salutaire, rien ne prouve que les forces de l'organisme soient toujours assez puissantes pour surmonter l'effet débilitant d'un deuxième frisson. Dans tous les cas, le bain froid ne doit être administré qu'aux personnes chez lesquelles l'énergie vitale est capable d'une première réaction. Sous ce rapport il ne convient jamais aux vieillards, car l'effet tonique qu'on y recherche n'étant obtenu que par une réaction suffisante, il serait à craindre que cette réaction n'arrivât pas à temps ou même n'arrivât pas du tout.

En résumé, le bain froid, pris dans une mesure convenable et avec les conditions que nous avons indiquées, est toujours tonique; il fortifie la constitution, il laisse dans tout l'organisme une empreinte de force et d'activité remarquables, il raffermit les tissus, il augmente l'activité du système digestif, et, par conséquent, il facilite la nutrition; d'où il suit que le bain froid convient surtout aux personnes dont la peau est lâche, molle, qui ont les tissus flasques, et chez lesquelles toutes les fonctions languissent dans une funeste inertie.

Ce que nous avons dit de la nécessité et de l'importance de la réaction donne la mesure des effets que peuvent produire dans tous les individus, selon les constitutions et

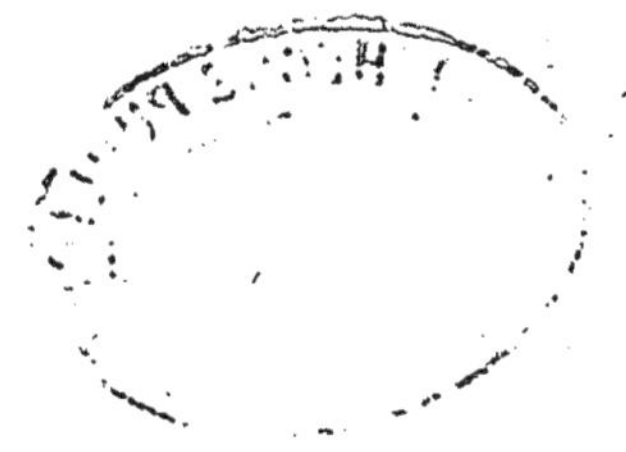

les âges, les divers degrés d'abaissement de la température. (Pour les effets du bain froid selon les âges, *voyez* au mot Air leur appréciation par Hallé.)

Le bain de mer a une action encore plus énergique favorisée par deux causes principales, la percussion du flot et la quantité considérable de sels qui y sont en dissolution. Toutefois, nous ne pensons pas que la percussion soit assez puissante pour permettre au baigneur de s'abstenir de tout mouvement, et que seule elle puisse amener la réaction. Quant aux sels, il est très-probable qu'ils contribuent beaucoup à cette dernière par l'irritation immédiate qu'ils produisent sur la peau. Les bains de mer ont donc par cela même, sur les bains de rivière, quelques avantages qu'il ne faut point dédaigner, mais qu'il ne faut pas s'exagérer. Les médecins désintéressés ne se font pas illusion sur ce point, et quand ils expédient aux bains de mer quelque client affecté d'une maladie chronique, ils comptent encore plus sur le changement et la vivacité de l'air, sur l'espérance de guérison qu'ils font concevoir au malade, sur un changement de régime, que sur les effets thérapeutiques d'une eau salée.

Nous terminerons cet article par quelques préceptes relatifs aux précautions qu'il convient de prendre quand on veut faire usage de bains froids ou chauds.

Il faut faire un peu de mouvement avant d'entrer dans le bain froid, mais pas assez pour provoquer la sueur. L'effet débilitant du bain froid est d'autant plus marqué que l'on est resté plus long-temps en repos avant d'y entrer.

Il faut rafraîchir la tête avant d'y plonger le reste du corps, qu'on y précipitera tout entier, et, s'il est possible, la tête la première.

La durée du bain froid doit être en rapport avec la susceptibilité nerveuse.

L'exercice de la natation ou des mouvemens qu'elle exige est le plus convenable.

On sort du bain avant d'éprouver le deuxième frisson, et même avant que l'impression agréable qui a suivi la réaction du premier ait complètement cessé. (Hallé.)

On s'essuie rapidement avec des linges bien secs et non chauffés; on se frotte, et mieux on se fait frictionner avec rapidité; on s'habille promptement et l'on se livre encore à un léger exercice.

A la suite des bains chauds il convient de s'essuyer avec des linges secs et bien chauffés; les frictions avec des brosses douces ou de la flanelle sont très-convenables. Comme la peau est bien nettoyée et que ses pores restent ouverts, il est indispensable de se couvrir avec soin tout le reste de la journée, afin de se garantir de l'impression du froid.

Pendant l'épidémie du choléra, M. Amussat a fait connaître et a mis en usage avec succès un bain préservatif qui consiste principalement dans des lotions de savon et d'essences combinés avec l'alcohol. (Voyez *Gazette de santé*, t. I, p. 86. *Voyez* Etuve, Massage.)

Ballonnement, s. m. Distension considérable du bas-ventre par des gaz accumulés dans le tube digestif.

Bandage, s. m. Application méthodique des bandes, compresses et autres pièces destinées à maintenir un appareil quelconque sur une partie déterminée du corps humain. Le bandage destiné à contenir une hernie inguinale porte le nom de *bandage inguinal*. (*Voyez* Hernie).

Bande. Pièce de tissu beaucoup plus longue que large qui sert à former des bandages. On doit les couper à fil droit et n'y laisser ni ourlet, ni lisière. Le tissu dans lequel on les taille doit être un peu usé pour les avoir plus souples.

Baptême, s. m. Sacrement d'une nécessité absolue pour le salut du chrétien. L'église grecque l'administre par immersion; cette pratique peut donner lieu à de très-graves dangers. L'aspersion d'eau froide faite sans précaution donne lieu à des coryzas et à des ophtalmies. Il importe qu'on adopte partout l'usage rationnel que l'on suit à Paris et qui consiste à employer de l'eau tiède pendant l'hiver.

Bardane, s. f. *Arctium lappa.* Plante de la famille des cynarocéphales, dont la racine est fréquemment employée en médecine. On l'administre à la dose de deux onces dans deux livres d'eau, comme sudorifique, particulièrement dans les maladies de la peau, telles que les dartres, la gale et la teigne. Son emploi dans cette dernière maladie lui a valu le nom vulgaire *d'herbe aux teigneux.* Percy employait le suc des feuilles pilées de cette plante pour aviver les vieux ulcères et en favoriser la cicatrisation. Il prenait un demi-verre de suc non clarifié, l'agitait avec autant d'huile d'olives et quelques balles de plomb, d'où il résultait une pommade verte qu'il appliquait surtout aux ulcères variqueux des jambes. Rarement, dit Percy, je les ai vus résister à ce puissant topique. Selon M. Richard, la racine de bardane ratissée et bouillie dans l'eau peut servir d'aliment comme les salsifis et la scorsonère; ses jeunes pousses, lorsqu'elles commencent à sortir de terre, fournissent aussi un aliment tendre, d'un goût analogue à celui des artichauts.

Baromètre, s. m. Instrument destiné à mesurer la pesanteur de l'air. Il consiste en un tube de verre fermé par son extrémité supérieure, ouvert et recourbé à sa partie inférieure dont l'extrémité est plus large et sert de cuvette. On remplit ce tube de mercure, après en avoir chassé l'air qui y est contenu, soit en y faisant le vide, soit en le soumettant à une température élevée. La longueur du tube, non compris la partie recourbée, doit être de plus de vingt-huit pouces. Au niveau de la mer, par un temps ordinaire, le mercure se maintient élevé à la hauteur de vingt-huit pouces. Pour graduer le baromètre, on y adapte une échelle dont le zéro est à cette hauteur. Quand l'air est sec, il pèse davantage sur la colonne de mercure et celle-ci s'élève au-dessus du zéro, quand il est humide, il est plus léger, il pèse moins sur la colonne, et celle-ci descend au-dessous.

Baryte. Oxide métallique, alcali composé de 100 parties de barium et de 11,732 d'oxigène; se combine avec les acides pour former des sels; n'existe point à l'état de pureté dans la nature; on le trouve combiné avec l'acide carbonique, plus souvent avec l'acide sulfurique. En médecine, on emploie l'hydrochlorate (muriate) de baryte contre les scrofules. On le fait dissoudre dans de l'eau distillée et on le donne une fois par jour à la dose de deux, quatre et même six gouttes, dans une tasse d'eau. Ce remède donne quelquefois lieu à des vertiges, des angoisses et des vomissemens; il ne doit être administré que par une main prudente.

Bassin, s. m. Cavité osseuse terminant le tronc inférieurement, formée par quatre os qui sont, sur les côtés et en devant, les deux os des hanches (os coxaux, os innominés), en arrière supérieurement le sacrum, inférieurement le coccix. La réunion des deux os coxaux forme en devant *l'arcade des pubis* qui est plus étroite et plus aiguë dans l'homme que dans la femme. Le coccix n'est qu'une dépendance du sacrum qu'il termine inférieurement. Le bassin s'articule avec la colonne vertébrale par le sacrum, et avec le fémur par les deux os coxaux. Les conformations vicieuses du bassin chez la femme sont l'une des causes les plus fréquentes des accouchemens difficiles.

Bas-ventre, s. m. On désigne ainsi l'abdomen par

opposition au *ventre moyen*, qui est la cavité de la poitrine, et au *ventre supérieur*, cavité du crâne; ces deux dernières dénominations sont inusitées.

Baumes naturels. Substances résineuses contenant de l'acide benzoïque et une huile essentielle, d'une odeur aromatique; susceptibles de fondre par l'action de la chaleur et de se dissoudre en totalité dans l'éther, les huiles essentielles et l'alcohol.

Baume du Pérou. Il est produit par un arbre de la famille des légumineuses, auquel M. Richard propose de consacrer le nom de *myroxylum*. Dans le commerce on en trouve trois espèces: le blanc, le roux et le noir; les deux premiers sont les plus estimés. Le baume du Pérou est liquide comme du sirop, son odeur est agréable et forte. Il jouit de propriétés excitantes très-marquées; on l'employait autrefois dans les maladies des voies urinaires et dans les catarrhes pulmonaires; aujourd'hui, il est moins usité, sans doute parce qu'il est très-rare.

Baume de tolu. On l'extrait du *balsamium toluiferum*, de la famille des térébinthacées; il est solide, sec et cassant; son odeur très-suave rappelle un peu celle du citron. Il s'emploie très-souvent dans les catarrhes pulmonaires pour faciliter l'expectoration, qu'il finit quelquefois par supprimer entièrement. Tous les pharmaciens composent des pastilles ou tablettes de tolu, ainsi qu'un sirop qui ne contient guère que de l'acide benzoïque.

On vante aussi dans les pharmacies une série de médicamens qui portent le nom de baumes; ce sont des recettes particulières qui ont eu plus ou moins de vogue dans leur temps et dont la plupart ne servent aujourd'hui qu'à décorer de leur nom les vases de porcelaine des officines.

Bec-de-grue. (*Voyez* Géranium).

Bec-de-lièvre. On donne ce nom à un vice de conformation de la lèvre supérieure qui est divisée verticalement depuis son bord jusqu'à la cloison du nez, vice qui s'accompagne fréquemment de quelque autre difformité de la mâchoire supérieure et même du voile du palais. On guérit cette difformité à l'aide d'une opération chirurgicale.

Beccabunga. Espèce de véronique, plante de la famille des pédiculaires, qui a beaucoup d'analogie quant à ses propriétés avec le cresson de fontaine. On en extrait le suc, on le clarifie et on le donne à la dose de deux à quatre onces dans le scorbut, dans les maladies de la peau et dans les empâtemens du bas-ventre.

Béchique, adj. Pectoral, remède propre à calmer la toux.

Belladone, s. f. *Atropa belladona.* Plante de la famille des solanées, dont les feuilles sont grandes, ovales, aiguës et d'un vert foncé. Ses fleurs en cloche sont d'un rouge pourpre obscur. Elle produit des fruits de la grosseur d'une cerise, qui sont d'abord verts, puis rougeâtres, et presque noirs quand ils sont parfaitement mûrs. La belladone a été ainsi nommée parce qu'en Italie on l'a employée pendant long-temps dans la composition d'une espèce de fard dont se servaient les dames. C'est un poison narcotico-âcre et l'un des plus violens du règne végétal. Toutes les parties de cette plante sont également dangereuses, mais surtout les fruits, qui, par leur ressemblance avec les cerises noires, ont donné lieu très-fréquemment à de funestes méprises. Le docteur Gaulthier de Claubry, qui a observé en 1813 les effets des baies de belladone sur deux cents soldats du 12e régiment d'infanterie de ligne, établit de la manière suivante les signes d'empoisonnement que leur usage détermine. « Dilatation et immobilité de la pupille; insensibilité presque absolue de l'œil à la présence des corps extérieurs, ou du moins vision confuse;

injection de la conjonctive par un sang bleuâtre; proéminence de l'œil, qui s'est montré chez plusieurs comme hébété, et chez d'autres ardent et furieux; sécheresse des lèvres, de la langue, du palais et de la gorge; déglutition difficile ou même impossible; nausées non suivies de vomissement; sentiment de faiblesse, lipothymie, syncope; difficulté ou impossibilité de se tenir debout; flexion fréquente du tronc en avant; mouvement continuel des mains et des doigts; délire gai avec sourire niais; aphonie ou sons confus poussés péniblement; probablement besoin faux d'aller à la selle; rétablissement insensible de la santé et de la raison sans souvenir de l'état précédent. »

A l'ouverture des cadavres des personnes mortes de la suite de l'empoisonnement par la belladone, on trouve l'estomac et les intestins enflammés et quelquefois même gangrenés, et les vaisseaux du cerveau gorgés de sang. Il n'y a point de spécifique pour le traitement de l'empoisonnement par cette plante; il faut donc se conduire à son égard comme dans toute autre espèce d'empoisonnement. (*Voyez* Poison.) Néanmoins, les boissons acidules ont été mises en usage avec succès dans la plupart des cas observés.

En Allemagne, on a vanté la belladone comme un remède efficace dans beaucoup de maladies très-diverses; dans l'épilepsie, dans l'hydrophobie, dans l'hydropisie, dans la syphilis, dans l'ictère, dans les écrouelles, dans les cancers, et dernièrement dans la coqueluche; mais la violence de ses effets a toujours mis en garde contre son emploi les praticiens les plus expérimentés.

Benjoin, s. m. *Asa dulcis*. Baume solide qui nous vient de Sumatra, de Siam, de Java, et qui découle des incisions faites à l'écorce du *styrax benjoin*, arbre de la famille des ébénacées. On le trouve dans le commerce en masses solides, d'un brun rougeâtre; son odeur suave est analogue à celle du baume du Pérou; sa cassure est vitreuse; lorsqu'on le met sur des charbons ardens il se fond en produisant une fumée blanche et épaisse qui, reçue dans des vases froids, donne lieu à la formation de cristaux blancs d'acide benzoïque, qui portent le nom de *fleurs de benjoin*. Il se dissout en totalité dans l'alcohol ou dans l'éther, et la liqueur qui en résulte, mêlée avec une certaine quantité d'eau, forme ce qu'on appelle le *lait virginal,* fort en usage chez les femmes, comme un précieux cosmétique, qui, en effet, stimule légèrement la peau et la rend plus lisse et plus ferme.

On le conseille comme stomachique, et, sous ce rapport, on l'emploie avec avantage dans les faiblesses d'estomac et dans tous les cas où l'appareil digestif a besoin de tonicité. On obtient également des succès de son usage dans l'asthme humide, dans les toux chroniques, cas dans lesquels il agit surtout en favorisant l'expectoration. En général, le benjoin est utile dans tous les cas où les excitans sont indiqués; c'est dire qu'il serait nuisible s'il y avait fièvre, douleurs locales, ou tout autre symptôme d'irritation. On l'administre en poudre à la dose d'un scrupule à un demi-gros, dans un sirop quelconque.

Benoite, s. f. *Geum urbanum.* Plante de la famille des rosacées, dont la racine fraîche est légèrement aromatique et d'une odeur assez semblable à celle du gérofle, mais qui perd ses propriétés odorantes par la dessiccation. Elle a passé long-temps pour une succédanée du quinquina, et, sous ce rapport, il paraît qu'on l'a employée avec succès dans le traitement des fièvres intermittentes. On donne la racine en poudre à la dose d'une once à une once et demie que l'on fait prendre en plusieurs prises avant l'accès.

Betterave, s. f. Plante de la famille des arroches, plus remarquable par la quantité de sucre qu'elle contient, et dont l'extraction a donné naissance à un nouveau genre d'industrie, que par ses qualités alimentaires. (*Voyez* Sucre.)

Beurre, s. m. L'un des principes constituans du lait. Il est composé, suivant M. Chevreul, d'une huile particulière, de stéarine, d'élaïne, d'une matière colorante, et d'un principe odorant acide, élémens dont les proportions, différentes selon les animaux, constituent les qualités différentes du beurre. C'est un aliment très-nourrissant, très-sain, et très-facile à digérer, quand il est frais, même pour les personnes qui ne supportent pas le lait. S'il est rance ou seulement brûlé, comme il arrive très-souvent lorsqu'on en fait des fritures, il devient très-nuisible aux personnes qui ont l'estomac faible ; et il excite facilement le *fer chaud*. C'est la partie butireuse du lait de brebis qui entre pour la plus grande part dans la composition du fromage de Roquefort.

Bezoard, s. m. Mot arabe donné à des concrétions calculeuses qui se forment dans l'estomac et les intestins de certains animaux. Les plus renommés étaient ceux de la gazelle des Indes. Les médecins arabes leur attribuaient toutes sortes de vertus; il suffisait de les porter en amulettes pour se préserver de toutes les maladies, de toutes les contagions, de l'action même des poisons les plus subtils. En Portugal, on les louait dix à douze francs par jour; ces talismans étaient sans prix. Il n'est pas besoin de dire qu'ils étaient sans efficacité et qu'on ne les trouve aujourd'hui que dans les cabinets d'amateurs qui les conservent comme des monumens de la crédulité et de l'erreur.

Biceps, adj. Qui a deux têtes. On donne ce nom à deux muscles ; l'un, situé au bras, s'attache à l'omoplate et au radius et sert à faire fléchir l'avant-bras sur le bras ; l'autre, situé à la partie postérieure de la cuisse, s'attache à la partie inférieure de l'os des hanches et à l'extrémité supérieure du péroné; il contribue à la flexion de la jambe sur la cuisse et à étendre le bassin.

Bière, s. f. *Cerevisia*, de *ceres*, *cereris*, parce que cette liqueur fermentée est le produit de quelques céréales. On fait de la bière avec toute sorte de graines céréales, à l'exception de l'ivraie; avec des racines et des tiges de différens arbres et surtout avec du sapin. Ces substances doivent toujours être soumises à la cuisson dans l'eau, et c'est ce qui constitue la bière et qui la distingue des autres liqueurs fermentées. On conçoit qu'une boisson qui peut se composer d'élémens si divers doit avoir, selon ces élémens et selon les paysd, es propriétés tout-à-fait différentes.

Les bières légères sont les meilleures, surtout celles qui sont principalement fabriquées avec de l'orge et du houblon; mais l'absinthe qu'à Paris on substitue souvent au houblon change totalement leurs propriétés. Les petites bières sont surtout bonnes au printemps; elles ne peuvent pas se conserver long-temps, parce qu'elles passent très-promptement à la fermentation acide. Dans leur état parfait elles forment une boisson salutaire qui a été quelquefois très-utile dans certaines fièvres. C'est surtout à Londres que la petite bière est délicieuse; il n'est pas de Parisien qui en revienne sans faire l'éloge du *little beer*.

Les bières fortes sont lourdes et nourrissantes; elles ne conviennent qu'aux Hollandais obèses, et ne sont recherchées que par les Anglais, qui, du reste, en retirent pour tout avantage l'engorgement des viscères du bas-ventre, le développement de leur tissu graisseux, et le spleen.

Bile, s. f. (*Kolê* des Grecs, d'où l'on a fait colère.) Humeur animale liquide sécrétée par le foie et jouant un grand rôle dans la digestion des alimens et dans la préparation du chyle; elle arrive sur la matière alimentaire quand celle-ci ayant été soumise à l'action de l'estomac, passe par le pylore dans le duodénum à l'état de pâte chymeuse. Elle est versée à plein canal sur cette pâte et semble subir alors une espèce de décomposition; d'un côté, en effet, elle se combine avec la partie liquide et soluble des alimens digérés et concourt ainsi à former le chyle; de l'autre, elle se précipite avec la partie épaisse de ces mêmes alimens, la colore, et descend avec elle le long du canal intestinal. La bile de l'homme contient sur 1,100 parties, 1,000 d'eau, 42 d'albumine, 41 de substances résineuses, 2 à 10 de matière colorante jaune, 5 à 6 de soude libre, 4 à 5 de phosphate, d'hydrochlorate et de sulfate de soude, de phosphate de chaux et d'oxide de fer. La bile du bœuf contient en outre un corps sucré particulier, auquel M. Thénard a donné le nom de *picromel*. (*Voyez* Ictère.)

Bismuth, s. m. Métal solide, cassant et composé de grandes lames brillantes. Dans la nature, il est toujours uni avec un peu d'arsenic; on s'en sert principalement à l'état de *sous-nitrate* (*blanc de fard*, *magistère de bismuth*, *blanc de perle*), et sous cette forme il a joui et il jouit encore de plus de vogue que de vertu pour apaiser les accès de douleurs nerveuses d'estomac. On le donne depuis la dose d'un grain jusqu'à vingt-quatre, soixante et soixante-douze grains par jour, en plusieurs prises dans du miel, du sirop ou des confitures. (*Voyez* Cosmétique.)

Bistorte, s. f. *Poligonum bistorta*. De la famille des polygonées; fournit une racine rugueuse, rougeâtre, de la grosseur du doigt et tortueuse. Elle contient du tannin et de l'acide oxalique; on l'administre comme astringent dans les diarrhées et les leucorrhées chroniques, dans les blénorrhées urétrales quand il n'y a plus d'inflammation;

en décoction, une demi-once à une once dans une pinte d'eau ; en poudre, de un à trois gros.

BLANC DE BALEINE. *Sperma ceti.* Matière grasse qui se trouve en grande quantité dans un tissu cellulaire interposé entre les membranes du cerveau de plusieurs espèces de cachalots, et spécialement du *physeter macrocephalus.* Elle ne s'emploie aujourd'hui qu'à des usages économiques et n'a jamais joui d'aucune propriété médicale, quoiqu'on l'ait autrefois mise en usage dans certaines affections du poumon.

BLENNORRHAGIE, s. f. Flux abondant, muqueux, puriforme, venant du canal de l'urètre, donnant lieu à un sentiment de douleur aiguë dans ce conduit, principalement lors de l'émission des urines. Ses causes, très-multipliées, sont de deux sortes; en voici l'énumération par M. Lagneau, qui les range en deux classes, les unes externes, les autres internes. Les premières sont : la présence d'une bougie ou de tout autre corps étranger dans le canal; les injections irritantes; l'équitation prolongée; la masturbation ; le coït pendant la menstruation, durant l'écoulement de flueurs blanches âcres, ou trop souvent répété, bien qu'avec une femme saine; la sanie que fournissent les ulcères cancéreux de l'utérus; et enfin l'application immédiate du virus syphilitique sur la membrane muqueuse de l'urètre. J'ajouterai à cette nomenclature l'impression d'une température froide et humide.

Au nombre des causes internes de la blennorrhagie, il faut compter la rétention forcée et prolongée des urines ; certains gonflemens inflammatoires de la prostate; la présence d'un calcul dans la vessie, celle de vers ascarides dans le rectum; l'usage des cantharides, de la bière bue avec excès, surtout lorsqu'elle est nouvelle; l'influence sympathique du travail de la dentition chez les enfans, des hémorrhoïdes; la répercussion d'une éruption dartreuse ou psorique, de la goutte ou d'un rhumatisme; les scrofules, le crétinisme et l'existence d'un vice syphilitique ancien et constitutionnel. L'indication de ces causes démontre évidemment que toutes les blennorrhagies ne sont pas susceptibles de se communiquer par le contact. C'est ordinairement du deuxième au huitième jour que se manifestent les blennorrhagies contagieuses. Les premiers temps de cette maladie exigent un traitement antiphlogistique d'autant plus énergique que les symptômes inflammatoires sont plus graves, dans la détermination duquel on fera prédominer les boissons mucilagineuses prises avec abondance. Ces boissoins feront perdre aux urines une partie de l'âcreté qu'elles ont habituellement, circonstance qui dans le cas présent contribue beaucoup à augmenter l'irritation déjà très-douloureuse du canal de l'urètre. C'est seulement quand tous les symptômes inflammatoires ont disparu, que l'on peut prendre des astringens à l'intérieur ou en injection. La crainte des rétrécissemens est tout-à-fait chimérique, quand l'écoulement ne donne lieu à aucune douleur. La course, la danse, l'équitation, les lectures susceptibles d'exciter l'imagination doivent être sévèrement interdites pendant la durée de la maladie, mais il faut surtout éloigner à tout prix la cause qui est censée avoir produit le mal. (*Voyez* Syphilis.)

Blennorrhée, s. f. On désigne ainsi une blennorrhagie passée à l'état chronique.

Boisson, s. f. Liquide propre à étancher la soif et à réparer les parties fluides du corps. (*Voyez* chacun des mots qui les concernent.)

Bol, du grec *bôlos* bouchée. Préparation pharmaceutique d'une consistance molle, qui tient le milieu entre l'électuaire et la pilule. On dit aussi le *bol alimentaire*, pour désigner la masse d'alimens broyés par la mastication et roulés par la langue pour être soumis à la déglutition.

Bolet. Genre de la famille des champignons, caractérisé par les tubes de la surface inférieure du chapeau qui dans les agarics est garni de lames ou feuillets perpendiculaires. (*Voyez* Champignons.) L'étude des bolets a fait la matière de plusieurs articles du tome I de la *Gazette de santé.*

Borborygme, s. m. Bruit sourd que font les gaz en se déplaçant avec effort dans le canal alimentaire. Ils indiquent toujours une digestion plus ou moins laborieuse. Dans les inflammations du bas-ventre, c'est un signe dangereux quand les borborygmes se faisant entendre et le ventre étant très-distendu, il ne sort ni vents, ni déjections alvines. (Landré Beauvais.)

Borique (Acide). Acide composé d'oxigène et de bore (corps simple, solide, pulvérulent, sans usage); il porte le nom de sel sédatif de Homberg. On l'employait autrefois pour calmer les douleurs nerveuses; il est sans efficacité et totalement abandonné aujourd'hui.

Botal (Trou de). Ouverture qui existe chez le fœtus et qui établit une communication entre l'oreillette droite et l'oreillette gauche du cœur.

Botanique, s. f., du grec *botanê* herbe, plante. Partie de l'histoire naturelle qui traite des végétaux. C'est une des sciences les plus intéressantes et la plus agréable à cultiver. Il y a des savans qui en ont fait une science de mots et une stérile nomenclature.

Botrys, s. m. *Chenopodium botrys.* Plante de la famille des chénopodées, qui croît dans les champs sablonneux du midi de la France; son infusion théiforme est recommandée beaucoup plus qu'elle n'est employée dans les catarrhes chroniques. On lui a attribué la propriété de guérir les phthisies; on l'administre à la dose d'un gros en infusion dans une livre d'eau, dans les catarrhes, l'hystérie, l'aménorrhée et les convulsions.

Bouillon blanc. *Verbascum thapsus.* Plante de la famille des solanées, dont les fleurs, infusées dans l'eau ou le lait, sont émollientes, béchiques ; et d'un bon usage dans les inflammations des bronches, dans le crachement de sang. La décoction des feuilles est très-utile dans les ténesmes et dans les douleurs de fondement causées par le gonflement des hémorrhoïdes.

Boulimie, s. f. Appétit vorace.

Bourrache, s. f. *Borrago officinalis.* Plante de la famille des borraginées, originaire d'Orient, très-employée quoique douée de propriétés peu énergiques. Le suc clarifié de la bourrache fraîche se prend à la dose de deux à quatre onces dans les maladies de la peau. Les fleurs s'administrent dans les catarrhes pulmonaires légers; elles sont adoucissantes, diurétiques et légèrement sudorifiques. La bourrache contient une assez grande quantité de nitrate de potasse (sel de nitre).

Brachiale, adj. Qui a rapport au bras.

Brayer, s. m. Bandage pour retenir les hernies réduites. (*Voyez* Hernie.)

Brechet, s. m. Nom vulgaire donné à l'appendice xyphoïde du sternum.

Bromatologie, s. f. Partie de l'hygiène qui traite des alimens.

Bronches, s. f. Conduits formés par des anneaux cartilagineux et membraneux, destinés à conduire l'air atmosphérique dans toutes les divisions du poumon. Elles font suite à la trachée-artère. (Voyez *Gazette de santé*, tome II, page 58, et la deuxième figure de la deuxième planche qui s'y trouve jointe).

Bronchiques (Cellules.) Cavités extrêmement petites qui terminent les dernières divisions des bronches dans le tissu pulmonaire, et dans lesquelles se passent les changemens chimiques que le sang éprouve par le contact de l'air dans la respiration.

Bronchocèle. (*Voyez* Goître.)

Bronchotomie, s. f. Opération chirurgicale qui consiste à pratiquer une ouverture à la trachée-artère ou aux bronches, pour ouvrir un passage à l'air et rétablir la respiration empêchée par quelque obstacle de la partie supérieure du canal aérien.

Brulure, s. f. Résultat de l'action du calorique concentré sur les corps vivans. Lorque la brûlure est légère et peu étendue, elle se manifeste par une rougeur vive qui disparait sous la pression du doigt, par un gonflement et une douleur cuisante. Si la cause a agi avec plus d'intensité, il y a de la rougeur, du gonflement, de la douleur comme dans le cas précédent, et de plus une exhalaion séreuse qui soulève l'épiderme, et forme des vessies ou cloches qui augmentent peu à peu et qui sont tout-à-fait semblables à celles que produit un vésicatoire. Si rien n'a mis obstacle à l'action du feu, la partie atteinte se trouve d'autant plus profondément désorganisée, que la durée de l'application du feu a été plus longue. Et dans ce cas ce n'est plus la peau seulement qui est brûlée, c'est le tissu cellulaire, ce sont les muscles et quelquefois même les tendons et les os; les liquides abandonnent toutes ces parties, les laissent converties en une matière dure, charbonneuse, dans laquelle la vie ne peut plus se rétablir.

Les ravages d'une brûlure plus ou moins profonde ne sont bien connus que du sixième au neuvième jour. A cette époque seulement, la peau, qui, quoique désorganisée, avait conservé son apparence ordinaire, commence à jaunir pour se séparer par la suppuration des parties environnantes qui n'ont point été atteintes. C'est ce qui fait dire au vulgaire que les effets d'une brûlure vont toujours en augmentant pendant neuf jours. Il y a deux indications capitales à remplir dans tous les cas de brûlure, quelle que soit leur intensité : c'est d'empêcher la douleur et de prévenir l'afflux du sang vers la partie sur laquelle le calorique a eu de l'action. On calme la douleur, en éloignant le contact de l'air. On prévient l'afflux des liquides, et par conséquent on diminue la série des phénomènes inflammatoires, en ayant recours à l'application du froid sous toutes les formes, ou de tout autre agent répercussif. Voilà les principes. Appliquons-les à un exemple, et supposons une brûlure du bras ayant pour cause de l'eau bouillante, ou, ce qui a dû agir plus profondément comme ayant plus de capacité pour le calorique, du bouillon gras en ébullition. Il est à supposer que la brûlure a été assez intense pour produire des cloches. Comme il importe surtout de ne pas augmenter la douleur, on enlèvera les vêtemens avec précaution, lentement, et après les avoir fendus, pour ne pas arracher l'épiderme soulevé, en les faisant glisser le long du membre. On plongera toute la partie brûlée dans de l'eau de puits qu'on aura soin de renouveler à mesure que sa température s'élèvera; à défaut d'eau de puits, de l'eau de fontaine acidulée, à défaut de cette dernière, de l'encre, de la pomme de terre rapée, des solutions d'alun, de sulfate de fer, de la saumure. Si la peau était dénudée en quelque endroit, on se bornerait à l'usage des substances qui n'ont d'action que par le froid. Enfin, si on était dépourvu de liquide en suffisante quantité pour y plonger le membre, on établirait une compression circulaire sur l'endroit brûlé, et on l'arroserait incessamment avec les liquides répercussifs qu'on aurait sous la main, l'eau blanche ou eau de Goulard préférablement. On continuera pendant *cinq à six heures*, après quoi on pansera le bras avec du cérat simple très-liquide, ou avec un mélange d'huile de lin et d'eau de chaux, ou de l'huile d'olives, ou de l'huile d'amandes douces, ou enfin avec un mélange de deux parties de blanc d'œuf et d'une partie d'huile. L'emploi de ces mêmes topiques est indiqué pendant tout le temps de la suppuration qui a lieu quand la peau a été profondément désorganisée. Indépendamment de ces moyens locaux, il faudrait prescrire le régime des maladies inflammatoires (*Voyez* Inflammation.), afin de diminuer l'intensité des accidents consécutifs de la brûlure. Les principes que nous venons d'établir sont rationnels et fondés sur la nature des choses, il faut s'y tenir et ne pas les abandonner pour avoir recours aux remèdes de bonne femme, et par exemple ne pas chercher à guérir par le calorique les désordres que le calorique lui-même a produits.

Bryone, *couleuvrée*, *vigne blanche*. Plante de la famille des cucurbitacées, dont la racine a des propriétés analogues à celles du jalap, et par conséquent pourrait être utile dans toutes les maladies qui exigent l'emploi des purgatifs drastiques. Séchée et réduite en poudre on l'administre à la dose de trente à trente-six grains ; quand elle est fraîche on la fait infuser à la dose d'une once dans huit onces de vin blanc. « Appliquée sur la peau, dit M. Richard, la racine récente de bryone en détermine la rubéfaction, et agit avec la même intensité que les synapismes préparés avec la farine de moutarde qu'elle peut entièrement remplacer. »

Bubon, s. m. On donne ce nom à l'inflammation des glandes de l'aisselle et de l'aine. Il y a plusieurs espèces de bubons. Le moins dangereux est le bubon sympathique, qui n'est qu'un engorgement inflammatoire déterminé par l'irritation qui se propage quelquefois d'une partie ulcérée aux glandes voisines ; ils disparaissent avec la guérison de la plaie qui y a donné lieu.

Le bubon syphilitique est un des symptômes par lesquels

se manifeste le plus fréquemment la présence du virus syphilitique. Il y a des bubons d'emblée et des bubons consécutifs. Les premiers paraissent du troisième au sixième jour à dater de l'époque à laquelle on s'est exposé à la contagion ; les seconds se manifestent plus tard, et ils indiquent une infection générale grave. Ceux-ci ont toujours été précédés par des blennorrhagies ou des ulcères chancreux primitifs. Outre le traitement local auquel on les soumet, ils exigent un traitement général plus ou moins compliqué et pour lequel il faut se hâter de rechercher les conseils d'un médecin expérimenté et non pas ceux des charlatans qui font des annonces. (*Voyez* Syphilis.)

Pour le *bubon pestilentiel*, *voyez* Peste.

Bubonocèle. Nom donné à la hernie inguinale. (*Voyez* Hernie.)

Buccinateur, s. m., de *buccinare*, sonner du cor. Muscle mince de la joue qu'il tend à rapprocher des mâchoires dans la mastication, dans l'action de siffler, de souffler.

Buglosse, s. f. Plante de la famille des borraginées qui ressemble à la bourrache et qui en a les propriétés.

Buis, s. m. *Buxus sempervirens*. Arbrisseau de la famille des euphorbiacées, dont le bois et la racine ont des propriétés analogues à celles du gaïac. On l'administre en poudre, à la dose d'une once à une once et demie, en décoction dans deux livres d'eau qu'on laisse réduire de moitié, dans les maladies chroniques de la peau, dans les rhumatismes et même dans la syphilis.

Butyrique (Acide). Découvert par M. Chevreul dans le beurre, dont il forme le principe odorant.

C.

Cacao, s. m. Fruit du cacaoyer (arbre de la famille des malvacées), qui a long-temps servi de petite monnaie dans l'intérieur du Mexique. Les habitans de ce pays, avant la découverte de l'Amérique, faisaient griller le cacao, le mettaient en poudre, le mêlaient avec de la racine de maïs, formaient du tout, à l'aide de l'eau chaude, une pâte qu'ils aromatisaient avec du piment et qu'ils coloraient avec du roucou : c'était leur *chocolat*. Nous avons singulièrement perfectionné la fabrication de cet *aliment des dieux* (theobroma), comme l'appelait Linnée. (*Voyez* Chocolat.)

Cachexie, s. f. Expression vague et mal définie qu'on applique à l'état particulier du corps résultant du dépérissement des forces à la suite de certaines maladies chroniques. On dit la cachexie cancéreuse, la cachexie scorbutique.

Cachou, s. m. Substance qu'on extrait du bois et des gousses du *mimosa catechu*, arbre de la famille des légumineuses. L'espèce la plus pure se tire directement de Bombay. Le cachou contient beaucoup de tannin; il est tonique et astringent. On l'emploie avec avantage, sous forme de tablettes, dans les faiblesses d'estomac, dans les hémorrhagies passives, dans les diarrhées et les dyssenteries. Il convient de l'administrer en infusion, à la dose d'un gros pour deux livres d'eau.

Cachundé, s. m. Préparation indienne destinée à parfumer la bouche et à corriger la fétidité de l'haleine, très-usitée dans la Chine et à Constantinople. C'est un mélange de succin, de musc, d'ambre gris, d'aloès, de santal, de jonc odorant, de cannelle, de rhubarbe et de mirobolans.

Caduque (Membrane). On donne ce nom à l'une des enveloppes du fœtus.

Café, s. m. Fruit du *coffea arabica,* de la famille des rubiacées, originaire de la Haute-Éthiopie. Le meilleur vient de la province d'Yémen, sur les bords de la mer Rouge, et particulièrement des environs de la ville de Moka. On le cultive avec succès à la Martinique, à la Guadeloupe, à Cayenne et à l'île Bourbon. Le café Martinique est vert et développe beaucoup d'amertume; le café Bourbon est plus aromatique et beaucoup moins amer. On mélange ces deux espèces par parties égales, après les avoir torréfiées séparément, on les fait infuser dans de l'eau bouillante, et on obtient ainsi une liqueur délicieuse qui donne de l'esprit aux académiciens, et qui, prise après le repas, rend la digestion plus prompte et plus facile. Le café non torréfié a été quelquefois employé avec succès dans le traitement des fièvres intermittentes, en poudre, à la dose d'un scrupule, de deux en deux heures. (Voyez *Gazette de santé*, tom. I, pag. 230.)

L'infusion de café excite le système nerveux et principalement le cerveau; il a, sous ce rapport, tous les avantages du vin sans en avoir les inconvéniens. On doit s'en abstenir dans toutes les espèces d'irritations, même légères.

Cal, s. m. Cicatrice des os fracturés; moyen par lequel la nature opère la réunion des fractures. La formation du cal a donné lieu à plusieurs théories dont la connaissance importe plus ou moins au chirurgien, selon les idées qu'il peut avoir sur le traitement des fractures.

Calaguala, s. f. Espèce de fougère qui croît sur les Andes, dans l'Amérique méridionale, où elle passe pour un excellent sudorifique, et où, comme telle, on l'administre dans la syphilis et les rhumatismes. La difficulté de s'en procurer est peut-être la seule cause qui ait empêché jusqu'à présent les médecins européens de la mettre en usage.

Calcanéum, s. m., de *calx* talon. Os situé à la partie postérieure et inférieure du pied ; il s'articule en haut et en devant avec l'astragale, qui lui transmet tout le poids du corps dans la station et la progression.

Calcul, s. m. Petit caillou, concrétion pierreuse qui se forme dans les parties molles ou dans certaines cavités du corps.

On a trouvé des calculs dans la caroncule lacrymale, dans la bouche, dans le pharynx, dans les intestins, dans le pancréas, dans le foie, dans la vésicule biliaire, dans les voies urinaires, etc.

On n'a aucun moyen de reconnaître la présence des calculs dans le foie ou dans la vésicule biliaire, si ce n'est leur expulsion par l'anus à diverses époques, et, selon M. Breschet, le plus ou le moins de facilité qu'on peut avoir à les apprécier à travers les tégumens chez les personnes maigres. Quand on en soupçonne l'existence, il convient de mettre en usage des purgatifs légers, tels que la manne, l'huile de ricin, la casse, etc. Le meilleur moyen de s'en préserver consiste à tenir constamment le ventre libre.

Les calculs des voies urinaires sont les plus fréquens et ceux dont l'existence est la plus facile à constater. Dans ces dernières années, leur extraction a donné lieu à des recherches qui ont été l'occasion d'un véritable progrès dans la science du chirurgien. Nous en parlerons avec détail aux mots *lithontriphique* et *lithotritie*.

Calleux (Corps). Partie médiane du cerveau située entre les deux hémisphères, dans laquelle Lapeyronie plaçait le siége de l'âme.

Callosité. Épaississement de l'épiderme. On donne aussi ce nom à des excroissances blafardes, dures, indolentes, qui se forment quelquefois sur le bord des plaies anciennes et des ulcères, et qui en retardent toujours la cicatrisation.

Calmant, adj. Qualification vague et mal déterminée s'appliquant à une foule de médicamens. Un calmant est *anodin* quand il apaise les douleurs, *hypnotique* quand il favorise ou provoque le sommeil, *antispasmodique* quand il dissipe les accidens nerveux.

Calomel, s. m. Chlorure de mercure. (*Voyez* Mercure.)

Calorique, s. m. On désigne ainsi la cause inconnue de la chaleur. Son étude est du domaine de la physique. Le calorique se développe dans le corps vivant par l'exercice des fonctions vitales. M. Chaussier a fait de cette production une fonction particulière. (*Voyez* Chaleur animale.)

Calvitie. Synonyme d'alopécie.

Camisole. Gilet de force dont les manches sont plus longues que les bras, et qui remplace les chaînes dont on se servait autrefois dans les établissemens d'aliénés.

Camomille romaine ou noble. *Anthemis nobilis.* Plante de la famille des corymbifères. Ses fleurs exhalent un arôme pénétrant assez agréable. L'analyse chimique y a fait découvrir de l'huile volatile et du camphre, qui leur donnent une propriété stimulante d'un grand secours dans le traitement des fièvres intermittentes. L'infusion de camomille romaine est également précieuse dans certaines coliques nerveuses accompagnées de borborygmes. On administre les fleurs de camomille, en poudre, à la dose de deux à quatre gros avant l'accès de la fièvre qu'on veut supprimer; en infusion, une douzaine de têtes pour une pinte d'eau bouillante.

La camomille matricaire, qui diffère de la précédente par ses fleurs plus jaunes, a les mêmes propriétés; néanmoins, quelques praticiens persistent à donner la préférence à la camomille noble.

Camphre, s. m. Substance particulière, analogue aux huiles volatiles, et qui se tire de plusieurs lauriers, de beaucoup de labiées et de quelques ombellifères. C'est de la Chine et du Japon que vient le camphre du commerce. Il se prépare avec les racines et le bois du *laurius camphora*, que l'on coupe en petits morceaux et que l'on fait bouillir dans l'eau, à l'aide de pots de fer en forme d'alambic, surmontés d'un chapiteau de terre traversé à l'intérieur de cordes en paille de riz; on chauffe, et le camphre, entraîné par les vapeurs de l'eau, se condense sur les cordes, d'où on le retire sous forme de petits pains grisâtres qu'on raffine en Europe pour lui enlever toutes les substances étrangères auxquelles il se trouve mêlé. Le camphre purifié est plus léger que l'eau et très-volatil; mis en contact avec un corps enflammé, il brûle avec une flamme blanche et en répandant une épaisse fumée; l'alcohol peut en dissoudre 0,75 de son poids.

Les praticiens ne sont pas d'accord sur la classe des médicamens à laquelle il faut rapporter le camphre. Regardé à la fois comme stimulant, comme rafraîchissant, comme sédatif et narcotique, il jouit en effet de toutes ces propriétés et ne ressemble au fond qu'à lui-même. Il est peu de médicamens plus fréquemment mis en usage que le camphre. Voici les principaux cas où son utilité est incontestable. Un jaune d'œuf fortement camphré calme les douleurs et favorise la guérison des engorgemens inflammatoires des mamelles connus sous le nom de *poil*; administré en lavement ou en pilule il diminue la secrétion du lait. L'effet sédatif du camphre se manifeste aussi d'une manière très-marquée dans les rhumatismes et dans les sciatiques ; dans ce cas, on l'emploie en linimens et surtout en fumigations. M. Alibert a calmé plusieurs fois des priapismes et des fureurs utérines avec le camphre. Tous les praticiens sont d'accord pour attribuer à cette substance des propriétés spécifiques pour calmer l'ardeur des organes genito-urinaires, quelle qu'en soit la cause. L'irritation de la vessie et la difficulté d'uriner qui se manifestent après l'usage imprudent des cantharides disparaissent comme par enchantement avec le camphre. M. Chrétien, de Montpellier, l'un des praticiens les plus judicieux de l'époque, emploie le camphre en friction à la partie interne des cuisses. Il calme, de cette manière, les douleurs rhumatismales chroniques, les gouttes sciatiques, le priapisme, l'irritation vésicale produite par les cantharides. La dose pour chaque friction est de huit à douze grains de camphre dissous dans l'huile, ou délayés dans la salive du malade.

La dose du camphre, à l'intérieur, varie depuis douze grains jusqu'à un gros ; à l'extérieur, on peut en administrer des quantités beaucoup plus considérables.

L'odeur forte et très-pénétrante du camphre lui a fait attribuer des propriétés antiputrides et anticontagieuses. Sans les nier absolument, les esprits sévères pensent que cette substance n'agit alors qu'en masquant les odeurs des corps en décomposition, et non pas en neutralisant les gaz délétères qu'ils développent.

Canard, s. m. *Anas boschas*. Oiseau de la famille des serrirostres et de l'ordre des palmipèdes. La chair du canard domestique ne convient qu'aux personnes qui ont l'estomac robuste. Celle du canard sauvage a une saveur forte, plus excitante, et se digère avec plus de facilité.

Cancer, s. m. Maladie dont les causes, la nature intime et le traitement véritable sont restés inconnus, malgré sa fréquence et les recherches nombreuses auxquelles son étude a donné lieu. Le premier degré de cette maladie, quel que soit son siége, est une induration dans laquelle la sensibilité est peu marquée. En cet état on lui a donné le nom de *squirrhe;* peu à peu la partie devient sensible et la douleur est *lancinante*, alors seulement elle prend le nom de *cancer*. Cependant cette *douleur lancinante*, qui, aux yeux de tous les médecins, est le signe caractéristique du cancer, se rencontre toujours, suivant la remarque de Desault, dans tous les engorgemens du sein qui dépendent immédiatement d'une contusion un peu forte. Il ne faudrait donc pas regarder comme de véritables cancers toutes les tumeurs du sein qui donneraient lieu à ces sortes de douleurs.

A l'état de squirrhe, le mal est local et dans le plus grand nombre de cas susceptible de guérison. C'est au moins ce que pensent les praticiens les plus expérimentés. Il importe donc au plus haut degré d'empêcher les progrès du squirrhe vers la dégénérescence cancéreuse, en se soumettant immédiatement à un traitement judicieux et en le suivant avec la plus grande rigueur. Le traitement antiphlogistique, mis en usage au début de la maladie, est celui qui compte les plus nombreux succès.

Des expériences multipliées et très-variées ont mis hors de doute la non-contagion du cancer.

Canines (Dents). On donne ce nom aux quatre dents angulaires qui se trouvent à chaque mâchoire derrière les incisives.

Canitie, s. f. Changement de couleur des cheveux qui deviennent blancs. La canitie est quelquefois due à des causes accidentelles, à une maladie physique, à une affection morale subite. Elle est alors susceptible de guérison par les mêmes moyens que l'alopécie, et surtout en rasant la tête à plusieurs reprises. Il n'en est pas de même de la canitie qui survient par les progrès de l'âge, celle-là est incurable et l'on doit s'y résigner. Mais cette résignation philosophique n'est pas à la portée de toutes les personnes, et peu de femmes savent en prendre leur parti. Les charlatans les servent à souhait; les remèdes pour teindre les cheveux ne manquent pas. Malheureusement aucun de ceux qu'on pourrait employer avec efficacité n'est sans danger; tous sont susceptibles d'irriter la peau, et parmi les causes de ces rougeurs, de ces efflorescences, de ces boutons hideux, de ces dartres farineuses qui couvrent comme un masque la figure des femmes d'un âge avancé, on doit mettre en première ligne avec le fard, les eaux et les pommades dont elles font usage pour teindre les cheveux. Quels que soient les moyens qu'on emploie, quand on a pris son parti sur les inconvéniens que nous venons de signaler, il en reste encore un qui n'est pas le moins désagréable; c'est que, comme les cheveux poussent insensiblement, l'intensité de la couleur ne va pas jusqu'à noircir la bulbe des cheveux, d'où il résulte qu'au bout de deux ou trois jours les cheveux noircis apparaissent blancs à leurs racines et en poussant décèlent de plus en plus la fraude. La chaux et les oxides de plomb forment la base de toutes les pommades ou eaux de teinture préconisées par les charlatans. La *pommade mélaïnocome* est la plus sale préparation qui ait jamais existé, car elle consiste dans un mélange de graisse et de noir de fumée. Son inutilité est égale à l'impudence avec laquelle ceux qui la vendent s'étaient du nom de M. Orfila pour la préconiser. M. Orfila ayant eu occasion d'en parler dans un cas de médecine légale, en a rendu le témoignage que nous avons consigné ci-dessus, ce qui n'empêche pas l'inventeur de dire tous les jours dans ses annonces que M. Orfila en a fait l'éloge. Au reste, il y a des coiffeurs qui sont encore plus coupables, car ils ne craignent pas d'employer pour teindre les cheveux, des solutions plus ou moins concentrées de nitrate d'argent (pierre infernale). Cela se fait dans une ville qui est le siége d'une académie royale de médecine légalement instituée, et dont l'unique but devrait être d'avoir souci de la santé publique.

Canne de Provence. Racine de l'*arundo donax*, plante de la famille des graminées, appelée vulgairement roseau à quenouille. On l'emploie en décoction à la suite de l'accouchement comme un antilaiteux très-efficace aux yeux des bonnes femmes, mais elle ne jouit d'aucune vertu et sa réputation populaire est complètement usurpée.

Cannelle, s. f. Seconde écorce des tiges du *laurus cinnamomum*, arbre de la famille des lauriers qui croît à l'île de Ceylan, à la Chine et à Sumatra. La cannelle de Ceylan est la plus fine. Toutes les cannelles fournissent à l'analyse : 1° une huile volatile très-odorante; 2° du tannin; 3° du mucilage; 4° une matière colorante, etc. Cette substance est un des stimulans les plus actifs. On l'emploie dans les diarrhées opiniâtres mais sans douleur et sans aucun symptôme d'irritation locale, dans les catarrhes pulmonaires chroniques, pour faciliter l'expectoration. A la dose de huit à dix grains en poudre et mêlée avec autant de quinquina et de rhubarbe, elle active le travail de la digestion. L'eau distillée de cannelle entre dans la plupart des potions stimulantes, à la dose d'une à deux onces. On administre également la teinture de cannelle, mais à la dose d'un gros seulement.

Cantharide, s. f. Insecte coléoptère d'un vert doré, brillant, que l'on trouve en France dans les mois de mai et de juin, sur les frênes, les lilas et les troënes. C'est surtout le frêne que les cantharides affectionnent.

> Mais vers le frêne accourant dès l'aurore,
> Dans ses rameaux j'ai pu glisser ma main,
> La cantharide y reposait encore....
>
> (Bérenger.)

Glisser la main sous les rameaux du frêne pour y prendre la cantharide, c'est une licence poétique qu'il ne serait pas sans danger de mettre en usage. Il faut un peu plus de précaution pour la récolte des cantharides. La présence un peu trop prolongée sous les arbres occupés par une légion de cantharides, et l'absorption des émanations vives et pénétrantes qu'elles dégagent au loin, ont donné quelquefois lieu à des accidens plus ou moins graves. Les cantharides forment la base de la plupart des vésicatoires et des emplâtres épispastiques; elles doivent cette propriété à un principe particulier que M. Robiquet est parvenu à extraire et auquel il a donné le nom de cantharidine. La vertu aphrodisiaque des cantharides est incontestable, mais elle n'est utile à appliquer que chez des sujets jeunes atteints de névroses locales et non épuisés par des excès. Les personnes qui seraient dans des conditions opposées, mais surtout les vieillards, ont toujours trouvé la mort en cherchant dans les cantharides le moyen de satisfaire un imprudent désir.

Capillaires, adj. (Vaisseaux). En anatomie, on désigne par cette expression des vaisseaux extrêmement déliés, qui forment la transition des artères aux veines et qui sont formés par la terminaison des unes et le commencement des autres. C'est en les traversant que le sang artériel est dépouillé de ses principes nutritifs. (*Voyez* Circulation, Nutrition.)

Capillaire, s. m. On appelle ainsi en pharmacie une réunion de plusieurs espèces de fougères. Les meilleurs capillaires sont ceux du Canada et de Montpellier; tous les deux jouissent de propriétés très-faibles et ne sont remarquables que par l'odeur aromatique qu'ils dégagent. On s'en sert en infusion dans les rhumes légers; on pense qu'ils favorisent la transpiration. On se sert davantage, sans plus de raison, du sirop de capillaire.

Caprier, s. m. *Capparis spinosa.* Arbrisseau de la famille des capparidées, dont les jeunes boutons confits dans le vinaigre sont usités comme assaisonnement sous le nom de câpres. On a beaucoup employé sa racine comme apéritive dans les engorgemens du bas-ventre et dans la chlorose.

Capucine, s. f. *Tropœolum majus.* Plante de la famille des géraniées, dont toutes les parties ont une saveur piquante assez agréable qui les fait rechercher comme assaisonnement. Elle possède les propriétés du cresson de fontaine, et peut être administrée dans tous les cas où cette dernière plante est indiquée. Les fleurs de capucine présentent un phénomène singulier que Mme de Linnée observa pour la première fois; au mois de juillet, quand le jour a été beau, on voit vers le soir partir du centre de la fleur de capucine une lumière vive et brillante comme celle que produit l'étincelle électrique, et que M. Braconnot attribue à du phosphore qui se dégage de la plante et qui brûle à mesure qu'il est formé.

Carbone, s. m., de *carbo,* charbon. Corps combustible simple, très-abondant dans la nature, surtout dans les végétaux dont il constitue la fibre ligneuse. Il n'existe dans la nature à son état de pureté que dans le diamant. Le charbon est formé en très-grande quantité de carbone mêlé à plusieurs autres principes. (*Voyez* Charbon.)

Carbonique, adj. (Acide.) Gaz acide formé d'un volume de gaz oxigène et d'un volume de vapeur de carbone. Il se forme dans la respiration de l'homme et dans la fermentation des substances végétales et animales. Il se dégage des fours à chaux; il existe libre ou combiné dans certaines eaux minérales et principalement dans l'eau de Seltz. Il y a aux environs de Naples, à Pouzzole, une grotte qu'on appelle la grotte du Chien, dans laquelle le gaz acide carbonique est en très-grande abondance. Le gaz acide carbonique est meurtrier à l'homme et aux animaux, il les asphyxie en quelques minutes.-L'air pesant 1,000, le gaz acide carbonique pèse 1,596; on peut le verser d'un vase dans un autre. Dans la grotte de Pouzzole il occupe par conséquent la partie inférieure; aussi un homme la traverse sans danger, parce que la couche de gaz acide carbonique ne s'élève pas jusqu'à sa tête; un chien, au contraire, y est asphyxié immédiatement.

L'acide carbonique est doué d'une saveur aigre qui en a fait rechercher l'usage dans tous les cas où les acides sont indiqués. Il se dissout facilement dans l'eau, et c'est sous cette forme qu'on l'emploie pour favoriser la digestion, pour prévenir ou pour arrêter la formation du gravier dans les reins ou dans la vessie.

Cardia, s. m. Ouverture supérieure de l'estomac par laquelle ce viscère s'abouche avec l'œsophage.

Cardialgie. (*Voyez* Pyrosis.)

Cardiaque, adj. Qui appartient au cœur ou au cardia.

Cardite, s. f. Nom donné à l'inflammation de la substance musculaire du cœur. Maladie impossible à constater pendant la vie.

Carie, s. f. Ulcération des os donnant lieu à une suppuration plus ou moins abondante. C'est une maladie aussi lente dans ses développemens que grave dans ses effets, et dont les causes sont très-multipliées. Beaucoup de déviations de la colonne vertébrale sont dues à des caries des vertèbres. Les causes externes qui les produisent sont les violences exercées sur les os, les contusions, les pressions fortes. Les vices scrofuleux, syphilitique, scorbutique, sont regardés comme les causes générales les plus fréquentes de ce mal. Son remède le plus efficace et le plus immédiatement actif, c'est jusqu'à présent le calorique appliqué sous toutes les formes. Il faut donc se résigner à souffrir son emploi lorsqu'il est indiqué par les conseils d'un médecin savant et expérimenté.

Carminatif. Adj. qui s'applique aux médicamens qui ont la propriété de chasser les vents, les flatuosités; la plupart des carminatifs sont excitans.

Carotide, s. f. On désigne ainsi les artères qui naissent de la crosse de l'aorte et qui montent le long du cou pour aller se distribuer dans le crâne.

Carotte, s. f. *Daucus carota.* Plante de la famille des ombellifères, dont la racine forme un légume agréable et sain; elle n'est usitée aujourd'hui que comme alimentaire.

Carpe, s. m. Partie qui fait suite à l'avant-bras, et qui précède la main (vulgairement *le poignet*). Il est formé par huit os courts, solidement unis, et qui portent les noms de scaphoïde, semi-lunaire, pyramidal, pisiforme, trapèze, trapézoïde, grand os et os crochu. Ils sont situés par deux rangées, les quatre premiers s'articulent avec les os de l'avant-bras, les quatre autres avec les os du métacarpe.

Carpe, s. f. *Cyprinus carpio.* Poisson de la famille des gymnopomes, du genre des cyprius. Sa chair est estimée à juste titre. Ses qualités sapides varient suivant les lieux; les carpes des étangs sentent la vase; celles de la Seine, du Lot et du Rhin sont les meilleures.

Carré, adj. Plusieurs muscles ont reçu le nom de carré, tels sont: le *carré des lèvres*, qui abaisse la lèvre supérieure; le *carré des lombes*, qui agit sur la dernière côte et sur le bassin; le *carré de la cuisse*, qui imprime au fémur un mouvement de rotation sur son axe.

Carreau. Engorgement des glandes du mésentère qui rend le ventre des enfans dur, inégal, tendu, et plus volumineux qu'à l'ordinaire. Il faut bien se garder de croire que le carreau, même chez les enfans, soit une maladie aussi commune qu'on le prétend (Guersent). Le carreau se développe le plus ordinairement depuis la première dentition jusqu'à douze et quinze ans. Sa cause la plus fréquente est une mauvaise alimentation, l'usage des bouillies mal préparées, l'allaitement au biberon, etc. Le carreau n'est quelquefois qu'un symptôme du vice scrofuleux. (*Voyez* Scrofule.)

Cartilage, s. m. Substance d'un blanc opale, flexible, très-élastique, la plus dure après la substance osseuse, servant à revêtir l'extrémité articulaire des os. Tous les cartilages se changent en os à une époque plus ou moins avancée. Dans le premier âge, ils sont très-mous, et presque fluides chez le fœtus. Leur usage principal, dans les articulations, c'est de faciliter les mouvemens par le poli de leur surface et d'amortir les chocs que les os ont à supporter.

Carvi, s. m. *Carum carvi.* Plante de la famille des ombellifères, dont la racine fournit un aliment sain qui ressemble au panais. Ses fruits ont une odeur analogue à celle du cumin; leur infusion est légèrement excitante et sudorifique.

Caryophyllées. Famille de plantes dont l'œillet forme le type. Cette famille ne contient aucune plante vénéneuse.

Cascarille, s. f. *Cortex eleutheranus.* Écorce d'un arbrisseau de la famille des euphorbiacées, qui croît en Amérique, et dont la saveur est très-aromatique. Elle offre beaucoup d'analogie avec le quinquina orangé, auquel on la mêle souvent dans le traitement des fièvres intermittentes. Un mélange de cascarille et de rhubarbe en poudre, pris à la dose de quelques grains avant le repas, facilite la digestion; mais il ne faut pas que l'estomac soit le siége d'aucune irritation.

Caséum, s. m. L'une des parties constituantes du lait, formant seule le fromage frais.

Casse, s. f. Fruits et pulpe du canéficier, *cassia fistula*, arbre de la famille des légumineuses, originaire d'Égypte. La pulpe de casse est un médicament très-agréable lorsqu'elle est fraîche et bien préparée. Elle purge légèrement à la dose d'une once et demie à deux onces. C'est peut-être le seul purgatif qui ne soit pas indiqué dans les cas d'inflammation et de fièvre. « Quelquefois, dit Cadet, les coliques qu'elle occasione sont dues à un peu de cuivre que l'on trouve presque toujours, par l'analyse, dans les extraits de casse et de tamarin, préparés en grand chez les droguistes, qui se servent de bassines de cuivre sans penser que ces fruits contiennent un acide qui agit sur le métal. »

Castoréum, s. m. Substance particulière sécrétée dans deux poches pyriformes qui se trouvent au-dessous de la peau de l'abdomen des castors mâle et femelle. La consistance du castoréum est à peu près celle du miel ou de la cire; il a une saveur âcre et une odeur fétide. Quelques praticiens le regardent comme un bon anti-spasmodique. « Le castoréum, dit M. Alibert, a les vertus ordinaires de toutes les matières fétides; ce qui fait qu'on l'a employé avec succès dans quelques cas d'aménorrhée; on le donne en poudre depuis dix grains jusqu'à deux gros. » Employé en teinture dans des lavemens, à la dose de un à deux gros, il a souvent calmé des accidens hystériques. Il suffit de faire flairer cette teinture pour dissiper des vertiges, et de mettre dans le conduit auditif externe un peu de ouate imprégnée du même liquide pour faire cesser le tintement et le bourdonnement d'oreille. (Nysten.)

Catalepsie, s. f. Affection du cerveau intermittente et sans fièvre, caractérisée par la suspension souvent complète de la sensibilité et de l'entendement et par une raideur générale ou partielle du système musculaire. La plupart des faits d'inhumation d'individus qui n'étaient pas morts ont eu pour occasion une attaque de catalepsie.

Cataplasme, s. m. Préparation médicamenteuse d'une consistance molle, pulpeuse, que l'on applique à l'extérieur.

Les *cataplasmes émolliens* se préparent avec de la mie de pain, de la farine de graine de lin, de seigle, d'orge, de riz, qu'on délaie dans du lait, dans une décoction de racine de guimauve. Ils sont employés avec succès dans toutes les tumeurs inflammatoires.

Pour rendre les *cataplasmes toniques et astringens*, on saupoudre le mélange précédent avec du quinquina, du tan, de la noix de Galle, des fleurs de roses, etc., pulvérisés. Quelquefois, ces moyens toniques sont les seuls qu'on puisse mettre en usage quand la surface de l'estomac et des intestins est le siége d'une irritation chronique, et que l'affaiblissement général indique pourtant qu'il faut donner des forces au malade.

On fait des *cataplasmes irritans* avec toutes les substances végétales âcres; la plus usitée, c'est la graine de moutarde en poudre (*sinapis nigra*). On peut se servir avec avantage de bulbes d'ail ou d'ognons crus pilées. Ces cataplasmes ont surtout pour objet d'attirer les humeurs vers la surface de la peau sur laquelle on les applique, et on les emploie pour rappeler à la peau une affection cutanée répercutée (une maladie rentrée).

Les *cataplasmes narcotiques* se font avec les décoctions de têtes de pavots, les feuilles de morelle, de jusquiame, dans lesquelles on délaie les farines que l'on veut employer; on les arrose avec du laudanum ou toute autre préparation opiacée. Les rhumatismes articulaires, les coliques nerveuses, les crampes d'estomac, ont souvent cédé à leur emploi.

L'usage des cataplasmes est trop négligé ; il n'est pas de médication qu'on ne puisse faire par leur moyen. Quand on accordera aux méthodes ïatraleptiques toute l'importance qu'elles méritent, on s'appliquera plus souvent à faire pénétrer les substances médicamenteuses énergiques à travers la peau plutôt qu'à les faire ingérer dans l'estomac.

Cataracte, du grec *katarassô* je confonds, je trouble. Maladie qui consiste dans l'opacité du cristallin ou de sa membrane. Ses causes sont imparfaitement connues. Elle peut se guérir spontanément lorsqu'elle a été causée par une violence extérieure ; mais dans la plupart des cas une opération chirurgicale peut seule rendre la vue aux malades : il ne faut y recourir que quand l'œil affecté de cataracte est devenu complètement inutile à la vision. Il n'y a point de moyens préservatifs de la cataracte ; néanmoins, M. le docteur Gondret, à qui l'on doit l'idée très-ingénieuse de la pommade ammoniacale, assure avoir souvent arrêté et fait même disparaître des cataractes commençantes par des applications irritantes et dérivatives sur le sommet de la tête.

Catarrhe. Nom donné à une affection des membranes muqueuses, caractérisée par une sécrétion plus abondante du mucus qui, dans l'état naturel, lubréfie continuellement ces membranes. (*Voyez* Membrane muqueuse.)

Toutes les cavités du corps qui communiquent à l'extérieur sont tapissées par des membranes muqueuses. La bouche, le nez, les oreilles, les yeux, le canal aérien dans toutes ses ramifications, le canal alimentaire dans toute son étendue, sont tapissés par des membranes muqueuses ; il en est de même de la surface interne des organes génito-urinaires. De deux surfaces que présentent toutes les membranes muqueuses, l'une est adhérente aux organes, l'autre est libre, villeuse, veloutée, destinée à être en contact immédiat avec les corps étrangers qui les parcourent, et constamment humectée par un fluide muqueux qui a pour usage de garantir les organes des suites d'une impression trop directe et trop vive.

Lorsque la sécrétion de cette humidité est plus abondante qu'il n'est utile, il y a catarrhe. Cet accroissement peut arriver d'une manière brusque, rapide, c'est alors un catarrhe aigu ; s'il a lieu lentement, c'est un catarrhe chronique, et de tous le plus persistant.

Les catarrhes se montrent assez fréquemment d'une manière épidémique, ou plutôt les épidémies se compliquent presque toujours d'affections catarrhales ; et cela se conçoit facilement si l'on réfléchit que les causes d'épidémie exercent manifestement leur influence par la voie d'absorption, et que les membranes muqueuses (surtout la muqueuse aérienne) sont les voies d'absorption les plus fréquentes. Dans le choléra, le catarrhe avait son siége dans l'estomac et dans les intestins ; dans la grippe, il occupait les membranes muqueuses pulmonaires.

Le coryza, vulgairement *rhume de cerveau*, est un catarrhe du nez ; en analysant ce qui se passe dans cette maladie, on comprendra mieux ce qui a lieu, à quelques différences près, dans tous les catarrhes.

Le coryza débute par de la sécheresse dans le nez, ce qui prouve que la sécrétion habituelle du mucus est supprimée. La membrane muqueuse est manifestement plus rouge qu'à l'ordinaire dans les lieux où l'œil peut l'atteindre ; il y a donc afflux d'une plus grande quantité de sang dans les vaisseaux, et par conséquent irritation. Enfin, la difficulté avec laquelle l'air trouve un passage, le besoin continuel de se moucher, et l'altération de la voix, prouvent que la membrane est tuméfiée. Voilà pour le premier temps de la maladie.

Les phénomènes qui suivent ceux que nous venons de décrire sont à peu près tous relatifs à la sécrétion qui se rétablit avec des qualités plus ou moins nuisibles, selon l'intensité de la cause d'irritation, mais qui toujours est plus abondante que dans l'état habituel.

Telle est la marche générale de tous les catarrhes; à l'exception de la sécheresse, qui ne peut se rencontrer ni dans les intestins, ni dans la vessie, tous les autres symptômes leur sont communs.

Les catarrhes chroniques diffèrent des catarrhes aigus par la progression plus lente des symptômes, mais surtout par la difficulté de ramener à son type normal la matière qui forme l'écoulement.

Une foule de catarrhes ont reçu des noms particuliers; tels sont : la diarrhée (catarrhe intestinal), l'ophtalmie (catarrhe oculaire), l'otite (catarrhe de l'oreille), la blennorrhagie (catarrhe urétral), la leucorrhée ou flueurs blanches (catarrhe utérin), le rhume de poitrine (catarrhe pulmonaire), la cystite (catarrhe de la vessie), etc. Pour toutes ces maladies voyez les mots qui les concernent.

Cathartique, adj. Purgatif plus fort que les laxatifs, moins fort que les drastiques.

Cathérétiques, adj. Substances corrosives faibles, dont l'action se borne à une vive irritation suivie d'une escarre peu profonde qui se détache promptement; tels sont : la pierre infernale appliquée légèrement, l'alun calciné, les acides minéraux affaiblis, le vert-de-gris, l'eau de chaux; on s'en sert pour réprimer les chairs fongueuses qui se développent à la surface des plaies anciennes, des vésicatoires, sur les bords des cautères. Leur emploi doit avoir lieu avec beaucoup de prudence.

Cathéter, s. m. Sonde en acier dont on se sert dans l'opération de la taille, pour constater d'abord la présence de la pierre dans la vessie, et pour servir de guide à l'instrument tranchant.

Cathétérisme, s. m. Opération de chirurgie qui consiste à introduire une sonde dans la vessie. Cette opération, très-simple en apparence, est néanmoins fort délicate, surtout chez les hommes, et exige une certaine habileté de la part du praticien. On y a recours pour évacuer les urines, quand la vessie est paralysée, ou qu'un rétrécissement de l'urètre leur ferme le passage; pour constater la présence d'un corps étranger; pour faire arriver dans la vessie un liquide médicamenteux quelconque, etc.

Catholicon, s. m. Préparation très-usitée anciennement pour purger légèrement, et dont la casse, le tamarin, la rhubarbe et le séné forment les principales bases. Le catholicon est tombé en désuétude.

Caustique, adj. On désigne ainsi toute substance qui a la propriété de désorganiser les parties avec lesquelles on la met en contact. Le fer rouge, les charbons enflammés, le moxa, la poudre à canon à laquelle on met le feu, sont des caustiques ou cautères *actuels*. Le nitrate d'argent, ou pierre infernale, l'ammoniaque pure, l'acide sulfurique concentré, la potasse, la chaux vive, etc., sont appelés caustiques, ou cautères *potentiels*, parce que leur propriété est latente, et ne se manifeste que par des effets moins prochains.

Cautère *actuel* ou *potentiel*. Synonyme de caustique.

Cautère, s. m. Petit ulcère artificiel qu'on développe le plus ordinairement au bras, et dont on entretient la suppuration comme un moyen dérivatif, pendant un temps plus ou moins prolongé. (Pour la théorie des cautères et les cas divers où ils peuvent être employés utilement, *voyez* Exutoire.)

Cautérisation, s. f. Opération par laquelle on désorganise une partie quelconque à l'aide des caustiques.

Cave (Veine). Nom donné aux deux troncs veineux qui rapportent le sang de toutes les parties du corps au cœur. Il y en a deux : 1° la veine cave supérieure, qui transmet le sang de la tête, de la poitrine et des membres supérieurs ; 2° la veine cave inférieure, qui amène celui de l'abdomen et des membres inférieurs. Toutes deux aboutissent à l'oreillette droite du cœur.

Ceinture, s. f. *Cingulum*. L'usage d'une large ceinture est indispensable aux personnes que leur profession oblige à porter ou à remuer de lourds fardeaux, aux cavaliers, aux coureurs, aux femmes enceintes, à celles qui sont affectées de toux violentes. Dans tous les cas que nous venons d'indiquer, la ceinture donne plus de solidité aux muscles du bas-ventre et du tronc, et empêche les effets pernicieux des secousses violentes et répétées qui peuvent atteindre les organes intérieurs. « Nous considérons comme une chose avantageuse, dit M. Marjolin, l'usage habituel d'une large ceinture qui remonte jusqu'à la base du thorax pour les enfans dont l'abdomen est volumineux et chez lesquels on peut avoir à redouter quelque déviation dans la colonne vertébrale, consistant soit dans l'augmentation de ses courbures naturelles, soit dans une inclinaison latérale. Ce moyen orthopédique est bien préférable aux corsets, qui compriment la poitrine et s'opposent à son développement; loin de produire cet effet, les ceintures, en refoulant les viscères abdominaux du bas en haut, tendent à faire prendre plus d'évasement à la base du thorax. »

Céleri, s. m. Variété cultivée de l'*apium grave olens*, ache, persil des marais. (*Voyez* Ache.)

Cellulaire (Tissu). Substance molle, spongieuse, composée de cellules irrégulières, répandue dans tout le corps et servant d'enveloppe et de coussin à tous les organes, qu'il unit en même temps qu'il les isole les uns des autres. C'est dans le tissu cellulaire que s'amassent la graisse et la sérosité.

Centaurée, s. f. *Centaurea.* Nom générique de plusieurs plantes de la famille des carduacées, dont les suivantes son tdignes d'attention :

1° La *grande centaurée*, dont la racine en décoction était regardée autrefois comme tonique et sudorifique. Inusitée.

2° Le *bleuet*, barbeau, aubifoin, qui croît parmi les moissons, dont les fleurs sont d'un beau bleu d'azur ; l'eau distillée de ses fleurs sert encore à la préparation des collyres résolutifs. Peu active.

3° La centaurée chausse-trappe ou chardon étoilé. On a long-temps employé sa racine dans la composition d'un remède secret dont on faisait grand cas pour calmer les douleurs de reins occasionées par des graviers ; quelques personnes lui reconnaissent aujourd'hui une vertu fébrifuge et ne seraient pas éloignées de l'employer comme le quinquina dans le traitement des fièvres intermittentes.

4° Le *chardon béni* a les mêmes propriétés que la chausse-trappe; toutes les parties de cette plante sont douées d'une amertume fortement prononcée.

Centaurée (Petite), s. f. *Centaurium minus*, *erythrea centaurium.* Plante de la famille des gentianées. On l'administre en infusion dans la convalescence des fièvres de long cours, dans les langueurs et les faiblesses d'estomac. C'est un tonique précieux et dont on fait trop peu souvent usage dans les cas indiqués. Pour lui conserver toutes ses vertus, il faut la cueillir avant que ses fleurs soient épanouies.

Céphalalgie, s. f. Douleur de tête. C'est un symptôme plutôt qu'une maladie spéciale. (*Voyez* Migraine.)

Céphalique, adj. Qui a rapport avec la tête.

Céraste. Espèce de vipère cornue qui habite les contrées les plus chaudes de l'Afrique septentrionale. (*Voyez* Vipère et *Gazette de santé*, tom. I, page 241.)

Cérat. Médicament ayant pour base la cire et l'huile. Le plus employé est le cérat de Galien qui se prépare de la manière suivante. Prenez : huile d'olives une demi-livre, cire blanche deux onces, eau six onces, faites liquéfier la cire dans l'huile, versez le tout dans un mortier de marbre en agitant, et quand il est à demi-refroidi, ajoutez l'eau goutte à goutte de manière à bien l'incorporer dans le mélange. Ce cérat a une action émolliente et rafraîchissante; il favorise la cicatrisation des plaies. En y ajoutant de l'extrait de Saturne, il devient astringent et peut être dangereux comme répercussif; par conséquent il ne faut pas l'employer dans les ulcères qui sont la suite d'éruptions dépuratoires.

Cerébral, adj. Qui appartient au cerveau.

Cerf. (*Voyez* Corne de cerf.)

Cerfeuil, s. m. *Scandix cerefolium.* Plante de la famille des ombellifères, que l'on cultive dans les jardins potagers. La saveur aromatique qu'il possède est due à une huile essentielle jaune, dont Thomson a signalé l'existence. Le suc de cerfeuil est un puissant diurétique qui a été employé avec succès dans les hydropisies essentielles. Desbois de Rochefort en conseille l'usage dans les engorgemens du foie et dans la jaunisse. Appliqué en cataplasme sur l'abdomen, il est utile dans les engorgemens scrofuleux, dans le carreau, dans le gonflement douloureux des mamelles à la suite des couches.

Cerisier, s. m. *Prunus cerasus.* Arbre de la famille des rosacées, apporté de l'Asie mineure en Europe par Lucullus. Ses fruits sont très-rafraîchissans et légèrement laxatifs. Leur suc exprimé fournit une boisson agréable, très-utile dans les fièvres et dans les phlegmasies des organes digestifs. La variété connue sous le nom de *merisier*, qui fournit les guignes et les bigarreaux, produit des fruits moins estimés, dont les noyaux amers donnent, à la distillation dans l'alcohol, la liqueur connue sous le nom de *kirschenwasser*, qui doit sa spécialité à une certaine quantité d'acide hydrocyanique. Le vulgaire attribue aux queues de cerises des propriétés diurétiques qu'elles n'ont jamais eues.

Cérumen, s. m. Substance jaunâtre plus consistante que l'huile, qui se forme dans l'oreille externe, et qui a pour usage de conserver la souplesse du conduit auditif, de s'opposer à l'introduction des corps étrangers qui voltigent dans l'atmosphère. Son accumulation produit quelquefois une surdité passagère qu'on fait disparaître avec des injections d'eau de savon ou d'huile tiède d'amandes douces et non pas de lis, qui, quoique préférée, est presque toujours rance.

Cerveau, s. m. *Cerebrum*. (*Voyez* Encéphale.)

Cervical, adj. Se dit de tout ce qui appartient à la nuque ou au cou.

Césarienne (Opération). Qui se pratique pour extraire l'enfant du sein de sa mère, à travers les parois de l'abdomen et de l'utérus. Le premier des Césars dut sa naissance et son nom à une semblable opération. Les Romains appelaient *cæsonescæ* (*à cæso matris utero*) les enfans nés de cette manière.

Chair, s. f. Nom vulgaire donné aux muscles des animaux.

Chaleur. (Physique.) Sensation déterminée sur nos organes par le calorique. Le calorique est le principe de la chaleur. Il se manifeste par la sensation de chaleur ou l'élévation de la température, et par l'augmentation du volume du corps. Par l'application du calorique, l'on fait passer les corps solides à l'état liquide, et les corps liquides à l'état gazeux. Cet effet constant de dilatation des molécules des corps par le calorique sert de base à tous les instrumens dont on se sert pour déterminer les températures, c'est-à-dire pour mesurer le calorique sensible ou la chaleur. Le plus usité de ces instrumens, c'est le thermomètre, qui n'est qu'un tube de verre dans lequel on a fait le vide pour le remplir de mercure ou d'esprit de vin. Les plus exacts sont faits avec le mercure. Pour le graduer on établit le zéro à la température de la glace fondante, et on compte 1, 2, 3, etc., les degrés qui se suivent soit en montant soit en descendant. Un degré au-dessus de o indique une élévation de température, et se marque ainsi +1; un degré au-dessous de o indique un abaissement de température, et se marque ainsi — 1; c'est-à-dire que les degrés supérieurs à o sont positifs, et que les autres sont négatifs. L'échelle de graduation est tout-à-fait hypothétique. Le calorique tend sans cesse à se mettre en équilibre, c'est-à-dire que les corps les plus chauds cèdent à ceux qui le sont moins une portion de calorique suffisante pour mettre leur température de niveau. Les uns gagnent, les autres perdent, jusqu'à ce qu'ils soient tous également pénétrés par le fluide.

Chaleur animale. (Physiologie.) La température du corps humain est de 29° 1/3 (Réaumur), 32° (Deluc), quelle que soit la température de l'atmosphère dans laquelle il se trouve. A son égard, le calorique ne se comporte donc pas comme à l'égard des autres corps de la nature, et les lois de l'équilibre du calorique sont sans pouvoir sur lui. C'est que, en effet, l'homme et tous les animaux ont une température qui leur est propre, qui n'est susceptible de variation que dans des limites très-restreintes qui ne pourraient être dépassées sans que la vie fût en danger. Cette puissance de température se manifeste sous toutes les latitudes, au milieu des glaces du pôle et sous les feux de l'équateur. Le froid a pu être porté jusqu'à — 70° au-dessous de 0 sans devenir mortel. (*Observations faites par Delisle, à Kirenga, en Sibérie, année* 1738.) D'un autre côté la chaleur, sur les bords du Niger, s'est quelquefois élevée de + 40 à 45° au-dessus de 0; (*Observations d'Atlanson.*) Au Sénégal, le thermomètre marque assez habituellement + 38°; à l'ombre.

Cette propriété, dont jouissent les êtres animés, de se maintenir à une température uniforme dans des limites aussi étendues, exerce encore la sagacité des physiologistes, qui n'ont pas pu tomber d'accord sur la véritable source de la chaleur animale. Aux yeux du plus grand nombre, il est certain que l'absorption de l'oxigène de l'air par le fait de la respiration est une des causes les plus puissantes de la production de la chaleur dans le corps humain. En 1823, l'académie des sciences a couronné un mémoire dans lequel M. Despretz prouvait que cette source de chaleur en produisait au moins les sept dixièmes, et personne depuis n'a contredit sa théorie. Le corps humain est habituellement plongé dans une atmosphère de température inférieure à la sienne, qui varie selon les pays. L'impression du froid se fait sentir quand la température extérieure s'abaisse au-dessous du terme moyen; on éprouve au contraire une sensation de chaleur quand elle s'élève, sans qu'il soit nécessaire pour cela qu'elle atteigne même le niveau de la température intérieure. Dans ces deux circonstances opposées voici ce qui se passe: Lorsqu'il y a froid, la respiration s'accélère, car la nécessité de se mouvoir pour combattre le froid n'a pas d'autre objet que cette accélération; l'oxigène est absorbé en plus grande quantité dans un temps donné; le cœur accélère ses contractions et la chaleur se produit en plus grande abondance. L'excès de chaleur est combattu d'une autre manière, et le phénomène qui se passe alors est presque entièrement physique. La dilatation des corps ne se fait qu'aux dépens d'une plus ou moins grande déperdition de calorique. C'est à cette déperdition qu'est consacrée la transpiration. Les fluides du corps s'exhalent à la surface de la peau sous forme de gouttelettes qui, en s'évaporant, soustraient au corps une grande quantité de calorique dont il se trouve ainsi débarrassé. (Voyez *Gazette de santé*, tome II, page 66 et suivantes.)

Chambre. On désigne ainsi, en anatomie, les intervalles qui existent dans l'œil entre la cornée et l'iris, entre l'iris et le cristallin; ces intervalles sont remplis par l'humeur aqueuse et ils communiquent entre eux par l'ouverture de la pupille.

Champignon. Famille de plantes dépourvues de feuilles, qui n'ont ni fleurs ni graines apparentes, dont les variétés sont au nombre de près de cinq cents. Un grand nombre d'espèces sont vénéneuses et exposent à de graves dangers les imprudens qui les cueillent comme alimentaires. Leur étude est aussi importante qu'agréable, et l'on ne comprend pas qu'elle soit négligée par les personnes qui habitent la campagne. L'ouvrage du docteur Roques serait à cet égard leur meilleur guide. Nous avons décrit dans le tome I de la *Gazette de santé* les caractères des champignons comestibles et ceux des champignons vénéneux; il serait trop long de les reproduire ici; nous aimons mieux citer l'extrait suivant d'une instruction publiée dans le temps par le conseil de salubrité de la ville de Paris, ayant pour objet d'indiquer les moyens de remédier aux accidens produits par l'usage téméraire de champignons suspects. Cette instruction est très-précise et très-claire, et c'est pourquoi nous la préférons aux détails dans lesquels nous aurions pu entrer sur ce sujet.

« Le premier soin que l'on doit prendre est de procurer la sortie des champignons vénéneux. Ainsi, on doit employer un vomitif, tel que le tartrate de potasse antimonié; mais pour rendre ce remède efficace, il faut le donner à une dose suffisante, l'associer à quelque sel propre à exciter l'action de l'estomac, délayer, diviser l'humeur glaireuse et muqueuse, dont la secrétion est devenue plus abondante par l'impression des champignons. On fera donc dissoudre dans une livre ou chopine (demi-kilogr.) d'eau chaude deux ou trois décigrammes de tartrate de potasse antimonié (émétique) avec douze à seize grammes de sulfate de soude (sel de Glauber), et l'on fera boire à la personne malade cette solution par verrées tièdes, plus ou moins rapprochées, en augmentant les doses jusqu'à ce qu'elle ait des évacuations. Dans les premiers instans, le vomissement suffit quelquefois pour entraîner tous les champignons et faire cesser tous les accidens; mais si les secours convenables ont été différés, si les accidens ne sont survenus que plusieurs heures après le repas, on doit présumer que partie des champignons vénéneux a passé dans l'intestin, et alors il est nécessaire d'avoir recours aux purgatifs, aux lavemens faits avec la casse, le séné et quelque sel neutre, pour déterminer des évacuations promptes et abondantes. On emploiera dans ce cas avec succès une mixture faite avec l'huile douce de ricin (palma-christi) et le sirop de pêcher, que l'on aromatisera avec quelques gouttes de liqueur minérale d'Hoffmann, et que l'on fera prendre par cuillerées plus ou moins rapprochées.

« Après ces évacuations qui sont d'une nécessité indispensable, il faut, pour remédier aux douleurs, à l'irritation produite par le poison, avoir recours à l'usage des mucilagineux, des adoucissans, que l'on associe aux fortifians, aux nervins; ainsi on prescrira aux malades l'eau de riz gommée, une légère infusion de fleurs de sureau coupée avec le lait, et à laquelle on ajoutera de l'eau de fleurs d'orange, de l'eau de menthe simple et un sirop. On emploiera aussi avec avantage les émulsions, les potions huileuses aromatisées avec une certaine quantité d'éther sulfurique. Dans quelques cas, on sera obligé d'avoir recours aux toniques, aux potions camphrées; et lorsqu'il y aura tension douloureuse du ventre, il faudra employer les fomentations émollientes, quelquefois même les bains, les saignées; mais l'usage de ces moyens ne peut être déterminé que par le médecin, qui les modifie suivant les circonstances particulières, car l'efficacité du traitement consiste essentiellement, non dans les spécifiques ou antidotes dont on abuse si souvent, mais dans l'application faite à propos de remèdes simples et généralement bien connus. »

(*Voyez* pour les diverses espèces de champignons chacun des mots qui les concernent, Agaric, Bolet, Oronge, Chanterelle, etc.).

Chant, s. m. Voix modulée commune à l'homme et à certains oiseaux. « Le chant *hygiéniquement* envisagé, dit M. Rullier, forme un exercice partiel, utile dans quelques circonstances, et que l'on peut regarder comme éminemment capable de fortifier la poitrine. Son union à la musique lui fait produire d'autres effets sur l'ensemble du système nerveux. Cet exercice peut convenir aux personnes généralement assez peu actives, à voix naturellement voilée et dont les poumons, amples d'ailleurs, manquant de ton et d'énergie, sont exposés par là à une sorte d'engouement ou d'embarras muqueux ou pituiteux.

« Au don naturel d'une voix pure et sonore, d'une intonation facile et juste, et d'une oreille délicate, le chanteur doit réunir celui d'une poitrine suffisamment bombée, mobile avec facilité et étendue; des poumons amples et robustes, aisément expansibles et contractiles; un cou bien proportionné, ni épais ni grêle.....

« Néanmoins, pour se livrer au chant avec sécurité, alors même qu'on réunira l'ensemble très-rare de toutes ces conditions, il faudra constamment chanter avec modération, dans la mesure de ses forces, se renfermer dans le caractère et l'étendue de sa voix. La vie de celui qui chante beaucoup sera des plus régulières; il évitera tout écart de régime, sous peine de chanter faux et d'une manière désagréable et fatigante. Le chant réclame encore que l'estomac soit, sinon vide, au moins à peine rempli, que le ventre n'éprouve ni gêne, ni compression, que l'esprit soit libre, et le corps sain et dispos. Galien voulait encore qu'il fût tempéré ou rafraîchi par l'usage fréquent du bain tiède.

« Mais hors ces conditions, le chant doit inspirer de justes craintes. On redoutera donc ses effets, et on l'interdira sévèrement aux personnes qui s'en trouveront plus ou moins éloignées. On voit, en effet, les gens d'un tempérament nerveux et délicat, à poitrine étroite et irritable, disposés à la toux, les jeunes gens encore à peine formés, les convalescens qui, malgré de sages conseils, s'obstinent à chanter, trouver incessamment dans cet exercice la cause d'une affection irremédiable à laquelle ils ne tardent pas à succomber. C'est en effet ainsi que ces victimes trop nombreuses du chant toussent opiniâtrement, maigrissent, crachent le sang, et enfin deviennent phthisiques ou tout au moins asthmatiques.

« Les maladies des organes vocaux et respiratoires ne sont pas les seules auxquelles expose le chant. Ramazzini, Fallope et Mercurialis ont encore remarqué que, parmi les chanteurs, les basses-tailles sont particulièrement sujets aux hernies abdominales; tandis que les hautes-contre, ceux qui chantent dans le *fausset* ou le *sopranò* des Italiens, éprouvent assez fréquemment diverses affections de la tête, telles que le gonflement de cette partie, la tuméfaction des yeux, les vertiges, le battement des artères temporales, l'étonnement du cerveau et le tintement d'oreilles. » (Rullier, *Dict. de méd.*) (*Voyez* Larynx, Voix et Parole.)

Chanterelle, s. f. Champignon comestible très-répandu dans certains bois. Il a la forme d'un entonnoir, et au lieu de lames saillantes comme celles des agarics, il est marqué à la surface inférieure du chapeau par des plis étroits, ramifiés ou veineux. Il est très-sain et très-agréable à manger quand il est cuit.

Chanvre. *Cannabis sativa.* Plante *dioïque* (dont les fleurs mâles et les fleurs femelles sont sur des individus séparés), originaire de la Perse et de l'Inde. En médecine on n'utilise que sa graine, connue sous le nom de *chènevis*, dont l'émulsion, qu'on produit en l'écrasant, est émolliente et convient dans tous les cas d'inflammation.

Charbon. En chimie on donne ce nom à la substance noire que l'on obtient en décomposant à une chaleur rouge les matières végétales et animales privées du contact de l'air. (Orfila.) Il y a le charbon végétal et le charbon animal. Le premier se compose de carbone, d'hydrogène et de cendres. Il est mauvais conducteur du calorique et très-bon conducteur de l'électricité; cette dernière propriété le rend très-utile dans la construction des paratonnerres, dont on en enveloppe le pied pour faciliter la transmission de l'électricité des nuages au sol. Le charbon absorbe les gaz divers en différentes proportions. Dans les expériences entreprises par Théodore de Saussure, une mesure de charbon de bois a absorbé quatre-vingt-dix mesures de gaz ammoniac. Cette absorption développe une très-grande quantité de chaleur. Le charbon s'unit avec le fer pour former l'*acier* et la *plombagine*, qui a été nommée si improprement *mine de plomb*. Pour obtenir du charbon, on rassemble une certaine quantité de bois que l'on recouvre de terre humide, et on y met le feu en laissant à l'air un passage. Lorsqu'on brûle du charbon pour les usages économiques, il est nécessaire d'entretenir un courant d'air pour débarrasser l'atmosphère des vapeurs qu'il dégage et surtout de l'acide carbonique. La résistance que ce gaz oppose à son expulsion, et qui est principalement due à sa pesanteur spécifique (*Voyez* Acide carbonique.), exige que le tirage soit un peu actif.

Les propriétés absorbantes du charbon sont d'un usage précieux pour la dépuration des liquides. Les fontaines à filtre de charbon sont pour cela même préférables aux fontaines à filtre en pierre. Elles clarifient l'eau et en même temps lui enlèvent les mauvaises odeurs. Avec le charbon on peut purifier les eaux les plus putréfiées et les rendre potables. Voici le procédé indiqué pour ce dernier cas par Lowitz et confirmé par M. Orfila. Si la putréfaction de l'eau est très-avancée, on la mêle avec de la poudre de charbon à la dose d'une once par livre d'eau environ ; on y ajoute vingt-quatre gouttes d'acide sulfurique concentré. L'eau perd son odeur en très-peu de temps, et on la passe aussitôt à travers une chausse pour la clarifier. Mais les eaux ainsi purifiées doivent être employées immédiatement, parce que le charbon n'ayant agi que sur les matières animales décomposées qui infectaient le liquide, celles qui restent non décomposées ne tardent pas à s'altérer et à l'infecter de nouveau.

Il y a long-temps qu'on emploie le charbon dans les usages de la marine pour conserver l'eau pendant les voyages de long cours. Le charbonnage des tonneaux suffit ordinairement pour empêcher la putréfaction.

Toutes les viandes faisandées, quelles qu'elles soient, perdent leur mauvais goût lorsque pendant qu'on les fait cuire on les met en contact avec du charbon, et ce procédé de désinfection, qui permet d'attendre que les fibres animales aient perdu leur ténacité, est bien préférable au lavage avec les chlorures. Cependant ce sont les chlorures qui dominent dans les usages des femmes de la halle, et depuis que M. Orfila, à la cour d'assises de Paris, dans un procès qui fit beaucoup de bruit, a rendu témoignage à leur efficacité pour masquer les mauvaises odeurs, les habitans de Paris ne mangent pas le plus petit poisson de mer qui n'ait été convenablement *aspergé* de chlorure d'oxide de sodium ou de calcium. Les chlorures masquent bien l'odeur de poisson corrompu, mais ils laissent une odeur particulière (très-faible à la vérité à cause des abondans lavages auxquels on soumet la pièce désinfectée) qui ressemble un peu à l'odeur du savon qu'on coupe par tranches. Les gourmands connaissent cela, mais il est des ménagères qui l'ignorent.

Le charbon décolore une foule de substances, parmi lesquelles on compte les teintures de jalap, de bois de santal, de cochenille. Les bons pharmaciens de Paris ne vendent pas un seul rouleau ou flacon de sirop de gomme ou d'éther qui n'ait été clarifié et décoloré au charbon. Cette propriété est surtout départie au charbon animal.

On fait avec le charbon d'excellentes poudres pour nettoyer les dents, des pastilles pour enlever *la mauvaise haleine*. On l'emploie aussi dans le traitement de certaines croûtes qui ont bien des rapports avec la teigne, pour enlever ces saletés de la tête des enfans, que les nourrices conservent comme des indices de santé, et qui ne sont que des témoignages de malpropreté d'autant plus déplorables, qu'il occasionent quelquefois le développement de cheveux maigres et rares, là où devait croître une chevelure abondante et nourrie. Lorsqu'on veut y remédier, on commence par appliquer un cataplasme émollient (de farine de graine de lin par exemple) sur toutes les parties garnies de croûtes; celles-ci se gonflent, s'enlèvent d'elles-mêmes sans faire souffrir l'enfant, et quand on a bien lavé avec de l'eau tiède la place qu'elles occupaient, on la recouvre avec du charbon en poudre très-fine. Cette opération n'a aucune espèce d'inconvénient et on la renouvelle jusqu'à ce qu'il ne se forme plus de croûtes.

- Le *charbon animal* est composé de carbone, *d'azote* et de cendres. Le charbon végétal n'a pas *d'azote*, et le charbon animal n'a pas *d'hydrogène*, voilà en quoi ils diffèrent. Les autres propriétés sont à peu près identiques.

Charbon, en grec *anthrax*, en latin *carbo, ignis persicus*. Maladie qui se présente sous l'aspect d'une tumeur inflammatoire très-dure, très-douloureuse, marquée dans son centre d'un point noir qui n'est autre chose qu'un point gangréneux, et entourée d'un cercle rouge et luisant. C'est le symptôme le plus grave et le plus constant de la peste, et c'est pour cela qu'on distingue les charbons en ceux qui sont *pestilentiels* et ceux qui ne le sont pas.

Le charbon est très-commun chez les animaux, qui souvent le communiquent à l'homme. Le sang des veines des animaux qui en meurent est fluide et en quelque sorte putréfié, celui des artères est coagulé. L'un et l'autre sont noirs comme du charbon. La partie qui est le siége du mal et les viscères qui l'avoisinent sont également noirs et gangrénés, les os mêmes, y compris la moelle et le suc médullaire, sont teints de la même couleur. Presque tous les charbons qui surviennent chez les animaux sont contagieux pour l'homme; une foule de faits directs le prouvent. Nous ne citerons que le suivant : Un vétérinaire blessé à la main ayant fait l'extirpation d'une tumeur charbonneuse, contracta la maladie et mourut malgré tous les soins qui lui furent administrés. Lorsque dans une étable il y a eu quelque animal malade ou mort du charbon, il faut purifier l'air par tous les moyens connus, brûler du fumier, enfouir profondément les cadavres, et découper préalablement leur peau par lambeaux, afin que la cupidité ne tente pas quelques malheureux; car la putréfaction des restes de ces animaux est susceptible de corrompre l'air et de donner lieu à des épidémies meurtrières.

Le charbon attaque principalement les laveurs de laines, les tanneurs, les cardeurs de matelas, les bouchers, etc. Il parcourt toutes ses périodes avec une extrême rapidité, et il est surtout dangereux dans les pays chauds. Il ne diffère de la *pustule maligne* qu'en ce que celle-ci n'a pas de cercle inflammatoire rouge luisant. (Voyez *Gazette de santé*, tome II, page 49, un excellent article sur la pustule maligne, par M. Mottet). Il est presque toujours précédé ou accompagné d'une ou plusieurs pustules qui noircissent d'abord, ou de petites vésicules livides qui se déchirent promptement et versent une sérosité roussâtre, très-corrosive, qui détermine une chaleur et une démangeaison insupportables. Quelquefois on remarque autour de la tumeur des rayons livides, violets, noirâtres, qui partent du cercle luisant, se prolongeant de plus en plus à mesure que le charbon s'affaisse, et qui sont toujours le présage certain d'une mort prochaine. (Marjolin.) Pour une semblable maladie, il n'y a pas d'autres conseils possibles que ceux d'un bon médecin qu'il faut appeler incontinent pour qu'il puisse conjurer à temps les dangers du mal, s'il est possible.

Chardon. *Carduus.* Genre de plantes herbacées à feuilles armées d'épines. Le *chardon Marie*, remarquable par ses feuilles luisantes marquées de taches blanches, et qui croît dans les lieux incultes et sur le bord des chemins, est tonique et sudorifique, mais peu employé.

Charlatan, de *ciarlare*, en italien babiller. Tous les charlatans en médecine ne vendent pas de l'orviétan ou du traitement végétal. Méfiez-vous du médecin qui ne doute jamais, qui guérit tous ses malades, qui a toujours une formule à écrire, un médicament à vous ordonner à chaque visite qu'il vous fait; la nature, même dans les maladies les plus graves, n'a pas besoin de tout un arsenal pharmaceutique. Méfiez-vous de l'homme singulier, de l'homme médisant, de l'homme *savant*, j'entends de celui qui veut le paraître; il n'est rien de plus facile à un médecin que d'être plus savant que son malade, tant le monde est resté ignorant touchant les objets de la médecine.

Les charlatans du jour sont : tous les médecins ou soi-disant tels qui ont une drogue à vous vendre, qui traitent par correspondance; les redresseurs de bosses (improprement appelés orthopédistes), qui n'ont jamais redressé personne; les magnétiseurs et les continuateurs de Gall. Il y a aussi des charlatans de circonstance. Tels sont ceux qui exploitent non pas seulement leurs malades et leurs guérisons, mais jusqu'à leurs maladies propres et à leurs plus simples déplacemens, pour faire proclamer leur nom par tous les journaux, en commençant par le *Journal de Genève*, quand ils doivent aller en Italie, et par la *Gazette d'Augsbourg*, quand il s'agit d'aller en Allemagne. Le *Journal de Genève* ou la *Gazette d'Augsbourg* disent alors : Nous attendons ici M. le professeur ou le docteur N......., se rendant à....., etc. Et les journaux de Paris reproduisant la même nouvelle, disent à leur tour : On lit dans le *Journal de Genève* ou bien dans la *Gazette d'Augsbourg*, etc..... Le public est si oublieux, si ingrat, et les jeunes gens deviennent si vite des hommes, que ceux qui ont une fois tenu le haut du pavé, ne peuvent pas se décider à l'abandonner et s'y maintiennent par toutes sortes de petites manœuvres.

Charpie. *Linteum carptum.* Il faut que le linge avec lequel on la prépare soit usé, ce qui la rend tomenteuse, mollette, et lui donne la faculté d'absorber le pus. Elle est préférable au coton, qui ne mérite pourtant pas la réprobation que le vulgaire attache à son emploi dans le pansement des plaies. La charpie absorbe avec une grande facilité les miasmes qui s'échappent des plaies de mauvaise nature; elle communique rapidement les contagions. On cite un cas où, à l'Hôtel-Dieu de Paris, de la charpie emmagasinée dans le voisinage d'une salle où la pourriture d'hôpital avait régné, communiqua cette maladie à tous les malades sur lesquels elle fut employée.

Chassie. *Lippa, glama.* Humeur sécrétée par de petites glandes situées au bord de chaque paupière, et qui a pour usage d'empêcher les larmes de s'écouler sur les joues. Sa trop grande abondance, causée par une irritation chronique, constitue la lippitude.

Chataignes. Fruits du *fagus castanea*, très-nourrissans et composés de fécule amilacée, de gluten et d'une quantité notable de matière sucrée.

Chausse-trappe. Nom vulgaire d'une espèce de *centaurée.*

Chaux. *Calx.* C'est le protoxide de calcium, composé de calcium 100 et d'oxigène 38,09. Très-répandue dans la nature où on ne la rencontre presque jamais pure. Elle est solide, d'un blanc grisâtre, d'une saveur âcre caustique, verdit le sirop de violettes, rougit le papier de curcuma, absorbe l'humidité de l'air et l'acide carbonique. Lorsqu'on verse l'eau goutte à goutte sur de la chaux, l'eau est d'abord absorbée sans que la chaux paraisse mouillée; peu à peu le mélange s'échauffe, des vapeurs d'eau de plus en plus épaisses se dégagent, la chaux se fendille, augmente de volume, blanchit et se réduit en poudre. C'est ce qu'on appelle de la chaux délitée ou éteinte; c'est un *hydrate* de chaux dans lequel il entre 100 parties de chaux et 31,03 d'eau. La température s'élève quelquefois dans cette opération jusqu'à trois cents degrés centigrades, et si l'on agit dans un endroit obscur, la chaux paraît rouge. Ainsi préparée, elle se dissout dans 400 à 450 parties d'eau, et donne naissance à ce qu'on appelle l'eau de chaux, utile dans plusieurs cas de maladie. Ainsi on l'emploie pour résoudre les gonflemens des articulations, dans le traitement de la première période des brûlures superficielles, et alors on l'unit avec une dissolution d'acétate de plomb. D'autrefois on l'a donnée avec avantage à la dose de six, huit et même dix onces par jour, mêlée au lait ou à une boisson mucilagineuse pour neutraliser les acides de l'estomac, pour combattre la gravelle, etc. Mais son emploi ne peut être bien indiqué que par un médecin.

Le phosphate de chaux forme la base de tous les os et se compose de phosphore 100 parties, acide phosphorique 107.

Le plâtre n'est que du sulfate de chaux, sel formé de 100 parties d'acide sulfurique et de 70,175 de chaux. Dans le plâtre, ce sel est totalement privé d'eau par l'action de la chaleur. En gâchant le plâtre avec une dissolution de colle-forte, on obtient le *stuc*, composition qui imite le marbre.

Chêne. Arbre de la famille des cupulifères. La plus remarquable de ses variétés en Europe est le *rouvre* (quercus robur), dont l'écorce et les fruits sont remarquables par une saveur extrêmement astringente qu'elles doivent à la présence d'une quantité considérable de tannin. Mélangé à la camomille romaine et à la racine de gentiane, le tan a fourni quelquefois un médicament d'une grande énergie, employé dans les hôpitaux militaires sous le nom de *quinquina français*, pour combattre les hémorrhagies passives, les diarrhées chroniques et même les fièvres intermittentes. Sa dose est de quatre à six gros, selon l'âge du malade et la gravité de la maladie.

L'amande renfermée dans le gland du chêne rouvre, cuite dans une lessive alcaline, perd son âpreté. Celle de l'yeuse ou chêne vert (quercus ilex) est douce et rappelle le goût de la noisette; on la mange dans quelques parties de l'Europe, comme celle du *quercus ballota*, qui se trouve en Portugal, sur les côtes de Barbarie et en Grèce.

C'est sur le *quercus infectoria* que pousse la noix de galle, et c'est sur le *quercus coccifera* que vit l'insecte nommé *coccus ilicis*, qu'on trouve dans les pharmacies sous le nom de *kermès végétal*. Le *quercus suber* produit le liége, enfin le *quercitron* se tire du *quercus tinctoria* et le velani du *quercus ægilops*.

Chénopodées. Famille de plantes dont la betterave fait partie et dans laquelle on trouve aussi toutes les plantes dont l'incinération produit la soude du commerce. Ces dernières croissent dans le voisinage de la mer, telles sont le *salsola soda*, *salsola kali*, *salsola tragus*, l'anabasis, la salicorne, etc.

Chicorée. *Cichorium*. Plante qui a donné son nom à la famille des chicoracées, dont toutes les espèces fournissent un suc laiteux très-amer et qui dans quelques-unes est narcotique. Ce principe se neutralise lorsqu'il est mêlé à une grande quantité de mucilage et de principe sucré, comme dans le genre *laitue*, *salsifis*, *scorsonère*, etc.

La *chicorée sauvage* (cichorium intybus) en décoction est légèrement tonique; lorsqu'on la cultive à l'ombre, elle s'étiole, devient plus douce, et on la vend sous le nom de *barbe de capucin*. C'est avec sa racine, desséchée et torréfiée d'une certaine manière, qu'on a voulu remplacer le café, sous l'empire.

La *chicorée endive* (cichorium endiva), dont la chicorée frisée est une variété, est un aliment facile à digérer et que l'on peut laisser prendre à des convalescens.

Chiendent. Racines rampantes du *triticum repens* et du *panicum dactylon*. Nous avons souvent entendu dire à des praticiens expérimentés que la décoction de chiendent, si usitée dans une foule de maladies, avait autant d'efficacité qu'une décoction de paille. S'il fallait choisir entre les deux, dans un cas grave, le doute serait admis.

Chimie, science hermétique, art spagyrique, chrysopée, argyropée, œuvre de l'or et de l'argent, alchymie. Ces noms divers ont été employés tour à tour pour désigner la science qui traite de l'action intime et réciproque des corps les uns sur les autres. La physique étudie les corps dans leur ensemble, la chimie les divise pour en connaître les molécules intégrantes ou constituantes. C'est une science toute moderne dont Lavoisier a jeté les véritables fondemens par sa découverte de l'oxigène et la théorie de la combustion à laquelle cette découverte a donné lieu. Il n'est permis à personne, aujourd'hui, d'ignorer les principales notions de la chimie.

Chlore, du grec *chlôròs* vert. Corps simple à l'état de gaz, découvert par Schéèle, jaune verdâtre, d'une odeur suffocante, impossible à respirer. On obtient le *chlore liquide* en mêlant deux mesures de chlore gazeux à une mesure d'eau. Ce mélange jouit de la propriété de décolorer la plupart des substances avec lesquelles on le met en contact, telles que : l'indigo, le tournesol, le vin, le café, le tabac. Il détruit aussi les miasmes, et c'est cette propriété qui est mise en jeu dans le procédé de désinfection que l'on doit à M. Guyton Morveau. L'immersion des mains dans du chlore liquide suffit, selon M. Thénard, pour guérir la gale la plus invétérée.

Chlorophylle. Nom donné par Pelletier et Caventou à la *matière verte des feuilles*.

Chlorose. Maladie qui affecte particulièrement les femmes, et qui se manifeste par la décoloration de la peau, celle de la face principalement, par la gêne de la respiration, par la dépravation des fonctions digestives; elle se lie presque toujours à une difficulté de la menstruation, et y trouve sa cause principale. (*Voyez* Aménorrhée.) Comme elle peut être déterminée par une foule de causes prochaines très-diverses, et que son traitement est toujours relatif à la cause, un médecin habile peut seul déterminer celui qui doit être employé dans tel ou tel cas donné.

Chlorures. En chimie on donne ce nom à des composés non acides formés de chlore et d'un autre corps simple. Les plus remarquables par leur application sont les chlorures de chaux et de soude, qui servent à désinfecter les substances avec lesquelles on les met en contact. Ils agissent en décomposant l'eau des miasmes; le chlore s'empare de l'hydrogène de l'eau et forme de l'acide hydrochlorique, tandis que l'oxygène de cette même eau, mis en liberté, se porte sur les composés organiques et les détruit. La préparation du chlorure de chaux, et non pas la découverte de ses propriétés, a fondé la fortune pécuniaire et scientifique d'un pharmacien de Paris, qui songeait certainement à l'une, mais infiniment moins à l'autre, quand il s'occupait des boyauderies. Un véritable savant, M. Masuyer de Strasbourg, qui avait signalé les bons effets des chlorures dans la purification de l'air des salles d'hôpital, a vainement réclamé pour la priorité; ses droits ont été méconnus, tant les corps savans eux-mêmes se laissent entraîner facilement à l'erreur et à l'injustice.

Chocolat. De tous les chocolats, le plus mauvais est sans contredit le *chocolat de santé*; il est lourd, indigeste, et ne convient guère qu'aux estomacs robustes. Les proportions des matières premières qui doivent y entrer, sont : cacao-caraque huit livres, cacao des îles deux livres, sucre dix livres. Si on ajoute à cette masse une substance aromatique quelconque, telle que la cannelle, la vanille, etc., il devient d'une digestion plus facile, mais il ne porte plus le nom de *chocolat de santé*. Il en est donc des chocolats comme de beaucoup de gens, qui manquent quelquefois à leur nom propre et à leur renommée.

L'art du chocolatier est un art assez difficile et pour lequel il ne suffit pas de belles machines. C'est un grand point que de savoir bien choisir les cacaos, et peu de nos fabricans s'en inquiètent; quand le cacao est bien choisi, il faut le torréfier à la manière du café, puis on en écrase les amandes avec un rouleau de bois afin de pouvoir les dépouiller de leur enveloppe et de leur germe. Cela fait, on les pile dans un mortier de fer échauffé pour les réduire en pâte. L'opération du pilon est défectueuse sous plus d'un rapport. Nous connaissons un ancien officier du génie, M. Contèle, qui aime à fabriquer son chocolat lui-même et qui soumet trois fois de suite les amandes du cacao à l'action du moulin ; il trouve à cela plusieurs avantages qu'il serait trop long d'expliquer. L'un des plus grands fabricans de Paris, M. Debauve, a aussi substitué le moulin à café au pilon, et imité en ce point ce qui se pratique dans quelques villes d'Allemagne et d'Espagne, où l'on broie le cacao et le sucre à froid, à l'aide d'une machine qui ressemble beaucoup à nos moulins à poudre ou à papier. Cette trituration donne une pâte plus sèche mais plus fine que celle qu'on obtient avec le pilon de fer. Une fois réduit en pâte, soit à l'aide du pilon, soit à l'aide du moulin, il ne s'agit plus que de le broyer de manière à donner à toutes ses particules la plus grande ténuité possible. Pour cela on l'étend sur une pierre chauffée et on l'écrase à force de bras avec un rouleau en fer. C'est quand cette dernière opération est près d'être terminée, qu'on ajoute le sucre en poudre, après quoi on donne à la pâte la forme que l'on veut en la mettant refroidir dans des moules de ferblanc. Dans quelques machines on se sert de rouleaux en pierre ou en marbre, pour éviter l'action du fer sur la pâte, qui devient quelquefois noire par la combinaison du tannin du cacao avec le métal.

Le plus ou moins de parfum du chocolat dépend beaucoup de la torréfaction du cacao et tout-à-fait de ses qualités supérieures, médiocres ou mauvaises. Il doit son velouté au soin qu'on a mis d'extraire les enveloppes et les germes, qui sont insolubles et âcres.

Les épiciers vendent du chocolat à un prix tel qu'il est impossible de ne pas supposer des fraudes. Voici la plus commune et la plus innocente. Assez ordinairement on fait vingt-cinq livres de chocolat avec cacao sept livres, sucre dix livres, fécule de pomme de terre huit livres; et comme dans cette masse il ne se trouve pas assez de beurre de cacao pour la lier, pour lui faire former pâte, on l'absorbe, on l'empêche de *tomber en tabac* en y mêlant quantité suffisante de beurre ou d'huile d'olives. Supposez qu'on emploie une bonne qualité de cacao, le chocolat qui résultera de cet amalgame ne sera pas une mauvaise chose, une chose nuisible peut-être, même il ne sera pas désagréable au goût, mais il n'aura pas de montant, pas de saveur, pas de force aromatique. Pour remédier à cet inconvénient, qui est très-grave pour l'épicier vis-à-vis du consommateur, on choisit les cacaos les plus verts, et on les brûle le plus possible afin de leur donner au moins l'amertume que développe le roussi; de plus, on les mêle avec une certaine quantité d'enveloppes de bon cacao réduites en poudre impalpable. On conçoit d'après cela comment les épiciers peuvent vendre leur chocolat 1 franc 20 cent. la livre, et comment aussi les bons fabricans peuvent en tenir au prix de 6 et de 8 francs.

Les autres fraudes auxquelles le chocolat est soumis ne sont pas très-difficiles à reconnaître. Voici quelques indications fournies par Cadet de Cassicourt. Le bon chocolat ne doit présenter dans sa cassure rien de graveleux ; il se fond dans la bouche en y laissant une espèce de fraîcheur. Quand il est cuit dans l'eau et qu'il refroidit, il n'a qu'une faible consistance et ne se prend point en gelée. S'il dépose au fond de la tasse de petits corps solides et insolubles, une espèce de sédiment terreux, c'est que le cacao n'a point été criblé, ou qu'en le mondant on n'a point ôté le germe des amandes ; quand le chocolat contracte un goût rance, c'est l'indice des semences émulsives qu'on y a mélangées ; quand il exhale en cuisant une odeur de colle, et qu'en refroidissant il se prend en gelée, c'est qu'il contient de la gelée ou de la fécule. S'il contracte par la vétusté une odeur de fromage, on peut croire qu'il a été fabriqué avec des graisses animales ou du beurre.

Les chocolats les plus nourrissans sont les chocolats au salep, mais tout le monde ne sait pas les préparer.

Choléra-morbus, du grec *cholé* bile. Avant l'épidémie qui a déjà ravagé une partie de l'Europe (septembre 1834), on ne connaissait sous le nom de choléra qu'une maladie qui se rencontrait quelquefois chez des individus différens, et qui avait si peu varié dans ses caractères, que sa définition la plus exacte remontait jusqu'à Galien. Cette définition, la voici : « Le choléra est une affection aiguë avec vomissemens bilieux fréquens, déjections alvines répétées, contractions des membres et refroidissement des extrémités. Chez ces malades le

« pouls devient aussi plus faible et plus obscur. » Tous ces symptômes sont communs à cette espèce de choléra et au choléra épidémique de l'Inde; mais celui-ci a de plus le refroidissement excessif de tout le corps, *refroidissement* qui se manifeste même sur la langue et par la respiration; une altération profonde de la face; des selles de matières crémeuses, blanchâtres comme de l'eau de riz sale, ou de l'empois délayé, ou du blanc d'œuf coagulé; la *coloration en bleu* et le caractère épidémique. Le nom de *trousse-galant* que porte le premier indique suffisamment qu'il n'est pas moins rapide dans ses effets que le second.

Le traitement hygiénique et médical du choléra a été très-bien exposé dans une instruction rédigée par le docteur Brierre de Boismont pour la *Gazette de santé*, dont l'administration l'a répandue gratis et à grands frais dans tous les départemens où le fléau s'est montré vers la fin de l'été de 1834. (Voyez *Gazette de santé*, octobre 1834, tome III, numéro 2).

Cholérine. Lorsqu'on a parlé pour la première fois du choléra, à la moindre colique tout le monde se croyait atteint de la maladie épidémique. Comme dans le plus grand nombre de cas ces coliques étaient dues à d'autres causes, certains médecins crurent bien faire en leur donnant un nouveau nom, celui de *cholérine*, qui flattait les préjugés du public. Était-ce bien, était-ce mal? Le bien résulta d'un peu de tranquillité que ce nom amena dans quelques esprits, qui, véritablement atteints du choléra, crurent n'avoir que la cholérine; et le mal, de l'odieuse spéculation dont ce nom fut l'occasion pour quelques intrigans, qui, sous le nom de cholérine, traîtèrent pendant des mois entiers des malades dont la seule incommodité consistait à digérer sous l'influence de la peur.

Cholestérine. Substance cristallisée des calculs biliaires humains, se trouve dans ces calculs, dans le musc, dans quelques espèces de champignons et dans quelques humeurs animales. Sans emploi.

Chorée. Maladie nerveuse caractérisée par des mouvemens désordonnés du système musculaire. Elle porte aussi le nom de danse de Saint-Guy ou de Saint-Wit. Elle tient à plusieurs causes et n'est quelquefois que le symptôme d'une lésion quelconque du système nerveux. Les moyens de traitement sont très-variés et ne peuvent être déterminés d'une manière générale.

Chorion. L'une des membranes qui enveloppent le fœtus.

Choroïde. L'une des membranes de l'œil.

Chou. *Brassica.* Plante alimentaire de la famille des crucifères; les anciens lui attribuaient une infinité de vertus médicales qu'il n'a pas. C'est un aliment fort sain, mais d'une digestion difficile pour certaines personnes, qui doivent consulter, pour en manger, beaucoup moins leur goût propre que la délicatesse de leur estomac.

Choucroute. *Sauer-Kraut.* On la prépare en faisant subir aux choux grossièrement hachés et arrosés de sel et de quelques aromates un commencement de fermentation acide. C'est un aliment excitant très-recherché dans le nord, et qu'on regarde comme anti-scorbutique. Elle est très-utile dans les voyages maritimes de long cours, parce qu'elle se conserve long-temps sans altération.

Chrôme. Métal sans usage comme tous ses composés, découvert par Vauquelin. Il existe dans l'émeraude, la serpentine, le fer natif et le plomb rouge de Sibérie.

Chronique, de *chronos* temps. Adjectif employé par opposition à *aigu*, pour caractériser la marche lente d'une maladie.

Chyle. Les alimens introduits dans l'estomac sont convertis dans cet organe en une pâte homogène qui prend le nom de *chyme*. De l'estomac ils passent en cet état, à travers le pylore, dans le duodénum, où ils sont arrosés par la bile et le suc pancréatique. Ils continuent leur trajet dans l'intestin, où les bouches des vaisseaux nommés chylifères en expriment, en pompent le suc, et ce suc, soumis à un travail particulier par ces vaisseaux, s'appelle chyle. Si on exprimait la pâte chymeuse pour en avoir le liquide, ce liquide ne serait pas du chyle; il faut, pour devenir tel, qu'il ait été absorbé par les vaisseaux chylifères. Sous le rapport chimique, le chyle a la plus grande analogie avec le sang, et comme ce dernier fluide, il contient du sérum, un caillot et de la matière grasse.

Chylifère. Nom donné à un ordre particulier de vaisseaux et de glandes situés dans l'épaisseur du mésentère et dont les orifices viennent s'ouvrir dans toute la longueur de l'intestin grêle, où ils puisent le chyle pour le transmettre au canal thoracique, qui le verse dans la veine sous-clavière gauche, et de là dans l'oreillette droite du cœur avec le sang veineux. (Voyez *Gazette de santé*, tome II, article Absorption. Cet article est accompagné d'une planche représentant les vaisseaux lymphatiques sur une portion du mésentère et une anse d'intestin).

Chyme. (*Voyez* Chyle).

Cicatrice. Pellicule blanchâtre qui recouvre, après la guérison, les ulcères ou les plaies qui ont suppuré. Les cicatrices peuvent servir à reconnaître les maladies dont on a été affecté. La cicatrice d'une brûlure n'est pas la même que celle d'une plaie faite avec un instrument tranchant, etc. La théorie de la formation des cicatrices a été, dans ces derniers temps, l'objet particulier des études de quelques anatomistes et chirurgiens distingués.

Cidre. Liqueur fermentée extraite des pommes, des poires, et quelquefois des cormes. On prétend qu'elle nous vient d'Afrique, d'où elle aurait passé avec les Maures en

Espagne, et de là Biscaye en Normandie, où on la fait le mieux. Les bons cidres forment une boisson saine et généreuse, mais il ne faut pas les boire trop nouveaux, car dans cet état ils sont lourds, indigestes, et leur usage entraine quelquefois des accidens. Il y a plusieurs espèces de cidres qui varient dans leur action sur l'économie animale. Les *gros cidres, sucrés et mousseux*, sont venteux et difficiles à digérer; ils purgent quelquefois. Lorsqu'ils ont vieilli, ce sont les plus agréables, et selon quelques-uns les plus nourrissans. Les *cidres cuits* et *composés* ont quelques rapports avec les vins cuits, ils enivrent facilement.

Les *petits cidres*, préparés avec des pommes assez mûres et saines, sont très-salubres, mais ils s'altèrent promptement. Les *gros cidres* peuvent se conserver pendant six et même huit ans; ce n'est qu'au bout de dix mois qu'on peut les boire. Ils sont stimulans, toniques, et se rapprochent des bons vins de Champagne non mousseux; mais leur usage immodéré provoque une ivresse longue et dangereuse. Les *cidres moyens* se préparent en coupant les gros cidres avec une suffisante quantité d'eau; ils forment la boisson ordinaire des propriétaires aisés des cantons où l'on cultive le pommier. On attribue à cette boisson, la plus saine de toutes celles qu'on prépare avec les pommes, la fraicheur, l'embonpoint et l'air réjoui des femmes de la Normandie. Ils sont diurétiques, et l'on a remarqué que la pierre et la gravelle étaient très-rares dans les pays où on en fait la boisson commune. Les cidres moyens, dit M. Guersent, conviennent surtout aux individus faibles, maigres, d'un tempérament bilieux, comme l'ont observé depuis long-temps les médecins. Leur usage est utile dans beaucoup d'affections chroniques de la poitrine, des voies urinaires et du bas-ventre. Ils sont aussi recommandables dans quelques maladies du système nerveux. Julien le Paumier ne put se guérir lui-même d'une hypochondrie avec des palpitations opiniâtres, qu'en faisant un usage habituel du cidre. Huxham le préférait à beaucoup d'autres remèdes dans les affections scorbutiques, et il rapporte plusieurs exemples d'ulcères très-considérables de cette nature guéris par le cidre seul. Il prétend même qu'une maladie de peau très-rebelle, qui infectait plusieurs contrées maritimes de l'Angleterre, a presque entièrement disparu depuis que le cidre s'est aussi répandu dans ce pays.

Ciguë. *Conium*, *cicuta*. On désigne sous ce nom plusieurs espèces de plantes qui appartiennent à des genres différens de la famille des ombellifères. La ciguë est illustre depuis la mort de Socrate et de Phocion, mais l'on n'a pas retrouvé la composition du breuvage avec lequel ces grands hommes reçurent la mort. Linnée semble penser que c'était avec l'extrait de la grande ciguë, à laquelle il a conservé le nom grec de *conium*, tandis que Haller veut que ce soit avec la *ciguë vireuse* ou cicutaire aquatique. Le fait est que l'une et l'autre sont également vénéneuses, et que leur ressemblance avec le persil a donné quelquefois lieu à de funestes accidens.

La *ciguë aquatique* (cicuta virosa, cicutaria) est peu commune en France; c'est celle dont l'odeur a le plus de rapport avec l'odeur du persil. Elle croit dans les endroits remplis d'eau ou très-humides. L'empoisonnement par cette plante donne lieu aux symptômes suivans. Peu de temps après que le poison a été avalé, céphalalgie aiguë, éblouissemens, démarche vacillante, agitation, sécheresse de la gorge, soif ardente, vomissemens, serrement des mâchoires, léthargie avec refroidissemens des extrémités. On combat ces accidens en provoquant d'abord l'expulsion du poison dans les premiers momens, ensuite par des boissons adoucissantes et légèrement acidulées, et enfin par les toniques unis aux opiacés, comme la thériaque.

La *grande cigue* se distingue par sa tige lisse, marquée à sa base de taches vineuses pourpres; lorsqu'on froisse ses feuilles, elles développent une odeur de *souris* ou de *cuivre jaune* échauffé dans la main. Elle habite les lieux secs et ombragés, le long des haies, des mâsures et des lieux cultivés. On peut la confondre avec le cerfeuil, qui croit dans les mêmes lieux; mais les feuilles de ce dernier sont plus ou moins velues, tandis que celles de la ciguë sont glabres.

Les bestiaux ne touchent jamais à cette plante; les oiseaux seuls, et particulièrement les étourneaux, se nourrissent de sa graine. L'empoisonnement par la grande ciguë donne lieu à des symptômes analogues à ceux de la ciguë aquatique, et se traite à peu près par les mêmes moyens, si ce n'est qu'il faut insister un peu plus sur l'emploi des acides.

La *petite ciguë* (œthusa cynapium) tient le milieu par son port entre la grande ciguë et le persil, avec lequel elle est souvent confondue. Différences: les feuilles de la petite ciguë sont d'un *vert noir* un peu plus foncé en dessus, et elles répandent la même odeur que celles de la grande ciguë quand on les froisse dans les doigts. Sa tige est presque toujours *violette à sa base*, surtout du côté du soleil. Les vomitifs, les acides et les mucilagineux sont les remèdes les plus efficaces, dans ce cas comme dans ceux qui précèdent. Il suffit même d'éprouver des accidens après avoir pris quelques alimens dans lesquels on puisse craindre qu'on ait, par méprise, introduit de la petite ciguë, pour qu'il soit prudent de recourir au vomitif. (Guersent.) Haller raconte qu'ayant été lui-même très-incommodé pendant une nuit, après avoir mangé le soir du persil, il eut sur-le-champ recours au vomitif, qui fit cesser tous les accidens.

La ciguë considérée comme médicament a é prônée outre mesure dans le traitement du cancer, des engorgemens laiteux des mamelles, dans les scrophules. On trouve dans les pharmacies l'emplâtre de ciguë, qu'on applique comme fondant dans beaucoup de cas; avec succès? C'est une question.

Circonvolution. Nom donné aux courbures décrites par l'intestin grêle replié en tous sens sur lui-même. On désigne aussi par ce mot les saillies que présente la surface du cerveau.

Circulation. Mouvement progressif auquel sont assujettis les divers fluides qui entrent dans la composition des animaux. Tout être vivant ne peut se conserver qu'à l'aide de deux sortes de substances, *l'air* et les *alimens*. Lorsque l'absorption de l'air se fait au même lieu que celle des alimens, comme dans tous les animaux inférieurs, il n'y a pas de circulation. Cette fonction n'existe réellement que dans ceux où l'absorption de l'air se fait dans un organe particulier, comme cela est chez l'homme et tous les animaux vertébrés; et dans ce cas, voici ce qui a lieu.

Les vaisseaux chylifères puisent à la surface intérieure des intestins le suc de la masse alimentaire qui parcourt le tube digestif. Ce suc, sous le nom de chyle (*Voyez* Digestion.), est versé dans un canal particulier qui porte le nom de canal thoracique (*Voyez* planche VI.), et qui vient s'aboucher sous la clavicule gauche dans la veine sous-clavière du même côté; cette veine à son tour le conduit, avec le liquide qu'elle contenait déjà, dans l'oreillette *droite* du cœur, qui transmet le tout au ventricule correspondant qui le lance dans les vaisseaux du poumon, où se fait l'absorption de l'air. Le contact de l'air avec le sang veineux, qui est le fluide dont nous parlons;

en change tout-à-coup les qualités; de noir qu'il était, ce fluide devient *rouge, rutilant, écumeux*. (*Voyez* Respiration.) Après cette transformation, il est repris par un autre ordre de vaisseaux qui le ramènent au cœur, mais cette fois dans l'oreillette *gauche*, qui le transmet au ventricule correpondant; lequel enfin le projette avec force dans tous les organes du corps dont il est l'élément nutritif. Arrivé là, sa course n'est pas encore terminée, car les organes ne prennent de ce sang que ce qu'il leur faut pour le moment, ils laissent passer le reste; de plus, ils abandonnent toutes celles de leurs particules qui se sont usées afin de faire place à celles que le sang leur apporte. De ce reste et de ces particules, résulte un fluide particulier, noirâtre, qui est repris par un ordre particulier de vaisseaux, les veines, qui le rapportent au cœur, pour recommencer, de concert avec un nouveau chyle, le cercle que nous venons de décrire.

Si l'on a bien suivi la marche que nous venons de tracer, on doit voir que la circulation, telle que nous venons de la décrire, est double. En effet, il y a un cercle complet des poumons au cœur, et un autre cercle aussi complet du cœur à toutes les parties du corps. Ainsi, d'un côté, le sang part du cœur pour aller se soumettre au contact de l'air dans les poumons, et il revient au cœur pour être lancé dans toutes les parties. D'un autre côté, le sang part du cœur pour aller porter la nutrition dans toutes les parties, et il revient au cœur pour aller par un nouveau voyage aux poumons rattraper ce qu'il a perdu.

Dans ce trajet à travers les parties et à travers le poumon, le sang éprouve des changemens notables. Dans le poumon il acquiert la puissance nutritive, dans la profondeur des parties il la perd en la distribuant. Ces acquisitions et ces pertes se font au moyen d'un ordre de vaisseaux excessivement déliés qui portent le nom de vaisseaux capillaires; ainsi il y a le système capillaire des poumons et le système capillaire général. La progression du sang dans les vaisseaux capillaires est un mystère. Dans les veines, elle est favorisée par des petites valvules dont leur intérieur est tapissé, qui s'appliquent contre les parois, quand le sang passe, et qui s'ouvrent comme des poches pour l'arrêter dans un mouvement rétrograde. Une fois arrivé dans le ventricule droit, il est lancé avec force dans les poumons par les contractions de ce ventricule; des poumons il revient dans les cavités gauches du cœur, par un mécanisme analogue à celui qui l'a fait arriver de toutes les parties du corps, et le ventricule gauche lui fait terminer le cercle en le poussant violemment par des contractions énergiques. Les vaisseaux qui partent du ventricule gauche et qui conduisent le sang dans toutes les parties portent le nom d'*artères*. Chaque contraction du cœur leur communique une secousse particulière, qui a reçu le nom de *pouls*, dont les battemens, diversement modifiés, fournissent des signes précieux dans toutes les maladies. Les veines n'ont pas de pouls. (*Voyez* Artère, Cœur, Syncope, Veines; *voyez* aussi la circulation expliquée avec les plus grands détails dans le premier volume de la *Gazette de santé*.)

Cire. *Cera*. On croyait autrefois qu'elle était exclusivement fabriquée par les abeilles, mais il est aujourd'hui démontré que c'est une production végétale; ainsi on la trouve dans les fruits du *myrica galé*, du *myrica cerifera*, du *ceroxylum andicola*, du *cornuba* du Brésil, du *pela* de la Chine, du *sapium ceriferum*. On l'extrait en faisant bouillir ces graines dans l'eau.

En pharmacie on donne le nom de *cire verte* à un emplâtre composé de : cire jaune, *deux livres*; poix-résine, *douze onces*; térébenthine, *six onces*; vert-de-gris en poudre, *trois onces*. On se sert de cet emplâtre pour détruire les poireaux et les cors des pieds; mais il n'est pas toujours prudent de s'en servir.

Citrique (Acide). Il est contenu dans beaucoup de fruits, mais plus particulièrement, et à l'état de pureté, dans le citron. Il cristallise en prismes rhomboïdaux. On l'emploie en pharmacie pour faire *la limonade sèche*, qui n'est autre chose qu'un mélange exact de quatre gros d'acide citrique, une livre de sucre en poudre, et un peu de zeste de citron.

Citronnier. Arbre originaire de la Médie, dont les fruits, pleins de suc, fournissent l'acide citrique et servent à faire la limonade, boisson très-recherchée en été, et qui est la tisane la plus agréable, la plus efficace dans tous les embarras et dans toutes les irritations de l'estomac.

Clavicule, s. f., de *clavis*, clé, verrou. Os qui fait partie de l'épaule, et qui est situé à la partie supérieure de la poitrine, entre le sternum et l'omoplate. (*Voyez* pl. I, 10.) Cet os existe chez tous les animaux qui exercent avec les membres du devant des mouvemens de quelque étendue.

Clematite, herbe-aux-gueux. *Clematis vitalba*. Genre de la famille des renonculacées; se trouve dans les haies, les broussailles, et sur le bord des chemins. Son suc est très-âcre; les mendians s'en servent pour pratiquer des ulcères sur leur peau, afin d'exciter la commisération du public. Dans quelques départemens on en fait usage contre la gale récente. Un pareil remède peut donner lieu à des accidens graves.

Clinique. On appelle ainsi l'enseignement de la médecine au lit des malades. On s'étonne avec raison lorsqu'on pense qu'un pareil enseignement, le seul capable de produire de bons médecins, n'a reçu d'organisation en France qu'en 1795. Aujourd'hui, un médecin jeune, mais laborieux, peut acquérir en moins de dix ans l'expérience qu'un médecin d'autrefois n'acquérait qu'à force d'âge et d'exercice, les hôpitaux fournissant à ceux qui veulent s'instruire le moyen d'étudier les maladies les plus diverses dans toutes leurs périodes, et de se rendre compte de l'action des moyens de guérison.

Cloporte. Insecte usité autrefois dans les pharmacies, auquel on avait attribué de nombreuses propriétés qu'il n'a jamais eues.

Clou. (*Voyez* Furoncle.)

Clystère. Injection de liquide par la partie inférieure du tube intestinal. Dans l'administration d'un clystère, il faut faire attention à la capacité de l'intestin, qui est relative à l'âge. Le liquide ne peut jamais pénétrer plus haut que la valvule iléo-cœcale. (Voyez *Gazette de santé*, pl. II du tom. Ier.) Pour arriver jusqu'à cette limite infranchissable, et qu'on a plaisamment appelée la *barrière des apothicaires*, il suffit, à un adulte, de quatorze à seize onces de liquide, et de moins en moins chez les enfans. Il y a cependant une observation à faire relativement au jeune âge; c'est que plus un enfant est jeune, plus le canal intestinal se dilate facilement. On cite l'exemple d'un enfant qui était près de suffoquer après avoir pris plusieurs clystères qu'il n'avait pas rendus, tant son ventre avait été distendu par le liquide. Lorsque le rectum est très-irritable, il est quelquefois difficile de faire pénétrer la matière du lavement dans l'intestin. Dans ce cas on surmonte facilement la résistance du rectum au moyen d'une sonde de gomme élastique qu'on adapte à la canule de la seringue, et qui permet de pénétrer plus profondément. Les lavemens pris à une température supérieure à celle du corps, et souvent répétés, augmentent la constipation habituelle en diminuant la contractilité des gros intestins. On peut administrer en lavement toute sorte de médicament.

Cobalt. Métal solide, d'un blanc grisâtre, d'une texture serrée et granuleuse. Le *bleu de cobalt* se fait avec du phosphate de cobalt, 1 partie; alumine en gelée, 8 parties : chauffez dans un creuset. La *poudre de cobalt*, ou poudre aux mouches, est de l'arsenic presque pur.

Coccyx. Os du bassin, auquel on a cru trouver de la ressemblance avec le bec du coucou, oiseau dont il porte le nom. Il fait suite au *sacrum*, et il termine inférieurement la colonne épinière. (*Voyez* pl. I, 17, et pl. II, 9.) Il est formé ordinairement, chez l'homme, de quatre pièces qui sont des espèces de vertèbres : le coccyx de la femme est plus long et plus courbé que celui de l'homme; il sert à soutenir la partie inférieure du rectum qui repose sur sa concavité.

Cochléaria. Genre de plantes de la famille des crucifères, d'une saveur âcre et piquante, analogue à celle du cresson de fontaine. C'est un anti-scorbutique. Comme son principe actif est très-volatil, on ne l'emploie qu'à l'état frais. On en mange les feuilles comme le cresson, ou bien on en exprime le suc pour le prendre froid, à la dose d'une à deux onces : les gens du peuple l'emploient comme masticatoire, pour calmer le mal de dents; mais il est peu efficace.

Cochon, s. m. *Sus scrofa* de Linnée. Animal domestique de l'ordre des pachydermes, dont la chair, soumise à toutes sortes de transformations culinaires, est d'un très-grand secours pour le gastronome, mais qui profite encore plus au médecin par le grand nombre d'indigestions et de maladies d'estomac dont son usage indiscret est la source. (*Voyez* Aliment. *Voyez* aussi *Gazette de santé*, tom. I, pag. 110.)

Cœcum, de *cœcus* aveugle. Le premier des trois gros intestins qui font suite aux intestins grêles. (*Voyez* Intestins.)

Coeur, s. m. Organe principal de la circulation ; il est situé dans la poitrine entre les deux poumons ; il est renfermé dans un sac membraneux nommé *péricarde*. C'est un organe double, composé de deux oreillettes et de deux ventricules. L'oreillette droite communique avec le ventricule droit, et l'oreillette gauche avec le ventricule du même côté ; mais les oreillettes ne communiquent pas entre elles, pas plus que les ventricules, de telle sorte que l'on peut concevoir (et il y a eu des cas de ce genre) que l'oreillette et le ventricule droits puissent exister séparément de l'oreillette et du ventricule gauches, sans que, pour cela, la fonction de la circulation soit entravée. Le sang noir arrive par les troncs veineux dans l'oreillette droite qui le transmet au ventricule droit ; celui-ci le lance dans les poumons par l'intermédiaire d'un canal particulier. C'est là une action produite par une moitié du cœur tout-à-fait indépendante de l'autre moitié. Bientôt le sang revient des poumons au cœur ; mais cette fois c'est l'oreillette gauche qui le reçoit pour le transmettre au ventricule correspondant, qui, à son tour, le lance dans toutes les parties du corps au moyen des artères. C'est là une nouvelle action produite par l'autre moitié du cœur tout-à-fait indépendante de la moitié précédente.

La substance du cœur est musculaire, et c'est à M. le professeur Gerdy que l'on doit les notions les plus précises sur la disposition anatomique des fibres qui le composent. Cette disposition lui donne une force de contraction plus grande qu'à aucun autre muscle, et qui lui était nécessaire pour pousser continuellement le sang dans la profondeur de toutes les parties du corps.

Les maladies du *cœur* sont très-nombreuses ; les plus fréquentes sont les anévrysmes. (*Voyez* ce mot.)

Coignassier, s. m. *Cydonia*. Arbre originaire de l'île de Crète, dont les fruits, connus sous le nom de *coings*, ont une odeur forte mais agréable, et une saveur âpre très-marquée. On en fait des compotes et des confitures, et on prépare avec leur suc un sirop légèrement astringent, qui est très-utile dans le traitement des diarrhées chroniques.

Colchique d'automne, *safran bâtard*. Plante de la famille des colchicacées, qu'on trouve en automne dans les prés, où elle attire l'attention par ses belles fleurs roses, sans feuilles, qui les accompagnent. La racine de cette plante est bulbeuse, et s'emploie dans la goutte, dans l'hydropisie, et même dans l'asthme, sous forme de poudre, de vin, de vinaigre ou d'oximel. Mais comme c'est un médicament très-énergique, il serait imprudent d'en faire usage sans l'avis d'un médecin sage et expérimenté. (Voyez *Gazette de santé*, tom. Ier, pag. 76, et tom. III, pag. 38.)

Colique, adjectif. Qui appartient au *colon*.

Colique, s. f. Désigne vulgairement une douleur vive, mobile, qui a son siége dans l'abdomen. Il y a plusieurs sortes de *coliques*; les principales sont les suivantes :

Colique venteuse. MM. Gérardin et Magendie ont fait des expériences très-ingénieuses sur le développement des gaz dans le canal intestinal. Il en résulte que cette exhalation, nécessaire dans l'état de santé pour maintenir aux intestins leurs formes et leurs dimensions, offre des variations très-nombreuses. La colique venteuse est souvent l'effet d'une variation en plus de cette exhalation. La cause prochaine de cette espèce de colique, dit M. Pariset, est une débilité particulière de l'estomac et des intestins, débilité ordinairement acquise par des indigestions fréquentes et par des maladies antérieures. Cette première condition donnée, la colique venteuse est déterminée par des alimens froids, venteux, par des substances fermentescibles, putrescibles, qui contiennent par conséquent beaucoup de principes susceptibles de se gazéifier. Les sucs des fruits acides, le moût de raisin, les légumes, les farineux, les ognons, l'ail, la bière, peuvent, quand l'estomac est affaibli, donner lieu à un énorme développement de gaz. Le traitement de cette colique est très-simple ; il faut s'abstenir des alimens et des boissons qui l'ont provoquée ; faire usage de lavemens émolliens, d'eau, d'huile, d'eau miellée, plus ou moins réitérés, selon la nécessité ; pratiquer des onctions sur l'abdomen avec l'huile de camomille ou de menthe, et dans quelques cas faire des applications froides d'eau, de vinaigre, de glace pilée. A l'intérieur on fait usage d'une boisson légèrement stimulante, telle que l'infusion d'anis, de melisse ou de menthe.

Colique stercorale. A fœcibus induratis. Les individus constipés y sont très-sujets. La bouillie mal faite la détermine très-souvent chez les enfans à la mamelle. Le traitement consiste dans l'évacuation des matières fécales endurcies. On rend ces matières mobiles par des lavemens émolliens d'abord, puis légèrement irritans. Quand la matière est mobile, on la chasse par des purgatifs solides très-doux, donnés à petites doses dans beaucoup de véhicule aqueux, comme l'eau de poulet ou de veau. Les sulfates de soude, de potasse, de magnésie, doivent être préférés ; l'huile de palma christi convient beaucoup : Sauvage conseillait l'huile d'amandes douces. D'autres purgatifs, quoique doux, irritent quelquefois et doivent être rejetés ; la manne, par exemple, qui est très-venteuse, et ne purge que par une véritable indigestion, ne peut qu'ajouter au mal, en donnant lieu à un grand développement de gaz. La rhubarbe irrite et dessèche ; elle peut ajouter aux douleurs de la colique par celles qu'elle provoque : son effet est surtout à craindre pour les sujets dont la constitution est sèche et irritable. (Pariset.)

Colique bilieuse. La colique bilieuse estivale, automnale ou épidémique, dont Sydenham a donné une excellente description, est un diminutif du choléra asiatique. C'est cette colique qui épouvantera tout le monde chaque été, quand elle se montrera dans quelque localité, par la ressemblance qu'elle a avec le fléau qui a décimé la France en 1832. Sa guérison dépend tout-à-fait de la sagacité d'un bon médecin. (*Voyez* Choléra.)

Colique hémorrhoïdale. Celle-ci est produite par la suppression du flux hémorrhoïdal. Le sang qui devait fournir la matière de l'écoulement se porte dans tous les organes du bas-ventre, dans le foie, dans la rate, dans les intestins, et détermine des douleurs dans toutes ces parties. Il faut se hâter, dans ce cas, de rappeler les hémorrhoïdes. On relâche l'extrémité inférieure du tube intestinal avec des lavemens émolliens, pour disposer cette partie à l'abord du sang; on prend des bains de siége à la vapeur d'eau chaude; on pratique des frictions irritantes à l'anus; on s'applique des sangsues, en ayant soin de les mettre dans l'intervalle des tumeurs afin de ne pas les ulcérer; on donne des purgatifs salins à l'intérieur.

Colique menstruelle. Elle est déterminée chez les personnes du sexe par l'approche des menstrues, et se traite par les mêmes moyens que la précédente, en y ajoutant des bains de pieds irritans.

Colique nerveuse. Elle survient sans cause connue chez les personnes dont l'imagination est vive, facile à s'affecter, à la suite d'une forte émotion de plaisir ou de peine, ou après une grande contention d'esprit. La face devient pâle; des douleurs vives partent de l'estomac et parcourent tout le ventre; il survient des sueurs froides; le pouls est petit et inégal; il y a des défaillances. La durée de cette colique est courte; quelques heures suffisent pour la faire passer sans laisser des suites. Les antispasmodiques en potion, et principalement l'éther, suffisent pour la dissiper comme par enchantement. Si le mal se prolonge, on fait prendre quelques tasses d'une infusion chaude de fleurs de tilleul, de feuilles d'oranger; on administre des lavemens émolliens; on pratique des fomentations sur le ventre, et on le couvre de cataplasmes mucilagineux, ou bien on met le malade dans un demi-bain. Les hypochondriaques sont très-sujets à cette espèce de colique. (*Voyez* Hypochondrie.)

Colique de plomb, dite saturnine, métallique, des peintres. Elle est due à l'action de certains métaux sur l'économie, et notamment du plomb. Elle donne lieu à des douleurs abdominales très-aiguës, qui augmentent peu par la pression; le ventre est dur et contracté; le pouls est rare; il survient des vomissemens bilieux, des crampes, et quelquefois la paralysie des membres. Cette maladie est très-fréquente chez les fabricans de blanc de plomb, les plombiers-fondeurs, les peintres en bâtimens et en voitures, les broyeurs de couleurs, les potiers d'étain, les vernisseurs, les mineurs. On a observé des individus qui en ont été atteints dix, vingt, trente fois dans le cours de leur vie.

La constipation est le premier et le plus constant de ses symptômes, et l'un de ceux qu'on a quelquefois le plus de peine à faire disparaître. La durée de cette colique varie selon le traitement. Quand elle est bien traitée, un petit nombre de jours suffisent pour la faire disparaître. Il y a peu de terminaisons fâcheuses; mais lorsqu'elle a cédé complètement au traitement, elle laisse chez le convalescent une disposition singulière à en être affecté de nouveau sous l'influence des causes qui l'ont d'abord produite.

Le traitement de cette maladie, le seul convenable, le

seul qui soit constamment suivi de succès; c'est le traitement dit de la Charité. Voici en quoi il consiste :

Premier jour. Eau de casse avec les grains (une pinte de décoction de casse avec trois grains d'émétique, et de quatre à huit gros de sel d'Epsom). Second jour. Eau bénite (six grains d'émétique dans huit onces d'eau en deux fois, à dix minutes d'intervalle). Troisième jour. Deux à trois verres de tisane sudorifique laxative (décoction des quatre bois sudorifiques, dans laquelle on fait infuser de quatre à six gros de séné). Quatrième jour. Potion purgative des peintres (infusion de séné, une once; électuaire diaphœnix, une once; jalap en poudre, un scrupule; sirop de nerprun, une once). Cinquième jour. Comme le troisième. Sixième jour. Comme le quatrième. On prescrit en outre chaque jour, pendant tout le traitement, pour boisson ordinaire, une pinte de tisane sudorifique (décoction des quatre bois sudorifiques). Chaque soir le lavement anodin des peintres (vin rouge, douze onces; huile de noix, quatre onces); et plus tard un demi-gros de thériaque avec un ou deux grains d'opium, selon la violence des douleurs et l'opiniâtreté de l'insomnie. On y joint encore à midi, soit tous les jours, soit les jours seulement où le malade ne prend pas de purgatif, le lavement des peintres, qui est composé comme la potion purgative, avec cette seule différence qu'il contient une livre au lieu de six onces de décoction de séné. Si, après le sixième jour, il reste encore des douleurs, on prolonge le traitement de quelques jours, en prescrivant la tisane sudorifique laxative aux jours impairs, et la potion purgative aux jours pairs. On juge que la guérison est complète lorsque toute douleur a cessé, et lorsque, pendant cinq à six jours après la cessation des purgatifs, la constipation n'a pas reparu. Pendant le cours de ce traitement on prescrit une diète sévère; mais aussitôt qu'il est terminé, on accorde au malade des alimens dont on augmente rapidement la quantité : l'appétit et la facilité de digérer se rétablissent en peu de jours.

Les moyens propres, selon M. Chomel, à préserver de la colique de plomb les ouvriers qui sont exposés à la contracter, sont d'une application assez difficile. Dans quelques fabriques, dans celles de blanc de céruse particulièrement, on ne permet pas aux mêmes ouvriers de travailler plus d'un mois, et on les oblige ensuite à un intervalle de repos : cette précaution a paru avoir des résultats assez heureux. La libre circulation de l'air dans les ateliers, et l'établissement de fourneaux d'appel, seraient peut-être propres à prévenir cette terrible affection. On doit recommander encore aux ouvriers de ne point dormir et de ne pas prendre leurs repas dans le lieu où ils travaillent.

Collapsus. Synonime d'adynamie.

Colliquatif, adjectif. Se dit de divers écoulemens ou flux qui produisent l'épuisement rapide des malades.

Collyre, s. m. On donne ce nom à toutes les préparations pharmaceutiques liquides qui doivent être employées en fomentation, en injection ou en bains locaux, dans le traitement des maladies des yeux.

Colon. Le second des gros intestins qui se continue avec le cœcum et qui se termine au rectum. (*Voyez* la planche II du tome I de la *Gazette de santé.*)

Colophane. *Arcanson.* On la tirait autrefois de Colophon, ville d'Ionie. C'est une matière résineuse, sèche, friable, de couleur jaune doré, qui s'obtient en distillant la térébenthine pour en extraire l'huile essentielle. On l'emploie en poudre impalpable pour arrêter les hémorrhagies qui ont lieu sur les plaies à grande surface. C'est la même substance dont les joueurs de violon se servent pour donner du mordant à l'archet.

Coloquinte. *Cucumis colocynthis.* Fruit d'une plante du genre des concombres, de la grosseur d'une orange, dont on emploie la pulpe, qui est blanche, légère, spongieuse, et d'une saveur excessivement amère et âcre. C'est un purgatif drastique des plus violens. Deux à quatre grains suffisent pour occasioner une abondante purgation. La plus estimée vient d'Alep. On s'en sert principalement dans les congestions cérébrales pour déterminer une forte dérivation sur le tube digestif : à des doses élevées, c'est un poison qui peut déterminer la mort.

Colostrum. On appelle ainsi le premier lait sécrété dans les mamelles après l'accouchement. Il est légèrement purgatif et destiné à évacuer le méconium contenu dans les intestins de l'enfant nouveau-né.

Coma. Degré d'assoupissement dans lequel le malade est susceptible d'être rappelé à la connaissance, mais sans pouvoir la conserver dès qu'il cesse d'être excité.

Comestible. *Edulis*, adj. et subst. m., de *comedere*, manger. Ce mot désigne tout ce qui se mange comme aliment. Les comestibles doivent être l'objet spécial de la surveillance d'une bonne administration, dans les grandes villes surtout, où une consommation abondante d'alimens détériorés altèrerait promptement la santé publique.

Il y a, relativement aux viandes, un double préjugé qui est le fait de deux classes de personnes dont l'opinion doit être corrigée avec d'autant plus de soin, qu'elle a sur le plus grand nombre une influence qui pourrait paraître motivée. Comme la chair de l'animal le plus sain est dure et difficile à ramollir par la cuisson quand elle est trop fraiche, les gastronomes ont poussé le soin de son *attendrissement* jusqu'à la laisser putréfier, ce qu'ils appellent *faisander*, et leur goût s'est complu dans cette nourriture malfaisante. D'un autre côté, certains médecins ont pris le parti de réhabiliter la réputation d'insalubrité justement acquise aux viandes d'animaux morts de maladie. Ces derniers se sont fondés sur des faits et des expériences qui, pour être communs et véridiques, n'en sont pas plus concluans. L'estomac, par une espèce de discernement, élimine bien, il est vrai, tout principe qui est nuisible ou impropre à l'alimentation; c'est une faculté précieuse qui est incontestable, et qui a permis quelquefois d'avaler des produits animaux contagiés, des venins, sans que l'expérimentateur en fut incommodé. Mais cette règle est tellement passible d'exceptions, qu'en vérité on aurait dû ne pas la poser ailleurs que dans les traités de physiologie, pour montrer toute la perfection des facultés que l'homme a reçues de la nature, et toute leur puissance quand il a su les conserver dans leur état normal et ne pas en abuser par des excès.

La règle est, 1° que toute viande doit être *attendrie* mais non faisandée, qui est le synonyme de *putréfiée*. Il faut laisser l'usage de cette dernière aux gens qui ont le goût dépravé, ou pour lesquels les plaisirs de la table se composent d'une série continuelle de nouveaux excitans.

2° Que la viande des animaux tués dans l'état sain doit toujours être préférée à celle des animaux malades.

Les variations de la température influent beaucoup sur la conservation des viandes à l'air libre; le tableau suivant peut être regardé comme un terme moyen assez près de la vérité.

DÉSIGNATION DES ESPÈCES.	Durée des jours de conservation pendant l'hiver.	Durée des jours de conservation pendant l'été.
Coq de bruyère.	15	6
Sanglier	10	6
Faisan et gelinote.	10	4
Cerf.	8	4
Dinde et oie.	8	4
Perdrix.	6 à 8	2 à 3
Lièvre.	6	3
Bœuf et porc.	6	3
Chapon et poule.	6	3
Poulet et pigeon.	4	2

C'est surtout dans les temps d'épizootie qu'on doit surveiller l'abattage des animaux qui fournissent des viandes de boucherie. Voici les caractères auxquels on reconnaît en général ceux qui jouissent de la santé.

Ils ont le regard vif, gai, et ils marchent avec facilité. Ils ruminent. Les cornes, les oreilles, la gueule, les narines, la queue, ne sont pas froides. L'animal ne bave pas, il ne lui sort du nez, ni des oreilles, ni des yeux, aucune mucosité ou autre matière insolite. Sa peau n'est ni squammeuse (couverte d'écailles), ni furfuracée (couverte de petites pélicules semblables à du son). On n'y rencontre ni pustules, ni croûtes, pas plus que dans la gueule et sur la langue. Enfin, les tétines ne sont ni échauffées, ni tuméfiées; et le cou, le derrière des épaules, le défaut de l'épaule, les aines, ne présentent aucun engorgement ni tumeur.

Quand l'animal est abattu, il y a encore quelques circonstances à examiner avant de le livrer à la consommation (mais ceci se pratique seulement dans les temps d'épizootie).

1° Quand on a enlevé la peau on ne doit ouvrir l'animal qu'après son entier refroidissement. On examine bien si sur la chair ou dans la chair il se trouve des pustules, des tumeurs, du gonflement, des ulcères ou des excroissances dont la couleur serait livide ou même noire.

2° Il faut rechercher avec soin si les poumons ne sont pas adhérens aux côtes, s'il n'y a point de traces de suppuration dans ces parties, si elles ne sont pas tachées de rouge foncé, de bleu ou de jaune; si le foie est plus dur que de coutume, si sa couleur est naturelle; si la vésicule du fiel n'est pas très-distendue et gorgée de ce liquide; enfin, si la rate est noire, couverte de pustules et trop volumineuse.

3° Si les estomacs, surtout le millet et la caillette, ne

sont pas trop volumineux, rouges, livides ou durs; et en général si la chair ne présente pas dans quelques endroits des vergetures bleuâtres.

Toutes les circonstances que nous venons d'indiquer, quand elles existent en plus ou moins grand nombre, doivent faire rejeter comme insalubre la viande de l'animal chez lequel on les a remarquées.

Il est une autre espèce de comestible qui ne donne pas lieu à des accidens moins fréquens, dans les campagnes surtout. Nous voulons parler des champignons; ils fournissent dans quelques localités, aux paysans, une nourriture si abondante, si délicate, et à si peu de frais, qu'il serait inutile et peu rationnel de la leur interdire comme la source de nombreux malheurs. En toutes choses il nous semble que l'homme doit appliquer son intelligence et sa raison à séparer le bien du mal, à profiter des choses utiles et à éviter les choses nuisibles; que c'est pour cela que la Providence lui a donné un libre arbitre et une volonté. Le fait est que les espèces malfaisantes de champignons sont moins nombreuses que les bonnes espèces. Qu'y a-t-il donc de mieux à faire que d'apprendre aux intéressés à cueillir, à conserver les unes, et à leur faire distinguer les véritables caractères des autres. Les bons documens à cet égard ne manquent pas, l'*Histoire des champignons comestibles et vénéneux*, du docteur Roques, devrait être entre les mains de tous les propriétaires de château et de tous les curés et les maires des villages. (*Voyez* Champignons).

Commissure. Union. On dit la *commissure des paupières*, *des lèvres*, pour désigner les angles qui les unissent à leurs extrémités.

Commotion. Ébranlement violent communiqué à un organe par une force extérieure. Les commotions du cerveau résultant d'une chute ou d'une percussion violente sont les plus graves et occasionent souvent la mort, soit par la rupture ou le déchirement de la substance cérébrale et des vaisseaux de cet organe, soit par les épanchemens sanguins qui lui sont consécutifs. Dans des accidens de cette espèce, il faut avoir recours immédiatement à un homme de l'art. Quand la commotion est légère, on fait respirer des vapeurs excitantes, telles que le vinaigre, l'éther, l'acide sulfureux que l'on produit en brûlant des allumettes soufrées; on donne un verre d'eau froide simple ou légèrement vinaigrée. Ces moyens suffisent pour rappeler le malade à la connaissance, calmer les envies de vomir et faire disparaître l'espèce de stupeur qui persiste souvent après que les sens ont été rétablis.

Complexion. Synonyme de tempérament.

Complexus. Nom commun à deux muscles qui se trouvent à la partie postérieure du cou, et qui s'attachent d'un côté à l'apophyse mastoïde, et de l'autre aux saillies (apophyses) transversales des vertèbres du cou. Ils servent à renverser la tête en arrière ou de leur côté respectif.

Compresse. Morceau de linge plié en plusieurs doubles dont on se sert dans le pansement des plaies. Il faut avoir soin de les renouveler à chaque pansement, quand même elles ne seraient pas salies par le pus, parce qu'elles n'en sont pas moins imprégnées des parties évaporées de ces écoulemens.

Concombre. *Cucumis*. Genre de la famille naturelle des cucurbitacées. Le *concombre commun* qu'on mange est aqueux et fade, il contient très-peu de matière nutritive; on doit plutôt le considérer comme une substance rafraîchissante que comme une substance alimentaire. Les *cornichons* ne sont que les jeunes fruits du concombre confits au vinaigre. Un mélange convenablement préparé de pulpe de concombre et d'axonge fournit un *cosmétique* précieux, surtout parce que son usage est sans danger et très-propre à assouplir la peau et à faire disparaître les petites efflorescences furfuracées qui la gercent.

Concrétion. Dépôt de matière osseuse, salino-terreuse, qu'on rencontre quelquefois dans l'épaisseur des tissus, après des inflammations chroniques ou des suppurations.

Condyle. Espèce de saillie osseuse servant aux articulations.

Congénial, adj. Qui sert à qualifier les maladies de naissance.

Congestion. Accumulation d'un liquide, et particulièrement du sang dans un organe.

Conjonctive. Membrane séreuse qui unit le globe de l'œil aux paupières; on la divise en deux portions, celle qui appartient aux paupières, et qui s'appelle *palpébrale*; l'autre s'attache au globe de l'œil et porte le nom de *conjonctive oculaire*. L'inflammation de cette membrane porte le nom d'*ophthalmie*.

Consomption. *Tabes, phthisis*. État morbide général caractérisé par la diminution lente et progressive des forces, avec fièvre plus ou moins prononcée, Elle peut être le résultat de causes très-différentes. Un accroissement rapide, la vieillesse, l'inanition, une *lactation excessive* pour les jeunes enfans, une fatigue générale long-temps continuée, l'abus des plaisirs vénériens, les affections tristes de l'âme, etc., etc. Elle est aussi la conséquence obligée de beaucoup de maladies incurables.

Consoude. *Ssymphytum*. Genre de plantes de la famille des borraginées; en médecine on n'emploie que la grande consoude, *consolida major*, ou *symphytum officinale*. Elle croît dans les prés humides, sur le bord des étangs et des ruisseaux. On donne sa racine en décoction dans le traitement des hémorrhagies accompagnées d'irritation et de fièvre. On en fait aussi un sirop fort usité dans les mêmes cas, mais que les substances étrangères qu'on y ajoute rendent véritablement astringent et tonique.

Constipation. État d'une personne qui ne peut aller librement à la selle. La liberté du ventre est une condition nécessaire de la santé, il est donc important de l'entretenir; si elle reste quelque temps entravée, il se manifeste des accidens plus ou moins graves : l'appétit se perd, le ventre acquiert plus de volume et de dureté, il survient des douleurs lombaires, des pesanteurs vers l'anus, des douleurs de tête, des insomnies, des anxiétés, des coliques, des hémorrhoïdes.

La constipation accidentelle se guérit par des lavemens simples ou préparés avec de l'infusion des herbes émollientes ou de quelques plantes laxatives, telles que la mercuriale ou le séné. Quand ces moyens sont insuffisans, on a recours à l'emploi d'une potion purgative préparée avec de la manne, de la rhubarbe, du jalap et des sels neutres.

Les constipations habituelles se guérissent par les mêmes moyens long-temps continués et auxquels on ajoute l'exercice à pied, l'usage d'alimens doux et acidulés, des végétaux herbacés, des fruits, le lait pur ou coupé, le petit-lait, la décoction de pruneaux, l'eau de veau, le bouillon aux herbes, la limonade de crême de tartre. Si ce régime est insuffisant, on fait usage de quelques pilules de jalap, d'aloès, prises le matin à jeun ou immédiatement avant les repas.

Il y a une espèce de constipation qui survient chez les vieillards et qui est causée par une accumulation de matières fécales endurcies dans le rectum. Il faut quelquefois avoir recours à des moyens mécaniques, tels que le doigt ou une curette, pour en faire l'extraction.

Nous n'avons rien à dire des constipations qui sont dues à l'occlusion progressive d'une partie quelconque du canal intestinal, on ne les reconnaît qu'après la mort de l'individu. C'est une occlusion de ce genre qui a tourmenté le grand tragédien Talma pendant toute sa vie et qui a causé sa mort.

CONTAGION, s. f. Mode de transmission d'une maladie d'un individu à un autre, au moyen du contact médiat ou immédiat. (Nacquart.) La science n'offre rien de positif sur la nature des principes contagieux, sur les causes qui les produisent, sur leurs divers modes de transmission ; on ne peut pas non plus déterminer rigoureusement toutes les maladies qui sont constamment contagieuses, ni toutes celles qui peuvent le devenir par circonstance, néanmoins on s'accorde assez généralement sur les principes suivans :

1° Toutes les maladies contagieuses peuvent devenir épidémiques ou épizootiques; mais toutes les maladies épidémiques ou épizootiques ne sont pas toujours contagieuses.

2° Une même maladie épidémique peut, dans un temps ou dans un lieu, n'être pas contagieuse, et le devenir dans un autre temps ou dans un autre lieu.

3° Toutes les mesures sanitaires généralement applicables aux épidémies le sont aussi aux maladies contagieuses, lesquelles exigent en outre des mesures particulières qui doivent être modifiées suivant le mode de transmission et de propagation de chacune de ces maladies.

4° Dans le doute sur la propriété contagieuse d'une maladie, on doit se déclarer de préférence pour la contagion.

Les maladies contagieuses au plus haut degré sont : la syphilis, la rage, la gale, la lèpre, la petite-vérole, la *fièvre jaune* et le *typhus*, la peste. La phthisie pulmonaire ne jouit point de ce privilége funeste, et ce n'est que pour obéir à un préjugé sans fondement que dans les pays méridionaux on anéantit tous les objets qui ont servi aux individus morts de cette maladie. (*Voyez* Épidémie, Lazaret, Quarantaine, etc.)

Contractilité. Force vitale, admise en physiologie pour désigner la cause universelle des mouvemens organiques par resserrement.

Contre-poison. Moyen propre à combattre l'effet d'un poison. Y a-t-il de véritables contre-poisons? Le doute qui a long-temps régné sur cette question a été levé depuis long-temps par les travaux de M. Orfila.

Tous les sels solubles de mercure et de cuivre sont décomposés sur-le-champ par une dissolution d'albumine ou par le gluten, et le nouveau produit qui se forme n'exerce aucune action nuisible sur l'économie animale.

Le lait étendu d'eau est le contre-poison des sels d'étain.

L'infusion de noix de galle est le contre-poison des préparations d'antimoine soluble.

L'eau tenant en dissolution une très-petite quantité de sel commun est le contre-poison du nitrate d'argent.

La magnésie, délayée dans une grande quantité d'eau, est le contre-poison de tous les acides, même les plus concentrés.

Les boissons légèrement acidulées sont un contre-poison infaillible des alcalis concentrés.

Il y a pourtant encore des médecins qui ne croient pas à l'existence de tous ces contre-poisons dont l'effet est irrécusable; ils fondent leur opinion sur ce que l'estomac de l'homme n'est pas un vase chimique. Mais les expériences dont il s'agit et qu'ils récusent ont été faites sur des animaux; et certes quoiqu'il y ait fort loin de l'organisation du chien à celle de l'homme, il n'en est pas moins vrai qu'ils ont tous les deux un sac membraneux pour estomac. Il serait à désirer que l'on pût trouver pour l'arsenic et pour les autres substances qui donnent lieu à des crimes ou à des accidens mortels, un contre-poison aussi infaillible que ceux dont nous venons de parler.

Lorsqu'il n'y a pas long-temps qu'un poison a été avalé, dit M. Orfila, et qu'il se trouve encore dans le canal digestif, le premier soin de l'homme de l'art doit être d'empêcher l'action de la portion de la substance vénéneuse qui n'a pas encore agi. (*Voyez* Empoisonnement.) Il ne peut parvenir à ce but qu'en cherchant à évacuer le poison par le haut ou par le bas, ou en le combinant avec un corps qui neutralise ses propriétés vénéneuses sans aggraver la maladie, et mieux encore en administrant un médicament propre à remplir l'une et l'autre de ces indications. Or, il est généralement admis aujourd'hui que, dans l'empoisonnement par les substances minérales, on doit solliciter les évacuations en gorgeant les malades de liquides doux et même aqueux qui distendent l'estomac et le forcent à se contracter, et non pas en employant des évacuans qui pourraient augmenter l'irritation ; donc il est avantageux de faire usage des contre-poisons dont nous avons constaté l'efficacité, parce qu'ils réunissent les conditions des liquides aqueux propres à favoriser les évacuations, et surtout parce qu'ils jouissent de la propriété de transformer en une matière inerte les substances vénéneuses dont l'expulsion pourrait être plus ou moins retardée.

L'usage des contre-poisons est indiqué dans la première période de l'empoisonnement; mais lorsque le poison a été entièrement expulsé avec la matière des vomissemens ou des selles, il ne faut plus s'occuper que de la maladie qu'il a déterminée. (*Voyez* Empoisonnement).

Convalescence. Etat intermédiaire entre la maladie qui vient de finir et la santé qui n'est pas encore complètement rétablie. Dans les maladies aiguës, la convalescence est marquée par un amaigrissement subit de tout le corps, et en particulier de la face, qui devient en même temps plus pâle, ce qui tient à la disparition de la fièvre et à la cessation de la chaleur morbide qu'elle développe et qui tient en quelque sorte les tissus et les liquides dans un état d'expansion tout particulier. La convalescence, courte dans l'enfance et dans la jeunesse, est progressivement plus longue dans l'âge viril et dans la vieillesse; plus longue dans les lieux bas et humides que dans les lieux secs et élevés. Le convalescent doit être placé dans une chambre vaste, accessible à l'air, exposée aux rayons du soleil et maintenue dans une température de quatorze à quinze degrés de Réaumur. M. Chomel établit de la manière suivante la progression qu'il est utile d'observer dans l'alimentation du convalescent. On lui permet d'abord, dit-il, quelques bouillons; plus tard, des laits de poule, de légers potages préparés avec la semoule, la fécule de pomme de terre, le salep, le tapioca; quelques cuillerées de chocolat; des gelées animales ou végétales. A une époque plus avancée, on lui accorde la chair rôtie des jeunes animaux, puis des animaux adultes, des poissons à écailles, les purées, les fruits cuits ou bien mûrs, un pain léger dont la quantité sera rigoureusement déterminée et augmentée graduellement. L'eau rougie est la meilleure boisson ordinaire; il convient d'y joindre à chaque repas un peu de vin généreux pris pur, à la dose d'un petit verre. Le mouvement est d'une grande utilité dans la convalescence, mais la faiblesse du sujet oblige à en user avec beaucoup de mesure.

Convulsion. Se dit de tous les mouvemens désordonnés des muscles. (*Voyez* Crampe, Hoquet, Palpitation). La chorée, la coqueluche, le croup, l'épilepsie, la rage, le tétanos, etc., sont autant de maladies convulsives.

Copahu (Baume de). Suc du *copaïfera officinalis*, de

la famille des légumineuses, qui croît au Brésil et dans la Guyane; c'est le meilleur remède qu'on puisse employer contre la blennorrhagie. Il augmente considérablement, chez quelques personnes, la sécrétion de l'urine, et lui communique une odeur particulière. L'expérience prouve qu'on peut l'administrer sans inconvénient dans toutes les périodes de cette affection. La saveur désagréable dont ce médicament pénètre les organes du goût, a donné lieu à une foule de combinaisons pharmaceutiques destinées à la neutraliser. La meilleure est celle qu'a proposée un pharmacien de Paris, M. Dublanc : elle consiste à l'enfermer par doses dans des capsules de gélatine, qui, l'enveloppant de toutes parts, permettent de l'introduire dans l'estomac sans qu'il fasse aucune impression désagréable sur le palais. La dose varie depuis un demi-gros jusqu'à trois gros dans la journée.

Cophose. Synonyme de surdité.

Coquelicot. *Papaver rhœas.* Espèce de pavot portant des fleurs d'un rouge vif, qui croît en abondance dans les champs cultivés et parmi les moissons. L'infusion de ses fleurs est adoucissante et légèrement calmante : on la conseille dans les catarrhes pulmonaires peu intenses, et comme on la prend toujours chaude, elle agit également comme diaphorétique.

Coqueluche, s. f. *Tussis convulsiva*, *morbus cucullatus*, de *cucullus*, capuchon ou coqueluchon, parce qu'on couvrait d'un capuchon la tête de ceux qui en étaient attaqués, afin de les préserver du froid. Cette maladie a régné épidémiquement au commencement du XVe siècle, dans toutes les contrées de l'Europe, du nord au midi, comme le choléra.

La coqueluche est caractérisée par une altération manifeste de la voix, par une toux plus ou moins fréquente qui revient par quintes qui se manifestent surtout la nuit.

Aujourd'hui, cette maladie se remarque plus fréquemment chez les enfans. M. Guersent, qui est peut-être le médecin de Paris qui a eu les occasions les plus fréquentes d'observer la coqueluche, décrit ainsi les phénomènes des accès chez les jeunes sujets :

« Dans la période d'accroissement, les malades se plaignent assez souvent d'une douleur qu'ils rapportent au sternum ; les quintes sont plus longues, plus rapprochées, surtout la nuit; chaque accès s'annonce ordinairement par une titillation incommode dans le trajet de la trachée-artère et du larynx, pendant laquelle les mouvemens d'expiration et d'inspiration sont visiblement irréguliers et incomplets, surtout chez les jeunes enfans, qui paraissent comme saisis d'une espèce de crainte. Cet état s'accompagne d'une grande anxiété et d'un peu de râle muqueux. Au moment où la quinte survient, les enfans s'accrochent aux personnes ou aux corps qui les environnent, ou se réveillent en sursaut et se lèvent sur leur séant s'ils sont endormis. Chaque accès se compose de secousses d'une toux très-sèche, très-sonore, et elles se succèdent si promptement, que le malade ne peut respirer, et paraît près de suffoquer. La face et le cou sont gonflés, de couleur violette; les jugulaires gorgées de sang ; les yeux saillans, hors de l'orbite et larmoyans. Ces quintes se terminent par une ou deux longues inspirations incomplètes et sifflantes, ce qui leur donne un caractère particulier auquel tout le monde reconnait aisément la coqueluche. L'accès s'interrompt quelquefois pendant une ou plusieurs minutes, et reprend ensuite le même caractère ; il ne cesse complètement que lorsque le malade rejette, tantôt par une sorte de régurgitation, tantôt par le vomissement, un liquide filant et limpide qui vient des bronches, quelquefois même de l'estomac, et qui alors est mêlé avec de véritables crachats et des alimens. Ces liquides sont quelquefois sanguinolens, et lorsque la quinte est forte, le sang s'échappe pendant l'accès, par les narines, les oreilles, et même le bord des paupières. Les contrariétés, les cris, les pleurs, excitent souvent les quintes. L'impression qu'elles produisent sur d'autres enfans affectés de coqueluche, paraît même quelquefois provoquer les accès chez ceux qui en sont témoins. Les quintes sont en général beaucoup plus fortes après l'ingestion des alimens et une course précipitée. Le nombre de ces quintes varie beaucoup, suivant le degré d'intensité de la maladie; quelquefois on en observe à peine cinq à six dans la journée; mais lorsque la maladie est grave et à son plus haut degré d'intensité, les quintes se répètent souvent tous les quarts d'heure; elles sont en général plus fréquentes la nuit que le jour. Si l'on applique l'oreille ou le stéthoscope à la partie postérieure du poumon, à l'approche des quintes, on reconnaît quelquefois le caractère du râle muqueux; d'autrefois on ne retrouve aucune espèce de râle. Pendant la quinte, la respiration est complètement suspendue, elle ne s'entend nulle part, mais au moment de l'inspiration, l'air se précipite avec un sifflement très-sonore jusqu'à la bifurcation des bronches, et, ce qui est très-remarquable, il ne pénètre pas au-delà avant une ou plusieurs secondes. »

Chez les jeunes enfans à la mamelle, la coqueluche est quelquefois suivie d'une congestion cérébrale qui devient promptement mortelle.

La coqueluche est le résultat d'une inflammation de la partie inférieure de la trachée et des bronches. On ne connait rien de positif sur ses causes. En automne et en hiver elle dure plus long-temps que dans les autres saisons; elle attaque particulièrement les enfans, depuis la naissance jusqu'à la deuxième dentition. Elle affecte presque toujours un assez grand nombre d'individus. Mais, dit M. Guersent, « indépendamment de son influence épidémique, elle paraît avoir dans la manière dont elle se propage, quelque chose de contagieux, comme le pensent la plupart des auteurs. On a cru remarquer qu'elle suivait, en s'étendant dans un pays, la direction des vents; elle se communique toujours rapidement aux enfans d'une même famille; et cette communication n'a point lieu si on les éloigne les uns des autres, et de tous les enfans infectés. »

La coqueluche est une maladie difficile à traiter, tant à cause de la nécessité où l'on est de tenir compte de la constitution épidémique régnante, que de la diversité des moyens proposés et de la divergence des opinions qu'on a émises. Quelle que soit la constitution épidémique régnante, on s'accorde néanmoins à reconnaître que des boissons adoucissantes et relâchantes, puis un ou plusieurs vomitifs, suffisent pour diminuer son intensité. C'est à l'ipécacuanha qu'on doit avoir recours. Comme les quintes sont d'autant plus fortes que les repas sont plus copieux, il faut diminuer la nourriture et la donner de préférence légère et liquide : tels sont les potages, les fruits, les légumes, le lait et surtout le lait d'ânesse; il faut tenir les malades dans une température douce et égale en hiver et en automne : si c'est en été et que le temps soit favorable, on transporte les malades à la campagne, si on est dans les villes; et quand il y a moyen, on les fait voyager et on les change d'exposition en passant du nord au midi.

Cor, s. m. *Clavus*, *gemursa*. Callosité de forme aplatie qui survient à la partie supérieure et latérale des orteils et même à la plante des pieds. Leur cause la plus ordinaire et peut-être l'unique, consiste dans l'étroitesse de la chaussure. Quelquefois pour les guérir il suffit de les couper, de les *tondre* selon l'expression technique, et de se mettre à l'usage de chaussures mieux proportionnées aux pieds. On calme les douleurs qu'ils occasionnent avec des cataplasmes émolliens et narcotiques. Quand ils résistent au moyen indiqué, il faut avoir recours à l'extirpation, que l'on pratique avec une pointe-mousse légèrement aplatie, en ayant soin de ne diviser aucun vaisseau. On remplit la petite cavité qui en résulte, avec un peu de graisse de mouton recouverte d'un emplâtre de savon ou de diachylon gommé. (Lagneau.) Le docteur Pau, l'un des plus habiles pédicures de Paris, nous pourrions même dire le plus habile, a inséré dans la *Gazette de santé* un article sur la *pédicurie*, qui renferme d'excellens conseils. (Voyez *Gazette de santé*, tome I, page 223). Les moyens proposés par les empyriques sont des remèdes violens qui entraînent toujours des pertes de substance, dénudent les tendons et même les os, et ont souvent occasioné la perte des orteils et des convulsions chez les personnes nerveuses; il faut donc se défier de leur charlatanisme.

Cordial. On donne cette qualification aux médicamens qui augmentent promptement la chaleur du corps et l'action vitale du cœur, de l'estomac et des organes voisins. Un vin généreux, l'éther, sont des cordiaux.

Corne de cerf. On désigne par ce nom, en pharmacie, le bois du cerf commun, *cervus elaphus*. Elle contient beaucoup de gélatine et du sous-phosphate de chaux. On la râpe et on la fait bouillir pour en extraire le principe gélatineux; on sucre la liqueur qui en résulte, et on la donne comme boisson adoucissante dans les cas d'irritation des voies digestives, dans les diarrhées, les dysenteries, les hémorrhagies intestinales et les hémoptysies. En prolongeant la décoction, on obtient une gelée qui convient dans les mêmes cas.

Cornée. Membrane transparente qui forme le devant de l'œil, ce qu'on appelle le miroir de l'œil. (*Voyez* OEil).

Cornets des fosses nasales. Lames osseuses recourbées qui font partie des fosses nasales, et qui sont destinées à augmenter la surface de leurs parois, et par conséquent celle de la membrane olfactive.

CORONAL. (*Voyez* Frontal.)

CORSET. Ce vêtement est depuis long-temps l'objet de la réprobation des médecins, mais l'hygiène qui en défend l'usage ne l'a point emporté sur la mode qui le prescrit. L'empereur Joseph II essaya vainement d'en abolir la coutume dans ses états; vainement il essaya d'attacher le mépris à cette sorte de vêtement, en ordonnant par un décret que les femmes condamnées aux travaux publics porteraient un corset et des paniers : les paniers ont été abandonnés parce que la mode ne les a plus voulus, mais les corsets sont restés parce que la mode les veut encore. Or, voici les inconvéniens de la mode relativement aux corsets. En comprimant les côtes, les corsets empêchent leurs mouvemens, la dilatation du poumon. De là, la stase du sang dans ce viscère, la difficulté de respirer, le crachement de sang, les toux habituelles, les tubercules, la phthisie, les anévrismes du cœur. La compression des organes contenus dans l'abdomen empêche tous les mouvemens des viscères qu'il renferme. De là, gêne dans la circulation des fluides, engorgement de tous les tissus et des organes parenchymateux, digestions pénibles et laborieuses, chyle de mauvaise nature, phlegmasies gastro-intestinales, et développement vicieux et irrégulier du fœtus. (*Voyez* Ceinture et Vêtement.) On éviterait une partie de ces dangers, si au lieu de se servir de baleines, on n'employait dans la confection des corsets que des tissus élastiques.

CORYZA. Mot grec francisé, servant à désigner ce que le vulgaire appelle enchiffrènement, rhume de cerveau. C'est le *catarrhe nasal* des pathologistes. L'impression du froid, surtout aux pieds et à la tête, est la cause occasionelle la plus ordinaire de cette affection. (*Voyez* Catarrhe.) Lorsqu'il est récent, on recommande le séjour à la chambre dans une température douce et uniforme. Si les affaires obligent à sortir, il faut le faire seulement au milieu du jour, se vêtir chaudement et éviter l'impression de l'air froid, du vent et de la poussière, en respirant à travers un mouchoir tenu sous les narines. On prend des bains de pieds chauds et avec de la farine de moutarde. Les vapeurs émollientes dirigées vers le nez sont utiles à plusieurs, mais elles augmentent quelquefois le mal de tête, et dans ce cas il faut s'en abstenir. Quand il y a de la fièvre, il faut s'abstenir de tout aliment solide, et même se borner, pour toute boisson, à une infusion chaude de bourrache ou de fleurs d'œillet. Lorsque ces moyens ne suffisent pas, il faut en aider l'effet par des purgatifs qui agissent alors par dérivation sur le tube intestinal. Mais il faut se rappeler que l'emploi des purgatifs, quels qu'ils soient, n'est réellement utile et sans danger que quand l'estomac ou les intestins ne sont le siége d'aucune irritation.

Cosmétique, s. m., du grec *cosmein* orner. Moyen propre à conserver la beauté. Il n'y a de véritables cosmétiques que les lois de l'hygiène bien observées. L'âge blanchit les cheveux les plus noirs, imprime des rides sur le front de la beauté, décolore les visages les plus frais, attriste les plus rians ; et les maladies comme les écarts de régime produisent encore plus rapidement tous ces effets désastreux. Si toutes les femmes n'ont pas assez de philosophie pour accepter les conditions de l'âge, qui pourtant ne sont pas toujours sans bénéfice, pourquoi y en a-t-il si peu qui s'appliquent à éviter les causes de maladie et qui ne se laissent pas aller aux écarts de régime ; tous les écarts de régime ne consistent pas dans l'abus des alimens, il en est de plusieurs espèces, et en voici un que le docteur

Savatier a fort bien défini dans son *Traité des maux de gorge*, et qui exerce sur la santé du beau sexe une influence trop marquée pour que nous puissions nous abstenir de le citer : c'est l'impression du froid sur un cou nu. La mode, le désir de plaire en montrant de belles épaules et un cou de cygne, ont fait échancrer outre mesure cette partie de vêtement destinée à les couvrir. Quelle femme de bon ton oserait se présenter dans un bal, dans une soirée, dans un spectacle, sans avoir les charmes à demi découverts et exposés aux regards avides de ses amoureux poursuivans. On dirait à voir les femmes à demi nues, que Tartufe n'a jamais passé par là; dans mainte occasion cependant, le mouchoir du pauvre homme est d'un fort bon usage, non pas, comme il le dit, que

Par de pareils objets les âmes sont blessées;

mais c'est que le corps en souffre, et que ces charmes si frais, si agaçans, ont bientôt perdu leur éclat et leurs belles formes, par le contact répété de l'air froid succédant ainsi rapidement à une température élevée. La mode des schals, des pèlerines en fourrure, des boas, est en cela une excellente chose, et il est à désirer que le beau sexe s'y tienne; mais elle ne remplit pas tout-à-fait le but. On sort d'un salon où la foule était grande, et par conséquent la température élevée et la respiration difficile; on se présente au grand air, dont l'impression subite frappe la figure animée, tandis que d'un autre côté ce même air se précipite avec violence dans les poumons avides de respirer. Comment une transition si brusque ne serait-elle pas la cause d'un grand nombre de maladies? Le plus souvent elle ne cause qu'une angine et l'on n'y fait point attention; mais cette angine persiste, devient chronique, et ce n'est plus seulement une gêne dans la déglutition que l'on éprouve, ce sont des vapeurs infectes dont le malade est un véritable foyer (1). Et pour se débarrasser de la mauvaise haleine, on aura recours aux pastilles désinfectantes, aux eaux spiritueuses, moyens inutiles et qui ne feront qu'aggraver le mal pour peu qu'on persiste dans leur emploi.

Il n'est point de recettes qu'on n'ait proposées en vain pour effacer les rides du visage, qui sont le résultat des soucis ou de la vieillesse. Mais si la peau a perdu seulement sa souplesse et son brillant chez une personne encore jeune, on peut les lui rendre par quelques lotions douces ou des embrocations onctueuses. Les pommades de concombres, de cacao, de baume de la Mecque, remplissent assez bien un pareil but. La recette suivante n'est pas à dédaigner pour le même objet. On triture dix gouttes de baume de la Mecque avec un gros de sucre, on y ajoute un jaune d'œuf, on mêle exactement en y versant peu à peu six onces d'eau de roses distillée, et on passe le tout à travers un linge fin. On se frotte le visage le soir avec cette composition qu'on laisse sécher sur la peau sans l'essuyer. Le matin on se lave avec l'eau pure. Pour faire disparaître les taches produites par le hâle, on délaie une certaine quantité de farine de haricots et des quatre semences froides en poudre dans de la crême fraîche, pour en former une pâte dont on se sert comme du mélange précédent. Ce dernier moyen convient aussi après la petite-vérole, pour effacer plus promptement les rougeurs laissées par les boutons.

Toutes les compositions des charlatans qui paraissent avoir quelque efficacité, sont dangereuses par les suites qu'elles amènent. Nous en avons analysé un très-grand nombre : presque toutes celles dont nous avons trouvé l'indication dans les journaux, contiennent des substances

(1) Voyez le *Traité des maux de gorge et des moyens de les guérir*, par le docteur Clément Savatier, deuxième édition, prix : 3 fr.; au bureau de la *Gazette de santé*.

métalliques répercussives, qui sont susceptibles de causer les maladies internes les plus graves, telles que des ophthalmies graves, des phthisies pulmonaires, des maux d'estomac, des flueurs blanches, etc. Pour ce qui concerne la coloration des cheveux, *voyez* Canitie.

Côte, s. f. Arc osseux qui concourt à former les parties latérales de la poitrine. Les côtes sont au nombre de vingt-quatre, douze de chaque côté; il y a cependant des individus qui n'en ont que onze, d'autres qui en ont treize; mais ces exceptions sont extrêmement rares. Les côtes s'articulent par devant avec le sternum (planche I, 11 et 12) et par derrière avec les vertèbres du dos (planche II, 5). Ainsi disposées, elles sont susceptibles d'un mouvement d'élévation et d'abaissement. Lorsqu'elles s'élèvent, d'obliques qu'elles étaient, elles deviennent perpendiculaires à la colonne, elles s'écartent ainsi les unes des autres, et elles augmentent l'étendue de la poitrine dont elles agrandissent les diamètres: c'est dans ce mouvement qu'a lieu le phénomène de *l'inspiration*, par lequel l'air pénètre dans les poumons et les gonfle. L'expiration a lieu par le mouvement contraire.

Cotyloïde, du grec *kotulé* vase. Nom donné à une cavité de l'os coxal ou des îles (*Voyez* figure I, 15; figure II, 7.) qui reçoit la tête du fémur. (*Voyez* figure I, 25, et figure II, les mêmes parties vues par derrière.)

Cou, *collum, cervix,* en grec *trachelos*. Partie du tronc comprise entre la tête et la poitrine, et formée, quant à sa charpente, par sept vertèbres qu'on appelle cervicales, dans le canal desquelles est logé le commencement de la moelle épinière. (*Voyez* planche I, 9, et planche II, 2.) Il se compose aussi de muscles, d'artères, de veines, de nerfs, de glandes lymphatiques, de tissu cellulaire, et il contient le pharynx, le commencement de l'œsophage, le larynx, une partie de la trachée-artère, la glande thyroïde. (*Voyez* ces mots).

Couches. Le temps des couches est une véritable maladie pour les femmes qui ne veulent pas nourrir leurs enfans; pour les autres, ce n'est que la dernière période de l'accomplissement d'une fonction. Les premières ont besoin de toutes sortes de précautions dont le détail formerait un cours complet d'hygiène; il leur faut un bon accoucheur, un accoucheur qui soit médecin, et non pas de ceux qu'à Montpellier on qualifie de sages-femmes; il leur faut de la paille dans la rue pour que le bruit des voitures n'ébranle pas leur système nerveux irrité par les douleurs de l'enfantement, et une foule d'autres choses tout-à-fait inutiles aux mères qui veulent remplir leur devoir jusqu'au bout, et ne se séparer de leurs enfans que quand ils sont en état de porter eux-mêmes une nourriture artificielle à leur bouche et de la broyer convenablement avec leurs propres dents. Une femme qui n'allaite pas, doit couper court à la fonction de la lactation dont la nature a pris soin de préparer pendant neuf mois les matériaux: cette suppression ne se fait jamais sans que la nature soit violentée, et ce n'est qu'à l'aide de grandes précautions qu'on peut échapper aux dangers qu'elle fait courir. Pour dissiper le lait, on a recours à une foule de médicamens variés; le fait est qu'il n'y a pas de véritables antilaiteux, et tous les purgatifs que l'on a décorés de ce nom, n'agissent pas autrement qu'en excitant une dérivation sur le tube intestinal. A cet égard, il faut surtout que les femmes en couches qui n'allaitent pas se gardent bien de suivre les conseils de chaque commère qui va les visiter, et qui se croirait blâmable de quitter le lit de l'accouchée sans avoir laissé son avis fondé sur son expérience de trois ou quatre couches et sur une vingtaine de préjugés.

Nous avons vu des femmes qui, sur le conseil de ces commères (et les commères de ce genre ne sont pas seulement dans les basses classes), ayant fait certaines applications sur les seins, afin de les dégorger plus promptement et de leur rendre leur fermeté et leur élasticité, en ont atrophié la glande et les ont perdus complètement; d'autres y ont favorisé la formation de nombreux abcès; d'autres enfin y ont enfoui le germe dévorant d'un cancer incurable. Jeunes mères, nourrissez toujours vos enfans, et vous conjurerez infailliblement la plus grande partie de ces dangers. (*Voyez* Lait, Péritonite, Métrite, Mamelles.)

Coude. *Cubitus*. Angle saillant, formé par la jonction du bras avec l'avant-bras. L'apophyse olécrâne du cubitus en forme le point le plus saillant. Au pli du coude on remarque ordinairement quatre ou cinq veines qu'on peut distinguer à travers la peau, surtout quand on pratique une ligature un peu au-dessus de l'articulation. On reconnaît l'artère à ses battemens dont il faut bien s'assurer avant de pratiquer la saignée, afin de ne pas l'atteindre avec la lancette et d'éviter une hémorrhagie dangereuse.

Couleurs (Pâles-). (*Voyez* Chlorose.)

Coup de sang. *Sanguinis ictus, apoplexia sanguinea.* C'est un épanchement de sang qui se fait dans le cerveau par la rupture subite de quelques vaisseaux sanguins. Les personnes qui peuvent craindre de pareils accidens doivent bannir avec soin l'usage des vêtemens ou portions de vêtemens susceptibles d'apporter des obstacles à la libre circulation du sang dans les parties supérieures. Elles doivent coucher sur un lit fortement incliné de la tête aux pieds; observer un régime sobre, délayant, et se priver de tous mets excitans; ne pas se livrer à des exercices violens, et éloigner toutes les affections morales violentes, soit de peine, soit de plaisir, susceptibles d'activer brusquement la circulation; appliquer quelquefois des sangsues à l'anus, surtout quand elles éprouvent des pesanteurs de tête. (*Voyez* Apoplexie.)

Coup de soleil. Impression violente produite sur la tête par les rayons d'un soleil ardent. Les citadins élevés dans la mollesse y sont plus sujets que les habitans de la campagne. Cependant ils attaquent quelquefois les laboureurs dans le temps de la moisson; c'est ainsi que périt le mari de la belle Judith. *Et vir ejus fuit Manasses, qui mortuus est in diebus messis hordeaceæ : Instabat enim super alligantes manipulos in campo, et venit æstus super caput ejus, et mortuus est...* (Judith, ch. VIII, v. 2, 3.) « Son mari était Manassés, qui mourut dans le temps de la moisson. Il était auprès de ceux qui liaient les gerbes dans le champ; la chaleur lui donna sur la tête, et il mourut. » Voici un autre fait cité par Tissot : Un jour qu'il faisait très-chaud, un couvreur se plaignit à son camarade d'un violent mal de tête qui augmentait de minute en minute; au moment où il voulut se retirer il tomba mort sur-le-champ. Quelquefois au lieu d'un mal de tête, le coup de soleil détermine un délire violent, auquel le malade succombe en peu de temps. C'est à ce délire que le vulgaire a donné le nom de fièvre chaude. L'ardeur solaire est encore plus dangereuse pendant le sommeil. La surdité, la goutte-sereine, la paralysie des membres, la folie, en sont les suites les plus fréquentes.

Pour arrêter les progrès d'un mal aussi violent, il faut avoir recours à de larges saignées, qu'on réitère même s'il y a lieu (Louis XIV fut saigné neuf fois pour un coup de soleil qu'il avait reçu à la chasse, et il guérit); ensuite on met les jambes dans l'eau tiède et l'on fait usage de boissons rafraîchissantes acidules, telles que la limonade, l'eau de groseilles, de cerises, le sirop de vinaigre dans de l'eau, le petit-lait. On applique aussi sur le front, sur les tempes, sur la tête même, des linges trempés dans l'eau fraîche. Si ces moyens n'arrêtent pas le mal ou ne diminuent point sensiblement son intensité, il faut, sans plus tarder, avoir recours aux conseils d'un homme de l'art.

Cette mauvaise influence de la chaleur du soleil se fait sentir principalement au printemps, et en été pendant les grandes chaleurs. Au printemps, le soleil ne fait du mal que lorsque la personne qui y est exposée reste immobile. La terre étant encore froide et souvent humide, empêche la chaleur des pieds et repousse les fluides, tandis que le soleil attire ces derniers à l'extrémité supérieure. Il résulte de ces deux circonstances : d'abord un afflux rapide vers la tête, ensuite une irritation des organes qui sont contenus dans le crâne ou qui l'enveloppent. Ces soleils du printemps ne sont à craindre que pour les personnes qui n'ont point fait d'exercice pendant l'hiver.

Le meilleur moyen de se garantir des coups de soleil serait sans doute de se tenir constamment à l'ombre. Ce conseil, digne de M. de la Palisse, est en dernière analyse le meilleur que l'on puisse donner. Les chapeaux blancs ne présentent pas à cet égard tous les avantages qu'on espérait rencontrer dans leur usage, surtout depuis qu'on s'est avisé de les rendre imperméables. On doit au contraire donner la préférence aux chapeaux qui sont perméables à l'air et à l'eau, parce que le feutrage en étant moins serré, ils donnent peu de chaleur. Pour ce qui est de leur couleur, la différence qui devrait exister entre les noirs et les blancs, relativement à leur aptitude à se pénétrer du calorique, n'est pas aussi sensible qu'on pourrait le croire, en ne consultant que les lois de la physique. On a fait des expériences directes à ce sujet.

Couperose. C'est une espèce de dartre qui attaque

spécialement les joues, les pommettes, le nez, le front. et qui se manifeste sur ces diverses parties par une couleur rosacée, de laquelle elle a tiré son nom. Comme cette maladie n'entraîne aucun danger, bien des personnes, par habitude ou par paresse, la conservent toute leur vie. Cependant lorsqu'elle parvient à son plus haut degré d'accroissement, dit M. Alibert, elle altère toutes les formes du visage et efface tous les traits de la physionomie. Cette affection est très-souvent héréditaire. J'ai presque toujours vu, dit l'illustre auteur de la *Monographie des dermatoses*, que les jeunes filles qui étaient atteintes de cette éruption appartenaient à des parens frappés du même vice. Je connais une famille chez laquelle la couperose se transmet depuis quatre générations successives. Les causes générales de cette maladie, qui est assez ordinaire aux courtisans de Bacchus, peuvent se rapporter également à tout ce qui tend à appeller le sang vers les parties superficielles de la face. Telles sont les émotions fréquemment répétées et subites de joie ou de tristesse, de peine ou de plaisir; les anxiétés continuelles que les joueurs éprouvent; les veilles immodérées, la lumière irritante des bougies, l'abus des cosmétiques, et principalement du fard. Pour se débarrasser de cette infirmité si mal-séante et si mal placée, il faut renoncer aux causes qui sont censées l'avoir produite, et dont nous avons énuméré les principales; adopter un régime de vie sobre, régulier, composé de viandes blanches, de légumes frais, de fruits aqueux; éviter les exercices fatigans; ne pas séjourner dans des endroits chauds ou près du feu, etc.; et pour toute médication, employer en lotions sur le visage les eaux minérales sulfureuses de Baréges, de Cauterets ou d'Aix-la-Chapelle, ou de Bade en Suisse. Si le mal ne cède pas au bout d'un certain temps, c'est qu'il tient à quelque cause interne dont un médecin habile peut seul apprécier l'action, et par conséquent il faut se hâter d'aller le trouver, et ne rien faire que d'après ses conseils.

CRAMPE, s. f. Contraction involontaire d'un ou de plusieurs muscles, accompagnée d'une douleur extrêmement vive : elle est ordinairement le résultat de la compression ou de la contusion d'un nerf. On fait cesser les crampes immédiatement en étendant fortement le membre qui en est le siége. Les personnes sujettes aux crampes doivent s'abstenir de l'exercice de la natation, en pleine eau surtout, si elles ne veulent pas courir le risque de se noyer.

Crampe d'estomac, plus récemment Gastralgie. *Gaster* estomac, *algos* douleur. Douleur d'estomac qui ne s'accroît point par une pression forte des doigts, et qui paraît même se calmer au contraire dans certains cas sous l'influence de cette pression. Cet état existe sans fièvre, sans altérer la nutrition, caractères qui le distinguent de la gastrite chronique ou irritation de l'estomac. Les femmes en sont plus souvent affectées que les hommes, et parmi ces derniers, ce sont les gens de lettres qui en sont le plus fréquemment atteints. Il y a une autre espèce de gastralgie très-commune aussi chez les femmes, qui est connue sous les noms de *soda*, de *pyrosis* ou de *fer chaud*, et qui consiste dans un sentiment d'ardeur, de brûlure, naissant dans l'estomac et se prolongeant le long de l'œsophage. Pour se guérir de cette affection, il faut s'abstenir de l'usage des alimens d'une difficile digestion, des fritures, des légumes farineux qui développent des gaz; se mettre à l'usage de l'eau simple pour toute boisson, ou tout au plus de l'eau rougie avec du vin vieux. Quand la susceptibilité de l'estomac est extrême, il faut prendre, pendant quelque temps, du lait d'ânesse pour toute nourriture, ou bien du lait de vache coupé avec de l'eau sucrée. Il y a des personnes qui se sont fort bien trouvées d'un bain tiède pris *pendant le repas*, et continué jusqu'à l'entier accomplissement de la digestion stomacale. Lorsque les douleurs sont très-vives, il ne faut pas hésiter à employer des calmans et même l'opium ; mais pour ces cas particuliers on conçoit qu'il est indispensable d'avoir l'avis d'un médecin.

Crane, s. m., de *cranos* casque, ou de *carénon* tête. Boite osseuse qui renferme et protége le cerveau et ses enveloppes. Le crâne est composé de huit os qui sont le frontal ou coronal, l'ethmoïde, les pariétaux, le sphénoïde, les temporaux et l'occipital. (*Voyez* ces mots.) Tous ces os sont formés par deux tables de substance compacte, séparées par une table de substance spongieuse plus ou moins abondante, selon les individus et les âges. Le frontal et le sphénoïde sont creusés de *sinus* (*Voyez* ce mot.) qui s'ouvrent dans les fosses nasales et qui rétrécissent la cavité du crâne, d'autant plus qu'ils sont plus développés. Ces sinus n'existent point à la naissance de l'enfant; ils ne se développent qu'avec l'âge. A la naissance aussi, les os ne sont pas articulés entre eux dans toute leur longueur ; ils laissent des intervalles remplis par le *péricrane* et la dure-mère, auxquels on a donné le nom de *fontanelles*. Les fontanelles restent même quelquefois membraneuses jusqu'à la fin de l'âge viril.

Cranioscopie, s. f., de *cranion* crâne, et de *scopeô* j'examine. Ce mot désigne le système divinatoire proposé par Gall, et qui a pour but de faire apprécier, par l'examen extérieur du crâne, le degré de développement du cerveau et de ses diverses parties, et par suite celui des facultés intellectuelles qui lui correspondent.

Ce système suppose deux choses : 1° que les facultés intellectuelles ont chacune dans le cerveau, et qu'elles font saillir à sa surface même, un organe particulier composé d'une portion de la masse cérébrale affectée à leur manifestation ; 2° que la saillie formée par cet organe ou portion de la masse cérébrale est exactement reproduite sur le crâne, et appréciable à travers son épaisseur malgré la peau et les cheveux qui la recouvrent. Jusqu'à présent au moins ces deux suppositions sont restées gratuites. M. Gall lui-même n'a tenté de démontrer la première que par des analogies, la plus faible de toutes les démonstrations ; et quant à la seconde, il y a des raisons anatomiques qui permettent d'affirmer qu'elle n'aura jamais aucun fondement véritable. Quelque ingénieuse qu'ait pu paraître dans son principe l'idée de la cranioscopie, et quelque talent que Gall ait mis à la propager, elle n'en est pas moins restée une absurdité. (*Voyez* Encéphale et Phrénologie.)

Crapaud. *Rana bufo.* Reptile de l'ordre des batraciens. Il ne vit qu'au milieu des plantes fétides et dans les lieux obscurs ; il découle de tout son corps un fluide qui rend en quelque sorte vénéneux les fruits, les légumes et les champignons qui en ont été souillés. M. Bosc ayant manié un crapaud, porta sa main à son nez et fut tourmenté de nausées et même de vomissemens. Ces effets délétères sont dus à l'humeur âcre, caustique et d'une extrême amertume, qui est sécrétée par sa peau. Cependant M. Hippolyte Cloquet assure qu'à Paris même, ce sont des cuisses de crapaud que l'on vend presque toujours pour des cuisses de grenouille. Le conseil de salubrité devrait y veiller. Au reste, le même auteur ajoute qu'en Afrique et en Amérique, les nègres font d'excellens repas avec cet animal hideux. Lequel est le plus délicat du palais du Caffre ou de celui du Parisien ? (Voyez *Gazette de santé*, tome I, page 43).

Crême de tartre. (*Voyez* Tartrate acidule de potasse).

Cresson. Nom commun à plusieurs plantes de la famille des crucifères. Le plus remarquable est le cresson de fontaine, dont la saveur piquante et agréable forme le meilleur assaisonnement des volailles rôties, et dont le suc, clarifié et administré à la dose de deux à quatre onces, forme un excellent antiscorbutique.

Cresson alénois. (*Voyez* Passe-rage.)

Cresson du Para. (*Voyez* Spilanthe.)

Crevasse. Le meilleur remède pour les crevasses ordinaires des pieds et des mains consiste, selon Percy, dans des onctions avec la pommade suivante : moëlle de bœuf crue, une once; graisse de rognons de veau, deux onces; miel et huile d'olive, demi-once de chaque; camphre, demi-gros : faites fondre sur les cendres chaudes, en mêlant avec une spatule de bois. On étend un peu de cette pommade sur chaque crevasse; on en graisse la main et s'il y a lieu le pied, et on porte nuit et jour un gant et un chausson de peau, qu'on ne change point, qui suffit pour tout appareil, et qui, devenu gras, contribue efficacement à rendre aux tégumens la mollesse et l'onctuosité qu'ils ont perdues.

Crise, s. f., du grec *krisis* jugement. Mouvement violent et accompagné de trouble, qui paraît terminer la lutte entre les forces médicatrices et la cause morbifique, et qui décide ordinairement de la mort ou de la guérison du malade. (Coutanceau.) La doctrine des crises est l'un des points les plus élevés, les plus incertains et les plus controversés, de la science des maladies. Les crises les plus favorables sont celles qui se dirigent de l'intérieur à l'extérieur. Elles s'opèrent sur les membranes muqueuses par l'accroissement insolite de leurs produits ordinaires; à la surface de la peau par des sueurs abondantes ou des éruptions; sur le système des glandes par les urines, la salivation, les parotides, les bubons; sur le système cellulaire par des indurations, des furoncles ou des dépôts purulens, etc. On donne le nom de jours critiques à ceux dans lesquels les crises ont lieu.

Cristallin, du grec *crystallos*, glace. Petit corps lenticulaire, transparent comme le cristal, contenu dans l'intérieur de l'œil, et entouré d'une membrane particulière que l'on nomme la *capsule du cristallin*. Lorsque, par les progrès de l'âge ou par toute autre cause, le cristallin ou sa membrane perdent leur transparence ou deviennent opaques, l'affection particulière qui résulte de cette opacité prend le nom de *cataracte*. (*Voyez* ce mot.)

Crotale, de *krotalon* grelot. Nom donné au serpent à sonnettes. Le boïquira, le plus grand et le plus dangereux des crotales, a ordinairement de quatre à cinq pieds de longueur et quinze à dix-huit pouces de circonférence. La mâchoire supérieure des crotales est armée de deux crochets venimeux, dont la piqûre est promptement mortelle. (Voyez *Gazette de santé*, tome I, page 241 ; cet article est accompagné d'une planche. *Voyez* aussi Vipère.)

Croup. Mot emprunté au langage écossais, par lequel on désigne une maladie particulière à l'enfance, consistant essentiellement dans une inflammation spécifique de la membrane muqueuse du canal de la respiration ; cette inflammation produit constamment une fausse membrane qui, en bouchant peu à peu le canal, fait périr l'enfant par suffocation. Il y a eu, sous l'empire, un concours ouvert sur cette maladie, par ordre du chef du gouvernement : les mémoires qui furent composés à cette époque, et dont au moins un a fourni la matière d'un fort gros et fort inutile volume, n'ont pas beaucoup éclairé le traitement de cette maladie qui n'admet aucun spécifique, quoiqu'à cette époque et depuis lors on en ait préconisé plusieurs. Dans ces derniers temps, un jeune chirurgien a prétendu avoir obtenu de nombreux succès de la *tra-*

chéotomie. Cette opération avait été jugée complètement inutile et sans objet, lors du concours. On sent bien qu'avant de la poser comme une règle fondamentale de traitement, il faut que son succès soit étayé d'observations plus nombreuses et plus concluantes que celles qui ont été produites. (*Voyez* Trachéotomie.)

Une des causes les plus fréquentes du croup, dit le rapporteur du concours de 1811, M. Royer-Collard, celle qui influe le plus immédiatement sur sa production, et sans laquelle toutes les autres demeurent ordinairement inactives, c'est l'impression d'un froid humide et surtout le passage subit d'une température chaude à une température froide. Aussi est-ce vers ce point que doivent se diriger plus particulièrement les soins des parens et en général de tous ceux qui sont chargés de l'éducation de la première enfance. Que vos enfans soient suffisamment vêtus et d'une manière proportionnée à leur degré de force individuelle ainsi qu'à la température régnante; qu'ils n'aient jamais le cou et les bras nus; qu'on ne les expose point imprudemment au froid et à l'humidité au sortir d'un lieu chaud, ou immédiatement après un exercice violent; en un mot, qu'on éloigne d'eux tout ce qui pourrait nuire aux fonctions de la peau et en troubler l'exercice. C'est là, sans aucun doute, le meilleur moyen de les préserver des atteintes du croup, et on ne saurait trop répéter aux parens que sans celui-là les autres seront toujours inutiles.

Enfin, si une épidémie croupale vient à désoler le pays que vous habitez, mettez encore plus d'activité dans vos soins, plus de zèle dans votre vigilance; ne négligez aucune précaution, quelque minutieuse qu'elle puisse vous paraître; ou si votre position vous le permet, prenez le seul parti capable de dissiper vos alarmes, fuyez ces lieux où le danger vous menace de toutes parts, et dérobez vos enfans à la maligne influence qui les poursuit. Tenez la même conduite si vous demeurez dans une ville où le croup soit endémique pendant certains mois de l'année; vous aurez même d'autant plus de succès à espérer, dans ce dernier cas, que vous pourrez prévoir le moment du péril, et vous mettre plus sûrement en garde contre lui.

Crucifères. En botanique on désigne ainsi une famille de plantes dont la fleur est composée de quatre pétales disposés en croix. Le chou, le navet, la moutarde, le raifort, le cochléaria, le cresson, la rave, le turneps, sont des crucifères. Toutes ces plantes et leurs analogues renferment une huile volatile qui leur communique des propriétés excitantes fort énergiques, et qui a fondé leur utilité dans le traitement des maladies scorbutiques.

Crurale (Arcade). Ouverture figurée en arc, située dans l'aine, à travers laquelle passent les nerfs et les vaisseaux cruraux, et par laquelle se produisent aussi les hernies. L'arcade crurale est plus grande dans la femme que dans l'homme. (*Voyez* l'explication de la planche V.)

Crypte. (*Voyez* Follicule.)

Cubèbe, s. m. Nom donné aux fruits d'une espèce de poivrier. Il n'y a pas long-temps qu'on se sert, en France, du poivre cubèbe en poudre, pour combattre la blennorrhagie. On le prend à la dose de trois à quatre gros par jour au début de la maladie, avant que les symptômes inflammatoires se soient développés, ou bien après qu'ils ont été convenablement apaisés par les saignées locales ou les boissons délayantes.

Cubital, qui appartient au coude. Cet adjectif sert à spécifier aussi deux muscles, une artère, plusieurs veines et un nerf. Lorsque le coude est atteint par quelque corps dur, et que le petit doigt et le doigt annulaire de la main correspondante sont engourdis, c'est que le nerf cubital a reçu une partie du choc.

Cubitus, s. m. Os qui forme la partie saillante du coude, et qui constitue avec le radius la partie solide de l'avant-bras. Il s'articule avec l'humérus et le radius en haut, avec le radius seulement en bas, et par l'intermédiaire d'un fibro-cartilage avec le carpe. (*Voyez* la planche I et II.) Le cubitus forme ainsi la principale partie de l'articulation de l'avant-bras avec le bras, et il sert de point d'appui au radius, dans les mouvemens circulaires de la main.

Cuisse. *Femur*, en grec *méros.* C'est la partie supérieure des membres inférieurs, située entre la hanche et le genou. Un seul os en occupe le centre. Sa masse est formée par deux couches de muscles, une couche superficielle et une couche profonde. Tous ces muscles sont maintenus par une aponévrose forte et épaisse, qui a reçu le nom particulier de *fascia lata.* Cette aponévrose enferme aussi les vaisseaux sanguins et les nerfs, parmi lesquels se trouve l'artère crurale et le nerf sciatique.

Cuivre, s. m. *Æs*, *cuprum*, du grec *kypros*. *Chypre*, île qui en a long-temps été regardée comme le pays natal. C'est, après le fer, le plus répandu de tous les métaux. Le cuivre n'est point vénéneux, mais il donne lieu à plusieurs sels solubles dans l'eau, et qui tous exercent sur l'économie animale une action vénéneuse. Aussi est-il bien important dans les cuisines de ne jamais se servir, en fait d'ustensiles de cuivre, que de ceux qui sont parfaitement étamés. Lorsqu'on fait bouillir dans un chaudron de cuivre, jaune ou rouge, dit M. Orfila, une dissolution saturée de sel commun dans l'eau, le cuivre s'oxide et se dissout en petite quantité, et l'on peut démontrer la présence de cet oxide dans la liqueur; tandis que la dissolution ne renferme point de cuivre, si outre le sel et l'eau, on a employé du bœuf, du lard, ou du poisson; toutefois le sang des animaux, chauffé ou conservé pendant très-peu de temps dans des vaisseaux de cuivre, exerce sur ce métal une action très-marquée ; d'après Vauquelin.

Le *verdet cristallisé* et le *vert-de-gris* artificiel sont des acétates de cuivre. Le premier sert à faire le *vinaigre radical* et la liqueur appelée *vert d'eau*, qui s'emploie pour le lavis des plans ; le second entre dans la composition de plusieurs emplâtres, et notamment de l'onguent ægyptiac, dont on se servait autrefois pour détruire les verrues, les cors, et les chairs baveuses qui s'élèvent à la surface de certaines plaies.

Le vert de *Schéèle* est un composé de deutoxide de cuivre et d'oxide blanc d'arsenic, il est employé pour colorer les papiers en vert, et dans les peintures à l'huile ; son ingestion dans l'estomac peut déterminer la mort, à des doses même très-faibles. (Voyez *Gazette de santé*, tome II, page 175.)

Les *turquoises* sont des os fossiles colorés en vert par un carbonate de cuivre (la *malachite*), dont il existe des mines en Sibérie et à Chessy, près Lyon.

Les *cendres bleues*, dont on fait usage pour colorer les papiers en bleu, s'obtiennent en mêlant de la chaux pulvérisée avec un excès de dissolution faible de nitrate de cuivre.

La *couperose bleue*, le vitriol bleu, est un sulfate de cuivre, l'un des composés de cuivre le plus fréquemment employé en médecine, quoiqu'il soit extrêmement vénéneux et par conséquent dangereux à l'intérieur. Il est quelquefois très-utile en injection dans le traitement des leucorrhées et des blennorrhagies chroniques sans douleur. Mais il faut le dissoudre dans une grande quantité d'eau.

On a aussi proposé le sulfate de cuivre ammoniacal, contre l'épilepsie ; quelques observations faites par d'habiles médecins, au nombre desquels se trouvent Cullen et Chaussier, sembleraient prouver son efficacité. Dans ce cas, on le donne à la dose d'un demi-grain, deux fois par jour.

Toutes les espèces possibles d'alimens, surtout les alimens gras, salés, acides ou cuits dans des acides, peuvent très-promptement dissoudre le cuivre, s'il a été préalablement oxidé, former ainsi des sels solubles et empoisonner. Cependant on fait cuire tous les jours, sans danger, des plantes acides, et l'on prépare des confitures de fruits acides dans des bassines de cuivre non étamées, sans qu'il en résulte aucun accident; mais il faut pour cela que les vases soient bien propres et que les alimens soient promptement transvasés après la cuisson, car pour peu qu'on interrompe l'ébullition et que les bords du vase seulement soient oxidés, les acides les plus légers transforment le cuivre en un poison redoutable, comme le prouvent de nombreux exemples.

Cutané, adj., de *cutis* peau. Qui appartient à la peau.

Cystite, de *kystis* vessie. Inflammation aiguë ou chronique d'une ou de plusieurs membranes de la vessie. Les causes de cette maladie sont: l'exposition prolongée à l'influence d'un air froid et en même temps humide; une vie trop sédentaire, l'étude du cabinet; l'action des cantharides appliquées sur la peau ou introduites accidentellement dans les organes de la digestion; l'abus des substances aphrodisiaques; la suppression d'une sueur habituelle, des hémorrhoïdes; la présence d'un calcul dans la vessie, une rétention d'urine prolongée; les secousses d'une équitation rude, etc. Toutes ces causes bien déterminées amènent des modifications correspondantes dans le traitement général, dans lequel doivent entrer comme base, des fomentations émollientes sur le bas-ventre, des boissons adoucissantes et mucilagineuses, telles que le bouillon de veau ou de poulet, le petit-lait, une décoction de graine de lin, de racine de guimauve, des clystères émolliens, etc., etc. Cette maladie réclame d'une manière inévitable l'intervention obligée d'un chirurgien aussi judicieux qu'adroit.

D.

Dartre, s. f. L'histoire des dartres, leur classification, leur traitement, ont été, dans ces derniers temps, l'objet d'un grand nombre de travaux. Mais pour un observateur judicieux, que de discoureurs sans intelligence! pour un bon peintre que de barbouilleurs! M. le professeur Alibert, à qui l'on doit l'établissement d'une clinique spéciale pour l'étude de ces maladies, a formé tant d'élèves, il a répandu tant d'attraits sur ses leçons à l'hôpital Saint-Louis, qu'il ne faut pas s'étonner qu'il ait eu tant d'imitateurs, et qu'en le voyant traiter si aisément une semblable matière, bien des gens aient cru qu'il suffisait de vouloir pour faire comme lui; de là, tant de mauvaises copies de ses tableaux, tant de pitoyables travestissemens de ses leçons, tant d'ingrates compilations de ses écrits. Mais au milieu de ce déluge de traités sur les dartres, dans quelques-uns desquels leurs auteurs n'ont pas trouvé d'autre moyen d'être nouveaux qu'en reniant les travaux de leur compatriote pour aller copier des étrangers, un seul livre est resté, la *Monographie des dermatoses*, comme un flambeau lumineux pour servir de guide à tous ceux qui voudront désormais pénétrer dans ce chaos long-temps inextricable. Ce n'est donc ni à Lorry, ni à Willan et Bateman, ni à Joseph Franck, qu'il faut recourir, pour se former des idées claires sur une classe de maladies aussi variées; désormais, c'est aux immortels ouvrages de l'auteur du *Traité iconographique des maladies de la peau.* Pillards médico-littéraires, puisque l'estime que vous en faites vous porte ainsi à vous l'approprier, ayez donc au moins l'adresse de fixer le mérite de vos écrits, en faisant de temps en temps remonter le lecteur aux sources fécondes qui ont alimenté votre plume!

M. Alibert a rattaché toutes les espèces de dartres à quatre genres, qui sont : le genre *herpes*, le genre *varus*, le genre *mélitagre* et le genre *estiomène*. Le caractère commun et le plus frappant des variétés qui les composent, est de s'étendre et de se propager successivement sur la peau, par une sorte de mouvement de reptation, symptôme qu'exprime si heureusement le mot *herpes*, qui nous vient du grec et que l'on retrouve dans Hippocrate. Jamais en effet, quelle que soit la violence du vice dartreux, ses ravages ne s'étendent au-delà de la membrane cutanée, et c'est une chose qui a été observée trop souvent pour ne pas être admise comme une vérité constante, que les individus le plus dévorés par des dartres, se font remarquer surtout par l'énergie avec laquelle s'exécutent les fonctions de leurs organes intérieurs.

I. Genre herpès, *dartre ordinaire* des Français; donne lieu à un grand nombre de très-petites vésicules, formant une ou plusieurs plaques irrégulières et occasionant une démangeaison plus ou moins vive, ordinairement sans fièvre. Ces plaques s'étendent insensiblement pour envahir un plus grand espace, ou disparaissent parfois d'un endroit pour reparaître dans un autre.

Ce genre renferme deux espèces. L'*herpes furfureux*, dont le phénomène le plus apparent est de détacher l'épiderme sous forme pulvérulente, comme du son, et l'*herpes squammeux*, qui produit de larges écailles. L'intensité de l'inflammation et la rougeur très-prononcée de la peau ont fait quelquefois donner, par le vulgaire, à cette espèce de dartre, le nom de dartre vive. Il est une variété de l'herpes squammeux qu'on distingue par l'épithète d'*humide*, parce que la partie qui en est le siége laisse transsuder continuellement une humeur semblable à de la rosée, dont l'odeur rappelle celle de la farine gâtée ou du bois pourri et vermoulu. Cette dartre fait naître des démangeaisons insupportables.

Les causes de l'*herpes* sont très-variées. M. Alibert serait assez porté à en admettre l'hérédité et beaucoup moins la contagion.

Les bains doivent jouer le rôle le plus actif dans le traitement de l'herpes. Les maladies dartreuses, dit le médecin en chef de l'hôpital Saint-Louis, seraient plus rares si les soins de propreté étaient plus généralement répandus. Il conseille les eaux de Bagnères, de Baréges, de Cauterets, et quand la maladie est très-opiniâtre, les bains de Louesche. Mais ces moyens ne sont pas à la portée de tout le monde, et dans ce cas, il faut avoir recours à leurs remplaçans artificiels, qu'on administre en douches ou en lotions. Quand cela ne suffit pas, M. Alibert emploie avec un succès constant la cautérisation avec le nitrate d'argent fondu, qui ne laisse aucun vestige de cicatrisation sur la peau, mais qui demande beaucoup de circonspection dans son emploi. Voici une formule dont l'illustre professeur vante aussi beaucoup les effets dans le traitement de la dartre squammeuse. Prenez : Précipité blanc de mercure, quinze grains; faites incorporer dans axonge, une once. Il faut appliquer cette pommade aussitôt que la maladie paraît. Elle a sur toutes les autres l'avantage de calmer promptement le prurit, qui est le symptôme le plus incommode de ces sortes d'affections. Les oxides de zinc et de plomb, les sulfures de soude de potasse ou de chaux, administrés sous des formes variées, ont eu aussi entre ses mains de nombreux succès.

Mais tous ces moyens externes seraient sans résultat s'ils n'étaient secondés par un traitement intérieur. Il faut donc adopter le régime le plus doux, prendre du petit-lait, des limonades, des boissons orgées. Quand l'influence de cette diète est insuffisante pour amener la guérison, on use quelquefois avec avantage de l'infusion de fumeterre, des décoctions de racine de bardane et de patience, et de l'écorce d'orme pyramidal; mais il faut bien rester convaincu que leur usage n'est pas applicable à tous les cas.

II. Genre varus. Dans le langage vulgaire, *rougeurs*, *bourgeons, dartre pustuleuse.*

Les *varus* se présentent sous forme de taches, de pustules, de tubercules ou d'excroissances, qui changent ou dénaturent le visage; les principales espèces sont :

1° Le *varus frontal*, qui se montre sous l'apparence de petits grains blanchâtres et luisans sur le front des jeunes filles ou des jeunes garçons qui entrent dans la puberté;

2° Le *varus goutte-rose* ou *couperose* (*Voyez* Couperose), qui attaque principalement les joues, les pommettes, le nez et le front;

3° La *mentagre*, qui fait le supplice des hommes, comme la couperose fait le supplice des femmes, et qui parut pour la première fois à Rome, du temps de Pline le naturaliste.

Les causes les plus fréquentes des maladies vareuses sont les excès de la table et particulièrement l'abus du vin et des liqueurs spiritueuses. Cette cause est si évidente aux yeux de tous, que beaucoup de personnes concluent presque toujours, quoique souvent à tort, de l'existence de la couperose à un penchant à l'ivrognerie; et c'est à tort, disons-nous, puisque les maladies vareuses attaquent aussi avec une égale opiniâtreté les personnes sédentaires livrées aux travaux du cabinet, les femmes auxquelles les grands exercices sont interdits, qui s'appliquent tous les jours au dessin, à la peinture, à la broderie; celles qui passent les nuits au jeu dans des anxiétés continuelles, etc. Le *varus* a de plus pour cause la malpropreté de la figure et l'usage de mauvais rasoirs.

Le varus frontal ou miliaire n'est pas, à proprement parler, une maladie, à moins qu'il ne soit porté à un degré extrême, mais alors il se confond presque toujours avec la couperose; il n'en est pas de même des deux autres espèces.

Le traitement de la goutte-rose ou couperose consiste : 1° dans l'entretien de la liberté du ventre par tous les moyens convenables : lavemens, laxatifs, nourriture rafraîchissante; 2° le rétablissement des excrétions naturelles quand elles sont supprimées, telles que les menstrues, les hémorrhoïdes, etc.; 3° l'usage du soufre sous toutes les formes, mais principalement en douches et en bains; 4° enfin, l'emploi des antiscorbutiques, tels que le cresson, le cochléaria, le beccabunga et le trèfle d'eau. On a beaucoup vanté, en Allemagne, l'administration de la bardane, de la douce-amère et de la pensée sauvage; leur emploi a paru utile dans bien des cas. Lorsque la guérison de la goutte-rose est bien terminée, l'empreinte de l'éruption se conserve encore quelque temps sur le visage; alors, dit M. le professeur Alibert, on cherche à adoucir le teint par des topiques convenables, tels que le petit-lait tiède, la crème, l'eau de concombre, etc. Quelquefois, on est obligé de raffermir la peau par des lotions spiritueuses, ce qui explique en pareil cas le succès de l'alcohol à la rose, de l'eau de lavande, et autres préparations cosmétiques qui sont un objet de spéculation pour les parfumeurs.

La *mentagre* tire son nom de menton, partie de la face, qui en est le siége ordinaire. Elle ne se manifeste jamais que dans l'âge mûr ; les Indiens imberbes n'y sont point sujets. Il survient d'abord de petites pustules au menton, elles font éprouver des démangeaisons ; les individus se grattent, les font suppurer, et il en survient d'autres qui suppurent aussi : le menton rougit et s'enflamme, et l'action irritante du rasoir suffit désormais pour entretenir le mal. La mentagre, quand elle parut à Rome pour la première fois, inspirait une telle horreur, que Pline s'exprime ainsi à son sujet : *Mentagra..... quidem sine pernicie vitæ, sed tantâ fœtiditate ut quæcumque mors præferenda esset.*

C'est encore aux applications de nitrate d'argent fondu que l'on a recours, à l'hôpital Saint-Louis, pour la guérison de cette maladie. Mais ce n'est pas là le seul moyen employé, et même on ne l'emploie pas dans tous les cas. Qu'un homme se présente avec le menton hérissé de pustules rougeâtres et enflammées, M. Alibert commencera par lui prescrire l'application de huit à dix sangsues sur le siége du mal, pour diminuer autant que possible l'intensité de l'irritation. En même temps, il conseillera des cataplasmes de farine de riz ou de semoule bouillie dans du lait, appliqués durant plusieurs heures le jour ou la nuit. Puis quand les croûtes seront tombées, des bains réitérés du menton, à la température de 28 à 29 degrés de Réaumur, en ayant soin d'animer légèrement l'eau par quelques gouttes d'eau-de-vie de lavande ou de vinaigre de saturne. D'autrefois, on aura recours, pour les lotions, à l'eau d'amidon ou de concombre et au petit-lait. Enfin, après tous ces moyens, il prescrira la pommade de suif soufré pendant la nuit, et, pour se nettoyer le matin, de l'axonge pur, ou du blanc de baleine, ou du beurre de cacao. Pendant toute la durée du traitement, on fera la barbe avec des ciseaux plats et non avec le rasoir; et on aura aussi recours, de deux jours l'un, à des bains entiers d'eau sulfureuse, d'eau alcaline ou d'eau gélatineuse, dans lesquels on demeurera le plus long-temps possible. Du reste, tous ces moyens seront secondés du régime rafraîchissant et de l'usage des boissons amères, dont il a déjà été parlé.

III. Mélitagre: *Croûtes dartreuses, dartre crustacée.* Ce sont des pustules fournissant une matière séro-purulente qui se coagule par l'influence de l'air, et forme des croûtes jaunes semblables à du miel épaissi ou à la gomme qui découle de certains arbres. Elle est particulière aux personnes jeunes, douées d'un tempérament lymphatique, et se complique facilement de plusieurs autres affections. Lorsque le pourtour des endroits où elle siége est engorgé, et que le pouls est plein, on pratique une saignée du bras et on fait des lotions avec de l'eau de son ou de mauve. Ces moyens suffisent quand la mélitagre n'existe pas depuis long-temps, mais si elle est devenue chronique, il faut faire usage de moyens plus actifs. Tels sont les lotions avec de l'eau de soude ou d'alumine; les fumigations avec le soufre et le cinabre. Quand le mal résiste, on soumet les parties malades à des humectations plus ou moins stimulantes qu'on exécute aisément avec la barbe d'une plume, préalablement trempée dans de l'acide hydrochlorique étendu d'un tiers d'eau. Le régime intérieur doit être rafraîchissant et se composer de bouillons de veau, de poulet, de grenouille, de sucs d'herbes, de petit-lait, et pour compléter la guérison, deux ou trois purgatifs choisis dans la catégorie des eaux minérales laxatives.

IV. Esthiomène. *Herpes ferox, dartres ulcérées, dartres vives, dartres rongeantes, dartres phagédéniques.* Le caractère générique de l'esthiomène est de corroder la peau en la parcourant successivement par une marche sinueuse et rampante. Cette espèce de dartre est l'une des plus violentes dans ses ravages; elle devient le foyer d'une ulcération profonde d'où s'échappe continuellement une matière séro-purulente, fétide et corrosive.

L'esthiomène est presque toujours le résultat d'un vice héréditaire. Les individus qui en sont atteints sont ordinairement infectés du virus scrophuleux ou syphilitique. Cette infection donnée, il suffit du plus simple accident pour développer l'esthiomène; une chute, une contusion, une simple excoriation, en sont les causes occasionelles les plus fréquentes. Les professions qui y donnent le plus souvent lieu sont celles des mineurs, des chaudronniers, des corroyeurs, des tanneurs, surtout quand ceux qui les exercent négligent les soins hygiéniques qui pourraient seuls les garantir d'une maligne influence.

On a essayé inutilement beaucoup de moyens pour la guérison complète de cette maladie. Quand la cause est manifestement syphilitique, c'est aux préparations de mercure et à l'usage des boissons sudorifiques qu'il faut avoir recours. Les végétaux amers, le cresson, le ménianthe, les tiges de houblon et de douce-amère, la bardane, la gentiane, doivent former la base du traitement des esthiomènes qui ont pour principe le virus scrophuleux.

Les topiques auxquels M. Alibert accorde le plus d'efficacité, consistent dans l'application de la pulpe fraiche de morelle et des feuilles de jusquiame, dans des lotions d'acétate de plomb, de l'eau de sulfate d'alumine, de l'eau de bicarbonate de soude, de potasse ou de chaux, et quelquefois de l'eau de Baréges. Dans d'autres cas, l'onguent styrax est celui qui a paru le mieux convenir. Au reste, ajoute cet habile praticien, les tentatives que nous avons faites pour guérir l'esthiomène sont innombrables, et nous avons à regretter qu'elles aient rarement répondu à nos espérances, en sorte que le traitement de cette maladie horrible est encore livré à l'aveugle empyrisme. Dans le plus grand nombre des cas, le temps a été le seul arbitre des cures, et souvent le médecin s'est attribué ce qu'il fallait attribuer à des révolutions que l'âge amenait, ou à une crise fortuite qui s'était opérée dans le tempérament.

Considérations générales. On vient de voir combien sont nombreuses les espèces de dartres, et combien leur traitement peut être varié. Cela suffit pour faire apprécier le coupable mensonge des charlatans qui prétendent guérir toutes les maladies de la peau par le même moyen. Ce moyen, c'est un *traitement* prétendu *végétal*, c'est-à-dire des fioles de décoctions concentrées de bois sudorifiques alliées aux solutions de *sublimé corrosif.* Sans compter qu'il est quelquefois dangereux de guérir certaines affections dartreuses, l'usage de ces médicamens secrets, adressés au hasard à des tempéramens plus ou moins susceptibles de résister à leur violence, suffirait seul pour amener des accidens cent fois plus à craindre que le mal lui-même. Le public lit tous les jours les annonces de ces guérisseurs, mais il ignore ce qui arrive aux malheureux qui se fient à leurs promesses. Les uns, ceux qui survivent au *traitement végétal,* redoutent de livrer à la publicité leurs propres infirmités, en appelant l'attention générale sur les infamies des charlatans auxquels il ont eu la faiblesse de s'adresser; et la pierre du tombeau étouffe les cris des autres, qui, peut-être, auraient osé se plaindre. (*Voyez* Peau.)

Dattes, s. f. Fruits du *phœnix dactylifera.* C'est un aliment agréable et sain, dont les habitans du pays où croît ce palmier font leur nourriture principale. Quant aux propriétés médicales des dattes, elles sont analogues à celles des figues, des jujubes et des raisins secs, et font partie des *fruits béchiques*.

Débilitant, adj. Qui tend à affaiblir les forces. La diète absolue est le débilitant le plus favorable dans le traitement des maladies aiguës.

Débilité, s. f. Synonyme de faiblesse.

Débridement, s. m. Opération chirurgicale qui a pour but de remédier à l'étranglement que peuvent éprouver divers organes.

Décoction, s. f. Opération par laquelle on soumet à l'action de l'eau ou d'autres liquides en ébullition, des matières végétales, animales et même quelquefois minérales, pour les ramollir ou en extraire les propriétés médicamenteuses ou alimentaires. Le bouillon est une décoction de viande.

La durée de l'ébullition est relative à la nature des substances; elle doit être très-courte pour les feuilles et les fleurs odorantes, un peu plus prolongée pour les racines aromatiques, plus long-temps continuée pour les substances ligneuses qui sont privées de principes aromatiques.

Décomposition, s. f. Se dit en chimie de la destruction d'un corps par la séparation de ses élémens constituans.

Décrépitude. Extrême vieillesse; elle commence à quatre-vingts ans, quelquefois plus tard, et se prolonge jusqu'à la mort sénile.

Défécation, s. f. Action par laquelle le résidu des alimens s'amasse dans la partie inférieure du tube digestif, pour être expulsé au dehors.

Déglutition, s. f. Action par laquelle les alimens parviennent de la bouche dans l'estomac.

Délayant, adj. Médicament auquel on attribue la propriété de rendre les humeurs plus fluides. Les décoctions gélatineuses légères, telles que l'eau de veau, de poulet, de grenouille, de guimauve, de graine de lin, de petit lait, les solutions de gomme, les lavemens émolliens, les bains simples, sont des délayans. On les emploie pour calmer la soif, la chaleur de la peau et la fièvre; ils facilitent les évacuations alvines, et ils augmentent la sécrétion urinaire et la transpiration.

Délétère. Adjectif servant à qualifier toute substance qui porte une atteinte funeste à la santé de l'homme; tels sont surtout les poisons et les miasmes.

Délire, s. m., de *lira* sillon, d'où *delirare* être hors du sillon, ne pas labourer droit, déraisonner. Ce mot exprime le désordre de l'entendement, que l'on remarque dans beaucoup de maladies aiguës et dans la folie.

Délivrance, s. f. Expulsion du placenta. C'est par là que se termine tout accouchement. (*Voyez* Placenta et Fœtus.)

Délivre, s. f. Synonyme de placenta.

Deltoïde, s. m. Muscle de l'épaule et du bras. (*Voyez* pl. III, 14, et pl. IV, 6.) Il s'attache à la clavicule, à l'omoplate et à l'humérus. Il sert à élever le bras soit directement, soit d'avant en arrière et d'arrière en avant.

Dent, s. m. Les dents sont les parties les plus dures du corps; elles sont composées de deux substances, l'*ivoire* et l'*émail*: ce dernier enveloppant l'autre dans les parties supérieures, latérales et externes de la dent. Les racines de la dent n'ont point d'émail; l'émail est beaucoup plus dur que l'ivoire. Selon Cuvier, il se compose de filamens qui, s'ils avaient moins de continuité (s'ils étaient moins pressés les uns contre les autres), revêtiraient la dent d'une sorte de velours. Toutes les dents sont creuses; le vide qu'on y remarque se continue par un canal très-étroit, dont la racine est percée. Pendant la vie, ce canal et ce vide sont remplis d'une substance gélatineuse dans laquelle viennent se répandre les extrémités des vaisseaux et des nerfs qui pénètrent dans les dents par les petits canaux des racines. Cette partie molle et centrale a reçu le nom de *noyau pulpeux de la dent*. C'est ce noyau qui, irrité par l'accès de l'air extérieur, quand son enveloppe d'ivoire a été amincie ou tout-à-fait percée par la carie, nous cause des douleurs si horribles.

Le nombre des dents chez l'homme adulte est de trente-deux, dont seize à chaque mâchoire. Savoir : quatre moyennes, taillées en biseau, et nommées *incisives* ; de chaque côté une *canine*, qui se distingue des précédentes par son biseau taillé en pointe, et qui se nomme aussi *laniaire* ou *œillère*. A la suite des canines, en allant vers le fond de la bouche, sont, de chaque côté, deux petites *molaires*, ou *molaires de remplacement* ; puis trois autres, surmontées chacune de quatre tubercules ou pointes mousses qui portent le nom d'*arrière-molaires* ou *grosses molaires*, et dont la dernière est appelée *dent de sagesse*, parce qu'elle ne vient que tard (1), quelquefois même pas du tout, chez les femmes principalement. Les *petites molaires* de la mâchoire supérieure ont deux racines distinctes ; celles de la mâchoire inférieure n'ont qu'une racine un peu fourchue au bout. Quant aux arrière-molaires ou grosses molaires, celles d'en haut ont trois racines bien distinctes, celles d'en bas n'en ont le plus souvent que deux.

Les dents ne sont point sensibles par elles-mêmes, ni dans leur émail, ni dans leur ivoire ; mais lorsque la carie, en les rongeant, a mis à découvert leur noyau pulpeux,

(1) M. le docteur Ysabeau, de Gien, a rapporté des exemples de dents de sagesse qui n'ont paru qu'à quatre-vingts, quatre-vingt-douze ans et même au-delà.

l'irritation dont cette substance délicate est le siége quand l'air vient à la frapper, occasione, comme nous l'avons déjà dit, les douleurs les plus atroces. Toute irritation a pour premier effet un appel de fluides, par conséquent un accroissement de volume dans la partie irritée. Cet accroissement ne peut pas avoir lieu dans le noyau pulpeux, parce que ce dernier est renfermé dans la cavité de la dent, dont les parois ne sont pas extensibles. Telle est la théorie la plus plausible de la douleur des dents. Cette théorie reçoit une nouvelle force de ce qui s'observe dans l'effet des moyens les plus propres à calmer cette douleur. Ce sont en effet les esprits de menthe, de pyrèthre, les sucs de cochléaria, de spilanthus oleracea, etc., qui produisent le plus prompt soulagement dans certains cas. Or, ces substances diverses n'agissent réellement que par une sorte d'astriction ou de compression. Quand on arrache une dent, la douleur disparaît, parce que le noyau pulpeux est détruit. Quelquefois, quand la dent paraît saine, on la remet dans l'alvéole, et elle s'y consolide de nouveau sans occasioner aucune douleur, parce que, dans cette opération, on a anéanti l'influence du noyau pulpeux en le déchirant. Mais tous les maux de dents ne tiennent pas à cette cause. (*Voyez* Odontalgie.)

Les dents sont susceptibles de plusieurs affections, parmi lesquelles nous ne mentionnerons que la *carie*, le *tartre*, et l'*inflammation de la membrane alvéolo-dentaire*.

On n'est pas d'accord sur la nature de la *carie*, mais on sait très-bien qu'elle est fréquente chez les individus lymphatiques ou dont la constitution est viciée par le scorbut, les écrouelles, les rhumatismes et les dartres. Elle est très-commune aussi dans les lieux bas, humides, marécageux ; elle est déterminée facilement par l'usage fréquent des boissons et des alimens acides, âcres; enfin l'habitude de prendre dans les mêmes repas des alimens très-chauds et des boissons glacées est une de ses causes les plus puissantes. La carie se communique de proche en proche à toutes les dents, par le contact des surfaces cariées avec celles qui ne le sont pas. Lorsqu'une dent est cariée, il faut se hâter de détruire la partie affectée, soit avec une lime, soit avec la cautérisation : cette dernière convient quand la carie a pénétré profondément. Mais ces opérations, quelque légères qu'elles soient, rentrent dans le domaine du dentiste. En les mentionnant, nous avons pour objet de prévenir nos lecteurs contre la tendance qu'ils pourraient avoir, dans des cas semblables, à recourir aux remèdes des charlatans.

Le *tartre* est le produit d'une sécrétion particulière des gencives, et peut-être aussi d'un dépôt fourni par la salive. Il se dépose sur les dents et s'insinue entre la gencive et leurs racines qu'il déchausse. Lorsqu'on le laisse s'amasser, il devient très-dur et semble faire corps avec la dent. Les concrétions de ce genre, en acquérant du volume et de la dureté, irritent et même ulcèrent les joues, les lèvres et la langue; elles déchaussent les dents, les font sortir de leur alvéole, et entretiennent un suintement purulent et infect des gencives. Les soins de propreté suffisent pour prévenir la formation de ces concrétions; lorsqu'elles sont formées, il faut avoir recours aux soins du dentiste pour les enlever.

On donne aussi à l'inflammation de la membrane alvéolo-dentaire le nom de *périodontite.* Cette maladie, à l'état aigu, est souvent produite par les courans d'air froid, par la répercussion de la transpiration. Elle se manifeste par une douleur d'abord sourde, puis aiguë dans une dent qui paraît saine; puis la gencive se gonfle, s'enflamme, et il survient souvent des abcès. On combat cette maladie par des gargarismes émolliens et narcotiques, par des boissons tièdes émollientes, par des bains de pied, et, quand il y a lieu, par des sangsues appliquées sur les gencives mêmes ou au-dessous de l'angle de la mâchoire correspondant à la douleur. A l'état chronique, cette maladie reconnaît presque toujours pour cause les vices dartreux, scorbutique, rhumatismal, syphilitique ou scrophuleux, etc. Dans ces cas-là elle est peu douloureuse, mais les inconvéniens qu'elle entraîne à sa suite sont peut-être plus graves que la douleur. Ainsi elle occasione toujours un écoulement puriforme et fétide dans la bouche; elle déchausse les dents, les ébranle, ramollit les gencives, et se guérit très-difficilement. Lorsque la douleur est médiocre, on use des lotions amères, astringentes, spiritueuses, antiscorbutiques; et si le gonflement des gencives est trop considérable, on les dégorge avec des sangsues, ou en les scarifiant avec la pointe d'une lancette. Mais il est vrai de dire que le mal ne se guérit radicalement qu'en l'attaquant dans sa source, c'est-à-dire en détruisant le vice qui infecte la constitution.

Dentifrice, s. m. Préparation pharmaceutique dont on se sert pour nettoyer les dents. Il faut éviter d'employer dans leur composition des substances trop dures ou trop acides; les unes et les autres ne blanchissent les dents qu'en les usant. Voici une formule conseillée par Cadet, et qui nous paraît remplir toutes les conditions. Prenez : Sucre tamisé, une once; quinquina gris, une demi-once; crême de tartre, un gros et demi; charbon bien pulvérisé, une once; cannelle, vingt-quatre grains. Cette composition convient principalement aux personnes qui ont les gencives molles, dont l'haleine a été viciée par un mauvais entretien des dents, et même à celles qui seraient disposées à devenir scorbutiques.

Dentition. Formation des dents. La première dentition est quelquefois difficile chez les enfans, mais il ne faut pas l'accuser, comme on le fait, de toutes les maladies qui se manifestent dans l'enfance. Elle occasione le développement de plusieurs, sans être pour cela leur cause immédiate.

On commence à apercevoir le germe des dents chez le fœtus, quatre mois après la conception. Ce n'est qu'entre huit mois et un an après la naissance, que les premières dents (les incisives) paraissent au-dehors. Un écoulement abondant de salive en est le premier signe. L'enfant éprouve une sensation indéfinissable pour nous, mais qui est de nature à lui faire mordre tous les corps qu'il peut saisir. Alors il est utile de lui fournir des hochets un peu durs; mais lorsque les gencives deviennent rouges, se gonflent, il faut remplacer ces hochets par des substances susceptibles de se ramollir elles-mêmes, et d'adoucir par leurs propriétés spéciales le tissu fibreux des gencives, qui est porté à s'enflammer. Telles sont les racines de guimauve sèche, de réglisse, les figues sèches, des gimblettes, etc. Le plus souvent, la dentition ne donne pas lieu à d'autres phénomènes. D'autres fois cependant, la gencive ne cède pas aussi facilement, elle se gonfle, s'enflamme, devient douloureuse et livre l'enfant à une véritable fièvre qui a reçu le nom de fièvre de dentition. Dans ces cas-là pour éviter l'irritation du cerveau, il faut donner à l'enfant des boissons adoucissantes et relâchantes, et tenir son ventre libre avec du miel ou la décoction de pruneaux. Il est des cas où la violence des symptômes exige l'emploi d'une médecine plus active, telle que des évacuations sanguines, des dérivatifs; et, par conséquent, il est de la prudence des mères de recourir aux conseils d'un médecin habile pour prévenir tous les accidens, dont quelques-uns, comme les convulsions et la diarrhée, peuvent devenir mortels.

Selon M. Guersent, les éruptions qui s'observent fréquemment sur les cuisses et le bassin des enfans pendant le temps de la dentition, et qu'on désigne communément sous le nom de *feu de dents*, ne doivent pas être attribuées au travail de la dentition, mais à une altération particulière de l'urine ou peut-être des matières fécales. (Voyez *Gazette de santé*, tome I, page 117.)

Dérivatif. Adj. servant à qualifier les moyens qu'on emploie pour déplacer le centre d'une irritation quelconque. Lorsqu'on applique un vésicatoire à la poitrine, dans les cas de pleurésie, on emploie un moyen dérivatif. Les bains de pied synapisés sont dérivatifs dans les maux de tête, etc.

Derme, s. f. L'une des parties constituantes de la peau. (*Voyez* Peau.)

Désinfectant, Désinfection. Les altérations de l'air dépendent, dans la plupart des cas, des gaz qui se produisent dans la décomposition des matières animales ou végétales putréfiées. Lorsque l'on peut reconnaître le foyer d'infection, on le détruit, et l'air se débarrasse des principes nuisibles dont il était chargé, par le seul fait de l'agitation des vents ou par une ventilation artificielle. Quand ce foyer est inconnu, comme cela a lieu dans la plupart des épidémies, et comme on l'a remarqué pour le choléra, la désinfection est au-dessus des ressources de l'art.

La chimie offre plusieurs moyens de détruire les foyers d'infection. Autrefois, on se servait de substances aromatiques, telles que le vinaigre, le sucre brûlé, le camphre; mais leur usage masquait les mauvaises odeurs seulement, et ne détruisait point les miasmes putrides. Le chlore est l'agent de désinfection le plus efficace et le plus certain. (*Voyez* Chlore.) On l'emploie, de préférence, à l'état de combinaison avec la chaux ou la soude, c'est-à-dire sous forme de *chlorure*. En cet état, on peut en faire usage dans les lieux habités par des malades, sans qu'il en résulte pour eux aucune incommodité. Mais on doit toujours y ajouter le renouvellement de l'air. Citons quelques exemples de désinfection par les chlorures. Lorsqu'il s'agit de nettoyer un égout, une fosse d'aisances, un puits, il faut d'abord y provoquer le renouvellement de l'air; on a pour cela un moyen excellent, c'est le feu que l'on applique de manière à ce que la combustion se fasse au moyen de l'air contenu dans le lieu impur. Si c'est un puits, on y descend à plusieurs reprises des brasiers enflammés, et on ne procède au curage que quand la combustion s'y entretient sans difficulté; si c'est un égout ou une fosse d'aisances, on établit un fourneau d'appel à l'une de leurs ouvertures, et l'on n'en vient aux autres moyens qu'après avoir acquis la certitude que la combustion se fait aux dépens de l'air supposé vicié, aussi facilement que si c'était à l'air libre. En général, il faut, avant tout, opérer le renouvellement de l'air. Quand ce point est obtenu, on pratique, autant que la chose est possible, des lavages abondans sur les parois des lieux à désinfecter, et l'on fait dégager du chlore au milieu de l'espace que ces lieux enferment. En 1830, à la suite des troubles politiques qui ensanglantèrent Paris, on inhuma, dans les caveaux de Saint-Eustache, quarante-trois cadavres; ils avaient été seulement recouverts d'un peu de terre; au bout de quelques jours cette église fut remplie d'une vapeur infecte dont l'origine était due à leur putréfaction. Il fallut s'occuper de leur enlèvement; on était au 16 août: voici comment on procéda. D'abord on ouvrit largement les fenêtres de l'église, on découvrit les caveaux sur deux points opposés pour renouveler l'air dans leur intérieur, et afin de saisir en quelque sorte les miasmes au passage, on établit à chaque ouverture, ainsi que sur le seuil de la porte d'entrée de l'église, de larges baquets remplis d'une abondante solution de chlorure de chaux. Cela fait, on enleva la terre à coups de pioches pour pénétrer dans les caveaux; chaque couche qu'on découvrait était arrosée de chlorure liquide. On arriva ainsi jusqu'aux corps, qu'on trouva excessivement tuméfiés et tout-à-fait verts; mais avant de procéder à leur déplacement, on fit avec une pompe ou un arrosoir des aspersions d'eau chlorurée sur tous les murs et sur les cadavres eux-mêmes; puis, au lieu de linceul, on les roula dans des serpillières préalablement trempées dans le même liquide. Pendant cette opération, qui dura trois heures, les ouvriers trempaient fréquemment leurs bras et leurs mains dans la solution chlorurée.

Les mêmes principes s'appliquent à la désinfection d'un vaste édifice et d'un petit local. S'il s'agit de désinfecter une chambre, on renouvelle l'air d'abord, puis on suspend au plafond des linges trempés dans de l'eau chlorurée, ou bien on place sur le parquet, de distance en distance, des soucoupes ou assiettes remplies de chlorure de chaux en dissolution dans l'eau.

La désinfection des vêtemens se pratique de la même manière, c'est-à-dire qu'on les suspend dans un endroit fermé où on les expose pendant plusieurs heures au dégagement du chlore disposé dans des soucoupes; et quand ces vêtemens ont été en contact avec des pestiférés ou des individus atteints de maladies contagieuses, pour plus de sûreté on les lave à plusieurs reprises avec de l'eau chlorurée.

Diabète. Nom donné à une maladie dont le principal symptôme consiste en une sécrétion d'urine excessivement abondante, et contenant presque toujours une quantité plus ou moins grande de matière sucrée. La thérapeutique de cette singulière maladie n'est pas encore très-bien fixée. Le plus grand nombre de médecins la traitent par un régime animal exclusif, en donnant aux malades des viandes succulentes et de facile digestion. On cite le fait d'un malade auquel MM. Thénard et Dupuytren donnèrent, pour toute nourriture et tout traitement, de la soupe grasse, du lard, du pain et du vin, et dans l'intervalle des repas un peu d'eau rougie. Ces moyens leur réussirent à merveille, et le malade se trouva guéri au bout de peu de jours. Néanmoins ils le dégoûtèrent tellement, qu'il sortit de l'hôpital en grande partie pour éviter d'en continuer l'usage tout le temps qu'il aurait fallu, afin d'assurer la guérison et de prévenir les rechutes; aussi ne tarda-t-il pas à en éprouver une qui fut bientôt mortelle. (Rochoux.) Depuis, un autre médecin, considérant que le diabète est dû à une irritation spéciale des reins, a proposé un traitement antiphlogistique, qui est bien *un peu* l'opposé du précédent.

Diacode. On donne ce nom à un sirop préparé avec les capsules desséchées du pavot somnifère. On le prépare ainsi : Faites cuire à petit feu, pendant douze heures, une livre de têtes de pavot dont on a retiré les graines, et laissez évaporer au bain-marie jusqu'à réduction de moitié ; laissez déposer la liqueur, et après l'avoir coulée ajoutez-y quatre livres de sucre blanc, et faites cuire le tout jusqu'à consistance sirupeuse. Ce sirop se prend à la dose de deux à quatre gros pour calmer les toux nerveuses et d'irritation, et pour provoquer le sommeil.

Diagnostic, s. m. *Diagnosis*, discernement. Partie de la médecine qui a pour objet la distinction des maladies. Un médecin qui arrive auprès d'un malade, le questionne, l'examine de la vue, du toucher, etc., et de ces diverses observations il conclut à l'existence de telle ou telle maladie; en d'autres termes, il établit son diagnostic.

Diaphorétique, adj. Médicamens qui provoquent l'augmentation de la perspiration insensible, sans provoquer une sueur complète.

Diaphragme, du verbe grec *diaphrassô* je sépare. Grand muscle membraneux situé transversalement entre le thorax et l'abdomen, qu'il sépare l'un de l'autre. (*Voyez* planche V, 10, et planche VI, 13.) Il forme une voûte dont la concavité répond au foie et à l'estomac. Quand il se contracte, la concavité s'efface et la poitrine se trouve agrandie aux dépens de l'abdomen. Ce muscle joue par conséquent un rôle très-actif dans la respiration. (Voyez *Gazette de santé*, tome II, Fonction de la respiration.)

Diarrhée, de *dia* à travers, et *reô* je coule. Vulgairement flux de ventre, dévoiement. Dans le plus grand nombre des cas, la diarrhée n'est que le symptôme d'une maladie de l'estomac ou du canal intestinal; on distingue plusieurs espèces de diarrhées.

La *diarrhée stercorale*, qui se montre communément chez les personnes qui se gorgent de nourriture, aussi bien que chez celles qui sont habituellement constipées. Les selles sont très-abondantes et très-fétides; s'accompagnent toujours d'une grande faiblesse qui est suivie d'un soulagement marqué.

La *diarrhée muqueuse* règne quelquefois épidémiquement; la matière des selles ressemble à des flocons de gelée. Elle se guérit avec de l'eau de riz gommée, un régime lacté et quelques décoctions astringentes. Elle est quelquefois funeste, et par conséquent lorsqu'on s'en croit atteint il faut recourir aux conseils du médecin.

La *diarrhée nerveuse* survient chez les personnes très-impressionnables, à la suite d'un froid vif, d'un chagrin violent, d'une vive frayeur. Elle donne lieu à une excrétion abondante de matières stercorales liquides offrant l'aspect d'alimens mal digérés. Sans être dangereuse par elle-même, cette diarrhée épuise les sujets par sa fréquence, et les amaigrit considérablement en très-peu de temps. On la guérit au moyen de boissons antispasmodiques préparées avec la menthe poivrée, la mélisse, la sauge, la lavande, aidées d'un bon régime composé de viandes rôties, d'œufs frais, de bouillon gras pris froid, et de vieux vin de Bordeaux trempé.

La *diarrhée bilieuse* se manifeste sous l'apparence de matières jaune-verdâtre, et s'accompagne d'un peu de sécheresse à la peau, d'un enduit jaunâtre sur la langue, d'amertume à la bouche; on remarque aussi chez les personnes qui en sont atteintes une légère teinte de jaune à la sclérotique (blanc de l'œil) et aux ailes du nez. Un accès de colère suffit souvent pour la provoquer. C'est à cette espèce de diarrhée que peut s'appliquer le nom vulgaire de *débordement de bile*. Il n'y a rien à faire contre cette diarrhée qui ne dure jamais plus de trois ou quatre jours. Un peu de limonade ou de bouillon de veau suffit pour rétablir l'équilibre.

La *diarrhée séreuse* donne lieu à des selles liquides comme de l'eau légèrement trouble. On la remarque chez les enfans à l'époque de la dentition. Quelquefois aussi elle survient spontanément chez les hydropiques et amène leur guérison radicale. Elle est assez souvent exempte de coliques. Il faut respecter la diarrhée des hydropiques et des enfans qui font leurs dents; quand elle est trop abondante chez ces derniers, on se borne à leur faire prendre des boissons gommeuses et des lavemens avec la décoction de guimauve et de têtes de pavot.

Diascordium. Préparation pharmaceutique, composée principalement de substances astringentes, et dans laquelle il entre aussi de l'opium. On l'administre fréquemment contre la diarrhée, à la dose d'un demi-gros à un gros vers le soir ; il calme les douleurs de ventre et diminue les évacuations.

Diastole, de *diastellô* je dilate. Mouvement du cœur et des artères, pendant lequel cet organe dilate ses parois.

Diathèse. Synonyme de disposition.

Diète. (*Voyez* Régime.)

Digestion. Fonction physiologique qui a pour but d'extraire des alimens les principes nutritifs qui y sont contenus. Les organes qui concourent essentiellement à son accomplissement sont l'estomac, le foie, le pancréas et tout le canal intestinal. (*Voyez* ces mots.)

Les alimens, divisés et humectés dans la bouche, descendent dans l'estomac en traversant l'œsophage. Les parois de l'estomac exercent sur eux des pressions répétées, et les humectent d'un suc particulier qui les transforme en une substance homogène, offrant l'aspect d'une pâte grisâtre. Cette pâte demi-liquide, formée à la surface de la masse alimentaire, fuit sous les pressions dont nous venons de parler, et sort de l'estomac par l'ouverture pilorique de cet organe, pour pénétrer dans le premier intestin. Là elle rencontre l'ouverture des canaux de la bile, et du suc pancréatique qui est une espèce de salive. La bile colore cette pâte en jaune-verdâtre ; le suc pancréatique lui donne plus de fluidité, et la rend ainsi plus apte à être saisie par les bouches des vaisseaux chylifères qui s'ouvrent à la surface du canal intestinal. La pâte alimentaire porte le nom de *chyme* ; le suc extrait par les vaisseaux s'appelle *chyle*. Mais si l'on prenait du chyme, et qu'en le comprimant on voulût en extraire le suc, ce suc ne serait pas du chyle, et n'en aurait pas les propriétés. Le suc chymeux ne devient chyle qu'après avoir pénétré dans les vaisseaux chylifères, dont les bouches le soumettent à une action particulière, inconnue, insaisissable à l'observateur, mais réelle.

La pâte chymeuse, qu'on appelle aussi *bol alimentaire,* parcourt de la sorte toute l'étendue du canal intestinal. Elle conserve des apparences à peu près identiques jusqu'au cœcum, qui est le premier des intestins grêles. Lorsqu'elle a dépassé la valvule *iléocœcale,* elle tombe, comme on dit plaisamment, dans le domaine des apothicaires, c'est-à-dire qu'elle commence à développer une odeur particulière d'autant plus forte que son trajet est plus lent. Les vaisseaux chylifères, quoique moins nombreux dans les gros intestins que dans les intestins grêles, continuent cependant à en extraire tout ce qui peut lui rester de suc; de sorte que plus elle séjourne dans la dernière portion du tube intestinal, plus elle acquiert de dureté. Les personnes chez lesquelles les *feces* se durcissent ainsi par un trop long séjour, sont sujettes à une foule d'incommodités plus ou moins désagréables. Les plus fréquentes sont les migraines, les borborygmes, les coliques, les engorgemens du foie, etc. De là la nécessité d'en provoquer la sortie une fois par jour, ou tous les deux jours au plus tard. (Voyez *Gazette de santé,* tom. I, p. 49. Cet article est accompagné d'une planche représentant toute l'étendue du canal alimentaire depuis la bouche jusqu'à l'anus. *Voyez* aussi la pl. V du même journal, où se trouve représentée une anse du canal intestinal montrant la disposition des vaisseaux chylifères).

Digitale pourprée. Le nom de cette plante de la famille des scrofulariées vient du latin *digitalis* dé à coudre, instrument auquel ses fleurs ressemblent assez bien. Elle fleurit aux mois de juin et de juillet dans les bois montueux des environs de Paris, et en abondance dans les plaines du Nivernais. Les propriétés de cette plante ont donné lieu à une foule d'opinions contradictoires. Elle ralentit le mouvement du pouls, et elle augmente la sécrétion des urines ; à haute dose elle produit des accidens narcotiques ; on l'administre dans l'hydropisie et dans toutes les maladies du cœur. Les médecins les plus expérimentés mettent dans son emploi la plus grande circonspection.

Diurétique. Adj. servant à qualifier les substances auxquelles on attribue la propriété d'augmenter la sécrétion urinaire. On range communément dans cette catégorie le chiendent, l'asperge, le raisin doux, le chardon-roland, les racines d'arperge et de fraisier, la pariétaire, le sel de nitre, la scille, le colchique d'automne, les vins blancs, principalement ceux du Rhin et de Champagne, etc.

Dorsal, qui appartient au dos. On nomme grand dorsal un muscle qui s'attache d'une part au bassin et aux vertèbres des lombes, et de l'autre à la partie supérieure de l'humérus. (*Voyez* pl. IV, 4.) Sa fonction consiste à porter le bras en arrière et en dedans ; quand le bras est fixé, il élève les côtes et quelquefois tout le tronc.

Douce-amère. (*Voyez* Morelle.)

Douche, de l'italien *doccia*. Courant continu d'une colonne de liquide ou de vapeur qui vient frapper une partie quelconque du corps. Les douches ont été long-temps le remède banal de la folie, qu'elles n'ont jamais peut-être ni guérie ni modifiée. Quand on fait tomber d'aplomb une colonne d'eau, même peu considérable, d'une hauteur de douze pieds, sur une partie quelconque, il se produit une sensation douloureuse, si intense que les aliénés les plus furieux, pour peu qu'ils conservent encore de connaissance, sont effrayés à la seule menace d'une semblable douche. C'est à cela, du reste, que Georget prétend qu'il faut borner l'action de la douche dans le traitement de l'aliénation mentale.

Les douches chaudes sont utiles dans le traitement des engorgemens des articulations; des rhumatismes chroniques, des douleurs goutteuses, de la paralysie, des dartres et des *obstructions*.

Dragonneau, s. m. *Filaire*, *veine médine*, *ver de Guinée*, *dracunculus*. C'est un ver filiforme, de la grosseur d'une corde de harpe, qui se développe spontanément dans le corps humain, qui se fixe ordinairement autour des malléoles, et dans quelque cas, au cou, à la tête et sur le tronc. Quelques observateurs en ont contesté la réalité. On ne l'observe que dans l'Arabie Pétrée, sur les bords du golfe Persique, de la mer Caspienne, du Gange, et dans l'Abyssinie et la Crimée. En Europe on ne l'a jamais observé que sur des individus venant de ces pays. Il atteint quelquefois un développement considérable, et lorsqu'il veut sortir, il donne lieu à des maux de tête et d'estomac, et à une douleur fixe dans le point qu'il veut percer. Cette douleur est suivie de gonflement et d'inflammation plus ou moins intenses, et lorsque la suppuration commence à s'établir, sa tête paraît au dehors avec quelques pouces du corps. Si on exerce sur lui des tractions et qu'on le rompe, il peut survenir, dit-on, des accidens graves et la mort même. Lorsqu'on en soupçonne l'existence, on couvre la tumeur de cataplasmes émolliens pour hâter la suppuration, et si la rupture spontanée de la tumeur se fait trop attendre, on pratique une ouverture avec la pointe d'une lancette; le pus s'échappe, et entraîne avec lui la tête du ver et une portion de son corps. On la saisit alors, et on tire médiocrement dessus; si le ver ne vient pas, on roule ce qu'on a pu extraire autour d'un morceau de linge qu'on fixe aux environs de la plaie avec un peu de taffetas gommé ou d'emplâtre agglutinatif, et l'on continue la même manœuvre dans les pansemens subséquens.

Duodenum. C'est l'intestin qui fait suite à l'estomac, et qui en est, en quelque sorte, la continuation; il communique avec cet organe par l'ouverture nommée *pylore*. Il est appliqué sur la colonne vertébrale et parcourt un trajet de douze travers de doigt de longueur, circonstance dont il tire son nom. C'est dans cet intestin que s'abouchent les conduits biliaires et pancréatiques. Sa membrane interne forme plusieurs replis qui paraissent destinés à ralentir le cours de la matière alimentaire, afin qu'elle soit plus facilement imprégnée par la bile et le suc pancréatique.

Dure-mère ou méninge. La plus extérieure des trois membranes qui enveloppent le cerveau et la moelle spinale, qui tire son nom de sa résistance très-grande comparée à la résistance des deux autres. (*Voyez* Encéphale.)

Dysenterie, s. f. Maladie caractérisée par un besoin fréquent et même continuel d'aller à la selle, des douleurs cuisantes et une chaleur vive au-dessus de l'anus, qui augmentent beaucoup dans les efforts, qui sont suivis de l'excrétion d'une matière sanguinolente et de sérosité rougeâtre rendues toujours en petite quantité. (Chomel.) Dans la dysenterie chronique, les matières sont sanieuses et très-fétides. Les alimens de mauvaise qualité, les fruits non mûrs, le pain mal cuit, les viandes putréfiées, les eaux stagnantes et bourbeuses; et chez les individus faibles, la chair de porc, les œufs de poisson, les foies d'animaux, et toute espèce d'aliment indigeste, sont les causes les plus fréquentes de la dysenterie. Il faut y ajouter l'abus des purgatifs drastiques (tels que la drogue de Leroy), des elixirs, des liqueurs alcoholiques, et des vins très-généreux ou mal fermentés. Cette maladie attaque indifféremment tous les sexes. Elle règne quelquefois épidémiquement en automne, lorsqu'à des jours très-chauds succèdent des nuits très-froides; elle sévit quelquefois d'une manière intense dans les camps, dans les vaisseaux, dans les prisons, dans les villes assiégées, lorsque les causes que nous avons mentionnées s'y trouvent accumulées par l'effet des circonstances, et la difficulté d'éloigner ces causes ajoute à sa gravité. Dans la vie commune, cette maladie est presque toujours exempte de danger.

Lorsqu'elle est légère, on la traite par les moyens suivans : abstinence complète d'alimens; séjour dans un lieu chaud et sec; boissons mucilagineuses, eau de riz ou d'orge; lavemens émolliens, plusieurs fois par jour; cataplasmes de même nature sur le ventre; demi-bains tièdes, dans l'administration desquels il faut surtout avoir soin de préserver le malade de la plus légère impression de froid. L'extrait gommeux d'opium, à la dose d'un grain dans quatre onces d'eau sucrée, est regardé comme un spécifique de cette espèce de dysenterie par M. Chomel. Mais un homme de l'art peut seul juger de son utilité et de l'opportunité de son administration.

« Beaucoup de personnes, disent MM. Fournier et Vaidy, auteurs de l'art. *Dysenterie* du *Dict. des sc. méd.*, parmi celles même qui sont d'ailleurs instruites, croient encore que l'eau de Paris peut occasioner la diarrhée, et par suite la dysenterie. On a, dans cette idée, appelé le flux de ventre dont se plaignent les provinciaux qui habitent depuis peu de temps la capitale, la parisienne. On boit à Paris de l'eau de la Seine, mais on en boit aussi dans toutes les villes et les villages que baigne ce fleuve. Pourquoi donc le même effet n'a-t-il pas lieu hors de Paris? Quelle propriété spéciale les eaux de la

Seine peuvent-elles acquérir en passant par cette capitale? et pourquoi ces propriétés ne sont-elles plus les mêmes hors l'enceinte de Paris? Les eaux d'un grand fleuve, battues dans une longue course, sont toujours salubres; et celles de la Loire, de la Garonne, du Rhône ou du Rhin, sont les mêmes que celles de la Tamise, du Tage, du Tibre, du Danube, de la Vistule, de l'Orénoque, du Nil et du Gange, lorsqu'elles ne sont point altérées par les accidens qui résultent des saisons, et surtout lorsqu'elles sont filtrées ou clarifiées, ainsi que cela se pratique à Paris.

« Nous pensons que l'on peut, avec quelque raison, attribuer le flux de ventre qu'éprouvent beaucoup d'étrangers en arrivant à Paris, à l'humidité d'une grande cité traversée par un fleuve, et au changement subit dans le genre de vie, et nullement aux propriétés chimiques de l'eau. En province, on fait habituellement quatre repas peu considérables par jour; à Paris, on n'en fait souvent qu'un; les heures sont interverties; la nature des alimens est changée. En province, on mange du pain de ménage, et rassis; à Paris, on a du pain frais et très-appétissant, et dont on mange beaucoup dans les premiers jours. En province, on va souvent se promener à la campagne, on respire un air sec, on habite des appartemens spacieux; à Paris, on se promène rarement hors de l'enceinte de la ville; on respire un air souvent altéré et presque toujours humide; et, à moins d'être fort riche, on habite de très-petits appartemens. Un changement aussi universel dans toutes les habitudes, une transition aussi subite, suffisent, nous n'en pouvons douter, pour déranger les digestions, sans que l'eau soit purgative. »

Dyspepsie. Digestion lente et douloureuse.

Dyspnée. Difficulté de respirer.

Dystocie. Difficulté d'accoucher.

Dysurie. Difficulté d'uriner.

E.

Eau. *Aqua* des Latins, *udor* des Grecs. Protoxide d'hydrogène; elle est composée de 88, 9 d'oxigène, et de 11, 1 d'hydrogène en poids, ou de deux volumes de gaz hydrogène et d'un volume de gaz oxigène. Elle a été analysée, pour la première fois avec précision, par MM. Gay-Lussac et de Humboldt. C'est un mauvais conducteur du calorique. L'eau bout à 100 degrés du thermomètre centigrade, le baromètre étant à 76 centimètres environ. Lorsqu'elle se congèle, elle augmente de volume et brise les vases dans lesquels elle est contenue. Cent mesures d'eau privée d'air absorbent à 18 degrés du thermomètre centigrade 6,5 mesures d'oxigène, 4,6 d'hydrogène, 150 de chlore, 106 d'acide carbonique, 5 d'air atmosphérique.

Le *baryum*, le *strontium*, le *calcium*, le *potassium* et le *sodium* décomposent l'eau à la température ordinaire, s'emparent de son oxigène, et il se dégage du gaz hydrogène. La fabrication des artifices qui brûlent dans l'eau est fondée sur cette propriété.

L'eau pure, de bonne qualité, est sans contredit la plus salutaire de toutes les liqueurs. L'absence de toute propriété excitante, lorsqu'elle est prise à une température moyenne, fait de ce liquide le délayant le plus propre à faciliter la digestion des substances alimentaires. Mais son action est insuffisante pour les estomacs paresseux; il faut à ceux-ci, pour opérer une digestion régulière, l'excitation que produit une dose modérée de liqueurs fermentées.

Les eaux potables, pour être salubres, doivent réunir les trois conditions suivantes :

1° Elles ne doivent point tenir en dissolution des matières animales ou végétales décomposées ; à ce titre, celles des marais et des étangs doivent être rejetées. En quelque faible quantité que ces matières s'y rencontrent, ces eaux ne sont jamais saines ; aussi voit-on leurs effets nuisibles se manifester avec plus ou moins d'intensité sur les habitans des pays marécageux. L'on sait depuis long-temps que les fièvres intermittentes qui y sont endémiques tirent leur source de l'usage de ces eaux, autant et plus peut-être que de l'atmosphère pernicieuse dans laquelle vivent ces habitans.

2° Elles ne doivent contenir que la plus petite quantité possible de sulfate de chaux. La présence de ce sel s'y manifeste par la difficulté que l'on a d'y faire cuire les légumes et d'y dissoudre le savon, dont une partie se caillebotte par la combinaison de son huile avec la chaux. Ces eaux rendent les digestions pénibles aux estomacs faibles, qui s'habituent cependant à la longue à leur usage.

3° Enfin, les eaux salubres doivent contenir de l'air atmosphérique en dissolution : ce gaz leur donne la saveur agréable qui les distingue, et les fait perler lorsqu'on les transvase. On sait combien l'eau est fade quand elle est distillée ou qu'on l'a fait bouillir ; on sait aussi combien l'eau chaude pèse sur l'estomac quand elle ne contient aucune substance étrangère, soit nutritive comme le sucre, soit simplement aromatique comme le thé, etc. Tout cela tient à l'absence de l'air, que la distillation ou l'ébullition ont fait évaporer. C'est sur la difficulté que l'estomac éprouve à digérer l'eau chaude qu'est fondé le conseil de l'administrer avec abondance aux personnes chez lesquelles on veut exciter le mouvement anti-péristaltique.

En considérant la présence de l'air dans l'eau comme une condition indispensable de sa salubrité, on sera porté à croire que l'eau de pluie est la plus salutaire. C'est aussi ce qu'il faut reconnaître, car outre qu'en traversant l'atmosphère elle s'est chargée de beaucoup de molécules gazeuses, elle est aussi, plus que toute autre, privée de matières salines, et par ces deux raisons elle doit être préférée. Toutefois, dans les pays où, soit par nécessité, soit par goût, on la met en usage, il est une précaution indispensable qu'il faut prendre pour la conserver plus long-temps pure dans les citernes. En effet, lorsque les eaux de pluie commencent à tomber, et que le temps a été long-temps serein, elles rencontrent dans la partie la plus basse de l'atmosphère et sur les toits des habitations, des substances étrangères qu'elles entraînent avec elles et qui font qu'elles croupissent plus ou moins promptement. On évite cet inconvénient par une précaution que l'on prend dans certaines villes maritimes où les eaux douces sont rares. À Cadix, où chaque habitation a une citerne, le conduit par lequel l'eau entre dans ce réservoir porte un robinet au moyen duquel la première eau qui tombe s'écoule au-dehors; et dès que l'atmosphère, les toits des habitations et les canaux sont nettoyés par cette espèce de lavage, on tourne le robinet pour faire arriver dans la citerne l'eau qui continue de tomber et qui ne peut plus entraîner de saletés.

Les eaux de rivière sont, après l'eau de pluie, celles qui réunissent le plus de conditions de salubrité. On préfère avec raison celles qui roulent sur un lit de sable et de graviers. Il faut cependant faire observer à leur égard que les rivières de long cours, en traversant des pays fertiles et de grandes villes, se chargent d'une grande quantité de matières putrescibles, d'abord par la décomposition du terrain végétal qui les borde, ensuite par le mélange des immondices des égouts qui viennent déboucher dans leur lit. Heureusement la chimie a fourni les moyens de corriger les mauvaises qualités de cette eau, et parmi ceux qui doivent être le plus recommandés, nous citerons les filtres de charbon, bien préférables pour cet objet aux filtres de sable ou de pierre poreuse, parce que le charbon jouit d'une propriété particulière pour absorber les gaz.

Nous recommanderons aussi une précaution semblable pour rendre potables les eaux des étangs et des marais; mais pour les assainir d'une manière encore plus positive, on devra les faire bouillir, et lorsqu'elles seront refroidies, les agiter dans l'atmosphère pour leur rendre l'air qu'elles auront perdu, enfin les filtrer à travers le sable ou plutôt à travers le charbon en poudre. L'ébullition, dans ce cas, cuit les matières organiques et force les principes gazeux insalubres à se dégager.

Les eaux de puits sont dans une autre condition que les eaux de rivière et les eaux tombantes. Elles contiennent ordinairement un grand nombre de principes salins et elles sont peu aérées. Leur impureté dépend aussi en grande partie du sol dans lequel ils sont creusés et de la nature des matériaux qui entrent dans leur construction. Dans un terrain siliceux, à travers lequel filtrerait une eau assez pure, si on construit un puits en pierres calcaires, ces pierres, sur lesquelles l'eau devra séjourner, en altèreront la pureté. Il est donc préférable de construire au moins la partie du puits à laquelle peut s'élever l'eau, en pierres siliceuses et sans mortier. Mais il est indispensable de ne pas les construire auprès des lieux où se trouvent des immondices; les écuries, les cloaques, les égouts, les lieux d'aisances, sont de mauvais voisinages pour les réservoirs d'eau potable.

L'eau des puits de Paris contient, en plus grande quantité, à peu près les mêmes matières étrangères que l'eau de la Seine; l'une et l'autre tiennent en dissolution des sulfates, des muriates, et des carbonates de chaux et de magnésie; l'eau de puits contient de plus un peu de sel de nitre et de carbonate d'ammoniaque. Ce dernier sel est dû à la décomposition des matières organiques qui filtrent à travers la terre.

L'eau de source tient le milieu entre les eaux de puits et les eaux de rivière; elle se rapproche beaucoup cependant de l'eau de puits lorsqu'elle n'a été en contact qu'avec des roches siliceuses, sur lesquelles elle n'a aucune action. D'un autre côté, elle peut aussi tenir en dissolution un grand nombre de gaz, de sels et de substances organiques, lorsqu'elle a traversé des terrains d'une nature différente, et elle constitue alors une *eau minérale*.

Eaux minérales. Ce sont des eaux naturelles qui sortent du sein de la terre chargées d'un certain nombre de principes auxquels on a reconnu des propriétés médicinales. Le nombre de ces sources connues s'élève à plus de quatorze cents. L'énumération suivante indique les principales.

Eaux gazeuses ou acidules thermales. Elles sont caractérisées par la prédominance du gaz acide carbonique libre, et par leur température plus ou moins élevée. Ce sont les eaux du Mont-d'Or, de Vichy, d'Ussat, d'Audina, d'Encausse, de Bagnolles, de la Malou, de la source de Capus, de Chatel-Guyon, de Clermond-Ferrand, de Foucaud, de Saint-Mart, de Saint-Albon. — *Eaux gazeuses froides*. Pougens, Sultzmatt, Chateldon, Seltz, Saint-Myon, Langeac, Besse, Médagne, Saint-Galmier, Montbrison, Sail-sous-Cousan, Vic-le-Comte,

Bar, Gabian, Saint-Martin de Fenouilla, Premeaux, Sainte-Reine; source de la Madelaine, source de la Vernière, source de Cours de Saint-Gervais, Saint-Parize, Vergèze, Alger.

Eaux ferrugineuses thermales. Ce sont les eaux de Bourbon-l'Archambault, Rennes, Campagne, et, suivant quelques auteurs, Vichy. — *Ferrugineuses acidules froides.* Spa, Forges, Aumale, Bussang, Provins, Contrexeville, Vals, Rouen, Cransac, Montlignon, Passy, Charbonnières, Dinan, Cambo, Saint-Pardoux, Ferrières, Segrey, Saint-Gondon, Bleville, Boulogne, Noyers, Camarez, Saifour, Gournay, Tongres, Alais, Lachapelle-Godefroy, Férou, source de l'Ebeaupin, Pornic, La Plaine, fontaine de Jonas, Nancy, Saint-Santin, Fontenelles, Sermaize, Seneuil, Attancourt, Beauvais, Roye, Briquebec, Abbecourt, Dieulefit, Pont-de-Vesle, Reims, Brucourt, Try-le-Château, Ruillé, Watweiler, Verberie, Saint-Amand, Plombières, Castera-Vivent, Bagnères-Adour.

Eaux hydro-sulfureuses. Elles noircissent lorsqu'on les met en contact avec de l'acétate acide de cuivre. — *Thermales.* Ce sont les eaux de Baréges, de Saint-Sauveur, de Cauterets, d'Aigues-Chaudes, d'Aigues-Bonnes ou Bonnes, de Bagnères-Adour, de Bagnères-de-Luchon, d'Ax, de Saint-Amand, de Bagnols, de Digne, de Gréoulx, d'Aix en Savoie, d'Aix-la-Chapelle, de Leuk, de Saint-Honoré, de Cambo, de Castera-Vivent, de Barbotau, de la Presle, de Bilazai, d'Evaux, d'Olette, de Molitz, de Vinca, de Bains près Arles, de Bade en Suisse, de Bade en Souabe, de Wisbaden, d'Acqui, d'Arles. — *Froides.* Enghien ou Montmorency, Labassère, Laroche, Pouzay ou Posay.

Eaux salines. Elles tiennent assez de sel neutre en dissolution pour agir comme purgatives. Les eaux salines thermales sont celles de Plombières, de Luxeuil, de Bains, de Bourbonne-les-Bains, de Balarue, de Bagnères-Adour, de Néris, de Sylvanes, d'Aix près Marseille, de Saint-Gervais, de Chaudes-Aigues, de Bourbon-Lancy, de Lamotte, de Dax, de Tercis, de Saubuze, de Préchac, de Sainte-Marie, d'Avesnes, de Capvern, de Lucques. — *Froides*. Pouillon, Jouhe, Niederbroun, Merlange, Gamarde, Eau de mer, Pyrmont, Seydchutz, Epsom.

« Les eaux minérales naturelles, dit M. Guersent, ou prises à la source et sur les lieux, ou transportées loin de la source, offrent des résultats très-différens à cause de l'influence hygiénique qui agit alors sur le malade. La médication qu'on obtient à l'aide des eaux minérales prises sur les lieux est nécessairement le produit de plusieurs médications réunies, dépendantes de l'influence de l'air, du climat, de la température, et des changemens dans la manière de vivre et dans les habitudes et les idées des individus qui se transportent à la source. Plusieurs médications hygiéniques se joignent donc ici à l'action médicamenteuse et en masquent les effets. Les anciens observateurs avaient déjà reconnu les résultats prodigieux de cette influence hygiénique.

« C'est surtout pour l'habitant des grandes villes, élevé mollement et livré à des occupations sédentaires, que l'influence hygiénique des eaux minérales est très-remarquable. Ne voyons-nous pas chaque jour, dans la pratique de la médecine, des effets étonnans d'un air pur et salubre, d'un climat doux, sec ou chaud, sur des êtres faibles, convalescens ou valétudinaires! Combien d'affections chroniques diminuent et guérissent même complètement par l'effet seul d'un changement de climat! Que d'individus, destinés à périr promptement dans nos grandes cités, retrouvent la santé et une nouvelle vie au milieu d'une température bienfaisante et d'un climat favorable! Qui ne connaît aussi tout ce que peuvent le repos de l'esprit et du cœur, et la cessation complète de tous les travaux du cabinet, pour des hommes sans cesse tourmentés par de grands intérêts qui peuvent compromettre à chaque instant leur fortune ou leur honneur! Que de bien-être le charme d'une vie douce et tranquille, au milieu d'un site champêtre, ne peut-il pas produire sur un homme ambitieux, tourmenté par la crainte de quelque revers ou l'espérance d'un succès, ou pour cet autre qui est fatigué des plaisirs et exténué par les veilles et les excès de tous les genres! Que ne peut aussi l'espoir de la santé et du bonheur qu'elle ramène chez un malheureux mélancolique, dégoûté des médecins et de la médecine! Enfin, si l'on considère les effets réels de l'influence de toutes ces causes hygiéniques, ne serait-on pas porté à croire, comme l'ont pensé quelques médecins, que c'est à elles qu'il faut attribuer le plus souvent la guérison des maladies qui cèdent à l'usage des eaux minérales. Je pourrais citer plusieurs observations qui donneraient beaucoup de poids à cette opinion. »

A cette opinion sur l'efficacité réelle des eaux minérales, exposée un peu timidement peut-être par un praticien distingué, nous joindrons l'opinion plus explicite et plus ferme de MM. Andral et Ratier. Voici en effet comment ils s'expriment à ce sujet, dans le *Dictionnaire de médecine et de chirurgie pratiques.*

« A l'époque où les eaux minérales jouissaient d'une grande faveur, et où l'on admettait sans examen tout ce qui se disait et s'imprimait sur leurs merveilleuses propriétés, on semblait ne pas remarquer que presque toutes les eaux médicamenteuses sont situées dans des pays de montagnes; d'où résulte pour les malades qui s'y rendent, toujours dans les plus beaux mois de l'année, un spectacle nouveau pour la plupart d'entre eux. On sait en effet que la saison, c'est-à-dire le temps pendant lequel on prend les eaux, est pour toutes le même; savoir, du mois de mai au mois d'octobre. Plus tôt ou plus tard la neige et le froid attristent la nature, mais alors une végétation active, une douce température, des sites enchanteurs, excitent à faire de longues promenades à pied, à cheval ou en voiture; pendant ce temps, les malades respirent un air vif et pur, qui à lui seul serait un puissant moyen de guérison. Ces promenades se font la plupart du temps le matin de bonne heure et à jeun; elles ont souvent pour but la source dont on doit boire les eaux; et indépendamment des propriétés médicinales que possèdent les sources, n'est-ce pas déjà quelque chose que de faire lever de bonne heure, et prendre de l'exercice en plein air, des gens accoutumés à dormir presque jusqu'au milieu du jour, et à ne sortir qu'enfermés dans des voitures? car c'est la classe des personnes qui préconise le plus les eaux minérales et qui en éprouve le plus de bien. Qu'on ajoute à cela les réunions, les fêtes, les bals et autres moyens d'amusement que les propriétaires de ces établissemens s'empressent d'y accumuler pour attirer chez eux la bonne ou plutôt la riche compagnie, et que l'on dise s'il est bien prouvé que les eaux, qu'on n'emploie souvent qu'après les avoir dénaturées, sont pour beaucoup dans les effets obtenus.

« On reconnaît sans peine, pour peu qu'on apporte de lumières et surtout de bonne foi dans l'examen de la question, que le point principal pour le succès des eaux minérales, c'est qu'il faille les aller chercher au loin. Voilà pourquoi les eaux minérales de Passy et d'Enghien ne seront jamais bonnes aux habitans de Paris, et feront merveilles à ceux qui viendront de Londres, de Vienne et de Saint-Pétersbourg, pour en faire usage. C'est le voyage et la distraction qui manquent aux eaux minérales artificielles, bien plus que quelques atômes de sel ou quelques pouces cubes d'acide carbonique. Veut-on un exemple? Le voici; c'est M. Alibert qui parle, et nous citons textuellement de peur qu'on nous accuse de malveillance envers les eaux minérales. « Je me souviens, dit-il, d'un hypochondriaque, bibliothécaire de sa profession, très-morose, à face plombée, qui parvint à se guérir de ses maux d'entrailles, en allant tous les matins à pied, à la source, boire deux ou trois verres de cette eau salutaire (eau de Passy). Cet exercice dura un mois; il m'a souvent dit depuis que rien ne lui avait été plus salutaire. » Quel effet merveilleux! Courez donc à la source, vous tous hypochondriaques, bibliothécaires ou autres, qui êtes tourmentés de maux d'entrailles; ou plutôt apprenez que vos souffrances tiennent à la vie sédentaire que vous menez, et à la constipation qu'elle entraîne. Prenez de l'exercice à pied tous les jours, buvez de l'eau ou des boissons aqueuses, et vous guérirez aussi bien qu'aux eaux de Passy. »

Cette manière de considérer les eaux minérales n'est peut-être pas conforme aux intérêts des établissemens qui les distribuent; mais si l'on considère que leur usage est seulement à la portée des grandes fortunes, que les gens médiocrement aisés auraient grand'peine à s'en procurer le bénéfice, on conviendra qu'en répétant ainsi ce que nous regardons comme la vérité sur le compte de ces agens médicamenteux beaucoup trop vantés, nous diminuons au moins dans l'esprit des pauvres gens le regret et la peine qu'ils pourraient éprouver en se voyant dans l'impossibilité d'avoir recours aux eaux minérales pour le soulagement de leurs maux. Terminons cet article par les conclusions suivantes que nous empruntons aux mêmes auteurs.

« 1° L'histoire impartiale des eaux minérales considérées sous le rapport de leurs effets dans les maladies est encore à faire. La partie chimique laisse peu de chose à désirer. En attendant un travail plus complet, le médecin doit apprécier les faits relatifs à ces eaux d'après les lois de la physique, de la chimie et de la physiologie, et rejeter toute explication qui ne s'accorde pas avec ces lois. Ainsi, par exemple, il ne croira pas qu'une eau thermale ayant quarante degrés agisse sur nos organes autrement qu'une autre eau tenant en dissolution les mêmes principes et chauffée au même degré dans un foyer; ni qu'une pinte d'eau de Sedlitz, qui renferme une once de sulfate de magnésie, purge autrement que la même quantité de sel dissoute dans une pinte d'eau quelconque.

« 2° Les eaux minérales sont des composés médicamenteux très-variés en apparence, mais qui, en réalité, ne présentent qu'un petit nombre d'élémens dominans, auxquels elles doivent leurs propriétés les plus remarquables. Ainsi, ce ne sont, en somme, que des moyens plus ou moins infidèles d'administrer le *soufre*, le *fer*, les *sels neutres*, l'*acide carbonique* et l'*iode*. (*Voyez* ces mots.) Et l'on ne devra plus dire que telle eau est bonne contre telle ou telle maladie.

« 3° Dire que ces eaux agissent sur l'économie d'une manière différente de celle dont agiraient des médicamens de la même espèce, administrés dans les mêmes circonstances et avec les mêmes conditions, c'est donner un démenti formel aux observations les mieux faites, admettre dans leur action quelque chose de merveilleux ou même de divin; c'est le comble de la déraison, quand ce n'est pas le comble du charlatanisme.

« 4° Si l'on analyse les moyens hygiéniques et thérapeutiques réunis dans l'usage des eaux, on trouve des élémens connus qu'on peut employer à volonté, à peu près partout, et dont l'usage raisonné promettrait plus de succès encore que l'administration empirique, et en quelque sorte cabalistique, des eaux minérales; aussi se trouve-t-on naturellement conduit à penser qu'il est impossible d'établir aucune règle générale sur la manière d'employer les eaux, manière qui doit évidemment et nécessairement varier suivant chaque sujet, et qui ne saurait être dirigée que par les règles générales de la thérapeutique, que tout médecin est censé connaître et observer.

« 5° L'emploi des eaux est, dans une foule de circonstances, une véritable déception; parce que, d'une part, on leur fait subir des altérations qui les dénaturent; de l'autre, parce que les succès mêmes qu'on leur attribue appartiennent souvent en totalité, et toujours en grande partie, au voyage, à la distraction, au régime, etc., indépendamment de ce que fréquemment les malades voient s'aggraver leurs maux. En un mot, on guérit aux eaux comme ailleurs, ni plus ni moins. »

Ecchymose, s. f. Infiltration du sang dans les aréoles du tissu cellulaire, déterminée par une violence extérieure qui occasione le déchirement des petits vaisseaux qui rampent à la surface de tous les organes, et par suite une extravasation de sang plus ou moins considérable; on les guérit par des applications résolutives froides, telles que l'eau de Goulard, la compression et le repos de la partie affectée.

Éclampsie. Mot servant à distinguer les convulsions des enfans en bas-âge et des femmes en couche.

Éclisse. Petites plaques de bois ou de carton étroites, épaisses d'une ligne ou deux et de différentes longueurs, dont les chirurgiens se servent dans le traitement des fractures pour maintenir les os en position.

Écrevisse. *Astacus*, *cancer*, *gammarus*. C'est un poisson selon les uns, c'est un insecte selon les autres. Cuvier les regarde comme des crustacés, et les *crustacés* comme un ordre de la classe des insectes. Leur organisation est très-compliquée; un cœur musculaire qui donne naissance à un grand nombre de vaisseaux, un estomac contenant trois pièces dures qui broient les alimens, des organes de la génération doubles dans chaque sexe. Les écrevisses ne conviennent pas à tous les estomacs; Hippocrate en recommandait le bouillon comme humectant et rafraîchissant. Quelques médecins le conseillent comme nutritif et dépuratif. Il est excellent pour les personnes qui ont la poitrine délicate. Le poupart, le homard, la crevette, la langouste, ont à peu près les mêmes propriétés; mais à l'exception de la crevette, ces animaux sont généralement moins faciles à digérer que l'écrevisse, et leur usage ne doit pas être conseillé indistinctement à tous les malades.

Écrouelles. (*Voyez* Scrophules.)

Ectropion. Renversement des paupières en dehors. On le guérit avec des topiques astringens, et quand ils ne suffisent pas, au moyen d'une petite opération qui consiste à retrancher une portion de la membrane muqueuse dont la laxité ou l'épaississement détermine la maladie. Quelle que soit la cause de l'ectropion, il ne constitue pas seulement une difformité, il peut avoir sur l'organe de la vue la plus déplorable influence; il faut donc en poursuivre la guérison par tous les moyens que l'art a en son pouvoir.

Effluve, s. m. On donne ce nom à toutes les matières impondérables qui s'exhalent des corps vivans ou morts, de toutes les substances, soit minérales, soit animales, soit végétales, répandues à la surface du globe, dans l'état sain, dans le travail de la décomposition ou dans l'état de putréfaction. Ce mot est synonyme de *miasme* et d'*émanation*.

Élaïne. Partie constituante des huiles et des corps gras, à laquelle les huiles doivent leur liquidité et les graisses leur mollesse plus ou moins grande. L'élaïne pure est sans emploi en médecine; les horlogers s'en servent pour graisser le mouvement des montres et des pendules; elle a l'avantage de moins s'épaissir que les huiles par le froid et la vétusté.

Électricité. (*Voyez* Galvanisme.)

Électuaire. On désigne ainsi en pharmacie des médicamens mous ou demi-solides, composés de substances pulvérulentes amalgamées avec des extraits, et humectées avec des sirops, du miel ou des solutions de gomme. Les anciens attribuaient une grande puissance aux électuaires, et leur donnaient des noms plus ou moins solennels selon les propriétés qu'ils leur supposaient : c'étaient des *catholicon*, *benedicts*, *orvietanus præstantius*, *philonium romanum*, *requies nicolaï*, etc.

Élément. Principe, corps simple, indécomposable. Les anciens ne comptaient que quatre élémens : le feu, l'air, la terre et l'eau. Aujourd'hui les chimistes en comptent cinquante-six, qui sont, le calorique, la lumière, le fluide électrique, le fluide magnétique, l'oxigène, le bore, le carbone, le phosphore, le soufre, l'iode, le phthore ou fluor, le chlore, l'azote, le silicium, le zirconium, l'aluminium, l'yttrium, le glucynium, le magnesium, le calcium, le strontium, le baryum, le sodium, le potassium, le lythium, le manganèse, le zinc, le fer, l'étain, l'arsenic, le molybdène, le chrôme, le tungstène, le columbium, le selenium, l'antimoine, l'urane, le cérium, le cobalt, le titane, le bismuth, le cadmium, le cuivre, le tellure, le plomb, le mercure, le nickel, l'osmium, l'argent, l'or, le platine, le palladium, le rhodium et l'iridium. Au moment où nous écrivons, nous n'oserions affirmer que cette énumération soit complète.

Élixir. Teinture alcoholique ou éthérée, plus ou moins composée et chargée d'un ou plusieurs principes végétaux jouissant de propriétés plus ou moins énergiques.

Ellébore. Plante de la famille des renonculacées, qui a joui d'une très-grande réputation parmi les anciens pour la guérison de la folie. De nos jours, on la regarde comme un émétique et un purgatif des plus violens, et l'on ne l'emploie que fort rarement en cette qualité. Cependant son usage peut être d'un grand secours dans les maladies chroniques qui sont dues à un vice profond de la constitution.

Embaumement. Opération dans laquelle on a pour objet de conserver les corps morts en empêchant leur putréfaction. Les Égyptiens ont porté l'art de l'embaumement au plus haut degré de perfection. M. Pariset, qui a fait, en 1829, un voyage en Égypte pour y étudier les causes de la peste, attribue l'origine de cette maladie redoutable à l'abandon de la pratique des embaumemens. De nos jours, dans ce pays, on enterre les corps à une profondeur plus ou moins considérable; les inondations du Nil arrivent, délaient la terre, et livrent toutes les matières animales qui y sont enfouies à une décomposition rapide; puis viennent les chaleurs qui développent les miasmes délétères avec la plus violente énergie. Les anciens Égyptiens avaient échappé à ce danger en embaumant tous les corps morts, hommes ou animaux, et en les transportant dans les excavations formées par les montagnes qui règnent le long de la vallée du Nil.

Les procédés de conservation des corps reposent tous sur une dessication la plus complète possible. Lorsque cette dessication est parfaite, quelque soin que l'on prenne pour conserver aux diverses parties leurs apparences naturelles, il en résulte toujours une déformation générale qui fait d'une momie un corps hideux et d'un aspect peu consolant pour l'orgueilleuse humanité. Il y avait bien plus de philosophie et de véritable dignité dans le procédé de l'incinération.

EMBONPOINT, s. m. État de santé florissante du corps lorsqu'il est gras, *succulent*, surtout dans l'âge de la force. (Virey.) C'est le plus haut point de la santé; il résulte par conséquent de l'absence de toute maladie et de l'observation judicieuse des véritables règles de l'hygiène.

ÉMÉTIQUE. (*Voyez* Vomitif.)

ÉMÉTO-CATHARTIQUE. Substance à la fois vomitive et purgative.

EMMÉNAGOGUES. Médicamens qui passent pour avoir la propriété d'exciter l'écoulement des menstrues.

ÉMOLLIENT. On désigne ainsi tous les moyens thérapeutiques qui tendent en général à relâcher ou ramollir les organes vivans sains ou malades. L'eau tiède est le plus actif des émolliens.

EMPHYSÈME. État d'une partie du corps dans laquelle il s'est développé ou introduit une plus ou moins grande quantité de gaz. Les plaies pénétrantes de la poitrine déterminent assez souvent l'emphysème, qui est presque toujours une circonstance grave.

EMPIRIQUE. Nom donné à une secte de médecins qui proscrivaient le raisonnement et n'admettaient que l'expérience dans l'étude et le traitement des maladies. Aujourd'hui, le mot empirique est synonyme de charlatan.

EMPLATRE. Médicament qui se ramollit par la chaleur et qui adhère aux parties sur lesquelles on l'applique. On fait des emplâtres émolliens, astringens, excitans, irritans et narcotiques.

EMPOISONNEMENT. L'étude des phénomènes déterminés par l'ingestion des poisons a été portée à un haut degré de précision par les travaux de nos médecins légistes, et surtout de M. Orfila. Tout ce que nous avons à dire sur ce sujet, nous l'emprunterons à cet habile professeur, tantôt par voie d'analyse, plus souvent textuellement.

L'empoisonnement est d'autant plus grave, que le canal digestif est plus vide. Tout ce qui est poison pour l'homme est vénéneux pour le chien. Dans le tome I, page 34, de la *Gazette de santé*, M. Pr. Martin a traité, à propos des champignons, la question de l'empoisonnement par ces végétaux. Comme cet article est plein de lucidité et qu'il s'applique à une espèce particulière d'empoisonnement, nous ne saurions mieux faire que d'en conseiller la lecture, car il serait trop long de le reproduire ici, les généralités que nous avons à exposer, malgré les efforts que nous faisons pour nous restreindre, étant encore trop abondantes pour que nous puissions nous livrer à des digressions.

M. Orfila divise les poisons en quatre classes, savoir : les poisons irritans ou âcres, les poisons narcotiques, les poisons narcotico-âcres, et les poisons putréfians ou septiques. Tel est l'ordre dans lequel nous allons poursuivre l'examen des substances vénéneuses, en ayant soin d'indiquer pour chaque classe 1° les contre-poisons s'il en existe; 2° les meilleurs moyens de remédier aux accidens déterminés par la substance vénéneuse, quand il n'existera pas de contre-poison ou qu'on sera arrivé trop tard pour l'administrer. Nous copions M. Orfila.

« Le premier devoir du médecin appelé à traiter une personne que l'on croit empoisonnée, est de s'assurer s'il y a eu empoisonnement, de chercher à connaître la substance qui l'a produit, ou du moins de déterminer la classe à laquelle elle appartient. Dans beaucoup de circonstances, il apprendra des assistans ou du malade le nom du poison ingéré ; s'il n'en est pas ainsi, il pourra quelquefois découvrir facilement sa nature en examinant les symptômes, et en étudiant quelques-uns de ses caractères physiques et chimiques; enfin, il est des cas plus embarrassans, où, n'ayant à sa disposition aucun réactif chimique, il devra se borner à établir, d'après les symptômes seulement, à quelle classe le poison appartient.

« *Poisons irritans*. Les principales substances vénéneuses de cette classe sont : les acides concentrés, le phosphore et l'iode, les alcalis concentrés (1), les préparations de mercure, de cuivre, d'antimoine, d'étain, d'argent, de plomb, de baryte, d'arsenic, d'or, de bismuth, de zinc, le nitrate de potasse, le sel ammoniac, le foie de soufre, la gomme-gutte, la coloquinte, le garou, les euphorbes, les renoncules, les anémones, la chélidoine, les joubarbes, la sabine, le ricin, le pignon d'Inde, la bryone, l'élatérium, la gratiole, la scammonée, le jalap, la clématite, la staphysaigre, les cantharides, les moules; certains poissons, tels que le perca major, le coracinus fuscus, le scomber maximus, etc. (*Voyez* Poissons et Poison.); le verre et l'émail en fragmens aigus. Parmi ces poisons, il en est un certain nombre dont on connaît le contre-poison, et qui réclament par conséquent un traitement spécial; on doit combattre les effets que produisent les autres par une méthode qui peut être décrite d'une manière générale : de là la nécessité d'établir deux paragraphes.

« § I. *Poisons irritans dont on connaît les contre-poisons*. — Les poisons dont on connaît les contre-poisons sont les acides et les alcalis concentrés; le sublimé-corrosif et les sels solubles de mercure, le vert-de-gris et les préparations solubles de cuivre, les sels solubles d'étain, d'antimoine, de plomb et de baryte, le nitrate d'argent.

(1) Le mot *concentré* signifie que le liquide est privé d'eau, le plus pur possible, et jouissant de sa plus grande énergie. L'humidité de l'air tend toujours à se combiner avec les liquides, elle les affaiblis, les *déconcentre* pour ainsi dire, et diminue leur activité.

(*Voyez* Contre-poison.) On doit distinguer deux époques dans le traitement de l'empoisonnement produit par ces substances : 1° Il n'y a pas long-temps que le poison a été avalé, il se trouve en totalité ou en partie dans le canal digestif ; on administre le contre-poison, puis on remédie aux accidens déterminés par la portion de la substance vénéneuse qui a déjà agi ; 2° le poison est avalé depuis long-temps, des vomissemens, des selles ont eu lieu, tout annonce que la substance vénéneuse qui n'a point agi a été entièrement expulsée ; on compromettrait la vie du malade si on s'obstinait à vouloir agir sur le poison, il faut simplement s'opposer aux progrès de la maladie par des moyens généraux.

« *Première époque.* Le poison est avalé depuis peu.— Nous venons de dire qu'il faut employer le contre-poison. (*Voyez* ce mot.) Ce médicament ne sera suivi de succès qu'autant qu'il sera administré promptement, abondamment et à plusieurs reprises ; il faudra aussi l'employer sous forme de lavement. Toutes les fois qu'il y aura impossibilité de se le procurer de suite, on donnera de l'eau tiède ou froide, simple ou sucrée, en attendant que l'on puisse l'employer. Dans l'empoisonnement par les acides concentrés, par le phosphore et par l'iode, on gorgera le malade d'eau dans laquelle on aura délayé une once de magnésie calcinée par litre. (*Voyez* Contre-poison.) On donnera un verre de ce liquide toutes les deux minutes, dans le double but de favoriser le vomissement et de neutraliser l'acide libre. A défaut de magnésie ; on administrera une demi-once de savon dissous dans un litre d'eau : la craie, le corail pulvérisé et les yeux d'écrevisses, délayés dans l'eau, à quelque dose que ce soit, pourront être utiles, si l'on n'a pu se procurer de la magnésie ou du savon. La potasse, la soude et la thériaque sont dangereuses ou inutiles. On se hâtera d'administrer, dans les empoisonnemens par les alcalis, plusieurs verres d'eau acidulée, préparée avec une cuillerée à bouche de vinaigre ou avec le jus d'un citron et un verre d'eau; à défaut de ces acides, on donnera de l'eau pure. Dans l'empoisonnement par le sublimé-corrosif et par les sels solubles de mercure, on délaiera douze ou quinze blancs d'œufs dans deux pintes d'eau froide, et on donnera un verre de cette boison toutes les deux minutes; on réitèrera la même boisson, si le vomissement et les autres accidens persistent pendant quelque temps; on diminuerait la proportion d'eau, si on ne pouvait disposer que d'un plus petit nombre de blancs d'œufs.

« Cette médication est fondée sur la propriété qu'a l'albumine de décomposer le sublimé, en donnant naissance à un composé de protochlorure de mercure et de matière animale insoluble et sans action sur nos organes.

« Dans l'empoisonnement par les sels de cuivre et par le vert-de-gris, on fera usage de l'albumine (blanc d'œuf), comme nous venons de l'indiquer pour le sublimé-corrosif : cette matière animale s'empare de l'oxide de cuivre et le rend insoluble et inerte. On proscrira les alcalis, le foie de soufre et le quinquina, prétendus antidotes qui ne peuvent être que nuisibles. Le sucre avait été regardé à tort comme le contre-poison de ces préparations; mais il est utile pour combattre leurs effets. Si l'empoisonnement a été déterminé par un sel soluble d'antimoine, et qu'il n'y ait point de vomissement, même après avoir administré plusieurs verres d'eau sucrée, on fera bouillir dans deux litres d'eau, pendant dix minutes, quatre ou cinq noix de galle concassées, et, à leur défaut, une once de quinquina en poudre grossière, ou d'écorce de chêne ou de saule; on administrera plusieurs verres de cette boisson : ici l'oxide d'antimoine sera précipité et rendu insoluble par le tannin de la noix de galle. Mais si, comme il arrive fréquemment, le malade vomit abondamment et éprouve des douleurs d'estomac, on emploiera, pour arrêter le vomissement, l'eau sucrée à forte dose, et même l'extrait d'opium à la dose d'un grain, ou le sirop diacode à la dose d'une demi-once. Dans l'empoisonnement par les sels solubles d'étain, on fera prendre du *lait* étendu d'eau, qui jouit de la propriété de précipiter l'oxide d'étain, et de former avec lui une matière insoluble et inerte. On administrera, dans l'empoisonnement par le *nitrate d'argent*, plusieurs verres d'eau salée, préparée avec une cuillerée à café de sel de cuisine (hydrochlorate de soude) et deux pintes d'eau; le sel d'argent sera décomposé par l'hydrochlorate et transformé en chlorure insoluble, sans action sur l'économie animale. Dans l'empoisonnement par les sels solubles de plomb et de baryte, on fera boire plusieurs verres d'eau tenant en dissolution deux gros par litre de sulfate de magnésie ou de sulfate de soude. A défaut de ces sels, on pourra administrer l'eau de puits, qui contient beaucoup de sulfate de chaux, et qui jouit par conséquent de la propriété de former avec l'oxide de plomb et avec la baryte des sulfates insolubles, sans action sur l'économie animale. Le foie de soufre, recommandé par quelques praticiens dans l'empoisonnement par les sels de plomb, est dangereux et doit être proscrit.

« Si, malgré l'emploi des contre-poisons dont nous venons de parler, le vomissement n'a pas lieu, ce qui n'est guère présumable, loin d'administrer des substances irritantes, telles que l'émétique, l'ipécacuanha, le sulfate de cuivre, etc., on s'attachera à combattre l'inflammation et les autres accidens développés par la partie du poison qui a agi. On appliquera sur l'abdomen des linges trempés dans une forte décoction émolliente tiède; si le malade ne peut pas endurer le poids de ces linges, on arrosera fréquemment l'abdomen avec ces liquides, à l'aide d'une éponge, ou mieux encore, on placera le malade dans un bain tiède. Si l'on n'obtient pas un soulagement et prompt, on pratiquera une saignée et on appliquera douze ou quinze sangsues sur le point le plus douloureux de l'abdomen; si, par l'effet des sangsues, la douleur disparaît pour se porter ailleurs, on n'hésitera pas à entourer ce nouveau point d'irritation du même nombre de sangsues, et l'on ne s'effraiera pas si, par un nouveau déplacement de la douleur, il faut encore appliquer quinze ou vingt sangsues. On administrera des boissons mucilagineuses, et, à leur défaut, de l'eau sucrée ou de l'eau simple. Si l'inflammation de la gorge s'opposait à la déglutition, on appliquerait douze ou quinze sangsues au cou. Le malade sera mis à la diète la plus absolue. Les crampes, les crispations et les mouvemens convulsifs se dissiperont avec l'inflammation dont ils étaient la suite; cependant, s'ils persistaient après la guérison de cette maladie, on administrerait de quart d'heure en quart d'heure une cuillerée à bouche d'une potion antispasmodique. La fièvre ayant cessé ou étant considérablement diminuée, on pourra permettre du bouillon de veau ou de poulet, et successivement le gruau d'orge et d'avoine, la fécule de pomme de terre, la crême de riz, les bouillons gras et l'eau panée. On ne fera usage d'alimens solides que trois ou quatre jours après que le malade sera entré en convalescence, et même alors on évitera avec soin le vin et les autres spiritueux.

«S'il arrivait, contre toute attente, qu'il fût impossible de se procurer le contre-poison que nous avons recommandé, on se hâterait de traiter le malade comme nous venons de le dire dans le précédent alinéa.

« *Deuxième époque*. Le poison est avalé depuis longtemps. — Tout annonce qu'il serait inutile d'avoir recours aux contre-poisons, parce que la substance vénéneuse a été entièrement ou presque entièrement expulsée avec la matière des vomissemens ou des selles ; les antidotes pourraient même être nuisibles dans beaucoup de cas. Il faut alors s'attacher à combattre l'inflammation par les antiphlogistiques, comme si le contre-poison eût été administré. Mais si, par hasard, le poison étant avalé depuis long-temps, il n'y avait eu ni vomissemens ni selles, il faudrait faire marcher de front l'usage des contre-poisons et des antiphlogistiques.

« L'on a pu remarquer combien il est important, dans le traitement de l'empoisonnement, de faire avaler au malade une grande quantité de liquide, soit pour neutraliser ou délayer la substance vénéneuse, soit pour distendre l'estomac et le forcer à se contracter, ce qui détérmine l'expulsion du poison. Or, il arrive quelquefois que la déglutition est impossible, parce qu'il y a un resserrement convulsif des mâchoires, une constriction à la gorge, etc. Il faut alors introduire la boisson dans l'estomac à l'aide d'une large sonde de gomme élastique, offrant deux orifices terminaux, et d'une seringue armée de sa canule; l'injection faite, on retire le piston, on fait le vide et on aspire une certaine quantité de matières contenues dans l'estomac. On répète cette opération plusieurs fois.

« § II. *Poisons irritans dont on ne connaît pas le contre-poison.* — Ces poisons sont : les composés d'arsenic, d'or, de bismuth, de zinc, le nitrate de potasse, le sel ammoniac, le foie de soufre, les cantharides, les végétaux et les principes immédiats des végétaux âcres, etc. L'empoisonnement produit par ces substances sera traité de la manière suivante : on administrera sur-le-champ plusieurs verres d'eau sucrée, ou d'eau tiède ou froide, afin de délayer le poison et de déterminer le vomissement ; on évitera avec soin les *émétiques irritans*, excepté dans quelques cas d'empoisonnement par les moules et les poissons; puis on combattra l'inflammation et les accidens nerveux, à l'aide des antiphlogistiques et des antispasmodiques, comme nous l'avons indiqué en détail. La thériaque, la noix de galle, le quinquina, le charbon, le foie de soufre, etc., conseillés comme antidotes de quelques-unes de ces substances vénéneuses, sont loin d'agir comme tels, et peuvent être fort nuisibles. Dans l'empoisonnement par l'*oxide d'arsenic*, on peut tirer particulièrement parti d'une boisson préparée avec deux tiers d'eau sucrée et un tiers d'*eau de chaux*, qui jouit de la propriété de s'emparer de la petite quantité d'oxide d'arsenic qui aurait été dissoute. L'huile d'olive, prônée comme émétique dans l'empoisonnement par les *cantharides*, est plutôt nusible qu'utile, parce qu'elle dissout la cantharidine ou le principe actif. Ce fait, pressenti par M. Pallas, a été mis hors de doute par des expériences que nous avons faites tout récemment; du reste, il faudra, dans l'empoisonnement produit par ces insectes, injecter des liquides adoucissans dans la vessie, afin de prévenir ou de combattre l'inflammation; on fera des frictions sur la partie interne des cuisses et des jambes avec deux onces d'huile camphrée; on donnera à l'intérieur et on injectera dans l'anus la décoction de graine de lin légèrement nitrée et camphrée. On insistera sur le bain tiède, si les cantharides avaient été appliquées à l'extérieur.

«Dans l'empoisonnement par les *moules* et par les *poissons vénéneux*, on administrera un vomitif, s'il n'y a point de symptômes d'inflammation de l'estomac; on ferait prendre un purgatif et un lavement de même nature, si le poison était avalé depuis long-temps. On ordonne ensuite des morceaux de sucre arrosés d'éther, quelques cuillerées d'une potion antispasmodique, et, pour boisson, de l'eau acidulée avec du vinaigre ou avec du citron. Lorsqu'il se manifeste des symptômes d'inflammation, on a recours au traitement antiphlogistique, et surtout à la saignée générale et locale, et on évite l'emploi des vomitifs irritans.

« Lorsque, par suite de l'ingestion de morceaux de verre ou d'émail, on éprouve des accidens inflammatoires, semblables à ceux que produirait tout autre corps aigu, on prescrit des haricots, des pommes de terre, du choux, etc., qui remplissent l'estomac et enveloppent le verre; puis on fait prendre deux ou trois grains d'émétique; aussitôt que le vomissement a eu lieu, on ordonne du lait et des lavemens émolliens; enfin, on a recours au traitement antiphlogistique, si l'inflammation de l'estomac persiste. Le verre et l'émail réduits en poudre fine n'exercent aucune action sur l'économie animale.

«*Poisons narcotiques ou de la deuxième classe.*—Les principales substances vénéneuses de cette classe sont l'opium, la morphine, la narcotine, la jusquiame noire, plusieurs espèces du genre *solanum*, la solanine, la laitue vireuse, l'acide hydrocyanique et les matières qui en contiennent, comme le laurier-cerise, les amandes amères, le merisier à grappes, et l'ers, le safran, l'actæa spicata, etc. On n'a encore découvert aucune substance capable de décomposer les poisons de cette classe, ou de les neutraliser au point de les transformer en une matière inerte, sans action sur l'économie animale; on ne connaît donc point leurs contre-poisons. Le vinaigre et les autres acides végétaux, regardés par plusieurs médecins comme les antidotes de l'opium et des autres narcotiques, aggravent les accidens de l'empoisonnement, toutes les fois qu'ils rencontrent ces poisons dans le canal digestif; ils n'agissent avec succès que lorsque la substance vénéneuse a été chassée par les vomitifs ou par les purgatifs, et ne sont réellement utiles que pour combattre les effets qu'elle a développés.

« Lorsqu'un narcotique (excepté l'acide hydrocyanique) a été introduit dans l'estomac, on administre quatre ou cinq grains de tartrate de potasse et d'antimoine dissous dans un verre d'eau; si, au bout d'un quart d'heure, le vomissement n'a pas eu lieu, on prescrit vingt-quatre grains de sulfate de zinc, dissous dans un verre d'eau, en deux doses, et à un quart d'heure d'intervalle, si la première portion n'a pas fait vomir. Si ces moyens ne réussissent point, on donne deux ou trois grains de sulfate de cuivre dissous dans un verre d'eau : on favorise le succès de ces vomitifs en introduisant les doigts dans la gorge, et en chatouillant le gosier avec la barbe d'une plume; on évite de dissoudre le vomitif dans une grande quantité d'eau, et de faire prendre des boissons abondantes, dans l'intention d'adoucir les parties et de hâter le vomissement. En effet, on diviserait davantage le poison narcotique, on favoriserait son absorption, et on aggraverait les accidens. Si l'on soupçonne que le narcotique ait eu le temps de parvenir jusqu'aux intestins, on administre un purgatif et par la bouche et sous forme de lavement. En supposant que le malade ait vomi, et que le poison ait été entièrement ou presque entièrement évacué, la maladie, quoique moins dangereuse, serait encore mortelle si on l'abandonnait à elle-même. Il faut donc administrer toutes les cinq minutes, et alternativement, une tasse d'eau acidulée avec du vinaigre, du jus de citron ou de la crême de tartre, et une tasse d'infusion de café, préparée en versant un litre d'eau bouillante sur huit onces de bon café torréfié et moulu, et en passant la liqueur dix minutes après. On cherche à dissiper l'engourdissement, en frottant les bras et les jambes avec une brosse ou avec un morceau de laine. On peut employer de douze en douze heures des lavemens de camphre. On ne cesse l'usage du café et de l'eau vinaigrée que lorsque le malade est hors de danger. Quelquefois, quand l'assoupissement est considérable, que la maladie ressemble à une attaque d'apoplexie, et que, par les moyens employés, on n'obtient aucun soulagement, on a recours à la saignée, que l'on pratique au bras, et de préférence, à la jugulaire. Si l'empoisonnement a eu lieu par l'application du narcotique sur des blessures, il est inutile d'administrer un vomitif; il faut de suite recourir au café, aux acidules, etc. Il n'est pas nécessaire de faire sentir combien le malade doit être ménagé pendant sa convalescence; l'usage précoce d'alimens solides et de boissons spiritueuses pourrait reproduire les accidens. Quand la maladie reconnaît pour cause l'acide hydrocyanique, le laurier-cerise et les matières qui contiennent cet acide, on fait vomir, on administre l'infusion de café, et l'on donne, à demi-heure de distance de cette infusion, trois ou quatre cuillerées à café d'huile de térébenthine.

« *Poisons septiques ou putréfians.* — Les poisons de cette classe sont l'acide hydrosulfurique (hydrogène sulfuré) et ses composés, les liquides vénéneux des reptiles et des insectes, le virus de la pustule maligne et de la rage, et les matières animales putréfiées. (*Voyez* Fosse d'aisances, Morsure, Piqûre, Pustule maligne et Rage.) Si le médecin est appelé peu de temps après l'ingestion d'une substance animale corrompue, il doit se hâter d'en favoriser l'expulsion au moyen des vomitifs, des purgatifs ou des éméto-cathartiques. Il doit, au contraire, employer le traitement des fièvres dites adynamiques (*Voyez* Fièvre.), s'il n'est appelé à donner ses soins que longtemps après l'usage de ces alimens.

« Le traitement de l'empoisonnement lent est celui des

gastrites ou des gastro-entérites chroniques, lorsqu'il est le résultat de l'ingestion d'une substance irritante; c'est assez indiquer combien il devra être adoucissant et de longue durée; tous les praticiens savent, en outre, qu'ils échoueront souvent si le malade ne s'abstient pas de prendre des alimens de difficile digestion et des liquides alcoholiques, même ceux qui sont le moins spiritueux. Il serait difficile, pour ne pas dire impossible, d'indiquer le traitement qui conviendrait dans l'empoisonnement lent, déterminé par les poisons des autres classes. Dans ces cas, vraiment épineux, l'homme de l'art doit examiner avec soin quels sont les organes primitivement affectés, et chercher à les ramener à leur type naturel.» (Orfila, *Toxicologie*.)

Empyème, s. m. Épanchement d'un liquide quelconque, de sang, de pus ou de sérosité, dans la cavité des plèvres. On donne le nom d'opération de l'empyème au procédé par lequel on extrait ce liquide de l'intérieur de la poitrine.

Empyreume, s. m. Odeur de brûlé produite par les liquides ou les gaz qui s'élèvent des matières animales ou végétales décomposées par le feu.

Émulsion. Espèce de lait végétal formé par l'huile des amandes que leur mucilage rend susceptibles de se mêler à l'eau. On prépare les émulsions avec les amandes, les semences de melon, de concombre, de citrouille, de pavot blanc, de lin, de pourpier, de pignons doux, de pistaches, de noix, de noisettes. Si on y mêle des acides, l'émulsion se décompose. Pour préparer une émulsion, on commence par dépouiller les semences de leur enveloppe en les trempant un instant dans l'eau bouillante; on les pile dans un mortier de marbre ou de porcelaine avec un pilon de bois dur; on ajoute un peu d'eau et du sucre pour que les semences écrasées forment plus facilement une pâte que l'on pile jusqu'à ce qu'elle soit très-fine. On ajoute peu à peu de l'eau en quantité suffisante, et on passe le tout avec expression, à travers une étamine. Le jaune d'œuf étendu d'eau, appelé vulgairement *lait de poule*, n'est qu'une émulsion. On peut donner aux émulsions toute sorte de propriétés, selon les substances médicamenteuses qu'on y mêle. Si on voulait faire une émulsion purgative, on triturerait un jaune d'œuf avec une once de sucre et huit à dix grains de jalap, et on y ajouterait six onces d'eau de pourpier, de chicorée sauvage ou de tilleul.

ENCÉPHALE. Appareil organique formant le système nerveux de la *vie de relation*. Tous les animaux se conservent : 1° en assimilant à leur propre substance les alimens nécessaires pour réparer les pertes que l'usage de la vie occasione; 2° en établissant avec les êtres qui les environnent des rapports convenables à leurs besoins. L'ensemble des premiers actes se nomme *vie de nutrition*. Les seconds portent le nom commun de *vie de relation*.

La vie de relation d'un animal quelconque se compose d'un nombre plus ou moins grand de fonctions, selon le degré qu'il occupe dans l'échelle animale. Au point le plus élevé, cette vie s'exécute à l'aide de trois fonctions, qui sont : l'*innervation*, la *locomotivité* et la *voix*. Sous le nom d'encéphale, on comprend tous les organes qui exécutent l'innervation. Ces organes sont :

1° Le cerveau, qui occupe la plus grande partie de la boîte osseuse du crâne;

2° Le cervelet, qui en occupe la partie postérieure et inférieure;

3° La *protubérance cérébrale*, située à la base du crâne, entre le cerveau et le cervelet, pour lesquels elle est un moyen d'union;

4° La moelle épinière, qui est logée dans la colonne vertébrale et qui donne naissance à tous les nerfs.

Nous n'entrerons dans aucun détail concernant ces organes. Leur description n'a encore appris aux anatomistes que des configurations diverses portant des noms bizarres et sans valeur. On n'est guère plus fixé sur les fonctions particulières qui leur sont dévolues. On sait seulement :

1° Que si la communication entre le cerveau et une partie sensible et mouvante se trouve interrompue par une cause quelconque, toute sensation est détruite dans l'encéphale, et toute faculté motrice dans la partie correspondante;

2° Que pareil effet a lieu lorsque l'action du cerveau est interrompue par l'opium ou par une blessure, quelle que soit l'intégrité des autres parties.

De ces deux faits et d'une foule d'autres inutiles à reproduire, on a conclu que le cerveau était l'organe matériel des sensations et le point de départ des mouvemens volontaires.

D'un autre côté on a observé également :

1° Qu'à l'inverse des autres organes, dont les maladies n'attaquent en aucune façon l'intelligence (si ce n'est par sympathie), les lésions au contraire la pervertissent ;

2° Que la capacité intellectuelle est toujours en rapport avec le développement de l'encéphale; que l'intelligence s'accroît dans le premier âge à mesure que le cerveau se développe; qu'elle s'affaiblit dans le dernier, en raison de l'affaissement de cet organe;

3° Que si parmi les animaux il y a des différences dans les facultés instinctives, ces différences sont toujours en raison du développement du système nerveux encéphalique.

Et l'on a conclu encore de là que le cerveau, et le

cerveau seul, est l'*organe matériel* affecté à la production des actes intellectuels et moraux. Mais l'*organe matériel seulement* et pas autre chose; c'est-à-dire qu'il n'est pas, qu'il ne peut pas être l'agent producteur des idées, le créateur de l'intelligence. La formation des idées ne s'explique pas en effet comme la sécrétion de la bile; Cabanis a pu écrire cette absurdité, et quelques esprits peu réfléchis la répéter sans examen, mais ce n'en est pas moins une absurdité. Il y a entre la manifestation extérieure d'une idée et sa formation, un hiatus immense, que rien dans les actes ordinaires de la nature physique ne peut fournir les moyens de combler. Cet hiatus résulte de l'absence de toute analogie d'origine et d'effets entre les propriétés de la matière et celles de l'esprit; deux principes qui semblent s'exclure réciproquement et qui pourtant se trouvent réunis dans l'homme.

Doit-on regarder le cerveau comme un organe unique affecté à la manifestation des actes divers de l'intelligence? ou bien faut-il croire que c'est un composé de plusieurs organes, remplissant chacun une fonction particulière analogue aux caractères spéciaux que peuvent revêtir les intelligences diverses? En d'autres termes, peut-on dire qu'il y a dans le cerveau une partie affectée aux mathématiques, une autre à la musique, une troisième à la peinture, etc.? Ce problème a été posé par un anatomiste allemand, Gall, et son point de départ aussi bien que ses conclusions sont restés purement hypothétiques. Le cerveau est un composé de deux substances homogènes, une substance grise et une substance blanche. Or, en raisonnant d'après les analogies et en considérant que la substance du foie, organe sécréteur de la bile, est tout-à-fait différente de la substance du rein, organe sécréteur de l'urine, pourquoi voudrait-on que la substance de l'organe chargé de combiner des chiffres fût la même que la substance de l'organe chargé de combiner des sons? Il n'y a pas plus de différence entre l'urine et la bile, qu'entre une gamme et un nombre. Cet argument est dur aux oreilles de certains physiologistes; mais qu'on ne s'y trompe pas, il est aussi concluant que tous les raisonnemens par lesquels on a voulu établir l'opinion contraire. Il faut chercher ailleurs que dans le cerveau la raison de la diversité des facultés intellectuelles et morales. Il faut la chercher où l'ont mise les hommes sages de tous les temps, où notre orgueil lui-même nous invite à la mettre, dans le *dualisme* des anciens philosophes, dans cette double nature que le créateur a attribuée à l'homme; en un mot, dans l'union de l'âme avec le corps ; et il faut se résoudre par conséquent à admettre deux sciences de l'homme, la métaphysique et la physiologie. Je sais bien que la métaphysique n'explique pas tout; mais la physiologie, qu'explique-t-elle davantage dans l'entendement? Quels résultats a-t-elle obtenus jusqu'ici de ses trois plus grands moyens d'étude, l'anatomie, les lésions morbides et les vivisections? Aucun qu'un esprit tant soit peu sévère puisse prendre pour base de ses déductions.

Encéphalite. On a voulu désigner par ce nom l'inflammation de l'encéphale (cerveau). Il y a peu d'années, on croyait tout savoir sur cette altération. Aujourd'hui, les bons observateurs avouent qu'une histoire de l'encéphalite est encore à faire.

Enchifrènement. Difficulté de respirer par le nez.

Endémique. De deux mots grecs, *en* dans, et *dêmos* peuple, propre au peuple, et, par extension, à la localité, au pays. On appelle maladies endémiques celles qui sont particulières à certaines contrées, à certains climats, à une ville, à un hameau. Telles sont les fièvres de la Sologne, des marais Pontins, l'éléphantiasis de Martigues, la pellagre de la Lombardie, sur laquelle M. le docteur

Brierre de Boismont a lu à l'Académie des sciences un excellent mémoire. Les maladies endémiques sont dues à des causes appréciables, évidentes, physiques, que l'homme peut faire disparaître. Ainsi, presque toutes les grandes pestes qui ont ravagé le monde dans le moyen-âge étaient des maladies plutôt endémiques qu'épidémiques. Elles ont disparu avec les progrès de l'hygiène publique. On ne peut disconvenir cependant qu'il reste des maladies endémiques dont on ne peut indiquer la cause. Les symptômes d'une maladie endémique présentent chez tous les individus un air de famille fort remarquable. Le traitement de ces maladies est presque toujours sans résultat, parce que, laissant subsister la cause, on conserve le foyer du mal. L'hygiène et l'autorité sont les véritables remèdes dans la grande majorité des cas. C'est ainsi, par exemple, qu'un marais desséché, un chemin rendu plus spacieux, des bois abattus, peuvent délivrer un faubourg, même une ville, d'une endémie jusqu'alors au-dessus des ressources de l'art.

Endurcissement. Consistance plus grande qu'acquièrent les tissus organiques sous l'influence de diverses causes morbifiques.

Énéorème. C'est la matière suspendue dans la moitié inférieure de l'urine refroidie. Elle diffère du nuage en ce que celui-ci s'élève à la surface du liquide.

Enfance. C'est l'âge qui commence à la naissance et s'étend jusqu'à l'adolescence.

Enfant. Des soins donnés à l'enfant dépend tout l'avenir de l'homme. Le premier de tous est la nourriture; celle que la nature destine à l'enfant qui vient de naître est sans contredit le lait de sa mère. Mais si celle-ci est affectée de quelque maladie chronique, susceptible de se transmettre par l'hérédité; si elle est d'une santé faible et languissante, si la sécrétion du lait n'a pas lieu, si elle est mal nourrie, si elle exerce quelque profession insalubre, si elle respire habituellement un air malsain, il est évident qu'il faudra qu'elle s'en dispense. L'instant de donner à téter à l'enfant est celui où ses cris, ses vagissemens, ses mouvemens de succion qu'il exécute avec force, font assez connaître le besoin qu'il éprouve. Le premier lait est séreux et ténu; il convient à faiblesse des organes digestifs et à l'expulsion du méconium. Tant que l'enfant augmente de vigueur et d'embonpoint, on doit se garder d'augmenter sa nourriture. Ce n'est tout au plus que lorsqu'on approchera du sevrage, qu'on pourra l'accoutumer à une nourriture nouvelle. A quelle époque faut-il cesser l'allaitement? Le développement du nourrisson, la rareté, le peu d'abondance du lait de la mère, devront fournir des données importantes pour cette détermination. Les premiers alimens qu'on devra donner seront quelques fécules mêlées avec du lait, ou du bouillon gras.

Lorsqu'on est obligé de prendre une nourrice, il faut que le lait soit le moins ancien possible, sans cela on s'exposerait à des indigestions continuelles, et à des inflammations intestinales. Si l'on choisit un animal, on prendra de préférence une chèvre ni trop jeune ni trop âgée, sans cornes, à poil blanc, et dont le lait soit parfaitement inodore.

Les alimens, d'abord demi-liquides, puis plus substantiels, doivent en général être donnés en petite quantité, mais souvent dans la journée. Quant à l'heure des repas, la plus convenable est celle où l'appétit se manifeste.

L'enfant en venant au monde est recouvert d'un épiderme très-ténu, aussi doit-on le tenir dans une douce température. On l'abaisse ensuite successivement jusqu'à ce qu'il n'ait plus rien à redouter des variations atmosphériques. Faisons la remarque que ces règles, bonnes pour les enfans bien constitués, ne peuvent s'appliquer aux enfans délicats qui n'échappent à la mort que par une infinité de soins. Une condition non moins essentielle à la santé de l'enfant, est la pureté de l'air atmosphérique. Le plus dangereux est sans contredit celui des villes, des rues basses et étroites, celui des bords des mares, des étangs, des eaux croupissantes, des vallées profondes. Le plus salutaire sera celui des campagnes, et surtout celui des côteaux exposés au sud ou à l'est.

Les bains tiennent le premier rang parmi les moyens qu'on peut mettre en usage pour entretenir la propreté. Les lotions sont aussi très-bonnes.

Les vêtemens doivent être modérément chauds et assez vastes pour n'exercer aucune compression. La tête ne doit être couverte qu'autant qu'elle manque de cheveux. Le bourrelet, malgré les reproches qu'on lui a adressés, convient pour diminuer l'effet des chutes. Fait en baleine, il n'offre aucun inconvénient.

L'intelligence des enfans, le mode d'exercice de leur cerveau, doit fixer toute l'attention. Arrière les petits prodiges, car ce n'est jamais qu'au détriment des autres organes que le cerveau est exclusivement exercé. La nature semble nous tracer elle-même la marche que nous avons à suivre. Les seuls instrumens qu'elle nous ait donnés pour acquérir des connaissances, ce sont nos sens; la première loi de l'éducation, c'est donc d'exercer les sens. L'enfant a peu de jugement, beaucoup de mémoire. N'est-il pas plus simple de ne lui faire retenir que des faits avérés, positifs, seule base d'une instruction solide? Quant aux langues, enseignez par l'usage celles qui se parlent, et attendez pour les langues mortes qu'il en ait compris la nécessité.

A mesure que le cerveau se fortifie, le jugement se développe, et l'enfant, riche de faits, peut alors comparer, raisonner, juger; si l'imagination s'éveille trop rêveuse, tempérez-la par le goût du travail.

Le point le plus important dans l'art d'élever les enfans, est, sans contredit, celui de leur faire naître le désir d'apprendre, de savoir, de leur en faire sentir l'utilité. Il faut que l'instruction se communique par le plaisir; mais une partie généralement trop négligée par les médecins qui ne voient que le développement plus ou moins grand du cerveau, c'est la morale. Enseignez-leur par vos discours, par vos exemples, la pratique des vertus; récompensez-les quand ils font bien, surtout quand ils sont bons, généreux, charitables, et vous aurez plus fait pour eux et pour la société, que si vous les aviez bardés de grec ou de latin.

Dans les premiers temps de la naissance, l'enfant dormira autant qu'il le désirera; plus tard, neuf ou dix heures de sommeil lui seront nécessaires. On ne devra jamais s'efforcer de le provoquer en berçant ou secouant le nouveau-né, parce qu'on pourrait déterminer des congestions vers la tête. Le lit mérite aussi de fixer notre attention. La laine, le crin, la balle d'avoine, devront le composer; il sera placé vis-à-vis le jour, afin que les yeux ne prennent point de direction vicieuse.

Les enfans ont une tendance à la jalousie; on évitera qu'ils s'y abandonnent, en distribuant avec équité les éloges et les reproches, les peines et les récompenses. Beaucoup d'enfans dépérissent et succombent par l'effet de cette passion.

Il importe de ne jamais les effrayer, de les aguerrir avec prudence contre les objets de leur effroi, et de défendre sévèrement toute espèce de contes ou de chansons de voleurs ou de revenans.

Exercer les organes de la locomotion devient bientôt

un besoin impérieux. Il faut prendre garde de chercher à devancer l'époque que la nature a fixée pour que l'enfant marche seul ; l'oubli de cette règle a produit plus d'une difformité. Dès le moment où l'enfant pourra faire usage de ses membres, on devra lui apprendre quelque exercice, quelque jeu propre à hâter le développement de ses forces musculaires.

Les parens surveilleront attentivement les personnes à qui ils confient leurs enfans. On n'a vu que trop souvent ces jeunes êtres devenir les victimes d'habitudes pernicieuses.

Mais les soins que l'on donne à l'enfant mériteront une attention plus grande encore, s'il apporte en naissant le germe de quelque maladie funeste héréditaire. Ce sera donc une connaissance importante que celle des maladies auxquelles les parens auront succombé, ou seulement celle des maladies auxquels ils auront été sujets ; c'est pour cela que les ouvertures de corps peuvent être de la plus grande utilité. En thèse générale, tout individu qui naît avec ces dispositions doit être soustrait dès sa naissance aux influences auxquelles les auteurs de ses jours étaient soumis. C'est dans ces circonstances impérieuses que l'allaitement étranger est surtout ordonné ; plus tard le régime alimentaire devra complètement différer de celui dont usaient les parens. Il faut dépayser l'enfant, changer sa direction, lui donnner un état entièrement opposé.

Enfance (Maladies de l'). Les maladies du premier temps de l'enfance et de la vieillesse présentent beaucoup de traits de ressemblance. En effet, la faiblesse, quoique dépendant de causes différentes, est le caractère distinctif de l'enfant et du vieillard.

Les différentes espèces d'inflammations de la bouche, les angines aphtheuses, pultacées, crêmeuses, couenneuses avec ou sans croup, les angines gangréneuses même, quoique plus rares, et la gangrène des gencives et des parois des joues, connue vulgairement sous le nom de *charbon*, sont presque toutes des maladies propres à l'enfance. Les inflammations intestinales, les péritonites aiguës, et surtout les péritonites chroniques tuberculeuses, après la première dentition, s'observent féquemment chez les enfans.

Chez le jeune enfant et chez le vieillard, les inflammations intestinales se compliquent assez souvent d'affections cérébrales, sympathiques ou essentielles. Les vers intestinaux, qu'on ne retrouve pas encore chez l'enfant quelque temps après la naissance, se développent quelquefois dès l'âge d'un an. Les plus communs sont les ascarides lombricoïdes et vermiculaires et le tricocéphale dispar.

Les enfans présentent une épaisseur du ventricule gauche souvent double de celle du ventricule droit; aussi observe-t-on chez eux une plus grande fréquence du pouls et de la circulation. Les affections catarrhales sont plus communes dans l'enfance et la vieillesse qu'à aucune autre époque; c'est aussi à ces deux âges que les pneumonies latentes se rencontrent le plus fréquemment. Elles commencent presque toujours par de simples bronchites, et sont d'autant plus insidieuses chez les enfans, que ceux-ci ne crachent point.

La prépondérance du système veineux sur le système artériel, et le peu d'abondance de la transpiration, expliquent pourquoi les œdèmes et les hydropisies essentielles ou symptomatiques sont beaucoup plus fréquens chez les enfans et les vieillards que dans les âges intermédiaires.

L'appareil ganglionnaire, le système lymphatique, le système tégumentaire, sont le siége d'altérations fréquentes; chez les enfans, le carreau, les tubercules, la variole, la varicelle, la rougeole, la scarlatine, les teignes, la gourme, en sont la preuve.

L'organe de la vue est souvent pris chez les enfans; il en est de même du cerveau et de ses enveloppes. Les maladies du système locomoteur sont assez nombreuses et variées chez les enfans ; leurs os sont souvent le siége d'altérations profondes. En effet, le rachitis, les tumeurs blanches, les luxations spontanées sont fort communes chez eux.

Il n'est pas rare d'observer chez les enfans des étisies, des adynamies et des cachexies, sans aucune lésion organique.

Les saignées sont un moyen très-précieux dans les maladies inflammatoires des enfans, mais il ne faut jamais perdre de vue que les très-jeunes enfans, quoique plus irritables que les vieillards, tombent promptement comme eux dans la faiblesse, et que les saignées trop abondantes les jettent quelquefois dans un état de prostration dont il est ensuite difficile de les tirer.

Les émolliens, les bains simples, fournissent de grands secours dans les maladies inflammatoires. Les moyens toniques et excitans ne sont pas à négliger dans leurs maladies adynamiques, mais on en a beaucoup abusé, surtout dans les maladies scrophuleuses. Les irritans dirigés sur la membrane muqueuse des organes gastro-intestinaux ne doivent être mis en usage qu'avec précaution. On a vu souvent des inflammations chroniques intestinales très-graves et même mortelles, par suite de l'emploi inconsidéré des purgatifs dans les maladies de la peau.

Parmi les moyens hygiéniques qui sont de la plus grande importance pour la thérapeutique des enfans, on doit surtout placer au premier rang l'influence de l'air et des alimens. Il n'est pas d'âge où l'air pur soit plus nécessaire que chez le jeune enfant.

Le régime alimentaire est plus nécessaire encore dans les maladies des enfan, qu'à tout autre âge, parce que la plupart de leurs maladies ont leur point de départ dans le canal alimentaire. Les enfans soutiennent en général la diète beaucoup mieux et beaucoup plus long-temps qu'on ne pourrait le croire. Le jeune enfant, en effet, n'est exposé qu'à de faibles déperditions par la peau, et celles qui ont lieu par les poumons sont aussi très-peu abondantes.

ENGASTRIMYSME, formé de *en* dans, *gaster* ventre, *mythos* discours; ce qui signifierait parole du ventre.

L'*engastrimysme*, plus connue sous le nom de *ventriloquie*, a long-temps passé pour un prodige. On sait aujourd'hui que pour produire ce phénomène, il suffit d'élever ou d'abaisser le voile du palais, et de fermer ou d'ouvrir ainsi, dans une étendue correspondante, l'ouverture postérieure des narines. Le silence que semble observer le ventriloque dépend de ce qu'il fait, avant de parler, à l'aide d'une grande inspiration, une provision considérable d'air qu'il ménage avec beaucoup d'art. Les plus habiles ventriloques se trouvent parmi ceux qui, pourvus de poumons très-amples, parfaitement libres et perméables, doués d'organes vocaux très-mobiles et éminemment bien conformés, se sont d'ailleurs livrés depuis long-temps à l'exercice plus ou moins fatigant que nécessite la production de cette sorte de voix.

ENGELURE. Engorgement chronique de la peau et du tissu cellulaire sous-cutané, produit par le froid. L'engelure peut se couvrir de phlyctènes, s'ulcérer.

On prévient les engelures en fortifiant les parties par des frictions sèches, aromatiques, par des lotions avec de l'eau froide pure, de la neige, du vin, de l'eau-de-vie, de l'eau-de-vie camphrée.

On traite par les mêmes moyens les engelures non ulcérées; le baume de Fioraventi, celui du Pérou, l'eau de Cologne, sont également utiles. Lorsque les engelures sont très-gonflées et douloureuses, on y applique des cataplasmes de fleurs de sureau, de camomille, de mélilot; les sangsues peuvent être avantageuses.

Les ulcères doivent être lavés avec des liqueurs stimulantes, pansés avec de l'onguent styrax. Les chairs fongueuses doivent être touchées avec la pierre infernale. Un régime fortifiant, une habitation salubre, des vêtemens chauds et secs, l'exercice en plein air, les médicamens amers, ferrugineux, conviennent dans les engelures constitutionnelles.

Engouement. On désigne ainsi la disposition d'un organe creux, dans lequel séjournent ou s'accumulent des matières qui l'obstruent.

Entérite, de *enteron* intestin. Inflammation des intestins. Avant les travaux de M. Broussais, on comprenait sous le nom d'entérite proprement dite l'inflammation profonde de toutes les tuniques de l'intestin; elle était caractérisée par les symptômes de l'étranglement interne; les malades éprouvaient une vive douleur, augmentant par la pression. La région explorée présentait sous le doigt une résistance obscure ou une tumeur; le volume du ventre augmentait par degrés. Il survenait des éructations, des vents, des nausées, puis des vomissemens de matières d'abord alimentaires, ensuite muqueuses, bilieuses, et enfin stercorales; il y avait de la constipation, ou bien issue de matières muqueuses, sanguinolentes; la respiration était gênée, le pouls fréquent, serré; il y avait souvent de la soif.

Les causes de cette maladie étaient des contusions, des substances irritantes, des étranglemens internes.

L'ouverture du corps montrait une violente inflammation de l'intestin et du péritoine. Le traitement qui convenait à cette affection très-souvent mortelle devait être énergiquement antiphlogistique. Les saignées générales et locales étaient au premier rang; il fallait joindre à ces moyens les cataplasmes, les fomentations, les lavemens mucilagineux, les bains, les boissons adoucissantes.

M. Broussais a rejeté cette définition: il a admis un grand nombre de degrés intermédiaires de l'entérite, depuis le simple embarras intestinal jusqu'à l'état qui vient d'être décrit. Plusieurs médecins distingués tendent à revenir aujourd'hui à la première définition. Nous croyons qu'il y a exagération des deux côtés. On ne saurait disconvenir qu'il y a beaucoup de cas d'entérites, de la façon de M. Broussais, qui guérissent cependant par des purgatifs. C'est un fait qu'on observe tous les jours. Nous avons donné nos soins à de jeunes dames qui avaient des douleurs très-vives d'estomac, et qui éprouvaient tous les symptômes du fer chaud; nous les avons guéries en leur faisant prendre du bon café, du vin de Bordeaux vieux, et même de l'eau-de-vie. Mais il faut aussi reconnaître qu'un grand nombre de diarrhées et de dyssenteries ne cessent que par un régime antiphlogistique bien entendu. Ce serait d'ailleurs le cas de répéter ici ce que nous disions à l'article Encéphalite. La gastrite et l'entérite, qui, il y a peu d'années, étaient le pont-aux-ânes des jeunes médecins, sont devenues des maladies d'un diagnostic souvent fort difficile, grâces aux nombreux ouvrages qui ont été publiés sur ce sujet.

Entorse. On donne ce nom aux désordres que les mouvemens faux ou forcés occasionent dans les ligamens et les autres parties molles qui entourent les articulations. Les ligamens (liens des articulations) sont des parties tendineuses très-faibles, mais fort peu extensibles; aussi leur distension plus ou moins grande est-elle la cause des entorses.

C'est à l'articulation du pied, puis à celles du poignet, du genou, du coude et des doigts, qu'on observe le plus fréquemment les entorses. Elles ne sont pas rares à l'épine du dos et à l'articulation de l'os de la cuisse avec le bassin, où elles simulent quelquefois pour une fracture du col du fémur. L'entorse de la colonne vertébrale est le plus ordinairement la suite d'un mouvement violent de torsion de cette partie, ou bien d'un effort considérable fait pour soulever un fardeau pesant.

Les symptômes de l'entorse sont la douleur, le gonflement, la difficulté, sinon l'impossibilité de se servir de la partie malade. Les suites peuvent être très-graves, car on a vu la carie survenir après des entorses négligées.

Au moment de l'entorse, si la chose n'est pas impossible, il faut plonger l'articulation malade dans de l'eau très-froide; on y ajoute de l'extrait de Saturne. Cette immersion doit durer plusieurs heures. En retirant le membre, on l'enveloppe dans des compresses trempées dans le même liquide. Ces moyens suffisent si l'entorse est légère. Mais lorsque la maladie est plus grave, il faut recourir de suite aux saignées, aux sangsues appliquées plusieurs fois sur le point douloureux, aux cataplasmes émolliens, à la diète; lorsque les accidens inflammatoires sont calmés, on emploie les répercussifs, les fortifians, tels que l'extrait de Saturne dans l'eau, l'eau-de-vie camphrée. Le repos long-temps prolongé est le complément indispensable du traitement. Il ne faut marcher que lorsqu'il n'y a plus aucune douleur, sous peine des accidens les plus graves.

Entozoaires, de *entos* intérieur, et de *zôon* animal. (*Voyez* Vers.)

Envies. Altérations congéniales de la structure et de la couleur de la peau. (*Voyez* Nœvus.)

Épanchement. C'est le déplacement d'un liquide quelconque qui sort d'un lieu que la nature lui avait destiné, pour en occuper un autre qui ne doit pas le contenir.

Les épanchemens peuvent avoir lieu dans la tête, la

poitrine, les sacs des plèvres, les cavités du médiastin, les poumons et les voies aériennes, le ventre et le tissu cellulaire.

Les épanchemens les plus ordinaires sont, dans la tête : l'épanchement sanguin (apoplexie), l'épanchement aqueux (hydrocéphale). C'est ce dernier qu'on observe chez les enfans qui ont la tête si monstrueuse. L'épanchement le plus fréquent dans la poitrine est celui qui a lieu dans la pleurésie. La poitrine s'emplit encore d'eau à la suite des maladies du cœur. Il devient quelquefois nécessaire de vider l'eau, le sang ou le pus qui est dans la poitrine. Cette opération a reçu le nom d'empyème, comme celle de l'abdomen a été appelée paracentèse ou ponction. Le ventre est souvent, en effet, le siége de collections aqueuses qu'on nomme hydropisies. Celles-ci peuvent avoir lieu dans les ovaires; on les désigne alors sous le nom d'hydropisie, enkistées de l'ovaire. Le sang, le pus, les alimens, les matières stercorales peuvent s'épancher dans le ventre.

L'eau peut s'épancher dans le tissu cellulaire extérieur; il en résulte une infiltration des membres, une anasarque générale, maladie plus connue sous le nom d'enflure.

Épaule. Partie du membre supérieur qui est annexée au tronc; elle est composée de deux os, l'omoplate et la clavicule. Les maladies que l'on observe à l'épaule sont : les fractures de l'omoplate, de la partie externe de la clavicule, du col de l'humérus; des luxations de l'extrémité scapulaire de la clavicule, de l'extrémité supérieure de l'humérus; la paralysie du muscle deltoïde, etc. On pratique dans l'épaule une opération qui a reçu le nom d'amputation du bras dans l'article.

Éphèbe. Dénomination réservée aux personnes de l'un et de l'autre sexe qui entrent dans l'âge de puberté.

Éphélides. On appelle ainsi les taches d'un jaune pâle ou brun, développées sur la face, le col, la poitrine et l'abdomen. Ces taches, qu'on nomme encore hépatiques, sont fort communes chez les femmes. Elles rougissent par la chaleur, les émotions vives. Les éphélides guérissent par l'usage de l'eau d'Enghien coupée d'abord avec un tiers, puis une moitié d'eau d'orge, combiné avec les bains sulfureux.

Les taches de rousseur, le hâle, ont été aussi appelées éphélides. L'éloignement du soleil, quelques lotions suffisent pour faire disparaître cette incommodité, ou au moins pour la diminuer beaucoup.

Éphémère. On a donné ce nom à une fièvre qui ne dure que vingt-quatre heures.

Épidémie, de *démôs* peuple, et de *épi* sur. C'est le nom collectif par lequel on désigne l'existence simultanée d'une même maladie sur un grand nombre d'hommes. Il est peu de mots en médecine qui aient donné lieu à des opinions plus diverses, à des controverses plus animées. Tandis que pour les uns toutes les maladies épidémiques étaient contagieuses, c'est-à-dire transmissibles d'individu à individu, pour les autres elles ne devaient leur mode de propagation qu'aux influences locales, sans qu'on puisse toutefois nous dire comment ces causes, qui sommeillaient depuis des siècles, se réveillent tout-à-coup.

La cause première des épidémies nous est tout-à-fait inconnue. Ainsi, malgré nos milliers d'ouvrages sur le choléra, nous ignorons complètement son origine, son mode de transmission, nous pourrions même dire son traitement.

Tout ce que l'on sait, c'est que les épidémies attaquent de préférence les populations malheureuses. L'encombrement, la privation des choses essentielles à la vie, l'oubli des lois de l'hygiène, l'humidité, les maladies, la décomposition des matières animales et végétales, les passions tristes, favorisent leur développement. Une honnête aisance, une vie réglée, du courage, en sont encore jusqu'à présent les meilleurs préservatifs.

Il est facile de comprendre que les médicamens ne jouent qu'un rôle secondaire dans les épidémies. C'est à la connaissance des causes qui les favorisent ou les entretiennent qu'il faut surtout s'attacher. Non-seulement l'étude des eaux, du sol, de l'air, des alimens, est du domaine du médecin, mais le salut de la société veut souvent que son examen s'étende encore aux formes administratives, et même à la morale du peuple.

Épidémique (Constitution). C'est la forme généralement semblable sous laquelle se montrent dans un pays des maladies souvent fort différentes sous le rapport de leur siége et de leurs symptômes. On pourrait encore la définir : le caractère constitutif des maladies de l'époque. Il est incontestable qu'il y a eu des saisons où toutes les maladies offraient des symptômes inflammatoires, tandis que dans d'autres temps, elles se présentaient avec l'élément bilieux. Cette vérité, qui ne peut être niée que par les mauvais observateurs ou les systématiques, démontre que la médecine ne saurait être la même à toutes les époques et qu'elle doit se modifier avec les circonstances.

Épiderme. Partie la plus superficielle de la peau.

Épigastre. Partie supérieure et moyenne de l'abdomen.

Épilepsie. Haut-mal, mal caduc. Cette maladie, par sa nature et ses symptômes, a toujours été l'effroi du vulgaire. En voyant, en effet, tomber à ses côtés, comme frappé de la foudre, l'homme avec lequel on causait à l'instant même, qui pourrait se défendre d'un sentiment de frayeur, surtout lorsque ce malheureux est agité de convulsions ? La couleur violacée et noirâtre de la figure, l'écume quelquefois sanguinolente qui sort de la bouche, la contorsion des traits, la perte complète de connaissance, sont le cortége ordinaire de cette hideuse maladie. Les accès sont en général de quelques minutes ; quelquefois cependant ils durent plus long-temps. Lorsque l'accès est terminé, les malades, en revenant à eux, ont l'air hébété ; souvent ils pleurent.

En se répétant, l'épilepsie amène la perte de la mémoire, les difformités de la figure et l'altération de l'intelligence. Elle est très-commune dans l'enfance, où elle a reçu le nom de mal des enfans. Elle est dans un grand nombre de cas due à une vive frayeur, souvent aussi elle est héréditaire. L'épilepsie est, sans contredit, une des plus horribles maladies ; elle guérit rarement, et tue quelquefois dans une seule attaque.

Un grand nombre de remèdes ont été tour à tour préconisés contre l'épilepsie. On a obtenu quelques succès lorsqu'elle était récente et due à une cause appréciable. On doit donc essayer les remèdes qui sont employés dans ce cas, et s'attacher surtout à reconnaître si elle est entretenue par une cause que l'on puisse combattre. Un fait digne de remarque, c'est que le traitement peut exercer sur les malades une influence morale assez puissante pour retarder les attaques ; la confiance qu'inspire le médecin, les remèdes qu'il emploie, l'espoir de la guérison, ont souvent produit cet effet.

Épiphora, de *épifero* apporter avec force. Flux involontaire et continuel de larmes.

Épiploon. Grand repli du péritoine qui se détache de l'estomac et du colon et flotte librement au-devant de l'intestin grêle.

Épispastique. Substances qui, appliquées sur la peau, y déterminent une inflammation avec exhalation de sérosité.

Épistaxis. C'est le nom donné à l'hémorrhagie nasale. Elle s'observe fréquemment dans l'adolescence; lorsqu'elle est opiniâtre, elle peut faire craindre plus tard des hémoptysies et par suite une véritable phthisie pulmonaire. L'épistaxis se montre dans les fièvres graves, le scorbut; elle a lieu aussi à l'époque de la convalescence de certaines maladies. Lorsque l'hémorrhagie est abondante, on place le malade dans un endroit frais, la tête élevée, sans la lui laisser incliner pour recevoir le sang dans le vase; on la recouvrira de compresses trempées dans l'eau froide ou de l'oxycrat; il est quelquefois indispensable de faire une saignée. Si malgré ce moyen le sang continue de couler, on tamponne les fosses nasales en avant et en arrière.

Épithelium. Couche superficielle des membranes muqueuses aux lèvres et à la langue.

Épithème. On donne le nom d'épithème à tous les topiques qui n'ont ni la consistance molle du cataplasme ni celle de l'onguent ou de l'emplâtre, mais qui sont ou moins ou beaucoup plus humides.

Épizootie. Maladie qui règne sur les animaux; elle doit être distinguée de l'enzootie, qui dépend d'une ou de plusieurs causes locales et permanentes d'insalubrité; les causes des épizooties sont en général les mêmes que celles des épidémies. Les moyens de les prévenir consistent à soustraire les animaux aux influences nuisibles.

Lorsqu'une épizootie règne dans un endroit, une des premières précautions à prendre est de défendre la vente de la chair et des autres produits des animaux malades. Toutefois, une semblable mesure ne doit pas être trop généralisée. Dans les affections charbonneuses, il faut non-seulement s'abstenir de la viande des animaux, mais encore les enterrer profondément avec poils et peau, lorsqu'ils ont été abattus.

Ergot. Excroissance fongiforme qui se développe dans les fleurs d'un grand nombre de graminées, et plus particulièrement dans celles des seigles, qui, dans ce cas, portent le nom de *seigle ergoté*. Le mélange de cette substance avec les alimens a occasioné souvent des maladies graves. Un des symptômes les plus communs est la gangrène des extrémités inférieures. Depuis quelques années, le seigle ergoté est employé pour favoriser l'accouchement : nous l'avons vu réussir dans des cas où la matrice n'avait plus la force de se contracter.

Érotomanie. Variété de la folie, dans laquelle l'amour joue le principal rôle.

Erratique. Fièvre qui revient à des intervalles irréguliers.

Errhin. On désigne sous ce nom tous les moyens médicamenteux qu'on applique sur la membrane nasale, quelles que soient d'ailleurs leurs propriétés.

Éructation. Éruption de gaz qui s'échappent avec bruit de la bouche.

Érysipèle. Inflammation de la peau, caractérisée par la douleur, la chaleur, la rougeur et le gonflement de la partie malade. Il se forme fréquemment des bulles sur le lieu enflammé. Au bout de huit à quinze jours, on voit survenir l'exfoliation de l'épiderme et la chute des croûtes formées par l'humeur desséchée des bulles.

L'érysipèle se montre sur tous les points du corps; mais il affecte souvent la figure, le cuir chevelu, les mamelles, la région ombilicale, le scrotum et les membres. L'érysipèle n'est pas toujours superficiel; il attaque quelquefois profondément les tissus; la couleur rouge ne disparaît pas aussi complètement que dans l'érysipèle simple sous l'impression du doigt. Cet érysipèle, que l'on nomme phlegmoneux, est grave et exige un traitement très-énergique. L'érysipèle simple, au contraire, n'a besoin que de repos, d'un peu de diète, et de quelques boissons délayantes.

Érythème. Nom donné à une inflammation superficielle de la peau, caractérisée par des rougeurs légères, superficielles, irrégulièrement circonscrites, de forme et d'étendue variables. Comme dans tous les exanthèmes, la rougeur disparait momentanément sous la pression du doigt.

Escharre. Partie quelconque du corps gangrenée.

Escharrotique. Médicament caustique propre à produire des escharres.

Espèces. On donne ce nom à des végétaux ou à des parties de végétaux desséchés ayant des propriétés physiques et un mode d'action analogue.

Esprit. Ce mot, en chimie, désigne les substances volatiles qui s'échappent des corps, particulièrement celles qu'on obtient par la distillation.

Esquille. Fragment qui se détache d'un os dans les fractures.

Esquinancie. Synonyme d'angine.

Estomac. C'est le premier renflement considérable que présente le tube digestif à partir de la bouche. Il ressemble à une cornemuse. C'est l'organe principal de la digestion, le lieu où les alimens sont convertis en une pâte grisâtre qu'on appelle chyme. Il est situé entre l'ombilic et l'espace triangulaire qui est formé par les fausses côtes.

L'estomac est le siége d'une foule de maladies diverses, mais qu'on peut rattacher à deux divisions principales, les inflammations et les névroses. Celles-ci, qu'on désigne plus particulièrement sous le nom de gastralgies, sont très-communes, et leur connaissance importe beaucoup, car le traitement diffère essentiellement. En effet, tandis que les inflammations exigent les émolliens, les sangsues et tous les moyens antiphlogistiques, les névroses réclament l'emploi des tempérans unis aux toniques, un régime plus ou moins substantiel, les consolations de l'âme et quelquefois les opiacés.

Étain. C'est un métal que l'on trouve dans la nature à l'état d'oxide ou combiné au soufre. Pur, il est blanc, brillant, plus dur et plus éclatant que le plomb. Le plus pur est celui de Malaca. Le muriate d'étain est un poison violent. L'alliage de l'étain avec le cuivre constitue l'étamage qu'on emploie pour empêcher le cuivre de s'oxider et de se transformer en poison. On chauffe le cuivre jusqu'à un certain degré, mais cependant de manière à ce qu'il ne soit pas oxidé, et c'est pour prévenir l'oxidation qu'on le frotte avec une résine en fusion ou avec du muriate d'ammoniaque (sel ammoniac) jusqu'à ce que l'étain étant fondu on puisse l'étendre sur le cuivre avec une poignée d'étoupe. Cette combinaison résiste à la chaleur de l'eau bouillante, mais il suffit d'un coup de feu pour la détruire, et la chaleur qui est nécessaire pour la cuisson des sirops la décompose également.

Éternuement. Expiration convulsive dans laquelle l'air sort avec rapidité et avec bruit par les fosses nasales. Lorsqu'il est fréquent, il annonce l'invasion du rhume de cerveau.

Éther. Nom donné à l'union d'acides avec l'alcohol. Les combinaisons les plus connues sont l'éther sulfurique, l'éther nitrique, l'éther acétique. Le premier de ces éthers est employé à l'intérieur. Ces médicamens appartiennent à la classe des excitans.

Éthiops. Nom donné par les anciens chimistes à certains composés métalliques.

Étiologie. Étude de la connaissance des causes.

Étisie. Consomption du corps.

Eudiomètre, de *eudios* serein, pur, et de *metron* mesure. Instrument destiné à mesurer la pureté de l'air.

Jusqu'ici tous les efforts des physiciens et des médecins n'ont pu constater de différence appréciable entre l'air des lieux malsains et celui des pays les plus salubres.

Euphorbe. Plante de la famille des euphorbiacées. Elle fournit un suc qui se concrète, auquel on a donné le nom de gomme résine euphorbe. On s'en servait autrefois comme rubéfiant : en général les euphorbes sont très-âcres. Les personnes qui les cueillent à l'état frais doivent soigneusement éviter de porter la main à leur visage, et surtout aux yeux.

Évolution. Nom donné au mode d'accroissement des corps vivans.

Évulsion. Opération qui consiste à déraciner, à arracher des parties qui produisent de la difformité, ou dont la présence occasione des accidens.

Exacerbation. Augmentation passagère dans l'intensité des symptômes.

Exanthême. Inflammation de la peau caractérisée par la douleur, la chaleur, le gonflement, la rougeur de la peau, et présentant pour caractère la disparition momentanée de la couleur rouge sous l'impression du doigt.

Excipient. Substance destinée à dissoudre ou à incorporer certains médicamens.

Excision. Opération dans laquelle on retranche les parties molles.

Excitant. Médicament qui augmente l'action des organes.

Excoriation. Plaie superficielle de la peau.

Excrémentitiel. Qui est de la nature des excrémens.

Excréta. Résultats des excrétions, des exhalations.

Excréteur. Conduit qui rejette ou transmet les fluides sécrétés.

Excrétion. Action à l'aide de laquelle les fluides sécrétés parviennent, par un certain trajet, du sein de l'organe qui les forme au lieu de leur destination.

EXCROISSANCES. On appelle ainsi les parties qui se développent accidentellement sur les diverses régions du corps. Telles sont les loupes, les verrues, les végétations syphilitiques, les exostoses, les tumeurs diverses, les ognons, durillons, cors, etc.

De ces excroissances, les unes cèdent à un traitement local, les autres à un traitement général. Il est souvent nécessaire de les exciser, de les lier, de les enlever avec l'instrument tranchant, quelquefois même de les cautériser.

EXFOLIATION. On nomme ainsi la séparation, par feuilles ou lamelles, d'un tendon, d'une aponévrose, d'un ligament, d'un cartilage, et spécialement d'un os.

EXHALANS. Vaisseaux que l'on a supposés être les voies de l'exhalation ou perspiration, sorte de secrétion dont le produit est sous forme de vapeur. (Voyez *Gazette de santé*, tome II, page 246.)

EXOPHTHALMIE, de *ex* dehors, et de *ophthalmos* œil. On donne ce nom à la sortie de l'œil hors de la cavité de l'orbite. Cette maladie peut être occasionée par une tumeur qui se développe dans l'orbite, par le relâchement des parties qui fixent l'œil au fond de cette cavité, par des blessures de l'œil et des parties voisines. Le traitement de cette maladie varie selon les espèces; dans le premier cas, on cherchera à combattre la tumeur; dans le troisième, on replacera l'œil. Le deuxième cas est très-rare.

EXOSTOSE. Tumeur formée par les os et ordinairement due à la syphilis. L'exostose se développe encore chez les scrophuleux, à la suite de coups. Le traitement de l'exostose syphilitique exige l'emploi des médicamens mercuriels. Les bains alcalins ont quelquefois guéri les exostoses scrophuleuses. On traitera celles qui résultent d'une contusion, par les émolliens et les antiphlogistiques.

Expansibilité. On nomme ainsi la cause particulière des mouvemens organiques qui s'opèrent dans l'état sain, par la dilatation active dont jouissent certains tissus. Cette cause se manifeste principalement aux lèvres, au bout des seins et dans d'autres parties du corps. C'est l'érectibilité de M. Dupuytren.

Expectation. Méthode thérapeutique qui consiste à observer la marche des maladies, à éloigner les causes qui ont pu les produire, celles qui pourraient les entretenir, à n'user de remède actif que quand on prévoit que l'issue sera funeste; en un mot, à laisser agir entièrement la nature, lorsque seule elle peut amener la guérison.

Expectorans. Moyens thérapeutiques qui favorisent l'expectoration ou l'expulsion des matières contenues dans le larynx, la trachée-artère et les bronches. On distingue des expectorans émolliens, toniques, excitans, vomitifs et narcotiques.

Exsangue. Privé de sang.

Exspuition. Action par laquelle on rejette hors de la bouche les matières qui y sont parvenues ou qui s'y sont accumulées.

Exstrophie, de *ek* et de *strepo* renverser. Vice de conformation dans lequel certains organes creux paraissent retournés ou renversés.

Exsudation. (*Voyez* Exhalation.)

Extase. Oubli du monde extérieur.

Extraction. Mot généralement consacré pour désigner l'avulsion des dents. Les instrumens employés pour cette opération sont le davier, la clé de Garangeot, le pélican, les leviers simples. Divers accidens peuvent accompagner ou suivre l'extraction des dents; les plus ordinaires sont la fracture de la dent, celle d'une portion de l'os maxillaire, le détachement d'une grande portion de la gencive, l'ébranlement ou même la luxation de plusieurs dents, l'extraction simultanée de plusieurs dents adhérentes, l'extraction d'une dent saine, l'hémorrhagie. On peut dans cette opération blesser la joue, la langue, le palais, luxer la mâchoire. Il y a eu quelquefois des convulsions, des syncopes, des abcès, des nécroses.

Extrait. On nomme ainsi le produit de l'évaporation d'un suc végétal ou d'un liquide dans lequel on fait macérer, infuser ou bouillir une plante verte ou sèche, ou quelqu'une de ses parties.

Extravasation. Infiltration ou épanchement de certains liquides hors des vaisseaux ou des réservoirs destinés à les contenir.

Exutoire. Mot employé pour désigner une ulcération superficielle ou profonde, produite et entretenue par l'art. Tels sont les vésicatoires, les cautères. Quand on juge convenable de supprimer un exutoire, il est nécessaire de le faire par degrés et lentement, en diminuant d'étendue l'ulcération superficielle ou profonde.

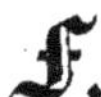

Face. C'est la partie antérieure de la tête. Chez l'enfant elle doit sa rondeur au peu de développement des muscles et à la prédominance du tissu graisseux. Chez le vieillard, au contraire, le tissu graisseux disparaissant et les muscles ayant acquis un grand développement, la face est généralement maigre. Dans la femme, elle conserve beaucoup des caractères de l'enfance. L'expression de la face est d'une haute importance dans les maladies.

Facial. Qui a rapport à la face. On appelle *angle facial* la réunion de deux lignes idéales, dont l'une descend du point le plus saillant du frond au bord des dents incisives supérieures, tandis que l'autre s'étend du conduit auriculaire à ce dernier point. On apprécie le degré d'intelligence par le degré d'ouverture de ces deux lignes.

Faim, s. f., en grec *peina*. Elle se manifeste par un sentiment de malaise qui paraît avoir son siége à l'ouverture cardiaque de l'estomac, qui est le point de jonction de cet organe avec l'œsophage.

Falsification. Nous extrayons ce qui suit d'un article de M. Guersent, inséré dans le *Dictionnaire de médecine*. « Une des substances dont on fait un grand usage et qui est le plus souvent falsifiée est le petit-lait; cette boisson est souvent préparée avec un gros de sucre de lait en dissolution dans une livre d'eau à laquelle on ajoute quelques gouttes de sirop de nerprun pour donner à la solution la petite teinte jaune-verdâtre que doit avoir le sérum qu'on retire du lait. Cette composition imite le sérum du lait de manière à s'y méprendre; mais elle n'a aucune de ses propriétés adoucissantes et rafraîchissantes. On s'assure au reste très-facilement de cette supercherie, en versant quelques gouttes d'acide gallique ou d'une forte solution de tannin dans ce petit-lait factice, qui, ne contenant point de gélatine, ne précipite pas, par ce moyen, comme le véritable sérum. » Il faudrait un gros livre, selon le même auteur, pour faire connaître toutes les falsifications pharmaceutiques. Les sirops de violettes, antiscorbutique, d'ipécacuanha, sont les préparations les plus fréquemment sophistiquées. Il n'y a pour les gens du monde aucun moyen de les éviter, qu'en faisant choix d'un bon pharmacien, en s'y tenant, et en faisant un peu plus de cas de la valeur réelle des bons médicamens.

Farine. La farine de froment doit contenir, d'après M. Orfila, sur 100 parties, 28 de gluten non desséché. La plus estimée est inodore, sèche, d'un jaune-clair, pesante, d'une saveur analogue à celle de la colle fraîche, et susceptible de former une petite pelote lorsqu'on la comprime dans la main.

Fébrifuge, adj. Qui fait cesser la fièvre.

Féces. Résidus de la digestion, matières excrémentitielles.

Fémoral, adj., de *fémur* cuisse. Qui appartient à la cuisse.

Fémur. On désigne ainsi l'os de la cuisse. (*Voyez* planche I, 25.) C'est le plus grand de tous les os du corps humain. Il s'articule en haut avec l'os de la hanche, en bas avec le tibia.

Fer. C'est le plus répandu de tous les métaux. Il fournit trois sortes de médications :

1° Une médication tonique. On l'obtient par *l'eau ferrée*, qui se prépare en plongeant à plusieurs reprises un fer rouge dans l'eau; par *l'eau rouillée*, qui se fait en versant de l'eau aérée sur des morceaux de fer rouillés; par le *safran de Mars apéritif*; enfin par les *eaux ferrugineuses* naturelles ou artificielles.

2° Une médication astringente. Elle est produite par les sulfates de fer (le vitriol vert), le sel de Mars de Rivière, les boules de Nancy, qui sont un tartrate de fer et de potasse, etc.

3° Une médication excitante avec les *fleurs martiales* (ens Martis), la teinture de Mars tartarisée, le vin chalybé, etc. La première et la troisième médication s'emploient plus particulièrement dans les cas d'engorgemens scrophuleux et de suppression des menstrues.

Fer chaud. (*Voyez* Pyrosis.)

Fermentation, s. f. Décomposition des matières organiques donnant lieu à la formation de nouveaux produits. Il y a trois sortes de fermentations : la *fermentation spiritueuse*, dans laquelle il se produit de l'alcohol; la *fermentation acide*, caractérisée par la formation de l'acide acétique, et la *fermentation putride*, qui donne lieu au développement de produits fétides et ammoniacaux.

Fève de saint ignace. Graines de l'*igasus*, arbrisseau qui croît dans les îles Philippines. MM. Pelletier et Caventon y ont trouvé de la strichine, qui est un poison violent. (*Voyez* Noix vomique et Strichine.)

Fibre, s. f. Filament délié qui est le fondement de tous les corps organisés.

Fibrine, s. f. Principe immédiat des animaux, qu'on trouve dans le sang, le chyle et les muscles.

Fiel, s. m. (*Voyez* Bile.)

Fièvre, s. f., de *fervere* brûler, avoir chaud. Une bonne théorie de la fièvre serait le véritable fondement de la science des maladies. Elle est encore à faire, car, jusqu'à M. Broussais, tous les auteurs n'ont parlé de la fièvre que d'une manière mal déterminée. Vous vous piquez le doigt avec une épine ou une épingle, votre doigt s'enflamme et suppure; or, cette inflammation et cette suppuration ne se produisent pas sans exciter dans toute la machine humaine un trouble général, c'est-à-dire que vous avez les battemens du cœur plus rapides et plus forts, un accroissement de chaleur dans toutes les parties, une exaltation du système nerveux, du mal de tête, de la soif, etc. Eh bien! cet ensemble de symptômes généraux, considérés indépendamment de la piqûre, portent le nom de fièvre. Autre exemple. En voyageant aux environs de Rome, vous traversez les marais Pontins pendant la nuit; le lendemain vous éprouvez du mal de tête, de la soif, des lassitudes, et votre cœur bat plus violemment; ces symptômes vous accablent pendant une heure ou deux;

vous avez des frissons à claquer des dents, vous tremblez de froid dans votre lit sous le poids des couvertures, puis vous vous réchauffez jusqu'à suer, et votre mal disparaît peu à peu comme si vous n'aviez jamais rien eu. Et en effet, rien n'y paraît jusqu'au lendemain ou surlendemain à la même heure, où les mêmes symptômes viennent vous assaillir pour vous quitter de nouveau et vous reprendre. Tout cela, c'est encore la fièvre, qui est *continue* quand elle provient de l'épine ou de tout autre mal local, et *intermittente* quand elle vient des marais Pontins ou de circonstances analogues. Dans le premier exemple, vous pouvez assigner une condition locale à votre fièvre, c'est-à-dire qu'il y a eu à votre doigt un désordre particulier auquel vous pouvez en rapporter l'origine. Dans le second exemple, vous ne voyez sur votre corps rien qui vous donne la raison de cet appareil de symptômes fébriles auxquels vous êtes en proie à des époques régulières plus ou moins répétées.

La possibilité de cette localisation de la fièvre forme aujourd'hui tout le procès entre les médecins systématiques. D'un côté l'on veut qu'il puisse y avoir des *fièvres* dites *essentielles*, ou des désordres généraux de toute l'économie, sans aucune trace de mal local; de l'autre côté, on prétend qu'il y a eu un mal local primitif ayant servi de point de départ à la fièvre. M. Broussais, qui a soutenu cette dernière thèse, a même été beaucoup plus loin, car il a prétendu pouvoir rattacher toutes les fièvres à un seul désordre local, à l'irritation des premières voies (l'estomac et les intestins), de sorte qu'il n'a fait de toutes les fièvres qu'une maladie unique, la gastro-entérite aiguë ou chronique. Ce système, soutenu avec talent, avec acharnement, a réuni beaucoup de partisans, sans doute à cause de sa très-grande simplicité. Il est certain qu'il fallait du génie pour le concevoir, et une grande capacité pour le faire adopter. M. Broussais a fait preuve de l'un et de l'autre, et il s'est placé incontestablement au premier rang parmi les hommes qui ont pu hâter les progrès des sciences médicales. Mais dans la question qui nous occupe il n'a pour lui que la théorie, et cette théorie est loin de pouvoir s'appliquer à tous les faits.

La théorie de M. Broussais est une sorte de matérialisme appliqué à la science des maladies ; mais un matérialisme rationnel, fécond en résultats pratiques, et qui a déjà porté de grands fruits, en faisant disparaître de la pathologie une foule d'affections prétendues, fondées sur des hypothèses et non sur une exacte observation de la nature. En posant en principe que toute fièvre est la manifestation d'un désordre local quelconque, et en le prouvant quelquefois, il a dirigé les esprits vers la source unique de tout progrès véritable, l'étude des faits. Mais en disant que toutes les fièvres d'origine inconnue ou *essentielles*, comme on les appelle, sont dues à l'irritation de l'estomac et des intestins, à la gastro-entérite, il a outré le principe et placé sans le vouloir le chemin de l'erreur à côté du sentier de la vérité.

Dans l'état actuel de la science, la fièvre est une affection due à des causes tellement multipliées, que le médecin seul est apte à en déterminer la valeur ainsi que celle des moyens nombreux par lesquels on peut la combattre. Il ne peut être établi à cet égard aucune règle générale quelconque ; il n'y a donc pas lieu pour nous à consigner ici de méthode de traitement susceptible d'application.

Figuier. *Ficus carica.* Arbre de la famille des urticées, qu'on cultive en abondance dans le Languedoc et la Provence. Ses feuilles sont très-grandes, ayant une analogie de forme avec celles de la vigne, mais rudes au toucher. Les *figues* sont des réceptacles charnus contenant des fleurs mâles et des fleurs femelles : leur étude présente un très-grand intérêt pour le botaniste.

Lorsque les figues sont bien mûres, elles fournissent un aliment de facile digestion et très-nourrissant par la quantité considérable de mucilage et de sucre qu'elles contiennent. Leur décoction dans l'eau et dans le lait est adoucissante et convient dans toutes les inflammations.

Fistule, s. f. Ulcère en forme de canal étroit, profond, plus ou moins sinueux, entretenu par une affection locale des parties molles ou des os, ou bien par la présence d'un corps étranger. La guérison radicale des fistules forme une des difficultés capitales de la chirurgie.

Flatulence. Flatuosité, de *flatus* vent. Émission de gaz ou vents par la bouche ou par l'anus.

Flueurs blanches. (*Voyez* Leucorrhée.)

Foetus. Enfant qui n'est pas né.

Foie. *Jecur*. C'est la plus volumineuse de toutes les glandes et l'organe sécréteur de la bile. Il est situé immédiatement au-dessous du diaphragme; il occupe tout l'hypochondre droit et une portion de l'épigastre. (*Voyez* planche V, 12.) Son tissu est le siége d'une circulation double; on ne sait pas bien à laquelle de ces deux circulations est due la préparation de la bile qui vient s'amasser dans la vésicule biliaire, pour se décharger de là dans le duodénum et servir à la digestion. (*Voyez* Digestion.)

Folie. Maladie sans fièvre, dans laquelle le malade a des idées, des passions et une volonté différentes de celles des personnes raisonnables. Elle n'est signalée par aucun désordre dans les fonctions nutritives ou génératrices. Ses causes sont innombrables et son traitement sans fixité.

La folie attaque plutôt les femmes et les gens riches,

que les hommes et les pauvres. Elle est souvent le résultat d'une disposition héréditaire ; et dans ce cas elle se développe chez les enfans presque toujours au même âge et sous la même forme que le père et la mère. Elle est aussi la conséquence d'une éducation vicieuse, soit que l'on fatigue de trop bonne heure les enfans par des études disproportionnées à leur âge, soit que l'on caresse, que l'on excite leur amour-propre en les traitant comme des petits prodiges, soit enfin que par une surveillance trop sévère ou par des mauvais traitemens on porte à l'excès leurs dispositions sérieuses et quelquefois moroses. Un amour violent et contrarié, les passions de l'âge mûr, telles que l'ambition des honneurs, du pouvoir ou des richesses, la crainte des revers, les vicissitudes de la fortune, sont aussi des causes fréquentes de la folie. Les villes de commerce et de manufactures donnent beaucoup de fous. (Georget.) Enfin, les excès de toute sorte et principalement les excès vénériens, la masturbation, l'abus des liqueurs alcoholiques, le passage d'une vie active à l'oisiveté, l'habitude de lire de mauvais livres, de fréquenter des sociétés dangereuses, l'inoccupation et le désœuvrement amènent le même résultat, etc., etc.

La folie comprend plusieurs espèces, qui sont : 1° la *manie*, délire général avec agitation, irascibilité, penchant à la fureur ; 2° la *mélancolie* (*monomanie* de M. Esquirol), délire exclusif avec abattement, morosité, penchant au désespoir ; 3° la *démence*, débilité particulière des opérations de l'entendement et des actes de la volonté ; 4° enfin l'*idiotisme*, sorte de stupidité plus ou moins prononcée, idées bornées dans un cercle très-étroit, nullité de caractère. Cette division est de Pinel ; elle est à peu près admise par tous les médecins qui sont venus après lui. Au reste, chacune de ces espèces de folies renferme plusieurs variétés.

Il n'y a pas de maladie dans laquelle les rechutes soient plus fréquentes que dans la folie. Quelle que soit l'espèce de folie, le traitement doit avoir pour but : 1° de ne jamais exciter les idées ou les passions des fous dans le sens de leur délire ; 2° de ne point combattre directement leurs idées et leurs opinions déraisonnables par la discussion, la contradiction ou la plaisanterie ; 3° de fixer leur attention sur des objets étrangers à leur délire, d'inculquer dans leur esprit des idées et des affections nouvelles. (Georget, *Dict. de méd.*) On voit que les moyens de parvenir à de semblables résultats ne sauraient consister dans des médicamens, et que le médecin doit chercher ses ressources, pour chaque cas particulier, beaucoup moins dans sa science que dans son esprit et dans son imagination. Au reste, les moyens de violence employés autrefois dans le traitement de la folie sont abandonnés depuis les travaux et par les efforts de Pinel.

Follicule, de *follis* sac. Petit organe creux en forme d'ampoule dont l'ouverture est plus étroite que le fond, et qui a son siége dans plusieurs points de la peau ou des membranes muqueuses. Cet organe fabrique une humeur particulière qui varie dans les différentes parties du corps, et dont la présence est plus sensible aux pieds et aux aisselles que partout ailleurs.

Fomentation, de *fovere* réchauffer. On désigne ainsi toute espèce d'application chaude à la surface du corps.

Fondant. Qualification des médicamens auxquels on suppose la propriété de dissoudre les engorgemens ou obstructions. Ce mot n'a pas de valeur bien précise dans le langage médical moderne, quoiqu'il soit fréquemment employé.

Fongus. Nom donné à des tumeurs ayant une forme analogue à celle des champignons, et qui se développent à la surface de la dure-mère, du périoste, de la peau et des membranes muqueuses. Les fongus de la dure-mère et de la vessie sont les plus fréquens.

Fontanelle. Espaces membraneux qui se remarquent sur la tête de l'enfant qui vient de naître, aux points de rencontre des angles des os de la voûte du crâne.

Fonticule. Synonyme de cautère.

Forceps. Instrument de chirurgie à l'usage des accoucheurs; sorte de pince destinée à saisir la tête du fœtus et à l'amener au dehors. L'emploi méthodique et rationnel du forceps abrége toujours les douleurs de l'accouchement et sauve souvent la vie à des enfans que la lenteur du travail expose à une mort plus ou moins certaine.

Formique (Acide). Nom de l'acide contenu dans la fourmi rouge. On en fait une espèce particulière d'éther qu'on emploie quelquefois en boisson ou en cataplasme dans les affections rhumatismales.

Fortifiant. Qui relève les forces.

Fougère. *Filix.* Famille de plantes dépourvues de véritables fleurs, qui se reproduisent au moyen de corpuscules particuliers formant des points arrondis à la surface inférieure des feuilles, corpuscules auxquels on a donné le nom de *sporules.*

Quelques espèces de fougères ont une saveur légèrement astringente et aromatique, et on les emploie généralement comme *béchiques* sous le nom de capillaires. (Richard.) C'est cette propriété aromatique qu'on recherche lorsqu'on fait coucher les enfans scrophuleux sur des matelas faits avec cette plante.

Mais les propriétés vermifuges de la fougère paraissent plus positives que celles dont nous venons de parler. C'est dans leur racine ou souche qu'elles résident. On l'administre en décoction, en poudre, ou bien dans un sirop. Toutefois, comme, dans beaucoup de cas, quand on a voulu l'employer contre les vers, on l'a associée à d'autres substances plus ou moins actives ayant des propriétés semblables, quelques observateurs prétendent qu'il faut douter des vertus anthelmintiques de la fougère. Les chimistes y ont trouvé des principes particuliers tels que le tannin et l'acide gallique; si on voulait s'en servir, la dose serait, pour la décoction, une once à une once et demie dans deux livres d'eau; pour la poudre, un à deux gros matin et soir dans du vin blanc. C'est le *polypodium filix mas*, ou la fougère mâle, qui est le plus fréquemment usité.

Foulure. Distension violente des ligamens qui entourent les articulations. (*Voyez* Entorse.)

Fracture, de *frangere* briser. Solution de continuité d'un ou de plusieurs os. Quand l'os est brisé en un grand nombre d'esquilles, la fracture prend le nom de *fracture comminutive*. Quand la fracture a lieu dans un os long, presque toujours il y a déplacement des deux fragmens qui chevauchent l'un sur l'autre et raccourcissent le membre, à moins que l'accident qui a produit la fracture n'ait frappé en même temps le membre de paralysie; le raccourcissement ne se manifeste, dans ce cas, que quand la paralysie a disparu.

Les vieillards ont les os plus fragiles que les enfans, toutes choses égales d'ailleurs.

On reconnaît une fracture à la crépitation ou *craquement* des fragmens des os, qui se fait entendre lorsqu'on veut produire des mouvemens à l'endroit qu'on suppose fracturé. Ce signe, joint au changement de forme, de longueur et de direction du membre malade, aux inégalités qu'on remarque le long de l'os, suffit pour faire reconnaître la maladie.

Les fractures qui ont lieu vers l'extrémité articulaire

des os sont plus dangereuses que celles qui ont lieu dans leur milieu, parce que presque toujours elles se compliquent de l'inflammation des articulations. Les fractures obliques sont plus graves que celles dont la direction est transversale, parce que les surfaces des fragmens glissent plus facilement l'une sur l'autre dans les premières que dans les secondes.

Le traitement des fractures consiste : 1° à réduire les fragmens de l'os fracturé dans leur position naturelle ; 2° à les maintenir dans cette position pendant le temps nécessaire à leur consolidation ; 3° à prévenir les accidens qui peuvent se développer et à combattre ceux qui se sont déjà manifestés. Quand il n'y a pas eu de déplacement, il est clair que la première indication ne se trouve pas applicable.

Quand la fracture est bien guérie et que l'os est ressoudé, il reste toujours dans le membre une grande faiblesse et une raideur qui gênent les mouvemens ; on y remédie par des bains, des douches d'eau ou de vapeurs, et des applications émollientes ; en faisant exécuter de légers mouvemens aux articulations voisines de la fracture, mais avec prudence, avec ménagement, afin d'éviter la rupture du cal (soudure) nouvellement formé et encore tendre.

Au reste, le traitement des fractures exige, de la part du chirurgien appelé à les guérir, des connaissances anatomiques et physiologiques très-précises, et tout-à-fait au-dessus de celles que peuvent posséder ces individus que le vulgaire emploie dans certains pays sous le nom de renoueurs ou rebouteurs.

Fraisier. *Fragaria vesca*. Plante de la famille des rosacées, qui produit la fraise, aliment très-sain mais qui convient peu aux personnes faibles, lymphatiques, ou qui ont l'estomac paresseux. Pour en rendre l'usage exempt de tout inconvénient, il faut les saupoudrer de sucre et les arroser d'un peu de vin généreux et même de rhum.

La racine de fraisier contient du tannin et de l'acide gallique, elle est tonique et légèrement astringente ; on l'employait fréquemment autrefois dans les diarrhées et les hémorrhagies passives. Aujourd'hui c'est un médicament qui fait nombre seulement.

Framboisier. *Rubus idœus.* Même famille que le fraisier. L'eau de framboises est un peu laxative et très-rafraîchissante; on en use avec succès quand on veut modérer la chaleur animale et l'impétuosité du cours du sang, c'est-à-dire quand il y a fièvre. Les feuilles du framboisier ont les mêmes propriétés que les feuilles de ronce.

Froid, s. m. *Frigus.* L'action du froid sur l'économie animale a été décrite aux mots Air et Bain.

Frontal. Qui appartient au front.

Frontal (Os). On l'appelle aussi coronal, parce qu'il supporte les cornes dans les animaux. Il forme la partie antérieure du crâne et le haut de la face. (*Voyez* planche I.) Il s'articule avec les pariétaux, avec la sphénoïde, avec l'os de la pommette, avec l'ethmoïde, avec les os propres du nez et avec les os de la mâchoire supérieure.

Fuligineux. Qui est de couleur de suie.

Fumeterre. *Fumaria.* Plante de la famille des papavéracées de Jussieu. Toutes ses parties, et notamment ses feuilles et ses tiges, ont une saveur amère qui *augmente encore par la dessiccation.* On l'emploie depuis longtemps comme *dépurative*, dans le traitement des dartres et de toutes les maladies de la peau. Si on ne tenait compte que de son amertume, on ne devrait la regarder que comme tonique.

Fumigation. On emploie en fumigation toutes les substances qui sont susceptibles de se réduire en vapeur, soit à l'aide de la chaleur et sans eau, soit par l'intermédiaire de l'eau. L'ammoniaque et l'éther se vaporisent d'eux-mêmes; les résines, les baumes, le soufre, ne se réduisent en vapeur qu'à l'aide du calorique; enfin, les propriétés des plantes ne peuvent s'administrer à l'état de vapeur qu'après avoir été combinées à l'eau ou à tout autre liquide, par l'infusion ou la décoction. On voit par là qu'il n'est pas de médicament qu'on ne puisse administrer sous cette forme.

Furfuracé. Qui ressemble à du son.

Furoncle ou clou. *Furonculus*. Tumeur superficielle, peu volumineuse, conique, qui se développe dans le tissu cellulaire de la peau, qui se termine par la suppuration et par la mortification du tissu graisseux qui occupe son centre, et auquel on a donné le nom de bourbillon. Le furoncle est une espèce de petit anthrax ou charbon benin, il ne fait jamais courir aucun danger à ceux qui en sont atteints. Quand il est trop volumineux, on applique quelques sangsues autour de la tumeur pour modérer l'inflammation; on pratique des fomentations émollientes, on met des cataplasmes calmans et particulièrement de mie de pain et de lait saupoudrés de safran. (Marjolin.) Quand il tend à se multiplier, on prend des bains tièdes et on fait usage de tisanes diaphorétiques. Dans tous les cas, après que la suppuration est terminée, il convient de prendre quelques légers purgatifs et même des bains soufrés.

G.

Gaïac. *Guaiacum officinale.* Arbre de la famille des rutacées, qui croît dans l'Amérique méridionale, à l'entrée du golfe du Mexique. Il fournit deux médicamens connus sous le nom de *bois* et de *résine* de gaïac. L'un et l'autre sont excitans ; leur emploi accélère la circulation du sang, active les sécrétions ; et ils paraissent porter spécialement leur action sur la perspiration cutanée, qu'ils augmentent d'une manière notable, au point de disposer aux hémorrhagies les personnes qui en font un trop long usage. (Richard.) Sous ce rapport, le gaïac est un des plus puissans sudorifiques. (*Voyez* ce mot.) On a employé le gaïac contre la syphilis, la goutte, le rhumatisme chronique et les maladies de la peau. Lorsqu'on fait usage du bois seul, la dose est de quatre à six onces pour trois livres d'eau que l'on fait réduire d'un tiers. La résine se prend sous forme de pilules, à la dose de dix à vingt grains.

Gale, s. f., de *callus* dureté, selon les uns, ou de *galla* production accidentelle qu'on remarque sur l'écorce de certains arbres, selon les autres; d'où il suit que l'étymologie du mot gale est encore un problême de linguistique tout-à-fait digne d'exercer la sagacité de Charles Nodier.

Des expériences faites, il y a quelques mois, à l'hôpital Saint-Louis, paraissent avoir mis tout-à-fait hors de doute l'existence de l'insecte de la gale, d'abord admise, puis niée, puis rétablie, puis reniée avec défi. Un jeune étudiant, M. Renucci, de l'île de Corse, où cette maladie est très-fréquente, a indiqué le lieu ordinaire où il se tient, et l'a montré chaque fois à ceux qui ont voulu le voir. M. Lugol, qui avait vainement cherché ce petit insecte, et qui avait défié à prix d'argent ceux qui se vanteraient de le lui montrer, s'est lui-même avoué vaincu, et a mis à la disposition du jeune étudiant la valeur annoncée du défi. M. Renucci a refusé le prix d'une victoire pour laquelle il prétend n'avoir point combattu, puisqu'il tenait son secret des femmes corses, qui passent une partie de leur temps à chercher l'insecte dans les boutons de la gale, dont leurs enfans sont presque toujours atteints. Ce qui avait dérouté jusqu'ici les *chasseurs* de l'*acarus*, c'est qu'il ne se tient jamais au centre du bouton, mais à l'extrémité d'un petit sillon presque imperceptible, qui part du bouton et qui se prolonge dans la peau saine à une ligne et demie environ de distance. Ce petit animal, dont l'étude est devenue tout-à-coup si piquante, a la forme d'une carapace de tortue, et il est armé de poils qui terminent ses pattes comme des ongles d'une longueur disproportionnée; on l'appelle *acarus scabiei*. On s'occupe maintenant de la question de savoir si c'est la maladie qui produit l'insecte ou si c'est l'insecte qui détermine la maladie. C'est dans ce but que quelques observateurs dévoués vont à la recherche des *acarus*, et se les appliquent à la peau pour voir s'ils produiront chez eux cette *intéressante* maladie.

Quoi qu'il en soit, le traitement de la gale est aussi varié que les opinions auxquelles l'*acarus* a pu donner lieu. Remarquons d'abord qu'elle est contagieuse au plus haut degré et qu'elle se communique avec la plus grande rapidité dans tous les climats, dans toutes les saisons, dans tous les âges et dans toutes les conditions de la vie sociale, mais surtout chez les individus plongés dans la misère et qui négligent les soins de propreté.

La gale se manifeste sans fièvre; elle est caractérisée par des vésicules en pointe légèrement élevées au-dessus de la peau, transparentes à leur sommet, contenant un liquide visqueux et séreux, constamment accompagnées de prurit; les vésicules peuvent se développer sur toutes les parties du corps, mais particulièrement sur l'abdomen, sur les plis des articulations des membres et dans l'intervalle des doigts. Le prurit augmente pendant la nuit, par l'effet de la chaleur du lit; les vésicules ont une teinte rosée chez les individus jeunes et sanguins, elles conservent la couleur de la peau chez les personnes valétudinaires.

Voici comment M. Rayer s'exprime sur les diverses méthodes de traitement proposées et mises en usage contre la gale : « Lorsque, dans les gales anciennes, les vésicules psoriques, très-nombreuses et très-rapprochées, sont accompagnées d'une vive inflammation de la peau ou d'éruptions accidentelles, il est avantageux, si la constitution le permet, de commencer le traitement par une saignée du bras, des lotions émollientes et quelques bains simples. Mais lorsque la gale est simple ou récente, on en obtient facilement la guérison sans traitement préparatoire, à l'aide de médications locales dont l'expérience a démontré les avantages.

« Les frictions avec la pommade soufrée (prenez : axonge, un livre; soufre sublimé et lavé, huit onces), ou avec la pommade d'Helmerick (prenez : axonge, une once; soufre, deux gros; sous-carbonate de potasse, un gros), ou la poudre de Pihorel, guérissent ordinairement la gale dans l'espace de quinze jours, mais elles ont l'inconvénient de salir le linge.

« La pommade soufrée s'emploie à la dose de deux onces par jour, en deux frictions que l'on pratique sur toutes les parties occupées par les vésicules. Lorsqu'on se sert de la pommade d'Helmerick, et c'est elle que j'emploie le plus ordinairement, on commence par faire prendre au malade un bain savonneux; on fait ensuite avec cette pommade trois frictions, d'une once chacune, par jour. On termine le traitement par un bain savonneux pour nettoyer la peau. Dans la méthode de Pihorel, il suffit de délayer un scrupule de sulfure de chaux dans un peu d'huile, et de se frotter avec ce mélange la paume des mains, matin et soir.

« Les bains sulfureux, artificiels ou naturels, conviennent surtout chez les enfans, mais ce traitement, qui exige une vingtaine de bains, est dispendieux. Les lotions sulfureuses et surtout la suivante (prenez : sulfure de potasse, une once; eau de rivière, une livre; acide hydrochlorique, une once; eau distillée, une livre; versez une once de chaque liqueur dans quatre onces d'eau chaude) procurent ordinairement une prompte guérison. Elles ne salissent pas le linge comme les pommades, mais elles irritent quelquefois la peau de manière à donner lieu à des éruptions vésiculeuses et papuleuses artificielles, qu'il faut souvent combattre par la saignée et des bains simples.

« Les lotions alcoholiques savonneuses, moins sûres dans leurs effets, peuvent être recommandées aux personnes riches qui ont quelque intérêt à tenir leur maladie secrète, ou qui montrent de la répugnance pour les préparations sulfureuses administrées dans quelques hôpitaux; elles n'occasionent point de dépense, n'ont point d'odeur et n'altèrent point le linge, mais la longue durée du traitement compense ces avantages.

« Après avoir fait connaître les moyens qu'on emploie avec le plus de succès et d'économie contre la gale, je me bornerai à rappeler ici : 1° que les onctions huileuses (Delpech, *Journ. de chim. méd.*, 1827), que les pommades acides d'Alyon et celle de Crolius, que la pommade d'ellébore, réussissent souvent, mais moins bien que la pommade d'Helmerick; 2° que l'eau mercurielle de Piderit et la suivante (1), composées des mêmes bases (prenez : mercure, deux gros ; acide nitrique, quatre onces ; étendez la dissolution avec de l'eau distillée, et ajoutez un gros de camphre par litre), et la pommade de Laubert (prenez : seize parties de soufre, une partie de protoxide de plomb, axonge, quantité suffisante), paraissent avoir quelquefois occasioné des salivations abondantes et troublé les fonctions digestives ; 3° que l'emploi du liniment de M. Jadelot (formulaire de M. Ratier) a été suivi, dans quelques cas, de sueurs, de cuisson, de malaise, et du développement d'éruptions vésiculeuses et papuleuses artificielles ; 4° enfin que plusieurs préparations essayées contre la gale, telles que les pommades de proto-iodure et de deuto-iodure de mercure, sont plus nuisibles qu'utiles. »

Selon M. Biett, les précautions à prendre, pour prévenir les récidives, sont de faire usage des bains tièdes pendant une ou deux semaines ; de désinfecter avec soin les vêtemens, surtout ceux de laine, en les exposant à un courant de gaz acide sulfureux ; de changer fréquemment de linge, et de continuer, en un mot, tous les soins de propreté. Au reste, on conçoit que ces règles peuvent surtout être suivies par les personnes qui ont quelque aisance ; car on pense bien que ceux qui sont dans le besoin et plongés dans une malpropreté habituelle ne pensent guère à s'occuper du soin de prévenir une maladie avec laquelle ils sont, en quelque sorte, familiarisés.

Galénisme. Doctrine de Galien. Elle rentre en grande partie dans l'humorisme.

Galle, s. f. Excroissance globuleuse qui se développe sur certaines parties des plantes par suite de la piqûre d'un insecte du genre *cynips*. Les noix de galle les plus estimées viennent d'Alep, de Smyrne et de Karahissar. Il faut les recueillir avant la sortie de l'insecte, et par

(1) M. Rayer aurait pu ajouter celle de Mettemberg.

conséquent lorsqu'elles n'ont point encore été percées. La saveur des noix de galle est excessivement astringente. 500 parties fournissent à l'analyse : tannin 130 ; acide gallique 31 ; mucilage 12 ; carbonate de chaux et autres sels 12.

La noix de galle est le plus énergique des médicamens astringens, néanmoins on l'emploie rarement à l'intérieur. On en fait plus spécialement des lotions, des lavemens, des injections utiles dans certaines diarrhées chroniques.

Gallique (Acide). On le trouve dans la noix de galle et dans plusieurs écorces. Il se dissout dans l'eau et l'alcohol. A l'état pur, il est sans usage ; uni au tannin, il est fréquemment employé en médecine, en chimie et dans les arts. C'est l'acide gallique uni au tannin qui constitue les propriétés astringentes des substances qui les possèdent.

Galvanisme. Nom donné à l'électricité qu'on développe par le simple contact, et sans le secours du frottement, de la percussion ou de la chaleur. Dans leur état naturel les corps ne donnent aucun signe d'électricité, quoiqu'ils en contiennent tous une certaine quantité. Mais lorsqu'on met en contact deux corps de nature différente, ils se constituent à l'état électrique. C'est sur ce fait, observé pour la première fois par Galvani, qu'est fondée la *pile de Volta*, qui consiste dans une série de disques de zinc et de cuivre superposés et séparés par paires au moyen de rondelles de carton ou de drap mouillées. On les soude ensemble par leurs bords et on les met dans une auge de verre, de porcelaine ou de bois, qu'on remplit d'une dissolution de sel marin ou d'un mélange d'eau et d'acide nitrique qui sert de conducteur au fluide électrique. Pour se servir de cet instrument on établit, au moyen d'un fil de laiton, une communication entre les deux extrémités de la pile et le sujet de l'expérience; et au moment du contact on remarque les phénomènes physiques les plus surprenans, tels que des combustions, des commotions, des contractions musculaires, etc., etc. Les effets de la pile sont proportionnels à la surface des plaques et à la racine cubique de leur nombre. (Thénard.)

Le galvanisme a été observé pour la première fois sur des animaux, c'est ce qui lui avait fait donner le nom d'*électricité animale*. Il exerce sur la contractilité musculaire une influence des plus énergiques, et qui persiste même quelque temps après la mort. Dans le principe, on conçut de ses effets les espérances les plus exagérées : il ne s'agissait de rien moins que de ranimer des cadavres. Aujourd'hui, l'influence de l'électricité sur les maladies se borne à rappeler quelquefois les menstrues suspendues chez les femmes, à produire quelque soulagement dans les douleurs de la goutte, surtout quand la maladie était due à la suppression de la transpiration, enfin à améliorer, dans quelques cas, la surdité. Du reste, comme tous les stimulans, elle peut être employée avec avantage dans tous les cas où cette sorte de médication est indiquée, mais seulement lorsque les autres moyens ont été employés inutilement.

Quand on veut se servir de la pile voltaïque pour électriser une personne, on la met en rapport avec les deux pôles de la pile à l'aide des deux fils de laiton, et elle se trouve ainsi soumise à une série de commotions qui se renouvellent rapidement et sans interruption. Ce mode d'électrisation diffère de tous les autres en ce que ceux-ci n'agissent en quelque sorte que par secousses.

Ganglion, s. m. Petits organes de forme arrondie qui interrompent la continuité des nerfs et qui sont composés de filets nerveux et d'une substance propre. Les glandes lymphatiques portent aussi le nom de *ganglions*. En chirurgie, on désigne ainsi de petites tumeurs qui se développent sur le trajet des tendons dans le voisinage des articulations, et que l'on traite par la compression et par l'excision.

GANGRÈNE, s. f. Extinction totale de la vie dans une partie molle, avec conservation de l'existence dans le reste du corps. On donne le nom de *nécrose* à la gangrène des os. Elle est ordinairement le résultat d'une inflammation forte ou faible qui épuise l'action organique dans la partie qui en est le siége. M. Marjolin admet comme causes de gangrènes : 1° les lésions mécaniques qui occasionent instantanément une stupeur profonde ; 2° les inflammations très-violentes par causes externes, et l'emploi intempestif des réfrigérans et des narcotiques dans leur traitement ; 3° les inflammations qui se développent dans des parties déjà affectées de maladies asthéniques, telles que l'œdème passif, les engelures, les infiltrations sanguines, etc. ; 4° les infiltrations produites par un principe délétère ou par quelques venins ; 5° les interruptions accidentelles de la circulation du sang et de l'influx nerveux par des ligatures ou par d'autres modes de compression, d'oblitération, de destruction des vaisseaux et des nerfs ; 6° les maladies organiques du cœur et des gros vaisseaux, qui empêchent le sang de parvenir jusqu'aux organes les plus éloignés du centre de la circulation ; 7° certaines maladies générales telles que le scorbut ; 8° des dispositions idiosyncrasiques dont on ne peut assigner la nature, mais dont l'observation démontre l'existence ; 9° les métastases et les crises.

La variété de ces causes dit assez qu'il est impossible d'indiquer d'une manière générale ce qu'il faut faire pour éviter la gangrène ou pour la guérir. Nous devons néanmoins entrer dans quelques détails sur *la gangrène produite par le froid*, parce que sur ce point nous avons des conseils utiles à faire connaître.

La gangrène par le froid se manifeste presque toujours au moment du dégel. Dans la campagne de Pologne, les soldats bivouaquant pendant six jours sur la neige, par un froid de quinze degrés, n'en furent point atteints; aussitôt que le dégel fut arrivé, le thermomètre étant à quatre et cinq degrés au-dessus de zéro, un grand nombre eurent les pieds gelés. Dans l'hiver de 1795, un froid très-âpre, qui dura pendant vingt jours, n'occasiona aucune gangrène; aux premières heures du dégel, plusieurs sentinelles avancées furent trouvées mortes à leur poste, et beaucoup de soldats eurent les pieds gelés. M. Larrey conclut de là que la gangrène n'est pas produite par le fait même du froid, mais par le passage d'une température basse à une température plus élevée. M. Marjolin pense au contraire que quand la congélation a lieu profondément et pendant un temps très-long, la gangrène a lieu immédiatement, quoiqu'on ne puisse la constater que quand la putréfaction survient.

La gangrène par le froid frappe principalement les parties les plus éloignées du cœur, telles que les pieds, les mains, les oreilles, le nez.

L'expérience a démontré qu'il est dangereux d'approcher du feu les parties frappées par le froid. La vie ne se rétablit dans ces parties qu'en y rappelant la chaleur par degrés insensibles. Dans les circonstances rappelées ci-dessus, les soldats qui ne s'approchèrent point du feu, et qui furent traités par des lotions réfrigérantes, ne furent point affectés de gangrène. Pour rétablir la vie par degrés dans une partie congelée, on la plonge d'abord dans un liquide froid, ou mieux, on la frictionne doucement avec de la neige ou de la glace pilée, qu'on remplace par des lotions d'eau végéto-minérale froide ou d'eaux spiritueuses aromatiques dont on augmente par degrés la température; on en vient ensuite à des immersions tièdes. On prescrit à l'intérieur quelques boissons légèrement stimulantes, mais il ne faut les administrer qu'après les moyens locaux propres à rétablir la circulation dans la partie affectée.

Gargarisme, s. m., de *gargarizô* je lave la bouche. Préparation médicamenteuse liquide destinée à agir dans les parties internes de la bouche et du pharynx.

Gargouillement, s. m. Synonyme de borborygme.

Garou, s. m. Vulgairement *saint bois*. *Cortex gnidii.* Écorce d'un arbuste de la famille des thymélées, qui jouit de propriétés vésicantes très-énergiques. Une petite plaque de cette écorce, macérée pendant quelques heures dans du vinaigre et appliquée sur la peau, ne tarde pas à la rougir et à l'enflammer. Elle remplace les cantharides dans l'établissement des vésicatoires, et on s'en sert lorsque l'on craint l'action de ces insectes sur les organes génito-urinaires. Mais elle occasione quelquefois autour de la partie sur laquelle on l'applique des démangeaisons insupportables et le développement de boutons et de pustules qui ne se dissipent que par des lotions d'eau de guimauve ou d'eau tiède. La pommade au garou se prépare en faisant fondre ensemble douze parties d'axonge, une de cire, et en y faisant bouillir pendant quelque temps quatre parties d'écorce de garou bien humectée; on passe, on laisse déposer et refroidir, et on râcle ensuite la pommade pour la triturer, afin qu'il n'y reste point de grumeaux. Cette pommade est moins active que la pommade faite avec la poudre de cantharides, mais elle convient mieux aux personnes nerveuses, aux femmes et aux enfans.

Gastrique, adj. Qui a rapport à l'estomac.

Gastrite. Inflammation de l'estomac.

Gastro-entérite. Inflammation de l'estomac et des

intestins. Avant M. Broussais, la gastrite était peu connue et la gastro-entérite point du tout, son nom même n'existait pas. Les considérations pratiques auxquelles l'étude de ces deux maladies peut donner lieu leur sont communes, car il est peu de chose à dire de l'une qui ne puisse être appliqué à l'autre; et d'ailleurs leur histoire contient tout un système qui a eu sur la médecine pratique trop d'influence pour que nous puissions nous dispenser d'entrer à son égard dans quelques détails utiles à connaître.

Depuis l'orifice supérieur de l'estomac (le cardia) jusqu'à l'anus, le canal digestif se divise en trois portions, qui sont l'estomac, l'intestin grêle et le gros intestin. L'inflammation de la membrane muqueuse qui revêt à l'intérieur chacune de ces trois portions constitue la gastrite pour l'estomac, l'entérite pour l'intestin grêle, la colite pour le gros intestin, et la gastro-entérite pour la maladie qui occupe à la fois l'estomac et l'intestin grêle. Tout cela est très-simple et ne paraît pas, au premier abord, donner lieu à l'établissement d'un système, car toutes les parties de l'économie étant susceptibles d'inflammation, il est naturel de penser que le canal digestif peut en être atteint comme tous les autres organes. Mais M. Broussais prenant à part tous les symptômes de la gastrite et de la gastro-entérite, et leur donnant une importance plus ou moins grande, selon les cas, a prétendu qu'une classe entière de maladies, dont, il est vrai, le siége avait été mal déterminé avant lui (*Voyez* Fièvre.), n'étaient que des gastrites ou des gastro-entérites, car la colite est ici hors de cause.

Il commence donc par établir que l'irritation de l'estomac et celle du gros intestin (colite) sont en général douloureuses, tandis que celle de l'intestin grêle a lieu souvent sans douleurs locales, et qu'elle se manifeste seulement par des sympathies éloignées du siége du mal.

Les causes de ces deux maladies sont innombrables et relatives surtout aux fonctions importantes du canal intestinal, qui est le lieu de passage et de séjour plus ou moins prolongé de toutes les substances destinées à l'alimentation. M. Broussais prend, parmi ces causes, celles qui agissent journellement et qui sont, selon lui, les alimens épicés, les vins spiritueux, le sucre et le café, etc.; et il accorde au mode de nourriture dont ils font partie une importance tellement grande, qu'il n'a pas craint de dire que tous ceux qui en font usage dans leur jeunesse doivent être frappés de gastrite aiguë ou chronique dans leur âge avancé. A. Miquel, en relevant cette opinion, a prétendu que cela ressemblait un peu à l'histoire du café, poison lent qui tue infailliblement au bout de quatre-vingts ans, plus ou moins. Malgré la plaisanterie, et par le fait même de l'exagération, on a été forcé de reconnaître que l'abus des excitans portés dans l'estomac était une cause de maladie plus fréquente qu'on ne l'avait cru jusqu'à ce jour.

La gastrite et la gastro-entérite sont quelquefois précédées de la perte de l'appétit, de malaise, de mal de tête; la langue est blanche, la bouche amère. M. Pinel regardait ces symptômes comme les signes certains d'un *embarras gastrique*, et il guérissait cette maladie fugitive avec un grain d'émétique. M. Broussais, en les considérant comme le commencement d'une gastrite ou d'une gastro-entérite, en a conclu nécessairement que l'émétique, qui est un irritant, ne pouvait qu'aggraver le mal, et que quand on s'obstinait à se guérir par son moyen, on jouait *quitte ou double*. Poursuivons.

Lorsque la gastrite ou la gastro-entérite augmentent, la chaleur de l'estomac devient plus forte, elle est sensible au toucher, le malade éprouve du dégoût pour les matières animales, il désire les boissons acidules et végétales, il vomit le vin et tous les liquides stimulans, enfin, plus tard il ne peut plus rien avaler. Voilà pour les symptômes locaux. Mais il y a encore les symptômes sympathiques, qui sont les suivans : bouche chaude, langue rouge sur ses bords et à sa pointe, soif, dents sans éclat, enfoncement des joues, yeux rouges, sécrétion de la salive et des larmes supprimée, peau sèche, chaleur âcre, battemens du cœur pénibles et accélérés, sécrétion de la bile nulle, ou bien accumulation de ce liquide dans l'estomac, qui le rejette par le vomissement; urine supprimée, orifice de l'urètre quelquefois rouge, sec et brûlant comme la pointe de la langue. Dans un autre ordre de phénomènes : douleurs au-dessus de l'œil, tristesse, délire, perte du goût, de l'odorat, quelquefois de l'ouïe; face grippée, rétraction du ventre, lassitude, douleurs, crampes, convulsions, etc., etc.

Tous ces symptômes se retrouvent dans une foule de maladies tout-à-fait différentes ou réputées telles, avant M. Broussais et aujourd'hui encore, par les médecins qui n'ont pas admis son système. Pour ces derniers, lorsque parmi les symptômes fondamentaux d'une maladie on remarque des vomissemens de bile, la couleur jaune de la face, de la peau, la bouche amère et pâteuse, c'est la *fièvre bilieuse*. Si le malade est sanguin, pléthorique, c'est la *fièvre inflammatoire*. Lorsque le sujet est lymphatique, débilité par une mauvaise nourriture, par le séjour dans un air humide et malsain, c'est la *fièvre muqueuse* de Sarcone et de Rœderer et Wagler. Si le malade est un enfant, qu'il ait le pouls très-vif, la langue très-rouge, que le cerveau soit affecté, c'est la *fièvre cérébrale*. S'il y a des symptômes nerveux, c'est la *fièvre ataxique*. Si l'affaiblissement est extrême, c'est la *fièvre adynamique*; dans cette dernière, la langue qui était rouge devient noire, les dents se couvrent d'un enduit fuligineux, la perte des forces est extrême, les excrétions sont fétides, et quand à ces symptômes se joint un caractère contagieux, c'est le *typhus*. Eh bien! fièvre bilieuse, fièvre inflammatoire, fièvre muqueuse, fièvre cérébrale, fièvre ataxique, fièvre adynamique, typhus, tout cela, pour M. Broussais, n'est que la gastro-entérite à divers degrés.

Mais, selon lui, il y a deux formes de la gastro-entérite qui sont encore plus importantes à connaître à cause de leur fréquence, c'est la gastro-entérite aiguë et la gastro-entérite chronique.

Nous venons de voir les causes et les symptômes, passons au traitement. L'inflammation simple de l'estomac ou la gastrite doit être combattue le plus promptement possible par les saignées locales, c'est-à-dire par l'application des sangsues sur l'épigastre en nombre plus ou moins grand, selon l'âge du malade, sa constitution et la violence des symptômes. Pour boisson, on ne doit permettre que de l'eau de gomme pure, si la maladie est très-intense. A un degré modéré, on peut donner de l'eau d'orge ou une autre tisane analogue. Il ne faut pas permettre au malade de boire beaucoup pour provoquer le vomissement, ou seulement pour le favoriser; car, selon M. Broussais, le vomissement est une cause d'irritation. Le bain ou le demi-bain est très-indiqué; tant qu'il y a fièvre, la diète la plus sévère doit être observée; quand la guérison est constatée, on donne d'abord des boissons un peu nourrissantes, puis le bouillon en petite quantité, en observant une gradation bien insensible, de peur des récidives ou du passage de l'inflammation du mode aigu au mode chronique. La gastrite chronique n'est point produite autrement que la gastrite aiguë, elle prélude de la même manière et se guérit par le même traitement; seulement, toutes ses phases ont une durée beaucoup plus longue que celles de la gastrite aiguë.

Comme la gastrite ou gastro-entérite aiguë est, selon M. Broussais, appelée à remplacer toutes les *fièvres essentielles* que nous avons énumérées, de même la gastro-entérite chronique, à son tour, vient occuper la place d'une foule d'autres maladies dont il est inutile de parler; et s'il est vrai que la force d'unité de plan et la création des ensembles soient des attributs certains du génie, il est impossible de ne pas reconnaître que M. Broussais a montré toute l'étendue et l'élévation du sien. Il y a de très-grandes erreurs dans ses dernières conceptions surtout, des erreurs susceptibles de conduire à des conséquences plus graves que de simples aberrations scientifiques; mais s'il est permis de critiquer le métaphysicien, il faut admirer le physiologiste. Au demeurant, il n'est pas donné à tout le monde de se tromper comme lui. Rapporter toutes les maladies à une seule forme, démontrer, assez positivement pour faire secte, la filiation de chacune d'elles, ce n'est pas là un jeu d'esprit susceptible d'être entrepris par le premier venu. Il fallait une connaissance peu commune de la matière, et une puissance de combinaison des faits des plus énergiques. M. Broussais a eu tout cela, et c'est plus qu'il n'en faut pour rendre son nom fameux dans l'histoire de l'art de guérir. Son traité des *phlegmasies chroniques*, qui restera comme son plus beau titre au souvenir de la postérité, le met d'ailleurs au premier rang parmi les meilleurs observateurs de notre époque.

Mais il est bon de revenir un peu sur nos pas et de dire quelques mots des fièvres essentielles que nous n'avons fait que mentionner. Nous avons dit au mot Fièvre que le fond de la discussion entre les médecins physiologistes ou partisans du système de M. Broussais et les autres reposait sur la localisation des fièvres, et que M. Broussais les avait localisées en les rapportant toutes à la gastro-entérite. Tout le monde n'a pas été convaincu et ne pouvait pas l'être par les raisons qu'il a données ; les faits d'ailleurs et les tableaux de mortalité sont venus lui donner les démentis les plus formels. Ses opposans ont donc continué à reconnaître l'existence de certaines maladies sans désordre local primitif ayant servi de point de départ à tous les symptômes observés, et ces maladies, désignées sous le nom de fièvres essentielles, ont été regardées comme des troubles généraux de l'économie auxquels tous les organes et tous les tissus participent plus ou moins, chacun suivant son degré de vitalité. (*Voyez* Fièvres, Intermittence, Irritation.) Mais le livre que nous écrivons a un tout autre objet que la discussion des systèmes.

Nous avons dit le traitement indiqué par M. Broussais ; voici celui que conseille M. Chomel pour la gastrite chronique ; il est basé sur les mêmes principes :

« Lorsque, dit-il, la gastrite se montre avec une intensité médiocre, les moyens antiphlogistiques (évacuations sanguines et délayans) doivent être employés avec moins d'énergie. Il est rarement nécessaire de revenir plusieurs fois à la saignée générale, et dans beaucoup de cas la seule application de sangsues à l'épigastre ou à l'anus suffit pour dissiper l'inflammation........ Les mêmes boissons (sirop d'orgeat, d'orange, de citron, décoction de mie de pain, de guimauve, de graine de lin, etc.) conviennent et peuvent être prises en plus grande quantité ; l'abstinence ne doit pas être aussi rigoureuse ; le lait de vache ou d'ânesse, pur ou coupé, les fécules à l'eau, les bouillons de poulet, de grenouilles, d'écrevisses, la chair de ces animaux, certains fruits bien mûrs ou cuits avec le sucre, les gelées végétales et animales, sont des alimens qu'on peut permettre aux malades en en déterminant la quantité. »

Les rechutes sont très-faciles à la suite des gastrites ou des gastro-entérites. Il suffit du plus léger écart de régime, d'une augmentation trop rapide dans la quantité des alimens, pour les amener; il faut donc veiller avec le plus grand soin à toutes les circonstances de la convalescence, et pour ce qui est des alimens surtout, ne permettre d'abord que les plus légers et en quantité si petite que, dans le cas où l'estomac ne serait pas apte à les digérer, il n'en éprouvât que très-peu de souffrance.

GAZ, s. m. Fluide aériforme. Il y a des gaz *permanens*, tels que l'oxigène, l'hydrogène, etc.; et des gaz *non permanens*, connus plus particulièrement sous le nom de *vapeurs*.

GÉLATINE. Principe immédiat des animaux qu'on retire de presque toutes leurs parties par l'ébullition, et qui étant concentré par l'évaporation et refroidi se prend en gelée. C'est à la gélatine que l'on doit rapporter les effets nutritifs du bouillon de bœuf et les propriétés à la fois nutritives, adoucissantes et relâchantes, du bouillon de veau, de poulet, de grenouilles, etc. Dans ces derniers temps on a voulu utiliser, dans l'intérêt des pauvres, les propriétés nutritives de la gélatine, et extraire pour cela celle qui se trouve en si grande abondance dans les os. M. Darcet, membre de l'Institut, a fait construire pour l'hôpital Saint-Louis et pour l'Hôtel-Dieu un appareil destiné à cette extraction. Aujourd'hui, des contradicteurs se présentent pour dire que la gélatine seule n'est point nutritive, et leurs preuves ils les tirent de ce qu'ils se sont soumis pendant quelques jours à l'usage exclusif de cette substance, et qu'ils ont souffert la faim. S'ils avaient tenu un peu plus compte de la nécessité de varier les alimens, nécessité qui nous est imposée par la nature, ils n'auraient pas ainsi précipité leurs conclusions. L'un d'eux pourtant est arrivé à reconnaître que mêlée à d'autres substances la gélatine devenait plus ou moins alimentaire, et il a déterminé quelques-unes de ces substances. Il a été un moment où la discussion prenait le chemin de la cuisine, et je ne sais pas ce qu'il en serait résulté pour la science. Il est de fait que la question touchait de près le pot-au-feu, et qu'il n'y a pas dans Paris de *Marguerite* ou de *cordon-bleu femelle* qui voulût se charger de faire de bon bouillon sans os. Il est donc probable que les cuisinières n'auraient pas opiné contre M. Darcet.

GÉNÉRATION. Fonction par laquelle les corps organisés et vivans se reproduisent. Elle est exclusive aux êtres vivans, parce qu'il n'y a que les êtres vivans qui meurent. Cette fonction est la plus importante dans les vues du créateur pour la conservation de l'univers. Beaucoup d'animaux ne naissent que pour se reproduire et meurent l'instant d'après. C'est la fonction à laquelle toutes les autres semblent se rapporter chez l'homme. Si dans le premier âge les fonctions nutritives jouissent d'une si grande activité, c'est pour opérer l'accroissement, qui n'est parfait que lorsque les organes de la reproduction sont devenus aptes à être exercés. Aussitôt que la faculté génératrice a disparu, la vie se détruit en détail et la mort de l'individu ne tarde point à survenir. Cette loi est générale dans l'univers : si la fleur brille un instant, c'est lorsqu'elle est prête à être fécondée ; cet acte une fois accompli elle se fane et s'effeuille. Il faut chercher dans les traités de physiologie l'histoire complète de la génération, dont les traits connus sont tous extérieurs, et qui présente encore beaucoup de problèmes à résoudre. Des détails plus étendus seraient un hors-d'œuvre ici. Nous ajouterons cependant une réflexion qui nous semble importante et qui nous est fournie par M. Adelon :

« Pour perpétuer nos animaux domestiques, dit-il, et en améliorer sans cesse les espèces, nous faisons des choix, nous prenons ces animaux dans l'âge de la force, et nous en croisons diversement les races, selon le genre de qualités que nous voulons imprimer aux produits. Qui oserait dire que tout ceci, théoriquement du moins, ne soit pas applicable à l'homme? Loin de nous, sans doute, la pensée de méconnaître ce que la haute dignité de notre espèce réclame de liberté pour les individus unis en état social; mais la législation n'enfreint-elle pas les lois de la nature, quand elle permet, par exemple, les mariages entre des personnes d'un âge extrêmement disproportionné, ou entre des personnes saines et des personnes affectées de maladies héréditaires? Avouons que loin de chercher à améliorer, on ne travaille pas même à prévenir les détériorations. »

Genévrier. *Juniperus communis.* Arbre de la famille des conifères. Ses baies et toutes leurs préparations sont stimulantes, leur usage augmente le ton de l'estomac et secondairement la sécrétion des urines. On prétend même avoir observé, à l'égard de cette action sur les organes urinaires, que les personnes qui en font un usage trop prolongé s'exposent à l'hématurie et à l'irritation chronique des reins et de la vessie. En Hollande, on prépare par la fermentation et la distillation des baies de genièvre une liqueur alcoholique qui a une saveur forte, et qui tient lieu au bas peuple de l'eau-de-vie dont il est très-friand. C'est le *genièvre* ou *genevrette.*

Genou, s. m. Partie formée par la jonction de la cuisse avec la jambe. L'articulation du genou est formée par le *fémur*, le *tibia* et la *rotule*. Ces trois os sont garnis à la surface par laquelle ils sont en contact par des cartilages très-épais, et ils sont maintenus en rapport par six forts ligamens, dont deux sont croisés, deux latéraux, un postérieur, et le sixième, qui appartient exclusivement à la rotule, est antérieur.

Gentiane, s. f. *Gentiana lutea.* Plante vivace qui croît en Auvergne, en Bourgogne, dans les Vosges, les Pyrénées, les Alpes. Son nom lui vient de Gentius, roi d'Illyrie, qui le premier en constata les propriétés. C'est dans la racine que toute la vertu de la gentiane réside. L'analyse chimique y a démontré la présence d'un principe amer-acide auquel on a donné le nom de *gentianine*. Les principes actifs de la gentiane sont également solubles dans l'eau, le vin et l'alcohol.

La gentiane est le plus énergique des toniques indigènes. On l'emploie avec avantage contre les scrophules, contre les fièvres intermittentes, contre les nerfs, et dans toutes les circonstances où il s'agit de donner de la tonicité à un organe, principalement à ceux qui accomplissent les fonctions digestives. On donne l'infusion à la dose d'une demi-once à une once pour une livre d'eau bouillante. Le vin se prend par petits verres. Un mélange de parties égales de gentiane et d'écorce de chêne a remplacé quelquefois avec efficacité le quinquina.

Gerçures, s. f. *Rima.* Fentes ou légères crevasses qui surviennent à la peau et aux membranes muqueuses par l'impression d'un froid très-vif. On les guérit par l'application d'un corps gras quelconque qui ne soit pas rance.

Les gerçures du bout des seins, chez les femmes qui allaitent pour la première fois, sont excessivement douloureuses. Pour les prévenir, il faut façonner à l'avance les mamelons, en opérant artificiellement la succion par le moyen de pipes de verre, ou en se faisant téter par une autre femme, mais surtout par un jeune chien. Lorsque, malgré l'emploi de ce moyen, les gerçures ont lieu, on les guérit avec la décoction de guimauve très-épaisse, avec de l'huile d'œuf, avec le mucilage de semences de coing, avec de la pommade de concombre, du beurre de cacao, et en général avec toutes les substances qui ont des propriétés adoucissantes et astringentes à la fois. Lorsque les douleurs sont très-violentes, on y ajoute un peu d'opium, mais dans ce cas il faut laver le sein avec beaucoup de précaution, chaque fois qu'il s'agit de présenter le mamelon à l'enfant.

Gérofle. On donne le nom de clous de gérofle ou girofle aux fleurs non épanouies du géroflier (*caryophyllus aromaticus*,) arbre de la famille des myrtacées, originaire des Indes orientales. Mille clous de gérofle ont fourni à l'analyse chimique : huile volatile 80 parties; matière extractive et astringente 170; gomme 130; résine 60; fibres végétales 280; eau 180.

Les bons clous de gérofle sont pesans et d'une couleur brune. C'est l'aromate le plus recherché et le plus fréquemment employé dans les usages domestiques. On s'en sert peu comme médicament, malgré les propriétés stimulantes énergiques qu'on ne saurait leur contester.

Gestation, s. f. Synonyme de grossesse.

Gingembre, s. m. *Radix zingiberis*. Racine de l'amomum zingiber, de la famille des balisiers, originaire des grandes Indes. Cette racine se compose d'un tissu fibreux, rempli d'une substance amilacée très-abondante, blanche et parsemée de petits points rougeâtres; son odeur est aromatique et sa saveur piquante. Outre l'amidon, elle contient une grande quantité d'une huile volatile plus légère que l'eau, à laquelle le gingembre doit ses propriétés. Il est peu employé comme médicament, néanmoins on s'en sert sous forme de confiture, dans les voyages de long cours, comme d'un préservatif contre le scorbut.

Gingslyme. Articulation à charnière; l'articulation du coude est un ginglyme.

Ginseng, s. m. *Radix ginseng*. Racine du *panax*

quinquefolium, petite plante vivace qui croît en Chine, au Japon et en Tartarie. A la Chine, elle est tellement estimée, qu'elle se vend au poids de l'or. Toute celle qu'on y récolte appartient à l'empereur. Son odeur est faible, sa saveur d'abord douce devient amère et aromatique; on dit le ginseng propre à ranimer les forces. On le trouve difficilement dans le commerce, et il est vrai de dire que le peu de fondement des vertus extraordinaires qu'on lui attribue en Chine ne doit pas faire regretter sa rareté.

Glace. Eau congelée et solide. L'application de la glace à l'extérieur détermine d'abord sur la peau une action tonique et astringente. Cette action est promptement suivie d'une sorte de sédation locale et générale, à laquelle succède un mouvement général de réaction qui est en raison des forces de l'individu et de la durée de l'emploi de la glace. Si l'individu est faible, débile, il n'y a ni tonicité, ni réaction, et l'application de la glace augmente la débilité. A l'intérieur l'action est la même, avec cette différence que comme elle est promptement mise au niveau de la température du corps, la tonicité est le seul effet qu'elle produit, excepté chez les individus très-faibles.

Lorsque les organes digestifs ne sont pas trop débilités, dit M. Guersent, le refroidissement momentané que causent la glace et les boissons glacées dans l'estomac est promptement suivi d'une réaction qui se manifeste par une douce chaleur, un accroissement de l'énergie vitale et de tous les autres organes, qui facilite la digestion et les autres fonctions. Mais chez les individus dont les organes digestifs sont très-affaiblis ou altérés depuis long-temps, l'action tonique est trop passagère; il n'y a point de réaction et l'effet sédatif seul persiste. Aussi les glaces et les boissons glacées sont-elles en général nuisibles aux convalescens, aux vieillards et aux femmes débiles qui ont un estomac très-irritable ou sans énergie. Elles déterminent en général chez ces individus des coliques violentes et de véritables indigestions. Ces mauvais effets ont surtout lieu lorsque ces boissons très-froides sont prises pendant le travail même de la digestion, parce que cette fonction est alors suspendue par l'effet sédatif qu'elles produisent; elles sont, par cette raison, moins dangereuses quand l'estomac est vide ou pendant le repas.

La glace pure et les boissons glacées sont un des plus puissans moyens pour combattre les hémorrhagies de l'estomac. M. Ribes l'applique avec succès à la réduction des hernies engouées et même étranglées. Elle réussit quelquefois mieux que tous les autres moyens dans certaines crampes d'estomac. Elle est d'un effet puissant dans l'inflammation du cerveau ou de ses membranes, et dans tous les cas de congestion de cet organe, mais il faut en seconder l'effet par l'emploi de synapismes aux pieds, destinés à provoquer une forte révulsion.

Glaire. Cette humeur, tant exploitée par la médecine humorale et par les charlatans, est le produit de l'inflammation aiguë ou chronique de certaines membranes muqueuses. Les purgatifs que le vulgaire emploie pour chasser les glaires ne servent qu'à en augmenter la production, bien loin de les faire disparaître. (*Voyez* Humoriste.)

Gland. (*Voyez* Chêne.)

Glande. On donne ce nom à des organes lobuleux destinés à fabriquer des humeurs particulières. Telles sont les glandes lacrymales, les glandes salivaires, les glandes parotide, maxillaire, sublinguale, le pancréas, le foie, les reins, les testicules et les mamelles. (*Voyez* ces mots.)

Glandiforme. Qui ressemble à une glande. La rate, les capsules surrénales, la glande thyroïde, le thymus, sont des organes glandiformes.

Glaucôme, s. m. On appelle ainsi une maladie caractérisée par l'obscurcissement de l'humeur vitrée, avec paralysie de la rétine et perte plus ou moins complète de la vue. Ses causes sont les mêmes que celles de l'amaurose. (*Voyez* ce mot et OEil.)

Glossite. Inflammation de la langue. Cette maladie est très-souvent symptomatique et se lie alors presque toujours à l'inflammation du pharynx et de l'estomac. L'usage du mercure la provoque fréquemment. La marche de la glossite est très-rapide, et le gonflement de la langue est quelquefois tellement grand, que le malade est promptement exposé à la suffocation. Le traitement antiphlogistique doit être employé immédiatement et d'une manière assez énergique pour faire tomber l'inflammation; quelquefois même il ne suffit pas, et il faut en venir à pratiquer des incisions profondes sur cet organe pour le dégorger instantanément.

Glotte, s. f. Fente étroite du larynx, qui, en donnant lieu au passage de l'air, produit la voix. (*Voyez* Larynx.)

Gluten. Principe azoté, nutritif, qui se rencontre dans toutes les graines céréales. Pour l'obtenir, on fait une pâte avec de la farine de froment et de l'eau pure, on la pétrit long-temps afin de la lier et on la laisse quelques heures en repos, puis on la malaxe sous un filet d'eau très-mince, au-dessus d'un tamis. L'eau entraîne l'amidon et dissout la matière mucoso-sucrée de la farine; le gluten reste entre les mains de l'opérateur. Le gluten ainsi préparé a l'aspect d'une matière d'un blanc-grisâtre; il est mou et très-élastique; il est insoluble dans l'eau, à toutes les températures. Les farines les plus riches en gluten sont les meilleures et celles qui forment le pain le mieux levé et le plus savoureux.

Goître, s. m. On donne ce nom à une maladie qui

consiste dans un gonflement de la glande thyroïde. Le goître est très-commun dans les Vosges, dans le Valais, dans les gorges des Pyrénées. On l'attribue généralement à l'usage des eaux qui proviennent de la fonte des neiges. Il est probable que d'autres causes contribuent aussi à son développement. La thérapeutique de cette maladie était fort incertaine, lorsque dans ces derniers temps l'Académie de médecine a sanctionné de son approbation un remède secret qui porte le nom de *poudre de Sancy*, et qui se vend à Paris, à l'établissement des Pyramides, rue Saint-Honoré. Cette poudre a réussi dans le plus grand nombre de cas où on l'a employée.

Gomme. On désigne ainsi certaines tumeurs osseuses produites par le virus syphilitique, et qui contiennent une matière gluante analogue au mucilage de gomme adragant. Ces tumeurs se guérissent par les mêmes moyens que la syphilis.

Gomme. Principe immédiat des végétaux. Elle découle spontanément sous la forme de gouttelettes qui se réunissent en masses et se durcissent à l'air. Il y a plusieurs espèces de gommes.

1° La *gomme adragant*. (*Voyez* Adragant.)

2° La *gomme arabique*. Elle découle du *mimosa nilotica*, arbre de la famille des légumineuses, originaire de l'Égypte et de l'Arabie. Elle est entièrement soluble dans l'eau froide ou chaude; elle est très-nutritive. C'est le remède le plus efficace à opposer à l'inflammation, et sous ce rapport elle est très-utile en boisson, dans les irritations des voies digestives et respiratoires. La gomme arabique la plus estimée est *blanche*, et se présente en petits morceaux parfaitement incolores.

3° La *gomme indigène* est fournie par l'abricotier, le prunier, l'amandier, etc. Elle est moins estimée que la précédente, quoique jouissant des mêmes propriétés. Elle est employée fréquemment dans les arts et principalement dans la chapellerie.

4° La gomme du Sénégal ne diffère de la gomme arabique que par son nom.

Gonorrhée. Synonyme de blennorrhagie.

Goudron, s. m. *Pissa.* Résine impure qui découle de plusieurs espèces de pins. Il sert en médecine à la préparation de l'eau de goudron, qu'on obtient en faisant macérer pendant huit jours une partie de goudron dans trente-deux parties d'eau de pluie. On administre l'eau de goudron à la dose de deux ou trois livres par jour. Elle donne de l'appétit, augmente la perspiration de la peau et les urines. On en recommande l'usage dans les rhumatismes chroniques, dans le catarrhe de la vessie, et dans toutes les maladies de la peau. Comme toutes les substances résineuses et balsamiques, elle est très-utile dans les phthisies pulmonaires.

Gourme. Expression vulgaire qui sert à désigner la teigne muqueuse et les croûtes de lait des enfans.

Gout. Sens du goût. La langue en est le siége spécial. L'exercice régulier de la fonction de la déglutition exige une certaine attention. L'homme qui *savoure* les alimens et qui déguste les boissons, dit M. Rullier, prolonge leur point de contact avec la bouche et le renouvelle à son gré. Aussi le *gourmet* et le *dégustateur*, qui apprécient si promptement et si bien les saveurs, se décèlent-ils à l'observateur par quelques particularités de la *préhension* et une sorte de physionomie que l'on ne remarque pas chez l'homme qui boit et mange avec indifférence. Le sens du goût est sans liaison avec l'intelligence.

Goutte, en grec *arthritis*, en latin *podagra.* Nous ne pouvons rien dire de plus précis sur cette maladie que ce que nous avons déjà exposé dans la *Gazette de santé* du mois d'octobre 1833.

Le symptôme le plus saillant de la goutte, disions-nous alors, c'est la douleur qu'elle occasione dans la partie qui en est le siége; c'est pour calmer cette douleur que les goutteux n'hésitent point à se soumettre à toutes sortes de pratiques : boissons, cataplasmes, sirops, purgatifs, sudorifiques, répercussifs, et qui sait combien d'autres médications ont été vainement employées pour la guérir. Eh bien! il faut le dire, cette douleur, quelque cuisante qu'elle soit, n'est, au sentiment de Lieutaud, qu'un moyen dont la nature se sert pour dompter et détruire la matière arthritique, et dont la cessation prématurée donne lieu à ces concrétions *plâtreuses* ou *crétacées* qui se fixent aux articulations, lesquelles perdent alors la liberté de leurs mouvemens et se contournent de diverses manières.

Il est bien triste, je le sais, de donner la douleur comme un remède et d'être forcé de convenir qu'elle est la garantie de plus grands maux; mais qu'y faire? Si c'est une vérité salutaire, ce serait un crime de la déguiser.

Le sentiment de Lieutaud sur la douleur de la goutte est le résultat de l'observation la plus judicieuse. Parmi les moyens que la médecine met en usage pour la guérison des maladies, la douleur artificielle occupe le premier rang, et toute la classe des médicamens révulsifs n'a pas souvent d'autre effet que de procurer la douleur dans un endroit pour détourner le mal qui avait établi son siége dans un autre.

Il suit de là que, dans le traitement de la goutte, ce n'est pas toujours à faire disparaître la douleur que l'on doit le plus s'attacher; aussi Lieutaud n'employait-il les calmans qu'avec une grande réserve, contrairement à la pratique de plusieurs de ses contemporains et de Sydenham lui-même, qui, ayant long-temps souffert de cette maladie, avait eu souvent recours à l'opium pour se soulager, mais pour se soulager seulement, car il nous reste de lui une sentence qui doit être sans cesse présente à l'esprit des goutteux : « *Dolor*, a-t-il dit, *in hoc morbo est amarissimum naturæ pharmacum : qui quò vehementior est, eò citius prœterlabitur paroxismus ;* c'est-à-dire : la douleur dans cette maladie est un remède très-pénible employé par la nature même ; mais plus elle est violente, plus l'accès est prompt à se dissiper. » Sydenham et Lieutaud, deux grands médecins, l'un Anglais, l'autre Français, se réunissent donc pour reconnaitre que la douleur est un moyen curatif ; vouloir la combattre par des moyens énergiques pour la faire disparaître totalement, ce serait donc s'exposer à entraver la guérison. Mais rien n'empêche de chercher à la diminuer.

Pour remplir cet objet, plusieurs moyens se présentent, dont le plus recommandé est un bain de pieds dans de l'eau médiocrement chaude chargée d'herbes aromatiques, et dans laquelle on ajoute un demi-verre d'eau-de-vie ou de rhum.

Amatus Lusitanus a conseillé de faire couler sur la partie malade du lait sortant de la mamelle d'une chèvre. Voici ses propres paroles : *Qui podagræ ingentes dolores patiebatur, capram intrà cubiculum suum adducere, et ex eâ lac suprà membrum dolens et mali affectum emulgere curabat : quò dolores evidenter imminui sentiebat.*

La chaleur médiocre de l'eau aromatisée, et la chaleur animale du lait de chèvre, sont deux moyens qui rappellent assez le conseil du renard de Lafontaine *au lion décrépit, goutteux, n'en pouvant plus.*

D'un loup écorché vif, appliquez-vous la peau,
Lui dit-il,
Toute chaude et toute fumante.

Cette chaleur habitueuse qui se dégage ainsi de la peau

des animaux qu'on vient d'écorcher, produit en effet dans beaucoup de cas un grand soulagement. Quelquefois les moyens les plus inattendus font disparaître les douleurs de la goutte comme par enchantement; voici un exemple curieux de ce genre.

C'est à un médecin que nous empruntons cette histoire, et les ouvrages de ce médecin sont même aujourd'hui en grande vénération.

Tous les goutteux ne sont pas sans malice (1), nous en avons connu et nous en connaissons encore qui joignent à beaucoup d'esprit, une grande causticité. Celui dont parle Fabrice de Hilden avait eu le malheur d'exciter, par des saillies mordantes, la rancune d'un voisin cruel comme le loup et hypocrite comme le renard, et qui méditait des moyens de vengeance quand son agresseur fut pris d'une violente attaque de goutte.

Le médecin eut bientôt épuisé tous les moyens de soulagement que pouvait lui suggérer sa longue et savante expérience. Fomentations aromatiques, alcoholiques et éthérées; peaux d'agneau, de brebis, de renard, et peut-être même de loup; musique allemande, italienne, espagnole, etc.; contes bleus, contes bruns, contes jaunes, contes de toutes les couleurs; tout avait été inutile, il ne restait plus que les charlatans et le sirop anti-goutteux du pharmacien d'Auch, qui n'était point encore inventé. Le bon Fabrice y avait perdu son latin, et sa peine était grande quand il lui fallait revenir auprès du malicieux impotent, car il prévoyait bien qu'après la terminaison de accès, il aurait à essuyer de sanglantes épigrammes sur impuissance de l'art et sur l'inutilité de la médecine.

Depuis quatre jours le malheureux podagre éprouvait

(1) Sydenham disait souvent : *La goutte ne tue que les gens d'esprit.*

les douleurs les plus vives; ses jours se passaient sans calme et ses nuits sans sommeil. Semblable au bûcheron de Lafontaine, il invoquait peut-être secrètement la mort comme le seul remède à ses souffrances, quand la mort elle-même lui apparut en personne avec sa figure décharnée et son linceul couvert de la poussière des tombeaux. Saisi d'une terreur profonde, l'infortuné veut se cacher dans ses draps, mais le spectre impitoyable, fixant sur lui des yeux creux et brillans du feu de la colère, s'approche de son lit, l'enlace dans des bras noueux qui le serrent comme dans un étau, et malgré ses supplications et ses larmes, l'emporte rapidement vers l'escalier. Arrivé là, le spectre s'arrête et pose violemment son fardeau sur la pierre froide, puis le relevant par les épaules, il le dresse sur ses pieds endoloris, le précipite debout avec effort sur chaque marche, comme s'il voulait l'y implanter, en agissant avec ce corps vivant comme les paveurs avec une *demoiselle*.

Ils descendirent ainsi de compagnie trente degrés que comptait l'escalier. Ce fut seulement au bas que le spectre l'abandonna pour disparaître, sans laisser d'autres traces de son passage.

Vous croyez sans doute que le goutteux s'évanouit et que tant de douleurs et de secousses éteignirent en lui le peu qui lui restait de vie. Vous n'y êtes pas; la peur, qui donne des ailes, lui avait donné de nouvelles jambes; en quatre sauts il avait remonté l'escalier, et quand les voisins accoururent à ses cris, il était à la fenêtre, fortement établi sur ses pieds nus, et remplissant le voisinage de ses clameurs de Stentor. L'attaque de goutte s'était dissipée sans retour, car depuis lors, ajoute Fabrice de Hilden, il n'éprouva plus la moindre atteinte de ce mal cruel.

Ainsi, ce que n'avaient pu faire les médecins, le voisin

rancuneux l'avait accompli à lui tout seul ; il avait trouvé le moyen de s'introduire furtivement dans l'appartement du malade, sur lequel il avait exercé une vengeance qu'il ne croyait certainement pas devoir être aussi salutaire.

Nous prions sérieusement nos lecteurs de ne pas regarder tout cela comme une plaisanterie ; nous avons cité nos autorités et nous indiquerons aux plus incrédules l'article *Goutte* du *Dictionnaire des sciences médicales*, d'où nous avons tiré tous ces faits bien constatés.

Comme toutes les autres maladies, la goutte est sujette à des déplacemens, à des métastases. Quand le traitement n'en est pas bien conçu, le mal qui s'était fixé sur un organe peut se transporter sur un autre, et ses ravages sont alors d'autant plus à craindre, que l'organe sur lequel il émigre est plus essentiel à la vie. De tous les soins que doit se donner un goutteux, le plus important, le plus capital, le plus salutaire, consiste donc à éviter tout ce qui pourrait favoriser le moindre déplacement du mal. Avez-vous la goutte aux pieds ou aux mains ? gardez-vous de rien faire qui puisse l'en chasser d'une manière trop précipitée, car si votre estomac est faible, elle ira s'y fixer infailliblement, et au lieu d'une phlegmasie articulaire sans danger pour votre vie, vous aurez une maladie organique qui vous mènera plus ou moins rapidement au tombeau. Il n'est point de partie du corps, quelque importante qu'elle soit, qui ne puisse être ainsi affectée par de pareils déplacemens : le cerveau, les poumons, l'estomac, les intestins, les reins, la vessie, tous les organes peuvent être également atteints. Le lieu d'élection de la goutte est toujours la partie la plus faible ; or, il n'est pas d'individu chez lequel tous les organes soient dans un état normal tellement équilibré qu'ils puissent résister à la fois aux atteintes d'un déplacement sollicité par d'imprudens remèdes.

Lorsque, malgré toutes les précautions indiquées par un médecin judicieux et instruit, la maladie se déplace, hâtez-vous de tout faire pour la ramener dans son siége primitif. Les cataplasmes de farine de moutarde sont d'un effet merveilleux dans ce cas. L'excitation qu'ils produisent sur le lieu où on les applique y attire presque toujours *l'humeur goutteuse*, et fait disparaître d'une manière en quelque sorte instantanée les accidens du déplacement.

En résumé : 1° le plus cruel symptôme de la goutte, la douleur, est aussi son plus puissant remède, et il faut, par conséquent, savoir se résigner à la supporter pendant toute la durée de l'accès.

2° Le plus grand danger du mal étant dans les déplacemens qui peuvent survenir, il faut, sous peine de perdre la vie, s'abstenir de tout ce qui pourrait les favoriser, et, par conséquent, suivre en ce point et avec la dernière rigueur les conseils de l'homme de l'art auquel on a donné sa confiance.

« Lorsqu'on est délivré du paroxisme de l'attaque, dit Lieutaud, on doit travailler à en prévenir le *retour* : on peut y parvenir par un bon régime, ou par la *diète blanche* (végétale), qui est au-dessus, sans contredit, de tous les remèdes, et celui qui trompe le moins nos espérances.

« Un goutteux d'environ soixante ans, très-connu, qui s'était livré sans réserve à tous les plaisirs de la vie, et était perclus de ses pieds et de ses mains, crut, dans un bon moment, qu'il était temps de penser à l'avenir, et de réparer, par une vie mortifiée et pénitente, les fautes de sa jeunesse. Dans ce pieux dessein, il se condamna à un jeune très-austère, et ne se permit pour toute nourriture que des haricots cuits sans assaisonnement, du pain et de l'eau. Son goût, blasé par la bonne chère, souffrit, comme on le pense bien, beaucoup de ce changement : son estomac même refusait absolument cette nourriture insipide. Il ne s'en mit pas en peine, et attendit avec beaucoup de courage la faim, qui lui fit trouver enfin assez bon ce qui lui avait paru d'abord si détestable. Il s'accoutuma insensiblement à son nouveau régime, et il eut, dans la suite, la double satisfaction d'avoir apaisé les troubles de sa conscience et d'avoir guéri radicalement, sans y avoir pensé, une goutte ancienne et cruelle, recouvrant même l'usage des pieds et des mains, comme dans la plus parfaite santé.

« On sait encore que plusieurs goutteux qui, par des malheurs imprévus, avaient passé de l'état d'opulence le plus brillant à celui de la pauvreté la plus honteuse, au point d'être réduits au pain et à l'eau, avaient été dédommagés de la perte de leur fortune, par la guérison la plus complète d'une maladie qui empoisonnait tous leurs plaisirs. »

Traitement de la goutte. Il n'y a point de spécifique contre la goutte, et les cures radicales, quand elles sont obtenues, n'arrivent jamais que par exception.

M. Tisserant, pharmacien de Paris, guérit toujours ses accès de goutte avec un emplâtre appelé *peau divine*, qu'il applique sur le point douloureux ; cinq ou six heures après, à la douleur aiguë qu'il éprouvait, succède une démangeaison violente et une éruption de petits boutons remplis de sérosité qu'il étanche en les frottant très-énergiquement avec une serviette. La quantité de cette sérosité est telle qu'elle trempe la serviette. Avant l'action du topique, ordinairement il lui est impossible d'endurer l'approche d'un corps quelconque ; mais il reste une sensation très-douloureuse, produite par les érosions qui succèdent à l'application du remède. Cette sensation est promptement calmée par l'emploi d'un peu d'onguent populéum bien préparé. Le cérat, quelque frais qu'il soit, simple ou opiacé, ne produirait pas le même effet.

M. T*** s'est aussi guéri d'une sciatique très-violente, en six heures de temps, par l'application de cette même *peau divine*. La démangeaison et la cuisson étaient si fortes lorsqu'il enleva le topique, qu'il ne put les calmer que par un bain. Quelques heures après, il était complètement guéri de tout.

La *peau divine* se prépare ainsi; prenez : cire jaune parfaitement pure, suif de mouton bien préparé, récent, térébenthine, de chaque, parties égales.

Faites fondre à un feu doux, étendez au moyen d'un pinceau sur une peau de mouton bien souple, du côté de la chair, mais de manière à l'imbiber jusqu'à la fleur.

En Angleterre, on a préconisé, il y a quelque temps, la teinture de colchique. Mais il n'en est point du colchique comme de la *peau divine*; ce remède mal administré ne serait point innocent, et son emploi demande de la part du médecin le plus expérimenté une très-grande circonspection. Au reste, voici la formule à laquelle on atttribue le plus de succès; prenez : bulbes ou ognons de colchique d'automne, 4 onces; alcohol, eau-de-vie ou rhum à 22 degrés, 1 livre.

Coupez les ognons en petits morceaux, laissez infuser dans l'alcohol pendant huit à dix jours, agitez la bouteille matin et soir.

La dose est de deux cuillerées *à café*, pur ou dans un tiers de tasse d'infusion de thé léger, ou de mélisse ou de feuilles d'oranger; sucrez avec sirop de capillaire ou sucre.

Six à huit jours après, prenez, dans un demi-lavement, *deux cuillerées* à bouche de la liqueur.

Au reste, dans une maladie aussi rebelle, il est permis à chaque praticien d'avoir ses idées particulières. Que si l'on veut connaître l'opinion générale des hommes de l'art sur le traitement que l'on regarde comme le plus rationnel, voici comment cette opinion est résumée par M. Ferrus, dans *le Dictionnaire de médecine* :

« Les exutoires, tels que les cautères, les vésicatoires et les sétons, ne doivent être appliqués que dans l'intervalle des accès de la goutte. Il faut qu'ils soient rapprochés de l'articulation affectée, sans cependant que le gonflement, la turgescence inflammatoire puisse s'étendre jusqu'à eux pendant le travail morbide de l'attaque. Le moxa, qui agit plus énergiquement, promet aussi plus d'efficacité : il doit être appliqué aux mêmes lieux.

« Un médecin allemand (Bauer) conseillait les ventouses scarifiées sur le siége même de la douleur, et voulait qu'elles fussent réappliquées très-fréquemment, à l'intervalle d'un mois ou deux et durant tout le reste de la vie ; encore ne promettait-il la guérison que lorsque la goutte était ancienne de moins de quatre ans. On conçoit bien qu'un pareil traitement, sévèrement suivi et aidé du régime, puisse triompher d'une maladie rebelle.

« Les cataplasmes irritans et résolutifs ont joui, en divers temps, d'une grande renommée contre la goutte.

« Riolan a vanté le merveilleux effet d'un cataplasme composé avec la farine de fenugrec, le vinaigre et le miel. Enfin, de nos jours, on sait combien est encore préconisé le remède de Pradier, qui n'est qu'un cataplasme de farine de lin, avec addition d'une petite quantité d'un alcohol chargé de quelques principes des substances suivantes : sauge, quinquina rouge, salsepareille, safran et baume de la Mecque. Voici son mode d'emploi. On verse sur un cataplasme, du poids de trois livres, environ deux onces de la teinture indiquée. Il est appliqué aussi chaud que le malade peut l'endurer, et il doit couvrir les deux jambes jusqu'aux genoux. On le renouvelle une seule fois dans les vingt-quatre heures. Peu de temps après son application, il y a diminution des douleurs, au point même de permettre le sommeil. Après huit à dix jours de l'emploi de ce remède, il se dégage, lors de la levée de l'appareil, une odeur fétide, nauséabonde, et qui est ordinairement du meilleur augure. Avant ce temps, le malade a commencé à souffrir d'une douleur plus ou moins intense qu'il rapporte à la plante du pied et au talon; cette douleur, avec ou sans tuméfaction, est quelquefois très-vive; dans d'autres cas, ce n'est qu'un simple picotement. Les effets du remède de Pradier sont d'appeler la fluxion goutteuse, de la localiser et de rendre sa marche régulière. Mais on voit qu'il peut être remplacé très-avantageusement par les médicamens les plus simples: par un cataplasme de farine de moutarde, par l'application de compresses trempées dans un liquide à la fois alcoholique et aromatique, etc., etc.

« On a quelquefois aussi borné le traitement de la goutte au seul usage long-temps continué de cataplasmes émolliens simples; d'autres fois on leur a uni de légers narcotiques: telle est une décoction de têtes de pavot, etc. C'est aussi en formant une atmosphère humide autour de l'articulation malade, que sont utiles les applications d'emplâtres ou de taffetas gommés. On les fait adhérer à tous les points de la surface qu'ils recouvrent ou seulement sur les bords, ce qui est préférable. L'humeur de la perspiration cutanée forme alors une sorte de bain de vapeur continuel.

« Plusieurs substances drastiques ont fréquemment été la base de prétendus spécifiques contre la goutte; et ce qui est remarquable, ils ont souvent aussi été proscrits, non-seulement comme peu utiles, mais même comme pernicieux. Sydenham est un de ceux qui se sont le plus élevés contre les purgatifs, après les avoir essayés sur lui-même. A une époque qui n'est pas très-reculée, on a vu un véritable drastique être préconisé comme sans pareil contre les affections goutteuses ; ce remède secret, dit spécifique, est l'eau d'Husson ; on soupçonne que ce n'est qu'un extrait alcoholique de quelques végétaux âcres, du colchique ou de la gratiole.

« Aujourd'hui, il est encore des médecins qui conseillent les purgatifs ; à la vérité, ils les donnent ordinairement dans un véhicule très-étendu et associés aux calmans ou aux antipasmodiques. Nous ajouterons de plus qu'il faut attendre, pour leur administration, une absence complète des douleurs. Les végétaux riches en principes amers et aromatiques ont été employés contre la goutte, tantôt dans le but d'agir sur les organes digestifs, tantôt sur l'appareil circulatoire. Ainsi on a tour à tour préconisé le gaïac, la squine, l'arnica, la cannelle, l'alkékenge, la menthe poivrée, le bois amer de Surinam, le gingembre, le piment, etc. Les amers conviendront toutes les fois qu'on remarquera de la langueur dans les fonctions digestives, et les aromatiques lorsqu'il sera utile de provoquer les sueurs ou d'éveiller l'action générale du système nerveux, double indication fréquente dans la goutte. La poudre amère du duc de Portland, qui a usurpé une grande renommée dans le siècle précédent, est en grande partie composée de végétaux amers aromatiques.

« Le quinquina mérite ici une place importante ; il combat la goutte dont les retours périodiques sont réguliers, comme toute autre maladie présentant le même caractère, et si par son usage on ne détruit pas cette affection, du moins on peut en éviter plusieurs attaques. Quelques praticiens et Sydenham entre autres ont obtenu de ce médicament des avantages remarquables. Il peut être employé à hautes doses, au début de l'attaque de goutte atonique et au déclin de celle dont les symptômes inflammatoires ont eu de l'intensité. Held, qui a surtout fixé l'attention sur cette médication, lui a laissé son nom, mais bien avant lui on avait signalé ses succès.

« Les évacuations sanguines générales réitérées ont paru à quelques-uns pouvoir être un palliatif ou même un préservatif de la goutte. Galien et, depuis, Boerhaave ont vanté cette pratique, qui néanmoins s'est très-peu répandue. Les anciens avaient particulièrement recours à la saignée du bras. Sydenham et Barthez, les classiques modernes sur la goutte, repoussent entièrement ce moyen.

« Les narcotiques sont, en général, peu utiles dans la goutte. La poudre de Dower (opium et ipécacuanha) est presque le seul médicament de ce genre qui soit encore employé aujourd'hui. On peut la donner durant les attaques, et aussi dans leurs intervalles. Quelques stupéfians ont joui d'une faveur plus grande, tels sont la jusquiame et l'aconit. On les a prescrits à l'intérieur et à l'extérieur. Ces médicamens conviennent particulièrement, comme tous ceux de leur classe, dans la goutte vague ou nerveuse.

« Les individus affectés de la goutte éviteront l'impression de l'air froid et humide, et l'habitation d'un pays ou d'une demeure qui seraient exposés à cette constitution atmosphérique. Les transitions subites du chaud au froid sont surtout à craindre, quoique celles opposées ne soient pas toujours sans danger. Les vêtemens seront en rapport avec la température du pays et de la saison; mais les tissus de laine, portés à nu sur la peau, sont particulièrement recommandés.

« C'est sur le régime alimentaire que les goutteux doivent porter la plus grande attention : la diète végétale et l'abstinence du vin ont soulagé plus de malades qu'aucun moyen pharmaceutique. On sait que l'usage passager des liqueurs alcoholiques, des vins généreux, etc., a suffi pour renouveler une attaque de goutte très-grave. Il est encore fort important de faciliter, dans cette affection, les excrétions alvines; c'est pendant les constipations opiniâtres qu'on voit les malades atteints de la goutte vague éprouver de graves accidens dont les organes de la circulation ou de la respiration paraissent être le siége. L'action de la peau sera favorisée par des frictions sèches ou par des lotions aromatiques; c'est dans le même but que les bains chauds ou froids, de mer ou de rivière, ont été si souvent conseillés chez les goutteux. Un riche capitaliste, homme sanguin, adonné à la bonne chère, n'éprouve à chaque printemps qu'une légère attaque de la goutte dont il est affecté depuis vingt ans, si une sueur abondante, qu'il éprouve habituellement la nuit, n'a point été suspendue.

« Le dicton, *goutte tourmentée est à demi guérie*, présente un grand fonds de vérité; mais il faut prendre garde, toutefois, que l'exercice soit proportionné à l'intensité de la maladie; trop pénible il pourrait, loin d'être utile, rendre les attaques plus fréquentes. Chez des malades déjà perclus, il faut remplacer le mouvement général par le mouvement partiel des bras et des jambes, ou par des frictions faites par une main étrangère. Les travaux immodérés de l'esprit et les passions vives sont souvent suivis d'accès de goutte vague : il faut les éviter autant que possible. Les plaisirs vénériens seront sévèrement interdits, et surtout aux individus déjà avancés en âge. »

Goutte-sereine. Synonyme d'amaurose. (*Voyez* ce mot.)

Graminées. Famille de plantes, l'une des plus intéressantes du règne végétal. Elle comprend le blé, le seigle, l'orge, le maïs, le riz, etc. Les graminées ne fournissent à la thérapeutique aucun médicament énergique.

Gratiole, s. f. C'est une jolie petite plante de la famille des scrophulariées. Elle croît dans les lieux humides, sur le bord des étangs et des ruisseaux. Toutes ses parties ont une saveur amère et âcre qui est due, selon M. Vauquelin, à une matière résinoïde. Prise à l'intérieur, elle irrite vivement le canal alimentaire et provoque d'abondantes évacuations alvines. M. Orfila l'a rangée au nombre des poisons; mais les herboristes de Paris, qui ne sont pas obligés de se tenir au courant de l'opinion médicale, la recommandent aux bonnes gens qui vont les consulter comme un excellent moyen de guérison dans une foule de cas. Avis aux bonnes gens.

Gravatif. Lourd, pesant. On dit *douleur gravative*, pour exprimer la douleur qui est accompagnée d'un sentiment de pesanteur dans la partie qui en est le siége.

Gravelle. Diminutif de gravier. C'est une maladie qui consiste dans une véritable décomposition chimique de l'urine, décomposition qui a lieu dans l'intérieur des organes où elle se sécrète et par suite de laquelle ses matériaux, obéissant à des affinités différentes, se combinent entre eux de manière à devenir solides, au lieu de rester suspendus sous forme liquide. (*Voyez* Urine.) Les concrétions qui constituent la gravelle sont, ou de l'acide urique pur, ou du phosphate de magnésie et d'ammoniaque, ou de l'oxalate de chaux. Les calculs formés par l'acide urique sont les plus communs.

On a remarqué que l'urine des animaux herbivores ne contenait que très-peu d'acide urique et la plupart du temps pas du tout; on en a conclu que la nourriture animale était la plus favorable à la formation de cet acide, et par suite on a conseillé aux personnes affectées de gravelle de s'abstenir des viandes et de vivre de légumes seulement. Mais cette théorie très-rationnelle ne s'est pas trouvée applicable à tous les cas. Ainsi, par exemple, on a cité l'exemple d'une dame qui rendait deux gros de gravier rouge avec son urine, le lendemain du jour où il lui arrivait de manger de la salade. (Magendie.) Une autre personne rendait également deux ou trois petits calculs chaque fois qu'elle mangeait des fruits crus. (Béclard.) Un troisième individu s'étant mis à l'usage des bouillons d'oseille, rendait également avec ses urines beaucoup de petits calculs. Il cesse de manger de l'oseille et son urine ne cristallise plus. (Laugier et Magendie.) Dans deux cas de ce genre, les calculs étaient formés d'oxalate de chaux.

Lorsque l'urine est chargée d'acide urique, on conseille de faire usage de carbonates de chaux, de potasse ou de soude, que l'on prend à la dose de vingt à trente grains par jour, en solution dans une ou deux pintes d'eau. L'eau de chaux pure ou coupée avec moitié d'eau ordinaire est plus fréquemment employée ; elle offre moins d'inconvéniens, mais elle a moins d'action que la soude et la potasse, dont le seul danger est d'irriter la membrane muqueuse gastro-intestinale. L'urine acquiert peu à peu les propriétés des substances employées. Quand elle était chargée d'acide urique elle rougissait les couleurs bleues végétales ; l'acide disparaît avec le traitement, et l'urine acquiert des propriétés alcalines, elle verdit au lieu de rougir les couleurs bleues. M. Magendie ne croit à une guérison parfaite, dans ce cas, que lorsque cette propriété de verdir est bien acquise à l'urine.

On recommande également avec succès dans le traitement de la gravelle l'usage des eaux minérales acidules gazeuses, telles que les eaux de Contrexeville, de Seltz, de Vichy, le vin de Champagne étendu d'eau, la bière légère. Leur succès est dû au gaz acide carbonique qu'ils contiennent. Dans tous les cas, et quels que soient les caractères chimiques des calculs, il est essentiel de boire beaucoup afin d'augmenter la partie aqueuse de l'urine et de rendre plus difficiles, en divisant leurs principes, les combinaisons chimiques qui les forment. C'est dans le double but d'augmenter la quantité des urines et de faciliter la sortie des graviers déjà formés que l'on conseille aussi les tisanes faites avec des substances diurétiques. (*Voyez* Diurétique.)

Grenade, s. f. *Granatum*. Fruit du

Grenadier, s. m. *Punica granatum*. Arbre de la famille des myrtacées, qui produit des fleurs d'un beau rouge et des fruits pomiformes de la grosseur du poing, contenant de nombreuses graines enveloppées d'un tégument propre, très-épais et charnu, ayant une saveur aigrelette très-agréable. Cet arbre croît dans le midi de la France; il craint le froid. En médecine, on emploie les fleurs du grenadier, sous le nom de *balautes*, en tisane, dans la diarrhée chronique sans irritation. L'écorce de la grenade porte le nom de *malicorium*, et son astringence la rend très-utile dans tous les cas où les astringens sont indiqués. Mais la partie du grenadier qui a acquis, dans ces derniers temps, le plus de réputation, c'est l'écorce de la racine fraîche, qui jouit d'une efficacité incontestable dans le traitement du tœnia ou ver solitaire. On en met deux onces dans une pinte d'eau qu'on fait réduire d'un tiers par la décoction, et on donne cette boisson en trois fois, dans la matinée, à une heure d'intervalle. Dans le plus grand nombre de cas, le tœnia est expulsé en entier dans les vingt-quatre heures.

Grenouille. *Rana esculenta*. Reptile batracien de la famille des anoures. La chair des grenouilles est très-estimée de certains gourmands. Les bouillons dans la composition desquels elle entre sont rafraîchissans, analeptiques et antiscorbutiques; on en conseille l'usage dans les inflammations du bas-ventre et de la poitrine, dans la phthisie pulmonaire, dans les phlegmasies cutanées, et toujours avec avantage. (*Voyez* Crapaud.)

Grippe, s. f. On a donné ce nom à certains catarrhes qui ont régné épidémiquement. La dernière grippe a précédé et suivi l'invasion du choléra dans presque tous les pays que cette maladie a visités. La maladie s'annonçait généralement par des maux de tête violens qui n'avaient aucune analogie avec la migraine, ni avec les autres maux de tête nerveux; elle se terminait par une expectoration excessivement abondante de mucosités épaisses sécrétées à la surface des tuyaux bronchiques. Les boissons adoucissantes acidulées et trois purgatifs avec l'eau de Sedlitz, à deux jours d'intervalle, sont les meilleurs moyens à employer. On les fait précéder d'une saignée générale ou d'une application de quelques sangsues à l'anus chez les personnes pléthoriques.

Groseiller, s. m. *Ribes*. Petit arbuste qui est le type de la famille des *ribésiées*, qui produit la groseille et qui est originaire des Alpes. Les groseilles bien mûres fournissent un suc qui doit sa saveur à une petite quantité de sucre et à la présence des acides malique et citrique. Ce suc étendu d'eau forme une boisson rafraîchissante très-agréable et très-utile dans les inflammations aigües du canal digestif et de la peau. On en prépare un sirop qui est préférable, parce qu'il ne détermine pas des coliques, comme le fait quelquefois le suc exprimé.

Grossesse. État de la femme qui a conçu. Il y a plusieurs signes probables de la grossesse, il n'y a qu'un signe certain. Parmi les premiers, on compte surtout: 1° la suppression des menstrues; 2° l'augmentation du volume de l'abdomen et la saillie du nombril; 3° la tuméfaction des mamelles, leur tension douloureuse, le développement du mamelon, son changement de couleur et l'excrétion d'une certaine quantité d'humeur laiteuse; 4° les dégoûts, le ptyalisme, les nausées, les vomissemens, etc. Les signes certains sont ceux qui dénotent la présence du fœtus, tels que ses mouvemens, qu'on excite par le toucher, et les pulsations de son cœur ou des artères du cordon ombilical qu'on peut apprécier à l'aide d'un instrument appelé *stéthoscope*. Mais ces derniers ne sont sensibles que quatre mois environ après la conception.

L'application de la cause efficiente de la grossesse est une cause fréquente d'avortement pendant les premiers mois, surtout chez les jeunes mariées. Il faut l'interdire absolument, principalement lorsque la femme a déjà avorté. (Désormeaux.)

Tout ce qui se dit dans le vulgaire des regards et des envies des femmes enceintes, touchant la santé ou la bonne conformation de l'enfant qui est dans leur sein, ne repose que sur l'erreur et les préjugés.

Les bains conviennent spécialement aux personnes qui ont la fibre dure et résistante; chez la plupart des autres, leur usage est indifférent; il est même nuisible chez celles qui sont faibles, d'un tempérament lymphatique, disposées aux gonflemens pâteux des jambes et aux hémorrhagies. Lorsqu'on les prescrit ou qu'on les permet à celles qui sont pléthoriques, il faut leur tirer du sang quelques jours avant qu'elles en commencent l'usage.

On donne le nom de grossesse extrà-utérine à celles dans lesquelles le produit de la conception se développe en dehors de la cavité de l'utérus. On a vu des enfans se développer dans les trompes de Falloppe, dans les ovaires et même dans la cavité abdominale.

La durée la plus courte de la grossesse est de six mois, la durée la plus longue est de dix. Antoine Petit prétend que non-seulement il est très-possible que le terme de l'accouchement soit retardé jusqu'au onzième et douzième mois, et même au-delà, mais encore qu'il est invinciblement démontré que la chose est plusieurs fois arrivée ainsi. Quoi qu'il en soit, le Code civil, pour déterminer la légitimité des enfans, a fixé la durée de la grossesse entre cent quatre-vingts et trois cents jours.

Guêpe. *Vespa.* Genre d'insectes de l'ordre des hyménoptères, dont quelques-uns sont armés d'un aiguillon semblable à celui des abeilles, mais plus fort et plus dangereux. (*Voyez* Abeille.)

Guimauve, s. f. *Althœa officinalis.* Plante de la famille des malvacées, dont la racine, les feuilles et les fleurs contiennent un mucilage abondant qu'elles cèdent facilement à l'eau bouillante, et dont l'usage est ce qu'il y a de plus avantageux dans tous les cas d'inflammation.

Gutte (Gomme). Gomme résine qui découle de l'écorce du *garcinia gutta*, qui croît à Ceylan. Elle est très-employée pour la peinture à l'aquarelle. C'est un purgatif des plus violens, dont la saveur est âcre, qu'on ne peut donner qu'à la dose de six, huit ou dix grains, et à des personnes lymphatiques et peu irritables.

Gymmastique, s. f., de *gumnazein* faire de l'exercice. Dans l'antiquité, où la force musculaire constitua longtemps un droit à la domination, rien n'étant plus propre à développer cette force que les exercices du corps, la gymnastique était en grand honneur. Quand les Romains eurent subjugué le monde entier, les jeux du cirque dégénérèrent en combats sanglans, dont le christianisme finit par abolir la coutume barbare. Dans le moyen-âge, la force corporelle fut de nouveau encouragée; les exercices des carrousels sont l'équivalent des *jeux olympiques*. Mais aussitôt que la poudre à canon fut connue, les théories ordinaires de la domination et de la guerre durent changer de base, et la force musculaire déchoir de sa grandeur.

La gymnastique était donc tombée en désuétude lorsque, dans ces derniers temps, des charlatans ayant fait concevoir à quelques personnes affectées de déviations de la colonne vertébrale l'espoir d'acquérir une belle taille, les esprits droits ont reconnu que si la science pouvait en acquérir les moyens, c'est à la gymnastique qu'elle devait les emprunter, et non pas aux machines avec ou sans ressort. La gymnastique, rendue à sa véritable destination, est devenue ainsi l'art de développer les forces et de corriger, par une bonne direction de leur emploi, la tendance de certaines constitutions aux déviations organiques.

Voici comment on peut concevoir l'influence des exercices corporels sur le développement régulier de la constitution physique de la machine humaine.

En général, l'exercice, par l'excitation qu'il fait naître, a pour effet d'appeler dans les organes qui y sont soumis une quantité plus grande de fluides destinés à l'entretien de la vie. D'un autre côté, les mouvemens s'opérant par les muscles, et ceux-ci étant soumis à la volonté, qui exerce son empire sur eux par le moyen des nerfs, toute action musculaire, tout mouvement de muscles a encore pour effet de mettre en jeu l'influence nerveuse ou la fonction de l'innervation du muscle même qui se meut. Voilà donc deux fonctions qui sont activées d'une manière directe dans la partie qui est le siége du mouvement, et deux fonctions des plus importantes, la circulation et l'innervation. On conçoit que si l'exercice est souvent répété dans la même partie, le surcroît d'activité, qui n'était d'abord que momentané, finira par devenir permanent et augmenter de beaucoup la force et l'agilité de l'organe. Si l'exercice est général, qu'il n'ait pas lieu au profit d'une partie exclusivement, toute l'économie s'en ressentira. Si un organe y est soumis à l'exclusion des autres, toutes choses égales d'ailleurs, la prépondérance de cet organe se manifestera peu à peu de la manière la plus évidente; mais, aussi, si cet organe est faible et que son action soit sagement dirigée, on parviendra réellement à le monter au ton de tous les autres.

Telle est la théorie de la gymnastique appliquée à la

guérison des déviations de la colonne vertébrale. Mais on la comprendra mieux si nous l'appliquons à un exemple. Supposons le cas d'une personne qui aurait l'épaule droite plus haute que l'épaule gauche, admettons aussi que cette difformité, qui peut être plus ou moins prononcée, ne tienne point à un vice de la substance osseuse; la colonne vertébrale présentant une courbure dans le sens de l'épaule gauche, il résultera de là que les fibres du muscle trapèze (*Voyez* pl. IV, 3.) du côté droit seront tenues constamment plus raccourcies que celles du trapèze gauche et conserveront un degré de force proportionnel au raccourcissement, tandis que les fibres musculaires du trapèze droit seront relativement affaiblies d'autant. Si ce défaut d'équilibre persiste, la courbure ira toujours en augmentant, mais si on peut parvenir à le faire disparaître et à donner, par exemple, au trapèze gauche un degré d'activité supérieur au trapèze droit, il arrivera un momoment où les contractions de ce muscle seront non-seulement égales, mais encore supérieures en énergie à celles de son antagoniste, et finiront par ramener insensiblement la colonne déviée à sa rectitude naturelle. Dans le cas présent, il est évident qu'il faut tenir en repos le trapèze droit et exercer fréquemment le trapèze gauche et ses congénères. Mais il est évident aussi que tous les succès en ce genre ne peuvent être obtenus que chez des sujets encore jeunes et chez lesquels la nature n'est pas arrivée à son point d'arrêt de développement.

Ce que nous venons de dire porte la condamnation de tous les moyens orthopédiques connus. Rien n'est plus faux à notre avis que la comparaison, à laquelle on revient sans cesse, du jeune enfant au jeune arbre : au figuré, cette parabole peut avoir quelque fondement; au positif, elle est complètement absurde.

Les généralités dans lesquelles nous sommes entré

nous dispensent d'examiner l'influence de chaque exercice en particulier. Il suffit de connaître les attaches des muscles et leur action pour savoir quel sera l'exercice le plus convenable dans telle ou telle circonstance donnée. (*Voyez* Locomotion.)

H.

HALEINE. Air qui sort des poumons dans l'expiration. Dans l'enfance, l'haleine développe une odeur légèrement acide; à l'époque de la puberté, cette odeur est douce, pleine de fraîcheur *enivrante :* telle est l'haleine chantée par les poètes amoureux. Ce privilége d'une haleine enivrante et fraiche abandonne les femmes à trente ans et les hommes quinze ans plus tard. Dans tous les cas, il est exclusif aux personnes qui ont une bonne santé et qui sont habituées à une nourriture douce, plus végétale qu'animale.

L'usage continuel des viandes contribue plus que toute autre chose, dans l'état de santé, à donner à l'haleine une odeur forte qui se développe de plus en plus avec l'âge.

L'haleine fétide est presque toujours le résultat de quelque maladie qui a son siége dans les fosses nasales, dans la bouche, dans les poumons ou dans l'estomac. On ne peut faire disparaître cette fétidité qu'en attaquant sa cause; mais il n'est pas rare de voir des individus conserver, pour ainsi dire à plaisir, leur mauvaise haleine, lorsqu'il leur suffirait de nettoyer leur bouche, d'enlever le tartre qui déchausse leurs dents, qui ulcère leurs gencives et qui amène plus ou moins promptement la carie, toutes causes puissantes et souvent uniques de fétidité.

Il y a pourtant de mauvaises haleines dont on ne peut découvrir la source, parce qu'elles existent chez des individus qui ont la bouche très-propre et dont la santé est très-florissante en apparence. Ces personnes n'ont pas d'autre moyen de déguiser cette mauvaise odeur que de tenir constamment dans leur bouche des substances aromatiques, telles que l'angélique, les pastilles de menthe, l'écorce d'orange et de citron; mais surtout en évitant d'aller parler aux gens sous le nez, et en ayant soin au contraire de tenir conversation à distance.

Hallucination. Erreur de l'imagination, vision, symptôme de folie, commencement du délire.

Hanche, s. f. On donne ce nom aux parties latérales du bassin. Les hanches sont plus prononcées chez la femme que chez l'homme. Si l'on décrit une ellipse destinée à circonscrire le tronc, les hanches d'une femme bien conformée sortiront de l'ellipse, tandis que ses épaules y seront renfermées. Le contraire existe pour le buste d'un homme bien proportionné.

Haricot. *Phaseolus vulgaris.* Plante de la famille des légumineuses, originaire de l'Inde, dont les graines fournissent un aliment très-nourrissant, mais d'une digestion assez pénible à l'état sec, et donnant lieu à beaucoup de gaz intestinaux. Les jeunes gousses de haricots sont plus agréables et n'ont aucun des inconvéniens reprochés à la graine.

Hectique (Fièvre). Synonyme de consomption. La fièvre hectique s'accompagne de sueurs abondantes, de diarrhée colliquative; elle arrive toujours vers la fin de ces maladies chroniques dont la cause principale est la destruction lente et progressive de l'un des principaux organes, tel que le poumon.

Hématémèse. Vomissement de sang. C'est une maladie

fort rare, dont les causes sont très-obscures, dont le pronostic est grave, et dont le traitement ne peut être déterminé que par le médecin. (*Voyez* Hémorrhagie.)

Hématose. Action par laquelle le chyle est changé en sang. (*Voyez* Respiration.)

Hématurie. Pissement de sang, hémorrhagie de la vessie. Le sang peut provenir des reins et des urétères aussi bien que de la vessie, mais il est difficile de distinguer exactement sa véritable origine. L'hématurie est presque toujours la suite ou le symptôme d'une affection calculeuse ou d'une inflammation des reins ou de la vessie.

Héméralopie. Affection dans laquelle le malade ne voit que confusément le matin, discerne très-bien les corps environnans lorsque le jour est dans sa plus grande vivacité, et perd complètement la faculté de voir pendant la nuit, quel que soit l'éclat des lumières artificielles qui l'entourent. Le traitement de cette bizarre maladie est inconnu ou du moins fort obscur.

Hémicranie. Synonyme de migraine.

Hémiplégie. Paralysie de la moitié latérale du corps. (*Voyez* Paralysie.)

Hémoptysie. Crachement de sang. Ce mot est employé pour désigner l'hémorrhagie de la membrane muqueuse qui tapisse les voies aériennes depuis le larynx jusqu'aux dernières ramifications des bronches. C'est une maladie très-rare chez les enfans jusqu'à quinze ans, très-commune chez les individus de quinze à trente-cinq ans, surtout chez ceux qui sont disposés à la phthisie pulmonaire.

Lorsqu'une personne est saisie d'une attaque d'hémoptysie, il faut, en attendant l'arrivée du médecin, la tenir dans une attitude assise, position dans laquelle le sang afflue moins dans la poitrine; lui faire ôter les vêtemens qui pourraient gêner l'ampliation de cette partie ; il faut rafraichir l'air au besoin, et éloigner à cet effet de la chambre les personnes dont la présence n'est pas nécessaire ; recommander au malade un repos complet, l'immobilité des mains elles-mêmes et un silence absolu. Tout le reste est l'affaire du médecin qu'on doit se hâter d'appeler, et qui, selon les cas, prescrira des bains de pieds et de mains irritans ou simples, des ventouses sèches, la saignée, des boissons fraîches, acides, astringentes, etc., etc.

Hémorrhagie. Écoulement du sang hors des vaisseaux destinés à le contenir. Le traitement des hémorrhagies est différent selon qu'elles sont *actives* ou *passives*. On entend par hémorrhagie *active* celle qui a lieu par le trop de plénitude des vaisseaux. Elle survient chez les sujets jeunes, robustes, vivant dans la bonne chère et l'oisiveté. L'exposition à la chaleur, une émotion vive, un exercice violent, suffisent dans ce cas pour la déterminer. Le sang s'échappe alors avec rapidité ; il est vermeil, se coagule promptement sans laisser de sérosité. Elle est en quelque sorte son remède à elle-même, et elle cesse par le seul fait de l'écoulement d'une certaine quantité de ce liquide. Si elle était trop abondante, elle déterminerait un affaissement considérable, et il serait nécessaire de la suspendre. A cet effet il faudrait placer le malade dans une température douce, lui prescrire le repos du corps, calmer son esprit, et le débarrasser des vêtemens qui pourraient favoriser la stagnation du sang dans l'organe qui en serait le siége. Si ces moyens ne suffisaient pas, il faudrait le mettre à l'usage des boissons froides acidulées, lui faire prendre des pédiluves chauds et lui appliquer des ligatures au-dessus des genoux et des coudes. Si malgré tous ces moyens l'écoulement du sang ne s'arrêtait pas et que le pouls conservât de la force et de la fréquence, on pratiquerait une saignée;

cette hémorrhagie artificielle, qu'on peut suspendre à volonté, est, dans beaucoup de cas, le remède le plus prompt et le plus efficace.

L'hémorrhagie *passive* est celle qui a lieu par l'atonie des vaisseaux. Elle se montre chez des individus affaiblis par la fatigue, par des veilles prolongées, par des évacuations, par des affections morales tristes. Le sang qui coule alors est noirâtre, ne se coagule point, et le caillot qui se forme nage dans une grande quantité de sérosité. Cette espèce d'hémorrhagie augmente toujours directement la faiblesse de l'individu qui en est affecté, et par conséquent il faut se hâter de l'arrêter. On a recours pour cela à l'application de topiques froids, tels que l'eau de puits, l'eau glacée et vinaigrée, dans laquelle on ajoute du sel de cuisine, de l'acétate de plomb, de l'alun, de l'esprit-de-vin; on instille même ce liquide sur les points de la surface du corps qui sont les plus sensibles au froid, tels que le dos, le scrotum; enfin, si le lieu de l'hémorrhagie le permet, on a recours à la compression et au tamponnement. A l'intérieur, on administre des boissons toniques et astringentes, telles que les décoctions de noix de galle, d'écorce de chêne, de grenade, de cachou, de quinquina, de roses rouges, de ratanhia, etc.

Les hémorrhagies qui ont lieu par suite de blessures se guérissent par la compression et par la ligature des vaisseaux qui ont été divisés. Les plus dangereuses sont celles qui ont lieu toutes les fois qu'une artère a été divisée. On distingue à la couleur le sang qui sort de ces deux ordres de vaisseaux. S'il est noir, s'il coule en nappe, il sort d'une veine; s'il est rouge, rutilant, écumeux, s'il est projeté par jets, par saccades, il provient d'une artère.

Hémorrhoïde. On entend aujourd'hui par ce mot une fluxion sanguine établie à l'extrémité du rectum, intestin qui diffère de tous les autres par l'abondance des vaisseaux sanguins qui le parcourent. Dans leur plus grande simplicité, les hémorrhoïdes ne sont réellement pas une maladie, et les personnes qui y sont soumises n'éprouvent aucun dérangement dans leur santé. Il n'en est pas de même quand le flux hémorrhoïdal acquiert de l'intensité; il s'y joint presque toujours des phénomènes accessoires qui, d'une affection bénigne en elle-même et compatible avec la meilleure santé, font une maladie des plus fâcheuses.

Lorsque le flux hémorrhoïdal est *actif*, il est presque toujours salutaire. En général il a lieu au moment des efforts que l'on fait pour aller à la garde-robe, et le sang qui s'écoule est pur et riche en couleur. Il faut dire tout le contraire quand le flux est *passif*. (*Voyez* Hémorrhagie.)

Les tumeurs hémorrhoïdaires sont formées par un épanchement de sang dans le tissu cellulaire de l'intestin, près de son extrémité. Voici comment Chaussier en expliquait la formation. Ces tumeurs, disait-il, sont dues à la rupture de quelques ramuscules capillaires situés dans l'épaisseur ou entre les membranes qui constituent les parois de l'intestin. Le sang alors exprimé de ses vaisseaux soulève la membrane interne et forme sur-le-champ une petite tumeur ronde, violacée ou brunâtre; de mêm eque nous voyons souvent, à la suite d'une chute, d'une percussion sur le crâne, survenir presque dans l'instant une bosse ou tumeur sanguine plus ou moins volumineuse, ainsi, les tumeurs hémorrhoïdaires ne sont dans les premiers temps qu'une ecchymose ou une effusion de sang fournie par la rupture de quelques ramuscules capillaires. Si les causes qui ont déterminé l'extravasation du sang persistent, et s'il y a en même temps pléthore, la tumeur reste, elle s'accroît, il s'en forme de nouvelles, soit à l'intérieur, soit à l'extérieur de l'anus, et ces tumeurs, en devenant habituelles, acquièrent avec le temps une texture et une organisation particulières.

Mais toutes les tumeurs hémorrhoïdaires ne sont pas de même nature; il peut se développer aussi dans le rectum des *varices* dont la rupture amène quelquefois des hémorrhagies terribles et même mortelles. M. Montègre donne plus particulièrement le nom de *marisques* aux premières pour les distinguer des varices. Celles-ci croissent dans toutes les dimensions, les marisques s'allongent en s'étendant sans beaucoup augmenter en ampleur. Les premières sont violettes, noirâtres; les secondes sont d'un rouge plus ou moins pâle.

Les tumeurs hémorrhoïdaires qui ne coulent pas portent le nom d'hémorrhoïdes *sèches*. Celles qui coulent s'appellent hémorrhoïdes *fluentes*.

Les douleurs occasionées par les tumeurs hémorrhoïdaires peuvent dépendre de l'inflammation qui s'y développe quelquefois, et dans ce cas il n'est pas rare de les voir suivre de la formation d'un abcès. Mais elles sont aussi causées par un état nerveux particulier, et alors elles sont intermittentes, elles inquiètent et découragent le malade, et la compression suffit souvent pour les soulager et les faire disparaître pour un certain temps.

Les hémorrhoïdes sont une affection de l'âge mûr plus fréquente chez les hommes que chez les femmes. Elles surviennent assez ordinairement par suite de l'habitude de rester assis, habitude qui expose l'anus et toutes les parties environnantes à une compression long-temps prolongée qui gêne la circulation. Les constipations habituelles, les travaux de cabinet, les passions tristes, la colère, le chagrin, l'ennui, l'inquiétude, la terreur, en sont les causes déterminantes les plus ordinaires. On peut en dire autant de l'état de grossesse, de l'usage de vêtemens trop serrés, de l'abus des purgatifs, des médicamens qui irritent le rectum et en particulier de l'aloès, de l'abus des lavemens trop chauds, de l'équitation, de l'application réitérée de sangsues à l'anus, etc., etc.

Dans le plus grand nombre de cas, les hémorrhoïdes n'exigent aucun traitement, l'écoulement de sang qu'elles déterminent tourne à l'avantage de celui qui l'éprouve. Ce n'est que quand cet écoulement est excessif qu'il faut le diminuer et l'arrêter; on y parvient par l'emploi des moyens indiqués contre toutes les hémorrhagies. On calme la douleur qu'elles provoquent en se soumettant pendant quelque temps à une position horizontale, en s'abstenant de toute nourriture et en faisant usage de lavemens émolliens, de fomentations adoucissantes, etc. M. Montègre, qui s'est occupé d'une manière spéciale de l'étude de cette affection dont il était lui-même tourmenté, accordait beaucoup d'importance aux applications d'eau froide sur les tumeurs hémorrhoïdaires qui provoquaient des douleurs nerveuses.

On ne doit jamais tenter la cure radicale des hémorrhoïdes. Il y a cependant des cas où l'état habituel d'inflammation des tumeurs, l'abondance du sang qu'elles laissent couler, leur sortie permanente à travers l'anus, l'impossibilité de les réduire, peuvent obliger à en opérer la destruction. Il existe pour cela quatre moyens parmi lesquels l'opérateur peut choisir celui qu'il croira le plus convenable au cas particulier; ce sont la ligature, les caustiques, le cautère actuel, et l'excision.

Parmi les moyens empiriques qui ont été employés pour la cure radicale des hémorrhoïdes, il en est deux seulement que nous citerons à cause de l'importance qu'ils reçoivent du nom même de ceux qui en ont fait usage. Ces moyens sont :

1° La racine d'orpin ou reprise (*sedum telephium*, *fabaria*). Montègre, ayant eu connaissance de la faveur dont la racine de cette plante portée en amulette jouissait parmi les herboristes de Naples, écrivit à ce sujet au docteur Savaresi, l'un des médecins italiens de l'expédition d'Egypte, et homme très-savant. M. Savaresi lui répondit en lui citant une observation qui lui paraissait concluante en faveur de l'efficacité de l'amulette. « Voici une excellente occasion de faire l'expérience de ce moyen, dit à Montègre un de ses amis, médecin très-instruit aussi et pas du tout crédule. Depuis un mois, je suis tourmenté d'hémorrhoïdes qui me font beaucoup souffrir. Je vais en sortant me procurer des racines de téléphium, et vous saurez le résultat. » La personne à laquelle s'adresse notre expérimentateur lui propose d'aller avec lui en cueillir dans les champs. Au lieu d'y aller de suite, on prend un engagement pour le surlendemain; mais alors les hémorrhoïdes avaient complètement disparu, et depuis elles ne sont point revenues. « Convenez, dit-il à Montègre en le revoyant, que nous l'avons échappé belle; car si j'avais eu des racines de téléphium dès le premier jour, nous nous serions crus bien fondés à les regarder comme cause de ma guérison : et voilà justement comme on écrit l'histoire. »

2° Les *marrons d'Inde*, fruits de l'*æsculus hyppocastanum*. La réputation de ce moyen est due à un membre de l'Institut, M. Amaury-Duval, de l'académie des inscriptions et belles-lettres. Il était à la campagne, se promenant dans une allée de marronniers, en proie aux plus violentes douleurs, lorsque la maitresse de la maison lui conseilla de mettre des marrons dans sa poche. Il céda aux instances de la bonne dame, et ses hémorrhoïdes avaient entièrement disparu au bout de quatre jours. M. A. Duval était alors âgé de vingt-huit à trente ans, et sa guérison a été radicale. Les connaisseurs en marrons d'Inde font une distinction entre les marrons mâles qui conviennent aux hommes et les marrons femelles qui conviennent aux femmes. On pense bien que leur objet en cela n'est point de savoir que les fleurs du marronnier sont hermaphrodites.

Est-il besoin d'ajouter que le fait de M. A.-D., comme les précédens que nous venons de citer, ne sont que de simples faits de coïncidence, et qu'il serait, sinon dangereux, du moins complètement absurde, d'en vouloir faire la base d'une médication quelconque.

Hépatite. Inflammation de la substance du foie. Maladie peu connue encore et assez commune dans les pays chauds. Elle exerça de grands ravages dans l'armée d'Egypte. Ses symptômes les plus saillans sont l'augmentation de la sécrétion biliaire, la jaunisse, une douleur ou une sensibilité plus grande que de coutume dans l'hypochondre droit, la sensation d'un goût amer dans la bouche, etc. Mais beaucoup d'autres maladies s'annoncent aussi par ces symptômes. Le traitement de l'hépatite consiste dans l'usage des délayans, des boissons acidulées, telles que le petit-lait, l'orangeade, l'eau de groseilles, une diète sévère et le repos.

L'hépatite chronique est regardée comme une des causes principales de l'hypochondrie.

Hernie, s. f. *Ramex, crepatura* des Latins, *kélé* des Grecs. Tumeur plus ou moins saillante formée par le déplacement d'un viscère échappé de la cavité qui le contenait. Ce terme s'applique plus particulièrement aux tumeurs produites par la sortie des viscères abdominaux. En Italie et en Espagne, les hernies affectent le quinzième de la population; le vingtième en France et en Angleterre; le trentième seulement dans le nord de l'Europe.

Le premier soin d'une personne atteinte d'une hernie, c'est de la faire rentrer, c'est-à-dire de rétablir dans l'intérieur de la cavité qui les contenait les organes qui en sont sortis.

Le second soin, c'est de les empêcher de sortir de nouveau; on y parvient par l'application d'un bandage convenable. Les meilleurs bandages sont les bandages à pelottes mobiles.

Herpès. (*Voyez* Dartre.)

Herpétique. Qui a rapport aux dartres.

Horripilation. Sensation générale de froid.

Houblon. *Humulus lupulus*. Plante de la famille des urticées. Les fruits du houblon sont l'un des principaux ingrédiens de la bière. Leur amertume masque la saveur fade de la décoction d'orge germée et l'empêche de passer à la fermentation acide. D'un autre côté, par son action tonique, le houblon rend la bière plus facile à digérer.

Comme médicament, le houblon doit être rangé dans la classe des toniques, et comme tel, on le prescrit dans toutes les maladies qui sont dues à un défaut de ton, telles que les scrophules, le scorbut. Cette plante a aussi une action narcotique incontestable. En Angleterre, on se sert de petits coussins remplis de fruits de houblon que l'on met sous la tête des malades affectés par une longue insomnie. On cite des exemples d'individus tombés dans un sommeil léthargique pour être restés trop longtemps dans des magasins où une grande quantité de houblon se trouvait rassemblée.

Houx. *Ilex*. Arbrisseau de la famille des nerpruns, dont les feuilles, en poudre, en décoction ou en lavement, sont efficaces dans le traitement de certaines fièvres intermittentes. Cette propriété a été signalée par M. E. Rousseau, du Jardin du Roi, et confirmée par les expériences de M. Magendie. L'Institut en a récompensé la découverte par un prix de 1,500 fr. (Voyez *Gazette de santé*, tome II, page 43.)

Huile. Produit naturel animal ou végétal, liquide ou

facile à se liquéfier, inflammable, et formé de carbone, d'hydrogène et d'une faible portion d'oxigène.

On a long-temps regardé les huiles comme des principes immédiats. MM. Braconnot et Chevreul ont démontré que les corps gras, en général, sont formés de deux principes particuliers, dont l'un, analogue à la cire ou au suif, a reçu le nom de *stéarine*; l'autre, liquide comme l'huile, a été désigné sous le nom d'*élaïne*. La stéarine donne aux corps gras la faculté d'être solides ou solidifiables; c'est à l'élaïne qu'ils doivent l'odeur, la saveur et la couleur qui les caractérisent. Les proportions variables de ces deux principes déterminent les divers degrés de consistance des huiles et des graisses.

Les huiles fixes ou grasses se distinguent des huiles volatiles ou essentielles en ce que les premières, soumises à l'action du calorique, se décomposent, tandis que les secondes, dans les mêmes circonstances, se volatilisent sans altération. Les unes se dissolvent dans l'eau et donnent naissance aux diverses eaux aromatiques ou essentielles; les autres, au contraire, sont insolubles dans ce liquide.

Les huiles fixes sont émollientes et relâchantes, et à une dose élevée elles deviennent purgatives. Les huiles volatiles, au contraire, sont très-excitantes et sudorifiques.

Les huiles fixes ont été quelquefois très-utilement employées dans certains cas d'empoisonnement par des substances végétales irritantes, et notamment dans l'empoisonnement par la potasse; il y en a même qui les préfèrent, dans ce cas, aux boissons acidulées, qui sont également conseillées dans le même but. Mais il ne faudrait pas les donner dans l'empoisonnement par les cantharides, parce qu'elles ont, comme tous les corps gras, la propriété de dissoudre le principe actif de ces insectes.

Les onctions huileuses sur la peau ont été long-temps regardées comme un préservatif de la peste et des maladies contagieuses.

On donne le nom d'*huile pyrogénée* ou empyreumatique à des huiles qu'on obtient en brûlant des matières végétales et animales et des substances bitumineuses. L'huile empyreumatique la plus employée en médecine est celle qui porte le nom d'*huile animale de Dippel.* On l'obtient en distillant à feu nu les matières animales solides, telles que des os, des cornes ou des défenses d'animaux ; c'est un stimulant très-énergique. On l'administre à l'intérieur à la dose de quinze jusqu'à soixante gouttes dans une once d'eau, dans les vingt-quatre heures, pour le traitement de l'épilepsie, des rhumatismes goutteux, de certaines paralysies. On s'en sert aussi à l'état de pureté, à l'extérieur, dans des cas de teigne et de dartres rongeantes et scrophuleuses.

Huitres. Mollusques de l'ordre des acéphales testacés, qui fournissent un aliment de facile digestion, très-nourrissant, et par conséquent fort utile dans les maladies chroniques.

Humectant. Classe de médicamens ayant la propriété d'augmenter la liquidité du sang. L'eau est le premier de tous les humectans.

Huméral. Qui appartient au bras.

Humérus. Os du bras. (*Voyez* pl. I, 19.) Il s'articule avec l'omoplate par son extrémité supérieure, avec le radius et le cubitus par son extrémité inférieure.

Humeur. On appelle ainsi d'un nom commun toutes les substances liquides contenues dans les corps organisés. La masse des liquides est infiniment supérieure à celle des solides. Les expériences faites pour constater leurs proportions, n'ont pas donné des résultats univoques. Les uns ont trouvé que les liquides étaient aux solides comme 6 est à 1, les autres ont dit :: 9 : 1.

Toutes les humeurs du corps humain peuvent se rapporter à trois classes :

1° Les humeurs des absorptions, la lymphe, le chyle et le sang veineux.

2° L'humeur exclusivement nutritive ; elle est unique, c'est le *sang artériel.*

3° Les humeurs émanées du sang artériel, qui en fournit les matériaux, lesquels sont mis en œuvre par divers organes ; telles sont les sérosités diverses, la synovie, la moelle, la sueur, le cérumen, le lait, les larmes, la salive, la bile, l'urine, etc. (*Voyez* ces mots.)

Le vulgaire applique le mot humeur à toutes les sécrétions morbides, telles que le pus, la sérosité desvés icatoires, etc.

Humeurs froides. (*Voyez* Scrophules.)

Humoral. Qui a rapport aux humeurs.

Humorisme. Doctrine des médecins humoristes. Elle consiste à considérer les humeurs comme jouant le principal rôle dans les phénomènes de la vie, dans l'état de santé aussi bien que dans l'état de maladie. La réprobation dont cette doctrine a été l'objet dans ces derniers temps n'est pas plus raisonnable de la part des solidistes que le système exclusif contraire qu'on a voulu lui substituer. (*Voyez* Solidisme.) Les humoristes ont eu le tort d'assimiler les altérations des humeurs dans les parties qui les contiennent aux altérations qu'elles éprouvent chimiquement au dehors et dans des vases inertes. Aujourd'hui que l'observation de la nature repose sur des bases plus sévères, on commence à reconnaître que les humeurs ayant une vie propre, leur manière d'être peut être plus ou moins influencée, aussi bien que la manière d'être des solides, par les divers agens morbifiques auxquels le corps humain peut être soumis.

Hyaloïde. On donne ce nom en anatomie à la membrane mince et transparente qui enveloppe le corps vitré. (*Voyez* OEil.)

Hydarthrose. Hydropisie des articulations. Le froid et l'humidité, la goutte, le rhumatisme, les plaies des articulations, les entorses, un exercice forcé, en sont les causes les plus ordinaires.

Hydatide. On désigne sous ce nom les différentes sortes de vers vésiculaires qui se développent dans l'intérieur du corps des animaux, et qui ont été long-temps considérés comme un mode particulier d'altération des organes.

Hydragogue. Synonyme d'anti-hydropique. Les médicamens diurétiques et certains purgatifs violens sont des hydragogues.

Hydraté. On désigne ainsi tous les corps composés d'eau et d'un oxide métallique.

Hydriodates. Sels composés d'acide hydriodique et d'une base.

Hydriodique (Acide). Corps composé de 100 parties d'iode et de 0,849 d'hydrogène en poids.

Hydrocèle. Tumeur formée par un amas de sérosité dans le scrotum. Son traitement réclame les secours de la chirurgie.

Hydrocéphale. Hydropisie de la tête. Cette maladie survient le plus ordinairement chez les enfans, qui l'apportent en naissant; elle est alors presque toujours incurable. Lorsqu'elle arrive long-temps après la naissance, elle est très-difficile à reconnaître, et quand elle est bien constatée, il est le plus souvent impossible de la guérir.

Hydrochlorates. Sels formés d'acide hydrochlorique et d'un oxide. Le sel ammoniac est un hydrochlorate d'ammoniaque, il sert à la préparation de l'*alcali volatil*.

L'hydrochlorate d'étain ou muriate d'étain est composé d'acide hydrochlorique et de protoxide d'étain. Il est employé dans les arts pour la teinture. Il est corrosif, très-vénéneux, susceptible d'être décomposé sur-le-champ par le lait, qui est son véritable contre-poison. Le *sublimé-corrosif* est un hydrochlorate de mercure; il s'emploie dans le traitement des maladies syphilitiques. Si on le mêle avec le mercure vif, il se transforme en calomélas ou mercure doux.

L'hydrochlorate d'or a été aussi préconisé dans ces derniers temps contre les mêmes maladies.

Le sel commun, ou sel gris, ou sel de cuisine, est un hydrochlorate de soude.

Hydrochlorique (Acide). Acide muriatique, acide marin, esprit de sel. Il est formé de parties égales de chlore et d'hydrogène. Il est gazeux, incolore; il rougit le tournesol, éteint les bougies enflammées, répand des vapeurs blanches quand il est exposé à l'air, est très-soluble dans l'eau. Il est usité en médecine dans tous les cas où l'emploi des acides est indiqué.

Hydrocyanique. Acide prussique. Il est composé de 3,645 d'hydrogène, et de 96,355 de cyanogène, corps formé de carbone et d'azote. Le merisier, le laurier-cerise, les amandes amères, les fleurs de pêcher, en contiennent des quantités notables. Il est liquide, incolore, d'une odeur forte, insupportable, semblable à celle que répandent les amandes amères; c'est le plus actif de tous les poisons. Le fer le décompose et forme avec lui du *bleu de Prusse*. On a tenté de l'employer pour diminuer la toux et la sécrétion trop abondante de la membrane muqueuse, des bronches, dans les catarrhes et la phthisie pulmonaire; mais son énergie même en a presque fait abandonner l'usage.

Hydrogala. Mélange d'eau et de lait.

Hydrogène. Ce mot signifie principe générateur de l'eau. C'est un corps simple, non métallique, faisant partie de toutes les substances végétales et animales. Il est toujours à l'état de gaz insipide, inodore, incolore. Sa pesanteur comparée à celle de l'air, ce dernier pesant 1, est de 0,0688; en d'autres termes, il est quinze fois environ plus léger que l'air. C'est sur cette propriété qu'est fondée son utilité dans la construction des aérostats. Le platine et le palladium, en masse spongieuse, mis en contact avec l'hydrogène, deviennent incandescens. Si on mêle ensemble deux parties d'hydrogène et une partie d'oxigène et qu'on fasse arriver dans le mélange une étincelle électrique, les deux gaz se combinent en produisant de la lumière et une détonation, et le résultat de cette combinaison est *l'eau*.

Le chalumeau de Broock, à l'aide duquel on peut fondre en quelques instans les substances regardées comme les plus infusibles, ne doit son énergie qu'à l'union de l'hydrogène avec l'oxigène sur laquelle il est fondé.

Le gaz hydrogène qui sert maintenant à l'éclairage est un composé d'hydrogène et de carbone.

HYDROMEL. *Aqua mulsa.* Liquide composé d'une once et demie de miel dissoute dans une pinte d'eau. Il est adoucissant et laxatif. Si on laisse fermenter ce mélange, il se forme de l'alcohol, et la liqueur prend alors le nom d'hydromel vineux, qui était fort usité autrefois dans le nord, dont les poètes l'ont chanté, mais avantageusement remplacé aujourd'hui par nos liqueurs alcoholiques.

HYDROMÈTRE. Hydropisie de l'utérus. C'est une maladie fort rare.

HYDROPÉRICARDE. Hydropisie du péricarde. Cette maladie est très-difficile à constater, même par le médecin le plus expérimenté.

HYDROPHOBE. Qui a horreur de l'eau, qui est atteint d'hydrophobie.

HYDROPHOBIE OU RAGE. Maladie caractérisée par un sentiment d'ardeur et de constriction à la gorge, par la difficulté d'avaler, surtout les liquides, dont la vue seule inspire de l'horreur et provoque des tremblemens convulsifs, par une augmentation de la sécrétion salivaire, etc. Elle est presque toujours communiquée par la morsure ou la bave d'un animal enragé. Les symptômes ne se manifestent pas immédiatement après la morsure, il se passe ordinairement de quinze à vingt jours avant le développement des premiers accidens. Le terme presque inévitable de cette maladie, lorsqu'elle est déclarée, est la mort, qui arrive au bout de trente heures au moins, et de trois à sept jours au plus, en comptant depuis l'instant où le malade manifeste de l'horreur pour les liquides.

Mais si on ne peut pas guérir la rage confirmée, on peut prévenir son développement en détruisant complètement la partie mordue par tous les moyens qu'on peut avoir en sa possession. Les caustiques liquides, tels que le beurre d'antimoine, la potasse, l'acide sulfurique, sont les plus usités. La cautérisation doit être prompte et profonde; il faut seulement avoir soin, en la pratiquant, de ménager les grosses artères, mais ce soin même exige impérieusement qu'elle soit faite par un homme de l'art. « Dans tous les cas, il importe, dit M. Chomel, de réunir les moyens les plus propres à distraire l'esprit des idées tristes qui l'assiégent; si le malade a confiance dans telle ou telle amulette, il faut lui conseiller de la porter; si quelque cérémonie religieuse est en usage contre cette affection dans le pays qu'il habite, il faut l'engager à s'y soumettre. »

Hydrophthalmie. Hydropisie de l'œil.

Hydrophthorique (Acide). Plus connu sous le nom d'acide fluorique, c'est un caustique des plus violens; il réduit en bouillie toutes les substances végétales et animales qu'il touche. On l'obtient en décomposant du fluate de chaux par l'acide sulfurique. M. Ampère en a conseillé l'emploi dans le traitement du choléra. (Voyez *Gazette de santé*, tome III, page 125.)

Hydropisie. On désigne sous ce nom une classe entière de maladies qui consistent dans une accumulation de sérosité dans des cavités que ce liquide ne doit que lubréfier. Il y a des hydropisies générales. Les causes des hydropisies sont très-nombreuses; l'air froid et humide, l'habitation dans un pays bas et marécageux, des hémorrhagies excessives, sont les principales. Parmi les symptômes, on remarque principalement l'augmentation du volume du corps, la sécheresse de la peau, la rareté de l'urine, de la sueur, et la diminution de toutes les sécrétions.

On distingue les hydropisies en *actives* et en *passives*. Les hydropisies passives sont les plus fréquentes, elles attaquent les individus lymphatiques, d'une constitution faible ou débilitée par un mauvais régime; la peau est pâle, le pouls faible, la chaleur diminuée. Les hydropisies actives surviennent dans la force de l'âge, chez des individus robustes, adonnés à la bonne chère, à la suite d'une suppression brusque de la sueur ou d'une hémorrhagie habituelle.

La cure de l'hydropisie consiste : 1° dans l'éloignement de la cause qui l'a produite, si elle est connue; 2° dans l'évacuation du liquide accumulé; 3° dans l'emploi des moyens les plus propres à prévenir une nouvelle accumulation.

On évacue les liquides épanchés par la ponction, par des purgatifs violens, par l'usage des diurétiques ou des sudorifiques, dont l'objet est de provoquer une sécrétion urinaire ou des sueurs abondantes. Ces derniers moyens sont les seuls qu'on puisse mettre en usage pour empêcher la formation d'un nouvel amas de liquides.

Les purgatifs les plus usités sont la gomme-gutte, l'aloès, le jalap. Parmi les diurétiques, on préfère le sel de nitre, la térébenthine, le colchique, l'ognon blanc, la digitale, l'aconit, les bains froids.

Les sudorifiques les plus actifs sont la deuxième écorce de sureau, le muriate d'ammoniaque, les bains de vapeur, le gaïac, la salsepareille, la squine, le sassafras, la poudre de Dower.

Il y a des hydropisies qu'on guérit en provoquant l'inflammation adhésive des parois de la cavité dans laquelle le liquide était épanché. Tels sont les hydrocèles et quelques hydropisies enkistées.

Hydrorachis. Hydropisie du canal rachidien. Elle consiste dans une collection de sérosité dans les membranes de la colonne vertébrale qui enveloppent la moelle épinière. La mort en est toujours la terminaison. Cette espèce d'hydropisie accompagne ordinairement l'hydrocéphale, et commence par conséquent à se développer avant la naissance.

Hydrosulfate d'antimoine. Poudre des chartreux. (*Voyez* Kermès minéral.)

Hydrosulfurique (Acide). Hydrogène sulfuré. Il se compose de soufre 93,855, et d'hydrogène 6,145 en poids. Ce gaz se trouve dans quelques eaux minérales et dans les fosses d'aisances. C'est un poison violent connu sous le nom de *plomb des fosses d'aisances*, et qui détermine instantanément la mort lorsqu'il est introduit dans les poumons, même étant mêlé avec cinq ou six cents fois son volume d'air atmosphérique.

Hydrothorax. Hydropisie de poitrine. Ses causes spéciales sont l'inflammation de la plèvre et les maladies du cœur. On cite quelques cas dans lesquels la ponction de la poitrine et l'évacuation du liquide qu'on a obtenu par cette opération ont été suivies d'un plein succès. Le régent du Portugal, don Pedro, ex-empereur du Brésil, est mort d'un hydrothorax.

HYGIÈNE. Partie de la médecine qui traite spécialement de l'art de conserver la santé. Son étude comprend celle de l'influence de tous les agens de la nature sur l'homme individuel ou dans l'état de société.

HYGROMÈTRE. Instrument propre à mesurer le degré d'humidité de l'air. Le meilleur hygromètre, c'est un peu d'acide hydrophthorique pur, qui répand des vapeurs blanches épaisses dans l'air humide, tandis qu'il ne trouble point la transparence de l'air parfaitement sec.

HYMEN. Cloison plus ou moins complète qui se trouve à l'entrée du canal vulvo-utérin. On croyait, d'après Haller, que cette membrane était particulière à l'espèce humaine; Cuvier a prouvé qu'elle entrait naturellement dans la composition des organes de la génération des mammifères femelles. Au reste, cette membrane peut se détruire par une foule d'accidens, elle peut même ne pas exister, par conséquent son absence ne démontre pas la disparition de la virginité, et sa présence ne prouve pas non plus que cette fleur de vertu n'a pas été effeuillée. Quel est donc l'objet de cette précieuse membrane? Voici une opinion fort ingénieuse émise aussi par Cuvier : «Il est certain, dit-il, que l'hymen doit avoir un autre objet que de servir de témoin de la pureté virginale; il est possible que son utilité consiste à préserver ces parties délicates du contact de l'air dans les jeunes animaux, afin d'en maintenir la sensibilité pour l'époque où elle doit éveiller le désir.»

HYOGLOSSE. Qui a rapport à l'os hyoïde et à la langue.

HYOÏDE. *Os lingual.* Cet os a la forme d'un arc et se trouve suspendu entre la langue et le larynx, au milieu des parties molles du cou, sans conserver aucune relation avec les autres os du squelette. Il remplit des usages importans. Il sert de point d'attache aux muscles de la langue, du pharynx et du larynx. Quelques-uns de ceux qui meuvent la machoire inférieure y prennent aussi leur insertion.

Hypertrophie, de *uper* au-delà, et de *trophé* nourriture. État d'un organe dont l'accroissement est exagéré ; exemple : la glande thyroïde dans le cas de *goître*.

Hypnotique. Synonyme de *somnifère*, qui provoque au sommeil. La langue médicale possède plusieurs mots qui ont une signification assez semblable. (*Voyez* Narcotique et Anodin.)

Hypochondre, de *upo* sous, et *chondro* cartilage. La surface du bas-ventre est divisée en plusieurs régions. La région supérieure, située immédiatement au-dessous du diaphragme, se compose de trois parties, qui sont l'épigastre et les deux hypochondres. L'hypochondre droit renferme le grand lobe du foie, la vésicule du fiel et une partie de l'intestin colon. Dans l'hypochondre gauche, on trouve la rate, la grosse tubérosité de l'estomac et une portion de l'épiploon et de l'ombilic. L'épigastre, qui occupe le milieu des deux hypochondres, et qui commence à l'appendice xiphoïde ou *creux de l'estomac* pour se terminer un peu au-dessus du nombril, recouvre une portion de l'estomac et du pancréas, le petit lobe du foie, le duodénum, une partie du colon et l'épiploon. La tension des hypochondres est toujours un signe de maladie. Leur mollesse, leur flexibilité, leur indolence, sont toujours de bon présage.

Hypochondrie. Affection du système nerveux qui se manifeste par un caractère morose et par des troubles variés des organes de la digestion, sans lésion locale. Ses causes sont innombrables et presque toutes morales. On a long-temps supposé qu'elle tenait à une lésion plus ou moins profonde du foie. La durée de cette maladie est indéterminée ; elle compromet rarement la vie du malade. L'éloignement de tout excès, les exercices de toute espèce, et particulièrement ceux qui occupent agréablement l'esprit : la chasse, la pêche, la natation, les voyages, les arts mécaniques et les distractions de tout genre, en sont les plus puissans remèdes. Mais en général les hypochondriaques veulent des drogues ; bien loin de contrarier leur goût pour cette médicamentomanie, il faut le satisfaire en leur donnant, sans qu'ils s'en doutent, sous toutes les formes, de l'eau pure, des substances inertes ou des médicamens peu actifs.

Hypocras. Boisson excitante préparée de la manière suivante. Prenez : amandes douces concassées, quatre onces; cannelle concassée, une once et demie; sucre blanc en poudre, deux livres et demie ; eau-de-vie, une livre ; vin de Madère, sept livres. Laissez macérer le tout ensemble pendant quelques jours, et coulez à la chausse. On parfume ensuite avec un demi-grain d'ambre et autant de musc.

Hypogastre. Ce mot désigne la partie inférieure du bas-ventre à partir de l'ombilic. Ses parties latérales portent plus spécialement le nom de régions iliaques.

Hypoglosse. De deux mots grecs, *ypo* sous, et *glossa* langue. C'est le nom d'une paire de nerfs placés en partie au-dessous de la langue et principalement destinés à la mouvoir.

Hypopion. Petit abcès qui se forme dans quelques parties de l'œil. Il est presque toujours la suite d'une ophthalmie interne très-violente ou mal traitée.

Hysope. Arbuste de la famille des labiées, dont les sommités fleuries ont une odeur forte et aromatique, une saveur chaude et légèrement âcre. On administre leur infusion comme excitante dans le traitement des catarrhes pulmonaires chroniques, particulièrement chez les vieillards et les enfans.

Hystérie. Maladie qui attaque spécialement les femmes et qui est caractérisée par des convulsions générales, la perte de connaissance, la suffocation, et généralement tous les signes d'une susceptibilité extrême du système nerveux. Le symptôme le plus saillant de cette maladie, dans les attaques, c'est la sensation d'une boule qui s'élève du bas-ventre vers le cou, et qui semble venir comprimer le conduit aérien et produire la strangulation; les causes les plus fréquentes sont les troubles de la menstruation, la continence absolue aussi bien que les excès dans les plaisirs de l'amour, une vie oisive, une imagination voluptueuse, une passion contrariée. La durée de cette maladie est irrégulière. Son traitement est le même que celui de l'hypochondrie, en tenant compte des indications que fournissent nécessairement les causes qui lui sont particulières. « Il est surtout très-important, dit Georget, de prévenir par une éducation bien entendue le développement de l'hystérie chez les personnes qui y sont prédisposées dès le bas-âge; c'est particulièrement chez les jeunes filles qui sont déjà sujettes à différens accidens nerveux, tels que des migraines, étouffemens, palpitations, convulsions à la suite de contrariétés, etc., qu'il faut redoubler de surveillance. Des exercices musculaires journaliers et souvent portés jusqu'à la fatigue, un travail manuel, l'étude des sciences naturelles, des occupations continuelles de l'esprit, l'usage habituel d'alimens doux et d'eau pure à peine rougie, abstinence de boissons excitantes, des bains légèrement tièdes en hiver et froids en été, tels sont les moyens les plus efficaces en pareille circonstance. »

J.

Iatraleptique, de *iatros* médecin, et de *aleipsô* j'oins. Méthode médicale qui consiste à faire des onctions et des frictions simples ou médicamenteuses.

Ichthyocolle, de *ichthus* poisson, et de *kollè* colle (*colle de poisson*). Nom donné à la membrane interne de la vessie natatoire de plusieurs poissons. Elle jouit des mêmes propriétés que la gélatine.

Ichthyose. Affection caractérisée par un épaississement plus ou moins considérable de l'épiderme. L'analogie que présente la peau de ceux qui sont atteints de cette maladie avec l'épiderme de certains poissons, lui a surtout valu cette dénomination.

Ictère. Plus connue sous le nom de jaunisse, cette maladie est fort commune. Elle peut dépendre de la suspension de la sécrétion de la bile par une maladie du foie, d'un spasme des canaux biliaires ou du spasme général de l'individu, de l'occlusion des conduits excréteurs, d'une surabondance de la sécrétion de la bile, et d'une inflammation du tube digestif. La jaunisse se montre fréquemment à la suite des émotions morales. La colère l'a produite plus d'une fois. La diète, les bains, les boissons délayantes, sont les moyens le plus ordinairement employés. En Angleterre on se sert avec succès du calomel.

Les enfans nouveaux-nés sont sujets à une espèce de jaunisse qui disparait en peu de jours. Quelquefois cependant on observe chez eux toutes les causes qui occasionent l'ictère chez les adultes.

Idiosyncrasie, de *idios* propre, *sun* avec, et *crasis* mélange. C'est la manière d'être propre à chaque individu. Quelques exemples feront mieux comprendre la signification de ce mot, un des plus importans en médecine. Un malade prend un médicament, il n'en éprouve aucune action ; le même médicament détermine chez un autre les effets les plus salutaires ; chez un troisième, il aggrave la position. C'est encore ainsi que dans quelques cas particuliers certains alimens donnent lieu à des indigestions, tandis que des alimens indigestes sont très-bien digérés. La connaissance des idiosyncrasies est du plus haut intérêt en médecine.

Idiotisme. On appelle ainsi l'état dans lequel les facultés intellectuelles ne se sont jamais développées. La vie animale est la seule qui existe chez les idiots. Leur tête est en général difforme ; elle est petite, fuyant en arrière, aplatie sur les côtés ; dans quelques cas rares, elle est bien conformée. L'idiot ne peut vaquer à ses affaires, il est même nécessaire qu'il soit interdit.

Si la maladie n'a commencé qu'après la naissance, si la tête est bien faite, on doit recourir à la médecine. La déformation de la tête est incurable.

Iles (Os des). Synonyme de l'os de la hanche.

Iléon. Nom donné à la dernière portion de l'intestin grêle.

Iliaque. Qui appartient à l'os ou à la région des îles.

Ilion. Partie supérieure de l'os de la hanche.

Impératoire. Plante de la famille des ombellifères ; elle elle est stimulante à un haut degré, mais moins que l'angélique.

Imperforation. On a désigné sous ce nom l'occlusion d'ouvertures ou de canaux qui doivent être libres. Les imperforations les plus communes sont celles des paupières, de l'iris, du conduit auditif, de la bouche, de l'anus, de l'urètre, du prépuce et du vagin. On y remédie souvent par des opérations.

Impetigo. C'est la dartre croûteuse, crustacée, la mélitagre de M. Alibert. (*Voyez* Dartre.)

Impuissance. On désigne ainsi l'incapacité à exercer l'acte de la génération d'une manière fécondante. Elle peut être due à une foule de causes difficiles à énumérer.

Lorsqu'elle est nerveuse et qu'elle est le résultat de l'âge, elle est au-dessus des ressources de l'art; si elle dépend d'excès, on éloignera pendant un certain temps tous les stimulans, et lorsque les accidens qui annoncent l'irritation auront disparu, on prescrira un régime nourrissant, de bonnes viandes, des vins généreux. Des demi-bains froids, l'électricité, le galvanisme, ne sont pas à dédaigner. On a eu fréquemment recours aux remèdes aphrodisiaques; les seuls qui méritent ce nom sont la poudre de cantharides et le phosphore. On ne saurait assez répéter que leur emploi a plus d'une fois causé la mort et qu'il faut une extrême prudence dans leur administration.

Incontinence. On emploie ce mot pour désigner plus spécialement l'émission involontaire de l'urine.

L'incontinence d'urine ne doit pas être confondue avec le regorgement de ce liquide qui arrive chez les vieillards dont la vessie est paralysée. L'incontinence s'observe pendant et après la grossesse, pendant les inflammations du col de la vessie, chez un assez grand nombre de malades. Elle existe chez beaucoup d'enfans, et se montre souvent alors pendant la nuit.

L'incontinence d'urine est presque incurable chez les vieillards; aussi faut-il fréquemment recourir dans ce cas à des moyens mécaniques. Celle des enfans se passe ordinairement après la deuxième dentition. Les bains froids, joints à la précaution de les faire uriner plusieurs fois pendant la nuit, sont les moyens qu'il convient d'employer. Si l'enfant était faible, on prescrirait des toniques, des martiaux. Quelquefois il suffit de lui adresser des réprimandes publiques.

Si l'incontinence dépendait d'un excès d'irritation, on la combattrait par les antiphlogistiques. Celle qui serait liée à la présence de corps étrangers cesserait avec leur ablation.

Indigestion. L'inaptitude passagère de l'estomac à digérer les alimens est la source la plus ordinaire de l'indigestion.

Ce trouble des fonctions digestives s'observe chez les personnes qui mangent plus qu'elles n'ont coutume de le faire, chez celles qui prennent un aliment pour lequel elles éprouvent de la répugnance, chez celles enfin qui sont soumises à un régime et qui l'oublient. Nous l'avons vu survenir plusieurs fois chez des personnes éminemment nerveuses, qui se figuraient que tel ou tel mets leur ferait mal, sans autre motif que leur imagination. La mauvaise alimentation est aussi une cause fréquente d'indigestion.

Le plus ordinairement l'indigestion a lieu après le repas du soir. L'exercice qu'on fait après le déjeûner la prévient presque toujours. Lorsque cette indisposition se déclare, elle s'annonce par un sentiment de malaise, des bâillemens, une pesanteur à l'estomac, des nausées, des envies de vomir. Bientôt les vomissemens surviennent à leur tour, et presque toujours ils sont accompagnés de selles. La céphalalgie existe fréquemment dans ce cas. Il peut y avoir des défaillances, des syncopes, et de la congestion au cerveau.

Les moyens à employer sont l'infusion légère de thé qu'on édulcore avec du sucre, des frictions long-temps continuées sur les mains, sur le creux de l'estomac et l'abdomen. Il faut boire fréquemment, à petites doses et tiède. S'il est nécessaire de débarrasser l'estomac, on donnera l'eau tiède en abondance, on titillera la luette, on prescrira même l'ipécacuanha, l'émétique. Lorsque les accidens sont calmés, on administre quelques boissons émollientes et on recommande la diète pour un jour ou deux. Si l'estomac était irrité, on insisterait sur l'emploi prolongé de ces moyens.

Infanticide. Dans l'acception la plus étendue de ce mot, l'infanticide est le meurtre d'un enfant, depuis l'état d'embryon jusqu'à l'âge de puberté. Lorsque le médecin est appelé pour prononcer sur la mort d'un enfant, il doit d'abord chercher s'il était à terme, s'il était viable. Nous ne pouvons prendre de meilleur guide pour résoudre cette question, et toutes celles qui se rapportent à l'infanticide, que le *Manuel de médecine légale* de M. Brière de Boismont, annoté par M. Orfila. Toutes les fois, disent ces observateurs, que l'insertion du cordon répond à la moitié de la longueur totale du corps, que le corps pèse de six à sept livres, qu'il est long de seize à dix-huit pouces, et que l'extrémité inférieure du fémur présente un point d'ossification, le fœtus était à terme. Il aura vécu, si les poumons mis sur l'eau surnagent, si la poitrine est soulevée, si le trou Botal, le canal veineux, le canal artériel, sont oblitérés, si l'ombilic est cicatrisé ou presque cicatrisé. Mais il ne s'agit pas seulement de déterminer si l'enfant était à terme, s'il est né viable, s'il a vécu plus ou moins de temps, il faut encore rechercher si les causes de la mort sont dues à l'omission calculée des soins indispensables à l'enfant, ou bien à un crime. Ainsi l'enfant aura pu succomber à l'action du froid, à la privation de nourriture, à l'hémorrhagie du cordon, etc. Si l'enfant a péri victime d'un crime, on recherchera s'il porte des traces de contusions, de plaies, de fractures, de luxations, de lésions produites par des instrumens. On peut encore donner la mort à l'enfant par asphyxie ; on peut aussi l'empoisonner, le brûler. On sent combien, dans de pareilles recherches, il est important de connaître la mère, qui ne peut, d'ailleurs, être l'objet d'une investigation de ce genre, qu'autant qu'on prouve qu'elle est accouchée depuis peu, que l'époque de l'accouchement est en rapport avec l'état du cadavre de l'enfant; et qu'en un mot celui-ci appartient bien à la femme qu'on accuse.

Il faut dire, en thèse générale, que toutes les questions relatives à l'infanticide exigent beaucoup de circonspection; ainsi, par exemple, il peut arriver qu'une femme prétende que son enfant a été expulsé par des contractions brusques et imprévues, sans qu'elle ait eu le temps d'en arrêter la chute ou d'en prévenir les accidens. On devra, dans ce cas, chercher à constater la possibilité de cette chute. La rupture du cordon ne laisserait aucun doute sur le mensonge, mais il pourra se présenter des circonstances qui donnent de l'indécision au jugement.

Infection. Ce mot est généralement employé, tantôt pour exprimer les qualités délétères que les miasmes, les émanations, les effluves communiquent aux corps, tantôt comme indiquant l'action nuisible qu'elles exercent sur l'homme vivant.

Les causes les plus ordinaires de l'infection sont les émanations qui s'échappent du corps de l'homme, surtout de l'homme malade. Si le défaut de ventilation et l'encombrement viennent s'y joindre, on ne tardera pas à voir éclater la plupart des affections typhoïdes.

L'infection humaine peut se combiner avec la décomposition de certains corps inorganiques, des substances animales et végétales livrées à la fermentation putride; leur réunion donnera lieu aux miasmes les plus délétères. Enfin, l'infection peut être indépendante de tout effluve, émané des corps vivans, telle est celle qu'occasionent les émanations des eaux marécageuses putrescentes. Pour que l'eau puisse s'altérer de manière à vicier l'air, elle doit rester stagnante : une condition non moins nécessaire est la chaleur. Aussi le dégagement des miasmes commence-t-il avec l'été et se prolonge-t-il jusqu'à l'automne. La nature des substances mérite aussi d'être prise en grande considération. Les productions animales, puis les matières végétales, sont les plus faciles à fermenter. Une fois formés, les miasmes se répandent dans l'air ambiant, en diminuant peu à peu d'intensité. Ils pénètrent dans l'économie animale par trois voies : par la peau, par les surfaces intestinales, mais surtout par la respiration. Chose fort remarquable, l'action de ces miasmes donne lieu à des maladies très-variées par leur nature, ce qui prouve que leurs qualités sont fort différentes ; c'est ainsi, par exemple, que les fièvres intermittentes des marais Pontins ne sont pas les fièvres intermittentes de la Guadeloupe, et ne sauraient être traitées de la même manière.

Le meilleur moyen d'échapper à l'action des effluves marécageux serait l'assainissement des contrées où ils existent, par le dessèchement des marais, car les remèdes n'agissent que d'une manière palliative. Quant à l'infection due à l'entassement des hommes, on la fait cesser par l'isolement et par les courans d'air.

Infernale (Pierre). Nom vulgaire donné au nitrate d'argent qu'on a fait fondre et qu'on a privé d'eau.

Infiltration. On désigne ainsi l'accumulation d'un liquide quelconque dans les aréoles d'un tissu, et particulièrement du tissu cellulaire.

Inflammation. L'inflammation est un phénomène complexe qui consiste dans l'exagération des propriétés vitales, et dont l'action continuée occasione une altération de la partie où elle siége. On voulait, il y a quelques années, que toutes les maladies fussent inflammatoires. Le malade qui avait une gastralgie, et ne voyait ses digestions rétablies qu'en prenant des toniques, avait une gastrite comme celui chez lequel il existait une véritable inflammation de l'estomac; l'hystérie, l'hypochondrie, et une foule d'autres affections nerveuses étaient rangées parmi les inflammations. Le temps a fait justice d'un système devenu absurde à force d'exclusions. Aujourd'hui on donne le nom d'inflammation aux maladies qui s'annoncent par la douleur, la chaleur, la rougeur, la tuméfaction. C'est ainsi par exemple que, dans une inflammation franche de l'estomac, on voit la langue rougir, se sécher, le pouls s'accélérer, la région de l'estomac devenir sensible, douloureuse; et si l'individu vient à succomber, on trouve la membrane interne de l'estomac, rouge, tuméfiée.

L'inflammation se termine le plus ordinairement par résolution, c'est-à-dire qu'elle disparait entièrement. On l'a distinguée de la délitescence, dans laquelle la disparition des phénomènes inflammatoires est subite. La suppuration et la gangrène sont encore au nombre des terminaisons de l'inflammation.

On combat l'inflammation par les sangsues et les saignées, les cataplasmes, les boissons émollientes. Le repos absolu de l'organe est impérieusement indiqué. La diète doit être sévère.

La suppuration et la gangrène exigent d'autres traitemens.

Les inflammations chroniques ne demandent plus l'emploi des émissions sanguines, à moins qu'il n'existe des signes de réaction. Il faut surtout alors insister sur le régime, qui doit être doux, peu chargé de principes nourrissans. Les boissons gommeuses, les bains, l'exercice, le changement de pays, sont des moyens qu'il convient de ne pas dédaigner. On a encore employé dans ce cas, avec succès, les révulsifs et les dérivatifs, les uns sur la peau, les autres sur le canal intestinal.

Infusion. Opération pharmaceutique qui consiste à

verser sur une substance quelconque un liquide ordinairement aqueux, à une température plus ou moins élevée.

Inguinal. Qui appartient à l'aine.

Inhumation. Action de donner la sépulture à un mort. Dans un ouvrage comme celui-ci, destiné à combattre les préjugés et à propager les saines lumières de l'hygiène, il sera bon de dire un mot des pratiques superstitieuses et nuisibles usitées auprès des mourans. Un des premiers abus consiste à retirer l'oreiller, ce qui a évidemment pour but d'augmenter la congestion, qui n'existe déjà que trop vers la tête et la poitrine. Un usage non moins pernicieux, c'est celui d'enlever le mort de son lit pour le mettre dans un drap, sur la paille ou sur le sol, quelle que soit la température. Ne voit-on pas tout ce qui peut résulter de fâcheux d'un pareil usage dans les cas de léthargie?

Avant de séparer un mort des vivans, il importe de bien constater les signes qui annoncent la cessation de la vie, tels sont la putréfaction, l'aplatissement des parties sur lesquelles le corps repose, les résultats du galvanisme (*Voir* l'article Mort.); car les exemples d'inhumations précipitées ne sont malheureusement que trop vrais. Il suffit de citer l'exemple du célèbre Winslow, deux fois enseveli; celui du chevalier Cirillo, qui se qualifiait dans ses actes de trois fois mort, trois fois enterré et trois fois ressuscité. Enfin nous pourrions renvoyer à l'histoire de Dulaure, où l'on lit que la position d'un certain nombre de cadavres, lors de l'exhumation du cimetière des Innocens, ne permit pas à Thouret de douter qu'ils n'eussent été enterrés vivans. Quand bien même ces faits seraient excessivement rares, nous n'en conseillerions pas moins d'avoir des maisons de dépôt pour les morts, comme nous en avons vu à Francfort.

Lorsque les signes de mort ont été reconnus, il convient alors de procéder à l'inhumation. Le temps de vingt-quatre heures fixé par l'article 77 de notre Code civil paraît suffisant. Il peut arriver que ce terme soit éludé par un prétexte quelconque. Il serait facile de faire cesser cet abus en imitant l'exemple de la ville de Tours, où l'on ne fait courir les vingt-quatre heures que de l'époque à laquelle le vérificateur des décès a remis son rapport à l'officier civil.

Il peut arriver cependant qu'on soit obligé de devancer cette époque, lorsque la décomposition putride fait des progrès assez rapides pour menacer la santé des malades : ce cas se présente souvent dans les épidémies ; mais, par une raison contraire, il faudra reculer l'époque de l'inhumation si l'individu a succombé pendant le cours d'une maladie nerveuse, circonstance qui s'observe particulièrement chez les femmes.

Ce qui précède démontre que l'on ne doit confier qu'à des médecins et à des chirurgiens la vérification des décès, mais il faut aussi que ces places soient données à des hommes honorables et instruits. A Vienne, le médecin qui a traité le malade est tenu de remettre à l'officier un bulletin indiquant le nom de la maladie et les observations qu'il croit utiles.

Le transport des décédés doit être fait dans des chars. Il arrive en effet que les cadavres exhalent parfois une odeur fétide à laquelle les hommes sont alors beaucoup plus exposés que les chevaux. Si l'odeur était par trop fétide, on aurait soin d'arroser le corps avec les solutions de chlorure de chaux.

On inhume généralement les morts dans des enclos appelés cimetières, qui doivent être situés hors des villes et à cent mètres au moins des habitations. L'espace qui est consacré à chaque individu est de un mètre et demi à deux mètres de profondeur, sur huit décimètres de largeur ;

mais lorsqu'il existe des fosses communes, et il y en a dans tous les cimetières, elles doivent être disposées de telle manière qu'elles ne puissent être ouvertes qu'au bout de cinq ans.

Nous ne dirons qu'un mot sur les inhumations dans les églises. Presque toujours il en résultait des accidens fort graves, et peut-être doit-on attribuer en partie à cet usage les fièvres pernicieuses et intermittentes qui désolent Rome pendant une partie de l'année, et forcent alors les étrangers à s'en éloigner. Un de nos amis nous racontait un jour qu'il avait été obligé de quitter en toute hâte une des églises de cette ville célèbre, tant l'odeur cadavérique qui s'exhalait des caveaux était insupportable.

Injection. Opération à l'aide de laquelle on introduit différens liquides dans les cavités naturelles ou accidentelles du corps. Relativement aux substances qu'on emploie, les injections peuvent être toniques, astringentes, relâchantes, purgatives, narcotiques.

Innervation. On donne ce nom à l'ensemble des phénomènes nerveux qui résultent de l'action du cerveau, de la moelle allongée, du cervelet, de la moelle épinière et du grand sympathique. Deux grandes divisions doivent être établies dans les fonctions de l'innervation : la première comprend les phénomènes de la vie de relation, elle est plus particulièrement sous l'influence de l'axe cérébro-spinal; la deuxième embrasse les phénomènes de la vie organique, elle est sous la dépendance du nerf grand sympathique.

L'innervation est commune à tous les êtres animés, à toutes les parties du corps humain; c'est elle qui fait produire à toute matière organisée les fonctions vitales, elle doit donc être considérée comme la condition première de la vie.

L'innervation étant placée dans les grands centres nerveux, les nerfs en sont visiblement les conducteurs. En effet, dès qu'un nerf est coupé ou détruit, l'innervation n'a plus lieu dans la partie.

Nous ignorons complètement quelle est l'essence de l'innervation. C'est une action tout-à-fait inappréciable par nos sens. On est réduit à admettre un fluide nerveux du genre des fluides impondérables. Quelques physiologistes ont prétendu à la vérité qu'il y avait analogie entre les fluides galvanique, électrique et le fluide nerveux, mais tout ce que l'on a pu constater jusqu'à présent, c'est que ces derniers agissent comme stimulans du système qui est la source de l'innervation.

Insecte. On donne le nom d'insectes à des animaux invertébrés, dépourvus de branchies et d'organes de la circulation, ayant un corps articulé, muni de membres articulés eux-mêmes, et respirant par des stigmates. On doit à l'intéressante famille des insectes le miel, la poudre épispastique, la laque, la cochenille et une foule d'autres produits aussi utiles. L'histoire des insectes n'est pas moins curieuse sous le rapport des mœurs, des instincts, etc. On peut lire à ce sujet l'ouvrage de Réaumur.

Inspiration. Action par laquelle l'air pénètre dans l'intérieur des poumons. (*Voyez* Respiration.)

Instillation. Opération pharmaceutique qui consiste à verser goutte à goutte des liquides doués d'une assez grande activité et dont la dose trop faible ne pourrait qu'être difficilement appréciée à l'aide de la pesanteur. On exprime aussi, par le même mot, l'action d'introduire par gouttes un liquide médicamenteux dans certaines parties qui ne peuvent en contenir qu'une petite quantité.

Instinct. Nous désignons sous ce nom ces impulsions internes qui se font sentir indépendamment de toutes impressions extérieures et de tous calculs. Elles sont un résultat instantané des facultés intellectuelles et morales, et ne peuvent par conséquent appartenir qu'aux animaux.

Insufflation. On désigne ainsi l'opération qui consiste à introduire un gaz, une vapeur, une poudre, dans une cavité ou une partie du corps.

Intelligence. Faculté de connaître. Le cerveau en est l'organe matériel. (*Voyez* Action et Cerveau.)

Intercostal. Qui est entre les côtes.

Intermittence. Indique l'intervalle qui sépare l'apparition de certains phénomènes naturels ou morbides.

Intermittent. Se dit des phénomènes naturels ou morbides, des fonctions ou maladies, qui cessent momentanément pour se reproduire ensuite à des intervalles plus ou moins éloignés et plus ou moins réguliers. C'est ainsi par exemple que les actions sensoriales, musculaires, celles des expressions volontaires, ne peuvent être produites d'une manière continue, elles réclament du repos après quelque temps d'exercice. Cette intermittence partage la vie de relation des animaux en deux états, l'état de veille, dans lequel l'animal peut mettre en jeu ses facultés, et l'état de sommeil, dans lequel elles sont irrésistiblement suspendues. Il paraît certain, au contraire, que la plupart des organes de la vie assimilatrice, tels que les poumons, le foie, le cœur, les reins, etc., sont continuellement en action.

L'acception dans laquelle nous avons pris le mot intermittent est fort étendue; beaucoup de personnes la restreignent aux maladies qui ont pour caractère commun leur apparition sous forme d'accès. De toutes les affections intermittentes, les névroses sont sans contredit les plus fréquentes; l'épilepsie, l'hystérie et la fièvre intermittente surtout, se manifestent toujours par accès.

L'accès des fièvres intermittentes, dont il doit être spécialement question ici, est régulier; il se caractérise en général par les phénomènes successifs du frisson, de la chaleur et de la sueur; auxquels succède un état de repos qu'on appelle intermission ou apyrexie.

Lorsque les accès reviennent tous les jours, la fièvre est dite quotidienne; lorsqu'un jour entier les sépare, elle est tierce; lorsqu'ils ne se montrent point pendant deux jours, elle est quarte.

Le voisinage des eaux et plus spécialement celui des eaux stagnantes paraît favoriser le développement des fièvres intermittentes; c'est ainsi qu'on l'observe sur les bords des marais Pontins, aux environs de Rome, dans les contrées marécageuses de la Sologne, etc.

On a cherché à expliquer le phénomène de l'intermittence; tout ce qu'en ont dit les auteurs repose sur de telles hypothèses, qu'il est impossible de rien exposer de satisfaisant sur ce sujet.

Mais si la cause prochaine des fièvres intermittentes nous échappe, il n'en est plus de même du traitement, qui est véritablement le triomphe de la médecine. Dans quelque pays en effet que se montre la fièvre intermittente, en Amérique comme en Europe, dans les marais Pontins comme dans ceux de la Sologne, dans l'immense majorité des cas, nous voyons la maladie céder à l'emploi de quelques doses de quinquina et surtout du sulfate de quinine, qu'il suffit d'administrer à de très-petites quantités. La meilleure manière de donner ce médicament est de le faire prendre plusieurs heures avant l'accès.

Intestin. Ce nom, pris dans la signification la plus large, s'applique, ainsi que celui de conduit alimentaire ou digestif, à un long canal qui, commençant à la bouche et finissant à l'anus, parcourt toute la longueur du tronc en présentant dans son trajet des renflemens et en décrivant divers contours. Ce canal, ainsi que ses appendices, est formé à l'intérieur et dans toute son étendue par la membrane muqueuse, sorte de peau intérieure, absorbante et sécrétante, obscurément sensible, et renforcée presque partout d'une couche de tissu musculaire. Il est dans l'embryon un des premiers organes formés, car quelques-unes de ses parties préexistent dans le germe à la fécondation. Son existence est si générale dans les animaux, qu'on peut le citer comme le caractère le plus constant de leur organisation. La digestion, c'est-à-dire la conversion des alimens en chyle, est la fonction de ce canal, dont les altérations et les maladies sont nombreuses et importantes.

L'intestin, dans l'acception admise par nous, est en effet le siége ou le point de départ de ces névroses si variées de la digestion qu'on désigne sous les noms de gastralgies, d'entéralgies, de gastrodynie, de dispepsie, de boulimie, de pica, de pyrosis (*Voir* ces différens mots.), et dont le traitement, confondu dans ces dernières années avec celui des inflammations, a causé tant d'accidens fâcheux. C'est également aux lésions de l'intestin que sont dues la gastrite, l'entérite, la gastro-entérite, les coliques, la diarrhée, la dysenterie, maladies presque toutes inflammatoires; enfin aux troubles des fonctions de l'intestin appartiennent les flux biliaire, muqueux, séreux, les fièvres graves dites typhoïdes, le choléra-morbus, l'hématémèse ou vomissement de sang, les hémorrhagies intestinales, et plusieurs autres maladies dont le détail nous mènerait trop loin. On voit combien est important le rôle que l'intestin joue dans l'économie. Cet organe, qu'on a aussi appelé une peau retournée, ne présente pas moins d'intérêt sous le rapport physiologique. Voyez sur ce sujet les détails consignés dans le 1er volume de la *Gazette de santé*.

Intussusception. Mouvement du dedans en dehors par lequel s'effectue l'accroissement des corps organisés.

Invagination. Entrée contre nature d'une portion d'intestin dans une autre portion. L'intestin grêle, spécialement l'ilion, est affecté plus fréquemment d'invagination.

Iodate. Genre de sels formés par la réunion de l'acide iodique avec une base.

Iode, de *iodés* violet. Ce corps a été découvert en 1813 par M. Courtois. Les plantes marines et surtout le *fucus saccharinus* fournissent en grande quantité l'hydriodate de potasse, dont on retire l'iode. Ce corps est solide, en petites lames d'une couleur grise-noirâtre, d'un éclat métallique; il ressemble à la plombagine. Lorsqu'on le chauffe, il se volatilise en répandant des vapeurs violettes extrêmement belles.

L'iode a été et est encore très-employé en médecine. On s'en sert à l'extérieur et à l'intérieur pour combattre les affections scrophuleuses, tous ces fruits de la débauche, des alliances mal assorties, et de l'hérédité. En général l'iode est un puissant stimulant des organes gastro-intestinaux, et des membranes muqueuses génitales en particulier, mais son administration doit être sagement dirigée. L'iode, en se combinant avec l'oxigène et les corps simples, donne lieu à l'acide iodique et aux iodures.

Ipécacuanha. C'est à la famille des rubiacées, si intéressante par le grand nombre d'autres médicamens importans qu'elle fournit, qu'il faut d'abord rapporter les deux espèces réellement officinales, l'ipécacuanha annelé et l'ipécacuanha strié.

L'ipécacuanha annelé, le plus généralement employé, est la racine d'un petit arbuste qui croît naturellement au Brésil, dans les bois ombragés. Les racines de l'ipécacuanha annelé sont ordinairement de la grosseur d'une plume à écrire, allongées, irrégulièrement contournées, simples ou rameuses, offrant de petits anneaux saillans, inégaux; leur saveur est un peu amère et assez âcre; leur odeur nauséeuse, surtout celle de la poudre.

L'ipécacuanha s'administre sous différentes formes, la plus usitée est la poudre. Lorsqu'on le donne aux enfans, il faut en masquer l'odeur et la saveur par une eau distillée odorante et un peu de sirop. La dose varie suivant les âges. Chez un adulte, vingt à vingt-cinq grains suffisent pour provoquer le vomissement. Les pastilles sont, après la poudre, la préparation dont on fait le plus usage. Elles se préparent avec du sucre, de la gomme adragant et de l'ipécacuanha en poudre, dans des proportions telles, que chaque pastille, qui pèse environ huit ou dix grains, contient un quart ou au plus un demi-grain d'ipécacuanha. On administre fréquemment aussi aux enfans le sirop dans les cas de coqueluche.

On a découvert, dans ces derniers temps, dans l'ipécacuanha un principe nommé émétine, qui a les mêmes propriétés et qui peut s'employer sous de très-petites quantités.

L'une des propriétés les mieux constatées de l'ipécacuanha est sans contredit celle de déterminer le vomissement. Du temps de Louis XIV, Helvétius s'en servait pour arrêter la diarrhée.

Iridées. Cette belle famille, ornement des jardins, ne renferme point de végétaux vénéneux. Ceux qui intéressent particulièrement la médecine sont en petit nombre : ce sont quelques espèces d'iris et le safran cultivé.

Iris. Cette plante, type de la famille précédente, n'intéresse la médecine que par l'espèce de Florence, avec la racine de laquelle on fait de petites boules propres à entretenir la suppuration des cautères. Ses principaux usages concernent l'art du parfumeur.

Iris. Membrane située à l'intérieur de l'œil, ainsi nommée à cause des couleurs variées qu'elle présente.

Iritis. Inflammation de l'iris.

Irridiation. On appelle ainsi en physique l'émission dans tous les sens des rayons calorifères et lumineux.

Irritabilité. C'est, d'après Haller, la force inhérente

aux muscles, qui les fait se contracter d'une manière apparente sous l'influence de leurs excitans naturels ou accidentels.

Irritation. L'irritation ayant joué un grand rôle dans le monde médical, et formé la base d'un système dont M. Broussais avait été proclamé le chef, nous allons lui consacrer quelques mots.

La vie suppose deux choses, des organes impressionnables ou susceptibles d'être excités, et des agens qui mettent en jeu ces mêmes organes. Pour que la sensation de la vue ait lieu, il faut que la lumière, par exemple, vienne agir sur la pulpe nerveuse qui se trouve dans le fond de l'œil et qui porte le nom de rétine. L'excitation est donc nécessaire à l'action régulière et bien ordonnée de tous nos organes, mais elle doit se renfermer dans une certaine mesure; trop forte ou trop faible, l'action vitale s'exagère ou languit. Quand une lumière trop vive vient à frapper la rétine, l'intensité de la sensation peut produire la douleur.

La cause de l'irritation n'est pas toujours directe; ainsi l'on voit un calcul dans la vessie irriter l'estomac et produire le vomissement. Ces phénomènes ont reçu le nom d'irritations sympathiques.

L'irritation présente un point capital à noter, c'est que les effets qui en résultent diffèrent d'après les organes et les appareils sur lesquels elle agit, comme d'après la cause irritante qui l'a produite. Ils diffèrent également et varient à l'infini, suivant les prédispositions natives ou accidentelles des individus qui en sont atteints. Il est donc très-important, surtout dans la pratique médicale, de conserver à chaque maladie son caractère propre, de ne pas confondre l'irritation avec ces mêmes maladies et surtout avec l'inflammation, qui a tant de rapport avec elle, mais qui néanmoins réclame souvent, surtout dans son état chronique, des médications capables de produire elles-mêmes l'irritation. C'est faute d'avoir voulu faire cette distinction capitale que l'école de M. Broussais a confondu sous une même dénomination la plupart des maladies, et par conséquent des phénomènes très-divers. Le temps a fait justice d'une doctrine qui expliquait toutes les affections par l'inflammation du tube intestinal (gastro-entérite), qui rangeait la chlorose ou pâles couleurs, les scrophules, les maladies nerveuses, l'hypochondrie, les affections cancéreuses, sur le même pied que la gastrite, la gastro-entérite, la péritonite, etc.

Tout en exprimant notre pensée sur un système qui ne comptera bientôt plus que pour mémoire dans la science, nous devons dire cependant qu'il a rendu d'importans services en faisant mieux connaître qu'on ne l'avait fait jusqu'alors cette foule de phlegmasies chroniques qui, sous le nom de fièvres lentes, décimaient tant d'individus dans les armées.

Ischurie. C'est la rétention complète d'urine.

Ivraie. Genre de plante de la famille des graminées. Des espèces de ce genre, la seule qui intéresse la médecine est l'ivraie enivrante. Cette plante annuelle est commune dans les champs cultivés. Ses graines déterminent des vertiges, des tremblemens et une sorte d'ivresse chez les personnes qui en font usage. En les faisant sécher au four avant de les réduire en farine, on leur fait perdre leur âcreté. Le pain que l'on prépare avec elles n'est plus malsain, surtout quand on le mange lorsqu'il est bien refroidi.

Ivresse. Exaltation passagère des facultés intellectuelles, produite par l'excès du vin et des liqueurs spiritueuses, dans laquelle la volonté a perdu plus ou moins complètement ses droits.

Les phénomènes de l'ivresse sont trop connus pour que

nous en donnions la description. Sa différence de physionomie, suivant les peuples, mérite cependant quelque attention; ainsi, par exemple, elle est gaie chez les Français, sombre et méditative chez les Anglais, brutale chez les Allemands; elle provoque chez les sauvages d'Amérique, comme chez les Thraces dont parle Horace, des accès de fureur à peine croyables.

L'ivresse est le résultat de l'absorption des liquides par les veines; c'est ce que des expériences modernes ont mis hors de doute, en montrant la rapidité avec laquelle le sang des animaux s'imprégnait d'alcohol, sans que le cervelet prît la moindre part à ce phénomène, ainsi que l'avait prétendu M. Flourens.

En général, l'ivresse est facile à reconnaître; cependant, quand elle est portée à un haut degré, on peut croire atteint d'une affection constante le sujet que quelques heures vont rendre à la santé. Peut-être ne se passe-t-il pas une seule grande épidémie durant laquelle on ne porte dans les hôpitaux des hommes pris de vin, sur l'état desquels les médecins eux-mêmes se méprennent quelquefois.

On a soutenu que l'ammoniaque liquide, à la dose de six à huit gouttes dans un verre d'eau sucrée pris en une seule fois, dissipait l'ivresse; ce moyen n'a pas constamment réussi. L'ivresse se prolonge rarement au-delà de vingt-quatre heures; cependant Aristote prétend que Denis est resté vingt-quatre jours ivre. Il est probable que ce grand homme a confondu l'ivresse avec le *delirium tremens*, folie qui attaque les ivrognes.

Les suites de l'ivresse sont, dans un grand nombre de cas, le trouble des facultés digestives, l'altération de la constitution, l'enflure générale et la folie des ivrognes.

J.

Jalap. Racine d'une espèce de liseron qui croît principalement au Mexique. Son nom provient de Xalappa, petite ville du Mexique, d'où on l'apporta pour la première fois vers l'année 1610.

La racine de jalap est brune et rugueuse à l'extérieur; son intérieur est marqué de zones ou de lignes concentriques; son odeur est un peu nauséabonde. Elle fournit une résine de couleur brune-verdâtre, dont la cassure est brillante, et qui, pulvérisée, a une teinte jaunâtre, une odeur vireuse, âcre et désagréable.

On en donne la poudre à la dose de trois à quatre grains chez les enfans, à celle d'un demi-gros chez les adultes. On la suspend dans trois à quatre onces d'un liquide quelconque. Les effets du jalap sont entièrement purgatifs.

Jasminées. Cette famille, qui tire son nom du jasmin, comprend le frêne, d'où l'on extrait la manne, l'olivier, qui fournit une excellente huile. L'existence d'une huile grasse dans le péricarpe de l'olivier est un fait unique dans le règne végétal; ce principe ne se rencontre jamais en effet que dans les semences. Les feuilles et les fruits du lilas ont une telle amertume, qu'on les a employés avec succès comme fébrifuges dans les fièvres intermittentes.

Jejunum. Portion de l'intestin grêle qui vient après le duodenum.

Joubarbe. Cette plante, de la famille des crassulacées, contient un suc astringent, styptique. Elle entre dans la composition de l'onguent populœum.

Juglandées. C'est dans cette famille que se trouve le

noyer, qui la forme seule. La *noix* contient une grande quantité d'huile grasse. Sa partie charnue est connue sous le nom de *brou de noix*. L'écorce et les feuilles du noyer renferment en abondance du tannin et de l'acide gallique, et servent au tannage des cuirs.

Jugulaire. On donne ce nom à deux grosses veines qui sont situées sur les parties latérales du cou.

Jujubier. Genre de plante qui appartient à la famille des rhaminées. Le jujubier officinal est un arbrisseau de quinze à vingt pieds, originaire de Syrie, et qui croît maintenant dans les parties méridionales de l'Europe. Son fruit, connu sous le nom de jujube, se mange frais ou desséché; il est pectoral. La décoction se fait avec une vingtaine de fruits pour deux livres d'eau. On préparait autrefois avec les jujubes un sirop et une pâte. On vend encore chez tous les apothicaires une pâte dite de jujubes; mais la gomme en forme aujourd'hui la partie la plus efficace, parce que pour plus de facilité on n'y met pas de jujubes.

Julep. Il diffère de la potion par la manière dont il est administré; on le donne en une fois ou deux. Il est presque toujours formé d'un sirop acide, mucilagineux ou narcotique, et d'une infusion de plantes émollientes ou d'une émulsion.

Jusquiame. Plante de la famille des solanées. L'aspect et l'odeur de la jusquiame noire décèlent les propriétés malfaisantes dont elle est douée. Elle est en effet rangée parmi les poisons narcotiques. La jusquiame agit comme irritant sur les intestins et le cerveau. Les feuilles sont les parties usitées. On les emploie à l'extérieur, en cataplasmes et en injections, comme calmantes.

K.

KARABÉ. Ambre jaune. (*Voyez* Succin.)

KELLOÏDE. C'est une affection cancéreuse de la peau.

KERATONYXIS. Opération par laquelle on abaisse ou on broie le cristallin, au moyen d'une aiguille introduite dans l'œil.

KERMÈS ANIMAL. Nom donné à un insecte qui croît sur une espèce de chêne, dans la France méridionale, en Espagne. Les œufs, qui sont la seule partie usitée, à cause de leur belle couleur rouge, sont employés dans la teinture.

KERMÈS MINÉRAL. (Oxi-sulfate d'antimoine.) Ce corps est solide, d'un brun-pourpre, velouté, insoluble dans l'eau. Il est composé d'antimoine et de soufre.

Administré à la dose d'un à deux grains, le kermès agit comme stimulant du tissu pulmonaire, aussi facile-t-il l'expectoration. On l'emploie dans les catarrhes chroniques, dans les toux humides, dans les asthmes, dans la dernière période de la coqueluche. On le suspend dans quatre onces de looch pectoral ou d'une potion huileuse.

Le soufre doré d'antimoine, connu en chimie sous le nom d'oxi-sulfate sulfuré d'antimoine, a souvent été employé aux mêmes doses que le kermès.

KINO. Cette substance est attribuée à divers végétaux des bords du fleuve Gambie.

Le kino nous est apporté en masses dures et très-fragiles, d'un brun foncé, d'une cassure brillante. Sa poudre a une couleur rouge sale; il a une saveur très-astringente, un peu amère.

On a recommandé le kino dans les divers flux, et surtout dans la diarrhée et la leucorrhée, mais on lui préfère le cachou. Le kino se prescrit à la dose de six à huit grains.

KYSTE. On désigne par ce nom des sacs ou cavités membraneuses, sans ouvertures, qui se développent accidentellement dans l'épaisseur de nos tissus et dans nos cavités. Ces kystes contiennent fréquemment des produits de nature diverse ; un de ceux qui a le plus fixé l'attention est l'hydropisie enkystée de l'ovaire : on l'a souvent confondue avec l'hydropisie de l'abdomen.

L.

LABIÉES. Cette famille, une des plus naturelles du règne végétal, se distingue par ses propriétés excitantes. Toutes les labiées contiennent une huile volatile aromatique et un principe amer auxquels elles doivent des propriétés toniques et antispasmodiques. Le thym, la mélisse, le romarin, etc., font partie de cette famille.

LABYRINTHE. Nom donné à l'une des parties principales de l'oreille interne.

LACRYMAL. Qui a rapport aux larmes. (*Voyez* Larmes.)

LACTATION. Fonction qui consiste dans la sécrétion et l'excrétion du lait.

La lactation n'a lieu qu'à une certaine époque de la vie, et ne dure que pendant une certaine période de temps. Le premier liquide qui coule après l'accouchement est jaunâtre, sucré, c'est le colostrum. Au bout de vingt-quatre heures le lait commence à prendre les qualités qui le caractérisent. Ce n'est ordinairement que quarante-huit heures après l'accouchement que survient la fièvre de lait; elle dure au plus douze heures; mais il faut reconnaître que ces époques ne sont pas toujours également aussi précises.

Lorsque la fièvre de lait est terminée, les mamelles ont acquis le plus haut degré de distension, la sécrétion est très-abondante. Si l'enfant tète, la sécrétion du lait s'établit, elle se fait ensuite d'une manière continue. La durée de la lactation varie beaucoup. Il est assez fréquent de voir des nourrices qui allaitent trois enfans successivement du même lait, ce qui suppose que la lactation a duré de trente à trente-six mois.

La quantité de lait sécrété présente également beaucoup de variations. Quelques femmes ne peuvent fournir à la nourriture d'un seul enfant; d'autres, au contraire, peuvent en allaiter plusieurs à la fois; on a vu des nourrices avoir jusqu'à quatre pintes de lait par jour. Boysson a observé que les enfans nourris par des femmes dont le lait contenait un gros deux ou trois grains de résidu sec par once, étaient tous bien portans; tandis qu'au contraire ceux qui avaient pris un lait fournissant un résidu au-dessous d'un gros par once, avaient une très-mauvaise santé.

Les médicamens communiquent au lait leurs propriétés. Les émotions vives en arrêtent la sécrétion, elles altèrent aussi ses qualités. La menstruation qui survient chez les femmes pendant la lactation diminue ordinairement la quantité du lait, qui en même temps devient plus séreux. La grossesse le fait souvent cesser, fréquemment aussi elle en diminue seulement et en altère le produit. On a vu cependant des femmes grosses allaiter encore leurs enfans.

La glande mammaire est l'organe sécréteur du lait, et

le produit de la sécrétion est en rapport avec le développement de la glande; mais le mécanisme de cette sécrétion, comme celui de toutes les autres, nous est totalement inconnu.

Le lait peut manquer quelque temps après l'accouchement, il peut ne pas paraître du tout. La sécrétion du lait peut être trop abondante, et déterminer un amaigrissement considérable. Tous les praticiens sont d'avis que la femme doit sevrer aussitôt qu'elle éprouve les premiers symptômes de cette consomption amenée par l'excès du lait. On la soumet elle-même alors à la diète lactée, on lui fait prendre aussi des eaux minérales, gazeuses, ferrugineuses et même les amers, les aromatiques.

Lactoline, s. f. On a désigné sous ce nom une préparation particulière, d'origine toute récente (décembre 1834), qui consiste à réduire le lait à l'état solide, sans abandonner aucun de ses principes constituans, à l'exception de l'eau. Ainsi concentré à l'aide de procédés particuliers, le lait peut se conserver indéfiniment, au moyen de quelques précautions, mais surtout en mettant le produit à l'abri du contact de l'air et de l'humidité. M. Turpin, membre de l'Institut, et l'un de nos savans les plus illustres dans l'étude des phénomènes microscopiques, ayant eu occasion d'examiner la lactoline à l'aide du microscope, y a retrouvé dans un état d'intégrité parfaite les globules du lait, que la moindre acidité fait disparaître. La lactoline bien préparée permet de reproduire le lait originel avec toutes ses propriétés primitives, il suffit pour cela de lui restituer la portion d'eau qu'il a perdue; le parfum même du lait, lorsqu'il en possède, se rétablit complètement.

La lactoline préparée dans les Alpes, les Pyrénées ou le Mont-d'Or, etc., lieux où se produit le lait le plus salutaire et le plus parfumé, doit fournir des ressources bien précieuses à l'alimentation des enfans, des vieillards, des personnes convalescentes et de celles qui sont atteintes de maladies chroniques, qui ont perdu leur embonpoint ou qui sont menacées d'une affection quelconque de la poitrine. (*Voyez* Lait.)

Ladrerie. Nom vulgaire donné à l'éléphantiasis des Arabes ou à la lèpre.

Lagophthalmie, de *lagôs* lièvre, et de *ophthalmos* œil. On donne ce nom à une disposition vicieuse de la paupière supérieure, qui l'empêche de recouvrir le globe de l'œil.

Lait. *Gala* des Grecs. Liqueur nutritive préparée dans les mamelles des animaux femelles de la classe des mammifères. La composition du lait est la même dans tous les animaux qui la fournissent, ses principes varient seulement de proportion entre eux dans les diverses espèces. Pour l'usage économique ou médical, on le tire ordinairement de la vache, de la chèvre, de la brebis, de l'ânesse et de la jument. Le lait de tous ces animaux est une émulsion dans laquelle le beurre et le caséum se trouvent suspendus.

Lait de *vache*. Il contient de la matière caséeuse 0,1; du beurre 0,8; du sucre de lait 0,02; de l'hydrochlorate, du phosphate, de l'acétate de potasse, de l'acide lactique, du lactate de fer et du phosphate terreux, de 0,006 à 0,007. Tous ces principes sont tenus en suspension dans une quantité notable de *serum*, liquide parfaitement analogue à l'eau.

Lait de *chèvre*. Il est plus odorant que le précédent; il contient plus de caséum. Le beurre qu'on en tire est plus solide et toujours blanc; le meilleur est fourni par les chèvres blanches et sans cornes.

Lait de *brebis*. Il contient plus de beurre que les deux autres; le caséum en est gras et visqueux.

Lait de *jument*. Peu de matière caséeuse; beurre fluide en petite quantité; sucre de lait très-abondant.

Lait d'*ânesse*. Beurre en petite quantité, très-mou, même en hiver; matière sucrée encore plus abondante que dans les précédens. Il se rapproche du lait de femme.

Lait de *femme*. Il varie excessivement dans sa composition. Son caractère principal est de fournir une proportion plus considérable de mucoso-sucré que tous les autres. Il fournit un beurre jaune, solide, et un caséum consistant et assez blanc. MM. Deyeux et Parmentier ont classé de la manière suivante, relativement à la quantité proportionnelle de leurs principes constitutifs, les six espèces de lait dont nous venons de parler.

CASÉUM.	BEURRE.	SUCRE DE LAIT.	SÉRUM.
Chèvre.	Brebis.	Femme.	Anesse.
Brebis.	Vache.	Anesse.	Femme.
Vache.	Chèvre.	Jument.	Jument.
Anesse.	Femme.	Vache.	Vache.
Femme.	Anesse.	Chèvre.	Chèvre.
Jument.	Jument.	Brebis.	Brebis.

Au reste, cette composition chimique de lait est susceptible de varier par une foule de circonstances. La nourriture en modifie singulièrement les matériaux. Les vaches qui paissent dans des prairies humides ne donnent qu'un lait fade et séreux. Les mêmes animaux paissant dans les bois ou sur le penchant des côteaux frais donnent un lait plus savoureux, et dont le beurre est plus jaune et plus ferme. Telles sont les qualités qui se rencontrent dans le beurre de Gournay, qui est, à juste titre, le plus estimé à Paris.

Le lait conserve le parfum des végétaux aromatiques ou l'odeur des mauvaises plantes que broute l'animal. Le chou, les navets, toutes les alliacées, lui communiquent une odeur et une saveur désagréables, tandis que les ombellifères, telles que la pimprenelle (*pimpinella anisum*), lui donnent une légère odeur d'anis. Les voyageurs qui ont parcouru certains cantons des Alpes, des Pyrénées ou du Mont-d'Or, et qui ont savouré le lait des bestiaux qui paissent sur ces montagnes, savent de quels agréables bouquets il est souvent parfumé.

Lorsqu'on trait une vache, si l'on reçoit le lait dans trois vases différens, on observe que le premier est très-séreux et contient très-peu de crême; que le second en renferme un peu plus; mais que le troisième, celui qu'on recueille à la fin de la traite, est infiniment plus riche en beurre et en matière caséeuse. Cette observation très-exacte, faite par Deyeux et Parmentier, nous rappelle un fait qui n'est peut-être pas assez connu au-delà des lieux où il se pratique.

On sait que le fromage de Roquefort se prépare avec le lait de brebis. On mène paître ces animaux dans les montagnes de Larzac, non loin de Roquefort. Quand l'heure de la traite arrive, on y prépare la brebis en frappant ses mamelles pendant quelque temps et en les pétrissant avec les mains; et ce n'est qu'après une demi-heure de pratiques semblables que l'on commence à faire couler le lait. Il serait curieux de savoir si ces percussions et ces *malaxages*, dont les brebis ne paraissent pas souffrir, ne donnent pas lieu à la production d'un lait plus homogène, et si ce n'est pas à cette circonstance, autant qu'aux qualités spéciales des caves dans lesquelles on le dépose, que le fromage de Roquefort doit quelques-unes de ses propriétés.

En ce qui concerne l'alimentation des enfans à la mamelle, on a tiré du premier fait cette conséquence, savoir: qu'il est extrêmement essentiel de ne faire téter les enfans qu'à d'assez longs intervalles, et de ne leur présenter le sein que lorsqu'ils sont pressés par le besoin, afin qu'ils y restent chaque fois assez long-temps pour qu'ils puissent épuiser la partie du lait la plus crêmeuse.

Les propriétés du lait varient également selon le temps qui s'est écoulé depuis le *part* (partus). Le premier lait, il a reçu le nom de *colostrum*, est visqueux et albumineux; il contient une très-grande quantité de beurre. Mais peu à peu ces premiers caractères se dissipent, et vers le troisième mois environ, le lait a acquis toute sa perfection.

Que les propriétés du lait varient suivant l'état de santé ou de maladie de l'animal qui le fournit, cela ne peut pas être l'objet d'un doute, il n'est pas besoin de fait particulier pour le prouver. L'organisation de tous les êtres est *une*. Toutes les parties qui entrent dans leur composition se correspondent, et l'une d'elles ne peut être atteinte sans que toutes les autres s'en ressentent; *consensus unus*, *consententia omnia*, disait Hippocrate. M. Labillardière examina à Alfort le lait d'une vache amenée dans un état très-avancé de phthisie pulmonaire tuberculeuse (pommelière), et il trouva que la proportion de phosphate calcaire y était septuplée (1). Deyeux et Parmentier analysent le lait d'une nourrice sujette à des attaques de nerfs, et après chaque crise ce liquide se montre visqueux et transparent comme le blanc d'œuf. Une malheureuse femme est maltraitée, l'enfant qu'elle allaite est saisi de convulsions pour avoir tété immédiatement après l'acte d'inhumanité

(1) Les concrétions tuberculeuses qu'on remarque chez les phthisiques et les scrophuleux sont principalement composées de phosphate et de carbonate calcaires. C'est une raison pour ne pas donner de lait aux enfans disposés aux scrophules. Pour les personnes menacées de phthisie, il y a des raisons beaucoup plus puissantes d'en agir autrement dans certain cas.

exercé sur sa nourrice. (Petit-Radel.) Le lait d'une femme ivre produit également des convulsions chez son nourrisson. (Boerhaave.)

Toutes ces altérations du lait sont naturelles, et il n'y a rien à en dire, sinon qu'il faut les éviter. Les falsifications volontaires sont punissables et devraient être l'objet d'une surveillance spéciale de la part de l'administration dans les grandes villes. La fraude la plus fréquente, et qui a pour but de donner au lait un aspect plus agréable et plus gras, consiste à en faire bouillir une partie avec de la farine ou de l'amidon. M. Orfila donne le moyen suivant de la découvrir. Le lait pur, trituré avec un peu d'iode, prend la couleur du tabac d'Espagne; le lait falsifié devient bleu. Quand le mélange d'amidon ou de farine et de lait a été fait à froid, sa trituration avec l'iode fournit les nuances suivantes : peu d'amidon, *jaune clair;* plus d'amidon, *jaune de moutarde;* davantage encore, *bleu-verdâtre;* une grande quantité, *bleu-lilas.*

On épaissit également le lait avec l'oxide de zinc. Il faut une manipulation chimique plus compliquée pour reconnaître cette fraude.

Enfin on mêle le lait avec du sous-carbonate de potasse pour l'empêcher de se cailler. Le lait alors a une saveur piquante, alcaline, et si on y ajoute un acide quelconque, il fait effervescence.

Dans les grandes villes, à Paris surtout, où, pour l'usage alimentaire, on n'emploie que du lait de vache, le lait est constamment mauvais. Les animaux qui le fournissent sont presque toujours renfermés dans des étables étroites, mal aérées, d'où ils ne sortent jamais; et le manque d'exercice, les mauvais fourrages, autant que la viciation de l'air qu'ils respirent continuellement, les rendent fréquemment phthisiques. Si l'on considère maintenant que les maladies tuberculeuses moissonnent un quart au moins de la population des grandes villes, où le lait est, sans contredit, un des alimens les plus usités dans toutes les classes de la société, on sera tenté de croire qu'il y a une relation intime entre ces deux faits, et que dans la plupart des cas, l'un doit être la conséquence de l'autre. Quand il s'agit de donner un enfant à une nourrice, on a grand soin de la choisir bien portante, et l'on se garderait bien de le confier à celle en qui on reconnaîtrait le plus léger symptôme de phthisie pulmonaire, et cependant, ajoute M. Guersent qui nous fournit cette réflexion, nous nourrissons tous les jours nos enfans, et nous employons pour nous-mêmes le lait de vaches qui ont le poumon rempli de tubercules.

Un pareil état de choses est d'autant plus déplorable, qu'un bon lait est le meilleur de tous les alimens. C'est celui que la nature présente à tous les jeunes animaux dont les organes, trop faibles encore pour élaborer une nourriture plus énergique, acquièrent peu à peu, par l'usage de ce liquide, la vigueur et le développement nécessaires. Quand le corps est usé par les souffrances ou par un âge avancé, c'est encore à un bon lait que le vieillard et le convalescent vont demander de nouvelles forces.

Le lait, considéré à la fois comme aliment et comme médicament, fournirait le sujet d'une théorie de l'alimentation, qui aurait peut-être plus de fondement et amènerait plus de conséquences pratiques que bien des théories dont les sciences médicales sont embarrassées; mais il ne peut entrer dans notre plan d'exposer des théories, et celles de notre imagination moins qu'aucune autre. Pour ne pas laisser de lacune dans un sujet aussi important, nous citerons l'opinion des gens les plus expérimentés sur l'usage médicamenteux du lait.

« Les maladies chroniques des organes de la digestion, est-il dit dans le *Dictionnaire des sciences médicales*, réclament quelquefois l'usage du lait pour toute nourriture. On a vu des diarrhées opiniâtres, des dysenteries, céder à ce moyen seulement, quand elles n'étaient pas compliquées d'embarras gastriques. Dans les dégénérescences squirrheuses ou cancéreuses de l'estomac ou d'une partie quelconque du canal intestinal, le lait pur ou coupé avec les eaux minérales est souvent le seul aliment que puissent supporter les malades, et au moyen duquel on puisse pallier les douleurs et prolonger l'existence en soutenant les forces.

« C'est principalement dans les maladies chroniques du système pulmonaire que le lait, comme aliment médicamenteux, a produit de très-bons effets.....

« S'il existe un moyen qui puisse seconder les efforts salutaires de la nature dans une maladie aussi funeste (la phthisie pulmonaire), et en favorise quelquefois la guérison, c'est certainement le lait, et le lait pris comme aliment principal et unique....

« Plusieurs faits semblent prouver que la phthisie confirmée peut être radicalement guérie par le seul usage du lait pris comme unique aliment.....

« C'est dans les catarrhes pulmonaires chroniques, dans les pneumonies chroniques et qui se terminent par suppuration, que la diète lactée produit souvent des effets véritablement surprenans. On voit aussi des exemples de guérison de phthisie trachéale et laryngée par l'usage du lait. Morgagni en cite un exemple remarquable.....

« Un autre exemple non moins authentique, est celui d'une dame à laquelle Tronchin conseilla le lait pour toute nourriture dans un cas de phthisie désespérée et qui avait résisté à tous les moyens connus. Elle se rétablit complètement, et sept ans après elle jouissait de la meilleure santé, continuant toujours la diète lactée, par affection pour ce moyen, auquel elle devait la vie.....

« Le lait est très-utile dans un grand nombre d'affections cutanées, surtout dans les maladies dartreuses, chez les sujets nerveux, très-irritables et disposés aux inflammations. Il est également recommandable dans certaines maladies syphilitiques invétérées, quand les sujets sont fatigués par l'usage de différentes préparations mercurielles et sont tombés dans un grand état d'amaigrissement. On a vu, dans ce cas, la diète lactée rétablir complètement les malades....

« Le lait est employé avec avantage dans les névralgies, particulièrement chez les sciatiques ; mais c'est spécialement dans la goutte qui attaque à la fois les systèmes séreux et nerveux, que la diète lactée a été couronnée du plus grand succès. On a vu des goutteux jeunes se délivrer pour toujours de cette cruelle maladie en se mettant au lait pour toute nourriture. Les rhumatismes chroniques ont été aussi combattus avec avantage... » (*Dictionnaire des sciences médicales*, art. Lait.)

« Les effets consécutifs du lait, lorsqu'il est parfaitement digéré, sont presque analogues à ceux des végétaux mucilagineux, des fruits mucoso-sucrés, etc. Cependant il paraît plus propre que ceux-ci à communiquer de l'embonpoint, une pléthore graisseuse....

« Le lait convient en général aux sujets nerveux ; son usage long-temps continué est propre à ramener à son type naturel une sensibilité exagérée, une irritabilité portée par l'abus des stimulans au-delà des bornes nécessaires à l'entretien de la vie. Il est surtout propre à redonner aux organes cette fraîcheur, ce coloris, ce léger embonpoint, cette jeunesse que fait perdre l'usage des stimulans de toute espèce dont on abuse dans les grandes villes... » (*Dict. de méd. et de chir. prat.*, par MM. Andral, Dupuytren, Magendie, Londe, etc.)

Il est clair que tous ces bons effets du lait se manifestent seulement lorsqu'il est parfaitement pur, qu'il provient d'animaux sains et nourris avec de bons pâturages.

Ces conditions ne se trouvant pas réunies dans le lait des grandes villes ni dans toutes les campagnes, c'est aux lieux élevés, aux Alpes, aux Pyrénées, au Mont-d'Or, etc., qu'il faut aller le chercher; d'où il suit que les malades auxquels une fortune médiocre défend de semblables déplacemens sont totalement privés du bénéfice d'une alimentation aussi salutaire. Il était donc fortement à désirer qu'on pût exporter, sans altération, du lait des pays que nous venons de signaler. Le moyen en a été enfin découvert. (*Voyez* Lactoline.) Paris jouit déjà de l'avantage de pouvoir alimenter ses malades et ses enfans avec le meilleur lait de la vallée de Bray, où M. Gallais vient d'établir un centre de production pour la lactoline.

Le lait est le contre-poison du sublimé-corrosif, qu'il transforme en protochlorure de mercure, et des sels d'étain, qui sont immédiatement décomposés par leur contact avec ce liquide.

Analyses du lait écrémé et de la crême.

Lait écrémé; il pèse 1,033 et contient sur 1000 parties :

Eau.	928,55	Total, 1000 parties.
Caséum avec quelques traces de beurre. . .	28,00	
Sucre de lait.	35,00	
Hydrochlorate de potasse.	1,70	
Phosphate de potasse. .	0,25	
Acide lactique (Fourcroy, Vauquelin et M. Thénard le regardent comme de l'acide acétique). . . .	6,00	
Phosphates terreux. . .	0,50	

Crême; elle contient sur 100 parties :

Sérum ou eau.	92,00	Total, 100 parties.
Beurre.	4,50	
Caséum.	3,50	

92 de sérum contiennent en sucre de lait et sels 4,4 parties.

Laiteuses (Maladies). *Lait répandu*. On a appelé ainsi des maladies qu'on suppose produites par le lait. Mais avant d'émettre des hypothèses sur cette partie fort obscure de la médecine, il faudrait d'abord voir, lorsque la sécrétion est supprimée, s'il y a rapport de causes à effet, si le liquide résorbé dans le sang y rentre avec ses qualités, et peut nuire par son hétérogénéité; enfin si le lait résorbé peut être transporté au loin et déposé dans quelques-unes de nos parties. Tout cela est en question.

Laitue. Plante de la famille des synanthérées, appartenant au groupe des chicoracées.

On en compte plusieurs espèces. La laitue vireuse contient un suc lactescent, très-âcre, qui lui donne les propriétés délétères qui l'ont fait ranger parmi les poisons.

La laitue cultivée est regardée comme tempérante, mais ses propriétés ne paraissent pas différer des propriétés de l'eau. Dans ces derniers temps on a fait, avec le suc épaissi de laitue, une préparation appelée *thridace*, qu'on employait comme calmante. Ses propriétés sont fort peu énergiques.

Langue. L'état de la langue dans le cours des maladies a, de tout temps, fixé l'attention des médecins; mais il faut reconnaître qu'on a beaucoup exagéré la valeur des signes qu'elle fournit. Ainsi on a constaté que, sur quatre-vingt-seize individus, la rougeur de la langue a été observée un nombre de fois proportionnellement égal chez les sujets dont l'estomac a été trouvé sain et chez ceux qui ont offert une lésion grave de ce viscère.

On ne doit pas cependant passer d'un extrême à l'autre et ne tenir aucun compte des signes fournis par la langue, mais il faut les réunir aux autres symptômes et agir en conséquence. C'est ainsi, par exemple, que la rougeur de la langue accompagnée de la soif, de la sensibilité de l'estomac, de l'accélération du pouls, de la perte d'appétit, de nausées, de vomissemens, indiquera l'existence d'une gastrite; tandis que dans d'autres cas la couleur rouge de la langue sera liée à un état sain de l'estomac. Tout le monde sait que dans la scarlatine la langue est très-rouge, sans qu'il y ait la plus légère inflammation de l'estomac.

Laque. Substance résineuse qu'on recueille dans les Indes sur le *croton lacciferum*, le *ficus religiosa* et un jujubier. Elle est produite par la piqûre d'un insecte du genre coccus. On s'en sert pour colorer les opiats dentifrices.

Larmes. Fluide versé à la surface de l'œil, destiné à absterger cet organe, entretenir sa lucidité et sa transparence, et faciliter ses mouvemens et ceux des paupières. La sécrétion des larmes a lieu par la *glande lacrymale*, située à l'angle externe de l'œil, derrière la partie externe de la paupière supérieure. Elle a la forme et le volume d'une petite amande dont la partie antérieure donne naissance à plusieurs conduits excréteurs qui s'ouvrent à côté les uns des autres, en haut du globe de l'œil. Les larmes, après s'être répandues sur toute la surface de l'œil, viennent se réunir à l'angle interne de cet organe, où sont les *points lacrymaux*, petits orifices situés, un à chaque paupière, où ils forment une petite saillie. Les *points lacrymaux* sont les ouvertures des *conduits lacrymaux*; ils s'enfoncent dans l'épaisseur des paupières et vont se réunir au sac lacrymal, qui n'est autre chose que le commencement du *canal lacrymal*. Celui-ci est contenu dans le canal nasal, qui amène le surplus des larmes dans le nez, où elles contribuent à humecter la membrane muqueuse nasale, continuellement desséchée par le passage de l'air, dans l'acte de la respiration. Lorsque, par une cause quelconque, le passage des larmes est interrompu dans le canal nasal, l'inflammation s'empare du sac lacrymal, il survient un petit abcès dont la rupture donne lieu à la *fistule lacrymale*. Pour guérir cette maladie, il n'y a pas d'autre moyen que de rétablir artificiellement l'ouverture obstruée. On y parvient en incisant l'abcès et en introduisant un tube métallique en or dans le canal nasal; la peau incisée se cicatrise sur le tube, et le passage des larmes est rétabli pour toujours. L'analyse des larmes a fourni à M. Vauquelin beaucoup d'eau, quelques centièmes de mucus, et une très-petite quantité de soude, de muriate de soude et de phosphate de soude et de chaux.

Larynx. Organe de la voix, situé à la partie antérieure et supérieure du cou, au-dessus de la trachée-artère, au-dessous de l'os hyoïde et de la base de la langue.

Le larynx prend tout son accroissement à l'époque de la puberté. Il est plus grand chez l'homme que chez la femme. Les différentes pièces dont il se compose s'ossifient dans la vieillesse. Il n'existe que chez les animaux pourvus de poumons.

Laudanum. C'est une des préparations de l'opium. Le laudanum est souvent employé comme calmant; il est vénéneux à une certaine dose. Vingt gouttes, pesant environ quinze grains, contiennent un grain d'opium.

Laurier. Type de la famille des laurinées. Le *laurier officinal* est originaire de la Grèce, de l'Asie-Mineure et des contrées méridionales de l'Europe, où il forme un arbre qui acquiert quelquefois une hauteur de quarante à cinquante pieds. On se sert surtout de ses feuilles et de ses fruits; leurs propriétés sont aromatiques. Le laurier officinal est principalement employé dans les préparations culinaires.

Laurier-cerise. Arbrisseau de la famille des rosacées, originaire d'Orient. Il est très-cultivé dans nos jardins, et cependant il renferme l'un des poisons les plus subtils du règne végétal, l'acide prussique (hydrocyanique). Ses feuilles et ses noyaux servent à préparer cet acide redoutable qui répand une odeur d'amandes amères.

Les feuilles du laurier-cerise, malgré leurs propriétés délétères, sont employées pour aromatiser le lait, quoique cet usage ne soit pas sans danger. L'eau distillée de laurier-cerise a été préconisée comme un excellent antispasmodique. Si une foule de médecins ont proclamé l'action malfaisante de cette préparation, nous devons dire que nous avons vu le professeur Fouquier administrer cette eau à la dose de seize onces en vingt-quatre heures, sans que les malades en éprouvassent d'autres accidens que quelques vomissemens ou parfois un léger embarras gastrique.

Laurier-rose. Arbrisseau de la famille des apocynées, qui croît dans le midi de la France, en Italie, en Espagne. Les expériences de M. Orfila ont prouvé que le laurier-rose était un poison extrêmement violent.

Lavande. Plante de la famille des labiées. On en connaît trois espèces, la lavande véritable, la lavande aspic et la stachade. Elles sont rarement employées à l'intérieur, à cause de leurs propriétés stimulantes; mais elles entrent, surtout la lavande véritable, dans une foule de préparations officinales, dont les principales sont: l'orviétan, le baume tranquille, l'eau vulnéraire, le vinaigre aromatique. On fait aussi avec la lavande une eau distillée qui est fort employée comme cosmétique.

Laxatif. Médicament qui relâche.

Légumineuses. C'est dans cette belle famille que se trouvent les fèves, les haricots, les pois; les casses, le séné, les tamarins, le cachou, le sang-dragon, le bois de Campêche, l'acacia, la fève tonka; les baumes du Pérou, de Tolu; les gommes arabiques, du Sénégal, adragant; l'indigo, les différens bois de teinture.

Lentisque. Arbre du même genre que le pistachier, dont on retire le mastic.

Lèpre. On a désigné sous ce nom une maladie fort grave, dont les principaux caractères consistent dans des plaques écailleuses, presque toujours circulaires, entourées d'un cercle rougeâtre, éparses à la surface de la peau. Cette maladie sévissait avec fureur dans le moyen-âge; des milliers d'individus en étaient atteints. Ils étaient séquestrés des autres hommes et renfermés dans des établissemens qu'on appelait léproseries. Elle paraît avoir été rapportée d'Orient par les croisés; mais il est constant qu'on a compris sous ce nom plusieurs affections différentes et qu'on l'a confondue avec l'éléphantiasis des Grecs et celui des Arabes. La malpropreté qui régnait à cette époque, l'oubli complet des lois de l'hygiène, devaient singulièrement multiplier les maladies de peau.

Il est probable, d'après les recherches qui ont été faites par plusieurs médecins distingués de ces derniers temps, que les léproseries, loin d'avoir été exclusivement consacrées au traitement de la lèpre, furent d'abord spécialement destinées aux individus affectés de l'éléphantiasis et de syphilis; qu'on y rassembla ensuite toutes les affections cutanées; enfin qu'elles servirent d'asile aux pauvres et aux mendians.

La lèpre vulgaire, dont nous avons donné les caractères, s'observe assez fréquemment à l'hôpital Saint-Louis et à l'hôpital des enfans. On la combat par des lotions, des bains tièdes et de légères frictions. Les bains de vapeurs, les eaux sulfureuses, ont été employés également avec succès.

Léthargie. Engourdissement, assoupissement, état de

mort apparente. C'est aux mots Asphyxie, Mort apparente, Syncope, qu'il faut chercher l'histoire de la léthargie.

Leucophlegmatie, *leucos* blanc, *phlegma* phlegme. La plupart des auteurs désignent ainsi l'infiltration générale du tissu cellulaire.

Leucorrhée. Flux blanc, flueurs blanches. Écoulement muqueux par les parties génitales de la femme, provenant le plus ordinairement du col et de la cavité de la matrice, souvent aussi du vagin et quelquefois des trompes.

Il est, dans plus d'un cas, très-difficile de distinguer cet écoulement de celui qui est produit par une maladie syphilitique. La connaissance des circonstances antécédentes et l'examen des parties sont d'un grand secours pour le diagnostic. Lorsque les flueurs blanches sont très-abondantes et ont duré un certain temps, on trouve le col boursoufflé, mou, et l'on voit sourdre de l'orifice des matières glaireuses. La couleur de l'écoulement varie; tantôt il est blanchâtre, tantôt il est plus ou moins jaunâtre.

L'abondance de cet écoulement détermine à la longue des accidens sympathiques du côté de l'estomac; les malades éprouvent des tiraillemens, des douleurs dans cette région.

Lorsque la maladie est récente, on prescrit des injections émollientes, des bains, des boissons délayantes, une saignée. S'il y a un mouvement fébrile, si la maladie est ancienne, si elle a débilité la constitution, il faut faire usage du gilet et du caleçon de flanelle, donner des préparations ferrugineuses et surtout des pilules de sous-carbonate de fer combinées avec l'écorce d'orange.

M. Brière de Boismont a fait beaucoup de recherches sur la matière et le siége de cette maladie; elle lui a paru évidemment, dans un grand nombre de cas, liée à l'inflammation chronique de l'utérus, aussi a-t-il réussi plusieurs fois à faire disparaître l'écoulement, en appliquant des sangsues sur le col même de la matrice. Il a obtenu des résultats également avantageux en injectant un liquide émollient ou légèrement astringent dans le canal utérin, à l'aide d'une canule qu'il a fait faire pour cet usage.

Si tous les moyens ont échoué, il faut recommander l'habitation à la campagne, dans un lieu sec et bien aéré. Nous avons vu de jeunes dames horriblement tourmentées de cette incommodité, abandonner les localités où elles demeuraient pour aller dans un lieu sec, bien exposé au soleil; elles guérissaient en deux ou trois mois. Si la maladie se montre chez de jeunes enfans, elle est héréditaire; il faut non-seulement les mettre au soleil, mais encore faciliter leur développement par des exercices proportionnés à l'état de leurs forces. On doit aussi leur prescrire un régime simple, substantiel, et plus ou moins tonique; on prohibera les alimens farineux, le thé, le café au lait; plus tard, on évitera avec soin tout ce qui peut éveiller les sens.

Lèvres. Ce sont deux espèces de voiles mobiles, placés au-devant des deux os maxillaires et séparés par une fente transversale qu'on nomme la bouche. Les lèvres servent à la prononciation des mots, à la mastication, à la succion. Elles peuvent manquer entièrement dans certains vices de conformation. La difformité qui constitue la gueule-de-loup provient de l'absence de toute la partie moyenne de la lèvre supérieure et de la portion correspondante du bord alvéolaire. Les lèvres, et surtout la supérieure, peuvent n'être pas réunies sur le milieu; il en résulte la difformité qui est connue sous le nom de bec-de-lièvre.

Lichen. Genre de plantes cryptogames; l'espèce la plus connue est le lichen d'Islande. L'analyse chimique y a démontré de la fécule, de la gomme et un principe amer. Lorsqu'on n'a pas privé le lichen de son principe amer, il est légèrement tonique; lorsqu'on l'a dépouillé de son amertume, il est simplement mucilagineux et adoucissant. On donne le lichen en décoction, en gelée, en tablettes, en poudre; enfin, on fait entrer le lichen dans le chocolat. C'est dans les affections de poitrine qu'il est surtout employé.

Liége. On appelle ainsi une substance végétale très-employée dans les arts et qu'on retire de l'enveloppe herbacée d'une espèce de chêne, le *quercus suber*. La meilleure espèce croît en Espagne.

Lienterie. Variété de la diarrhée dans laquelle les matières des évacuations, fréquentes et liquides, présentent les alimens à demi digérés.

Lierre. Cette plante grimpante, de la famille des hédéracées, croît naturellement dans presque toutes les parties de l'Europe et de l'Asie. En Orient, il découle des vieux troncs une matière résineuse que l'on connaît sous le nom de gomme de lierre. Les feuilles de lierre servent à recouvrir les cautères et même les vésicatoires. Le lierre terrestre est excitant; il jouit d'une sorte de réputation populaire dans le traitement des catarrhes pulmonaires chroniques.

Ligature. Terme généralement employé pour désigner une opération qui consiste à lier les vaisseaux dans le cas d'hémorrhagie.

Ligneux. Principe immédiat des végétaux; il constitue, presque à lui seul, le bois.

Liliacées. Belles plantes qui font l'ornement de nos jardins et que l'on nomme ordinairement plantes bulbeuses. Dans les liliacées, ce sont presque uniquement les bulbes que l'on emploie. Elles se composent d'amidon, de sucre, d'un principe âcre et volatil. Les plantes où prédominent les deux premiers principes peuvent servir d'aliment;

il en est ainsi de l'ognon ordinaire, de la ciboule et de l'ail. Quand, au contraire, le principe âcre et volatil n'a point été détruit par la cuisson, les bulbes sont fortement excitantes et même rubéfiantes. L'ail, à l'intérieur, jouit d'une propriété vermifuge bien constatée.

Limaçon. On appelle de ce nom, et encore colimaçon, escargot, une espèce de mollusque de l'ordre des pulmonées. On trouve cet animal dans les jardins, les vignobles, les vergers frais et humides. Il sert d'aliment dans plusieurs parties de l'Europe. En médecine, on l'emploie dans le cas d'affections catarrhales chroniques. La gelée, le sirop, les bouillons de limaçon, méritent la faveur dont ils jouissent.

Limonade. Boisson préparée avec le suc de citron étendu d'eau, et édulcoré convenablement. On nomme limonade minérale celle qu'on prépare avec les acides sulfurique et nitrique. Les propriétés thérapeutiques de la limonade sont celles des acidules en général. (*Voyez* Acide.)

Lin. Le genre lin appartient à la famille des linacées. Le lin usuel est cultivé en abondance dans plusieurs provinces de la France. Les graines contiennent une très-grande quantité d'huile grasse, et de plus du mucilage en abondance. Les graines de lin sont un des médicamens les plus puissamment émolliens, mais on les emploie plus fréquemment à l'extérieur pour faire des injections, des collyres, des gargarismes. La farine de graine de lin est d'un usage journalier en médecine. L'huile grasse est très-usitée en peinture.

Liniment. Mixture médicamenteuse liquide, dont la base est ordinairement huileuse, et avec laquelle on fait des onctions sur la peau. On distingue des linimens relâchans, narcotiques, purgatifs, excitans et irritans.

Lipôme. Tumeur graisseuse, espèce de loupe.

Lipothymie. C'est le premier degré de la syncope.

Liqueur de Vanswiéten. Dissolution de douze grains de sublimé-corrosif dans deux livres d'eau-de-vie ou d'eau distillée. Cette liqueur est employée journellement comme antisyphilitique, à la dose d'une cuillerée à bouche le matin et le soir.

Liquidambar. Baume fluide que l'on obtient d'un arbre originaire du Mexique, qui fait partie de la famille des myricées. Il y en a deux sortes distinctes ; la première est souvent donnée à la place du baume du Pérou ; la seconde ressemble au styrax liquide.

Lis. C'est l'une des plus belles plantes bulbeuses de la famille des liliacées. Le lis est originaire d'Orient. Les bulbes ou ognons, cuites sous les cendres, servent à faire des cataplasmes qu'on applique sur les tumeurs sous-cutanées pour en accélérer la suppuration.

Liseron. Genre de plantes qui a donné son nom à la famille des convolvulacées. On y trouve plusieurs médicamens intéressans, tels que le jalap, le turbith, la scammonée, le méchoacan, qui sont tous évidemment purgatifs. Ce genre offre aussi quelques espèces alimentaires, parmi lesquelles il faut noter la patate et le liseron comestible.

Litharge. Protoxide de plomb. Il sert à frelater les vins pour les adoucir.

Lithotome. Instrument destiné à pénétrer dans la vessie, lorsqu'on se propose de faire l'extraction de la pierre.

Lithotomie, de *lithos* pierre, et de *temnô* je coupe. Taille, opération de la pierre. Il y a plusieurs procédés pour extraire la pierre; les plus connus sont la taille latéralisée, la taille bilatérale, la taille recto-vésicale, et la taille hypogastrique. Le premier de ces procédés est le plus généralement suivi ; il consiste à inciser la peau dans la région du périnée, à un pouce au-dessus de l'anus et du côté gauche. Dans la méthode de M. Dupuytren, on fait l'incision des deux côtés. On pourra consulter sur cet important sujet les leçons orales de clinique chirurgicale, faites à l'Hôtel-Dieu de Paris par M. Dupuytren, et qui ont été publiées par MM. Brierre et Buet. La taille au-dessus du pubis est employée lorsque le calcul est trop volumineux; celle par le rectum est presque entièrement abandonnée. L'opération de la taille est devenue, dans ces dernières années, beaucoup moins fréquente depuis la découverte du broiement de la pierre dans la vessie.

Lithotritie ou Lithotrypsie. Opération toute nouvelle, au moyen de laquelle on réduit en fragmens les pierres contenues dans la vessie, et on en facilite la sortie naturelle par les canaux urinaires. C'est une des plus heureuses conquêtes de la chirurgie moderne. Elle se pratique à l'aide d'une sonde *droite*, creuse, contenant une autre sonde également creuse et dont l'extrémité qui pénètre dans la vessie est divisée en trois branches élastiques qui peuvent s'écarter et former pince. La sonde-pince reçoit une tige terminée par un bouton en forme de foret, destiné à agir sur la pierre. On fait agir le foret au moyen d'un archet et d'un tour d'horloger. M. Amussat est le premier qui ait démontré qu'on pouvait pénétrer dans la vessie à l'aide d'une sonde *droite*. M. Leroy d'Étiolle a inventé la pince à trois branches. Enfin, M. Civiale a réalisé les espérances des inventeurs en pratiquant le premier la lithotritie sur des malades, et en prouvant ainsi que cette opération est dans le plus grand nombre de cas le meilleur moyen de les débarrasser de la pierre.

Lochies. Écoulement qui a lieu par les organes sexuels pendant le temps des couches. Sa durée est d'environ cinq à six semaines. Il arrive fréquemment qu'une maladie, une émotion morale suppriment cet écoulement. C'est une complication généralement fâcheuse, et à laquelle il faut s'opposer le plus possible en remontant à la cause. Il ne faut pas perdre de vue qu'il est des cas dans lesquels cette sécrétion naturelle n'a pas lieu, est peu abondante, ou cesse bientôt.

Les lochies coulent souvent très-abondamment; l'état de la femme doit alors être pris en considération, et si ses forces ou sa constitution s'altéraient, on prescrirait les moyens propres à modérer ce flux.

Locomotion. On donne ce nom au pouvoir qu'ont les animaux de se transporter d'un lieu dans un autre, et à la faculté qu'ils ont de produire tout mouvement volontaire quelconque. Trois parties concourent à l'acte de la locomotion: le système nerveux, les muscles et les os. Sous l'influence de la volonté, le muscle se raccourcit, se contracte, l'os auquel il s'attache cède à la traction, se déplace, et le mouvement a lieu. Les principaux actes de la locomotion sont: la station, les progressions, parmi lesquelles il faut noter la marche, le saut, la course, la nage; les gestes; les mouvemens de mastication et de déglutition; ceux d'expiration, de défécation et d'excrétion urinaire; enfin, les mouvemens propres au rapprochement des sexes, et ceux par lesquels nous allons à la rencontre de certains objets, ou nous les évitons.

Lombes. On désigne ordinairement sous ce nom la région postérieure de l'abdomen, qui est comprise entre le bassin et la base de la poitrine.

Longévité. Longue durée de la vie. Le terme ordinaire de la vie de l'homme qui parvient à la vieillesse est, comme on sait, de quatre-vingts ans. Haller et Hufeland citent des exemples de cent cinquante à deux cents ans. Nous n'irons pas chercher dans les temps anciens les faits qui prouvent que l'homme peut parvenir à une longue carrière; c'est à l'histoire contemporaine que nous les empruntons. Harvey a rapporté l'histoire de deux Anglais, Thomas Parre et A. Jenkins. Le premier prolongea son existence jusqu'à cent trente-deux ans et neuf mois, le second mourut à cent soixante-neuf ans.

C'est du nord et des régions froides, comme la Suède, la Norwége, la Pologne, la Russie, l'Angleterre, que nous viennent les exemples de la plus haute longévité. Les campagnes ouvertes et libres, riantes et fertiles, les montagnes peu élevées, les pays secs, les favorisent singulièrement. Dans les grandes villes, notamment Londres et Paris, on trouve tout au plus un centenaire sur trois mille individus, tandis que la proportion générale est, pour les campagnes, d'un sur mille quatre cents. L'humidité des terrains diminue sensiblement la durée de la vie.

La race européenne ou caucasique est celle qui vit le plus long-temps. Après elle se place la race mongole. Les races nègre et hyperboréennes vivent le moins. Parmi les différens tempéramens, les sanguins et les bilieux, et surtout le mélange de ces deux tempéramens, offrent le type constitutionnel sous lequel l'homme vit le plus long-temps. Le tempérament nerveux cède rapidement. La prédominance des humeurs, la mollesse des tissus, le manque d'énergie des solides, expliquent le peu de durée des personnes lymphatiques, et l'on sait depuis Hippocrate que le tempérament athlétique ne donne pas de longs jours. Certaines familles offrent encore une disposition constitutionnelle à vivre long-temps. Il est d'ailleurs d'observation vulgaire que de père en fils certaines personnes arrivent à un grand âge, tandis que d'autres ne passent guère quarante à cinquante ans.

Les institutions publiques et l'état social ne sauraient être sans influence sur la prolongation de la vie. L'enfance des peuples comme les raffinemens du luxe sont des circonstances fâcheuses à la longévité. Le degré moyen de civilisation se montre seul le plus favorable à son étendue.

C'est parmi les femmes que l'on rencontre communément plus de personnes âgées. On a constaté qu'il existe en leur faveur une différence de quatre ans, huit jours et trois quarts de jour.

Nous n'insisterons point sur les causes propres à favoriser la longévité, la raison apprend qu'elles sont du ressort de l'hygiène. Ce n'est point dans l'observation de règles sévères, mais dans la modération des désirs et des habitudes, qu'est placée la chance d'une longue vie. Jouir de tout modérément, ne pas abuser, voilà le meilleur conseil que nous puissions donner.

L'attachement si naturel de l'homme à la vie explique la vogue de cette foule de secrets fameux qui devaient prolonger indéfiniment l'existence. Tout le monde connaît la vraie pierre philosophale de Paracelse, le thé de longue vie du comte de Saint-Germain, l'élixir de vie de Cagliostro, le lit céleste de Graham, le mesmérisme ou magnétisme animal, enfin la transfusion du sang. Ce qu'il y a de curieux à noter sur l'emploi de ces moyens, c'est que leurs partisans les plus nombreux se sont presque toujours trouvés dans les classes riches et prétendues éclairées de la société. Tandis qu'on affichait l'incrédulité la plus grande pour des croyances religieuses communément conservatrices, on croyait à toutes les rêveries et à toutes les impostures des songe-creux et des charlatans. C'est toujours l'histoire des Juifs courant se prosterner au pied du veau d'or, et écoutant avec une indifférence profonde les conseils du grand législateur.

Looch. Médicament formé ordinairement d'une émulsion à laquelle est joint un mucilage qui lui donne une consistance sirupeuse plus ou moins grande, suivant la quantité qu'on emploie. Les propriétés émollientes de ce mélange l'ont en quelque sorte fait consacrer exclusivement dans le traitement inflammatoire des organes de la respiration.

Lotion. Ce mot a deux acceptions différentes : tantôt on s'en sert pour désigner l'opération à l'aide de laquelle on lave une partie quelconque du corps ; tantôt on l'applique aux différens liquides qu'on emploie pour cet usage.

Loupe. On a généralement donné ce nom à des tumeurs placées sous la peau, indolentes, circonscrites, morbides, susceptibles pour la plupart d'acquérir un volume très-considérable. Le plus ordinairement elles sont remplies par une matière graisseuse, concrète ou demi-liquide, quelquefois tout-à-fait liquide. Ces tumeurs se forment le plus souvent sur la nuque, le cou, le dos, le ventre, les cuisses, les fesses. Il est mort, il y a environ sept ans, à l'hôpital Saint-Antoine, une femme dont le corps était couvert de ces tumeurs, de grosseur différente; on les comptait par centaines. Le moyen le plus généralement employé pour traiter les loupes est l'instrument tranchant. On circonscrit la tumeur par deux incisions, et on la détache ensuite. Si les loupes étaient nombreuses, il ne faudrait pas y toucher.

Luette. Appendice libre et flottant, situé à la partie moyenne du bord inférieur du voile du palais.

Lumbago. Rhumatisme de la région lombaire.

Lumière. Fluide impondérable répandu dans la nature, au moyen duquel les objets extérieurs sont perçus par les organes de la vision. Dans l'hypothèse newtonienne, qui est la plus généralement répandue, la lumière émane des astres, et surtout du soleil. La vitesse avec laquelle elle se propage de cet astre jusqu'à nous est inconcevable. On a calculé que dans les huit minutes qu'elle met à venir jusqu'à nous, elle parcourt un espace de 27,000,000 de lieues, 57,000 lieues par seconde.

La lumière, lorsqu'elle ne rencontre pas d'obstacle, marche en ligne directe; si elle vient à rencontrer un corps opaque, elle est réfléchie ou renvoyée. Mais si elle rencontre un corps transparent, elle suit une troisième marche; au lieu d'aller en ligne directe ou d'être renvoyée par eux, elle les traverse en subissant différentes modifications.

On sait que la lumière est susceptible de décomposition. On peut facilement s'en assurer par l'expérience suivante. Si l'on introduit un rayon solaire par une petite ouverture pratiquée au volet d'une chambre obscure, et qu'on reçoive ensuite ce rayon sur un prisme, on voit paraître sur la muraille, du côté opposé, l'image diversement colorée connue sous le nom de spectre solaire. La série des couleurs est ainsi disposée : le violet, l'indigo, le bleu, le vert, le jaune, l'orangé et le rouge.

La lumière est indispensable à la vie générale des êtres. Sans elle les plantes s'étiolent, les hommes pâlissent. Les animaux du nord sont blafards, décolorés, bruns, fauves ou blancs; ceux des pays où la lumière abonde sont éclatans de pourpre, d'or et d'azur. Cette influence de la lumière sur les hommes est très-appréciable. Ainsi, les Juifs, originaires d'Asie, où ils sont bruns, sont très-blancs en Pologne; ils sont en Afrique aussi noirs que les indigènes, et l'on sait que les Juifs ne mêlent pas leur sang à celui des autres peuples.

Si la lumière exerce sur l'organisation un si grand pouvoir, elle n'est point sans influence sur les maladies. Les scrophuleux, les rachitiques, les scorbutiques, la plupart des individus languissans dans les douleurs d'une maladie chronique, ceux qui sont œdématisés, infiltrés, etc., retirent les plus grands avantages des bienfaits de l'insolation, combinés avec les autres moyens.

Les yeux peuvent être péniblement affectés par une lumière trop vive; il faut alors affaiblir son action par des verres colorés, bleus, verts. S'ils ne perçoivent les objets qu'à une distance très-rapprochée (myopie), on fera porter des verres concaves. On recommandera, au contraire, l'usage des verres convexes, dans le cas où les yeux ne distingueraient les objets qu'à des distances plus ou moins grandes.

Lupin. Plante de la famille des légumineuses. Les graines de lupin cuites sont agréables et nutritives. On s'en sert en France pour faire des cataplasmes.

Luxation. On donne ce nom à un déplacement permanent, complet ou incomplet, des surfaces articulaires, produit par une cause externe. La luxation est ce qu'on nomme vulgairement un membre démis. Les principales luxations sont celles de l'extrémité supérieure du bras et de la cuisse; après elles, viennent celles de la mâchoire inférieure, du pouce, des doigts et du pied, mais dans celle-ci, il y a presque toujours fracture du péroné et du tibia.

Pour replacer les os dans leur position naturelle, trois choses sont nécessaires: 1° tirer sur le membre luxé le plus loin possible de l'endroit malade, c'est l'extension; 2° il est facile de comprendre que le corps serait entraîné dans une direction vicieuse, si la résistance à l'extension n'était opérée avec des forces égales, tel est, en effet, le but de la contre-extension, qui n'a pas lieu comme dans l'extension par des lacs et des moufles, mais à l'aide d'anneaux scellés dans le mur, d'après la méthode de M. Dupuytren; 3° ces deux efforts seraient eux-mêmes inutiles, sans la manœuvre qu'imprime le chirurgien à l'os luxé pour le replacer dans sa situation naturelle, quand l'extension l'a ramené au niveau de sa cavité.

Lorsque le membre a repris sa situation naturelle, il faut recommander au malade de ne pas s'en servir pendant quelque temps; pour lui donner de la force, on peut l'entourer de compresses trempées dans une liqueur résolutive.

Lycanthropie. De *lycos* loup, et de *anthropos* homme. C'est une folie dans laquelle le malade s'imagine être changé en animal.

Lycopode. Poudre fine et légère, d'un jaune de soufre, contenue dans les capsules d'une petite plante cryptogame, nommée *lycopodium clavatum*. Cette poudre est très-légère, inflammable, aussi s'en sert-on dans les théâtres pour produire ces flammes vives et subites qui paraissent plus effrayantes qu'elles ne le sont en effet.

Dans les pharmacies on se sert de la poudre de lycopode pour rouler des pilules. On l'emploie aussi contre les écorchures et les coupures qui se forment dans les plis des cuisses des jeunes enfans.

Lymphatique. Les vaisseaux lymphatiques sont un système de vaisseaux naissant des diverses parties du corps par des radicules libres, et se terminant dans les veines.

Le système lymphatique n'a jusqu'à présent été trouvé que dans les quatre classes d'animaux vertébrés. Dans les mammifères comme dans l'homme, il se compose de vaisseaux et de glandes. La plupart des anatomistes modernes pensent que des glandes lymphatiques servent à mêler plus intimement la lymphe apportée des diverses parties, et à la rendre plus homogène, en même temps que les nombreuses artères y versent un liquide qui animalise la lymphe.

Le système lymphatique a pour usage de servir à l'absorption. En se combinant au chyle, et allant avec ce fluide se mêler au sang dans le poumon, la lymphe constitue un des matériaux de l'hématose. Il ne faut donc pas s'étonner de l'influence qu'exercent les maladies du système lymphatique sur la nutrition et l'accroissement. Ainsi s'explique pourquoi ce système prédomine dans le jeune âge, où tous les mouvemens nutritifs sont plus prononcés, et pourquoi ses maladies sont alors plus communes.

Lysses. Nom donné aux papilles qu'on prétend se développer sous la langue, dans la rage.

M.

Magnésie. Oxide métallique, blanc, insipide. Lorsqu'elle est calcinée, la magnésie a des usages nombreux. Elle sert à neutraliser les poisons; on la prescrit pour combattre les rapports acides, chez les femmes enceintes et les jeunes enfans. On l'a employée avec succès pour fondre les calculs vésicaux d'acide urique.

Le sulfate de magnésie, plus connu sous le nom de sel d'Epsom, de Sedlitz, est amer, nauséabond. Il est journellement administré comme purgatif à la dose de quatre, six, huit, dix gros, dissous dans deux ou trois verres de liquide.

Magnétisme animal. Nom donné à un *fluide* plus subtil que le regard, dont certains individus se trouvent pénétrés et qui leur donne la faculté de dormir, de rêver, de se guérir de leurs maladies en dormant et en rêvant, de guérir les autres, de distinguer les objets à travers les corps opaques; de voir, par exemple, l'heure d'une montre en la posant derrière l'occiput ou sur le creux de l'estomac; de s'entretenir à volonté avec des personnes absentes, malgré leur éloignement, de leur faire des questions et d'en obtenir des réponses comme si elles étaient présentes, de voir dans l'avenir, etc., etc.

Une faculté si merveilleuse n'est pas le privilége du plus grand nombre, et, chose singulière, celui ou celle qui la possèdent ne peuvent pas eux-mêmes la mettre en jeu. Ainsi, dans tout phénomène (il faudrait dire *miracle*) magnétique, il y a toujours et indispensablement deux personnes, le *magnétiseur* et le *magnétisé*. Le magnétisé doit être pris (comme il a été pris jusqu'à ce jour) dans la classe des femmes de dix-huit à vingt ans, à quelques exceptions près, qui ne font que confirmer la règle. Le magnétiseur est assez souvent (et la réussite de l'opération et de l'expérience exigent qu'il soit toujours) beau garçon, jeune, plein de vigueur et de volonté, mais surtout ayant des manières aimables.

Lorsque tout est bien disposé, que la personne à magnétiser est *jeune* et que le magnétiseur est *aimable*, voici comment s'accomplit le phénomène : « On fait asseoir la « personne qu'on veut magnétiser, on se place vis-à-vis « d'elle *de manière à la toucher par les genoux et par* « *le bout des pieds* (1); *alors, avec les mains, on lui* « *prend les pouces* (*a*), que l'on tient jusqu'à ce qu'ils se « soient mis en équilibre avec notre température. On « place ensuite les mains sur les épaules, et au bout de « quelques minutes on descend les mains le long des bras,

(1) Hoffmann, qui était un incrédule en magnétisme comme en phrénologie, fait les réflexions suivantes sur les passages que nous avons soulignés :

(*a*) Certainement, dit-il, le pouce est un doigt fort honnête, et cependant je doute qu'une mère ou un mari fussent très-satisfaits de voir, l'un sa fille, l'autre sa femme, se placer genoux contre genoux et pieds contre pieds (*pes pede fervidus instat*) près d'un jeune homme *d'un caractère ferme, actif et prononcé*, et je demande s'ils auraient la patience d'attendre que la chaleur des pouces se fût mise en équilibre......

« en ayant soin de diriger l'extrémité des doigts sur le « trajet des nerfs qui s'y répandent. Recommencez ainsi « à plusieurs reprises, après quoi appliquez pendant « quelques minutes *les mains sur l'épigastre, et des-* « *cendez ensuite vers les genoux et même jusqu'aux* « *pieds* (*b*), reportez ensuite vos mains sur la tête, en « ayant soin en remontant de les écarter de lui, et des- « cendez encore le long des bras et même jusqu'aux « pieds..... Il ne faut pas que le *magnétiseur* pense à au- « tre chose pendant qu'il opère; son attention doit être « pleine et entière, toute distraction est funeste au suc- « cès de l'opération. Il doit témoigner de la bienveillance « au *magnétisé*, l'encourager, le consoler, etc........ « (Rostan.) »

Mais la pratique du magnétisme n'exige pas toujours la même série d'attouchemens et de manipulations. Il n'est pas toujours nécessaire d'*imposer les mains*; il suffit de dire à la personne magnétisée : *Endormez-vous, je veux que vous dormiez*, et aussitôt elle s'endort sans pouvoir se soustraire à cet ordre. (Rostan.) Souvent même il suffit d'en avoir la volonté sans le manifester (Le même.) (1). Tout cela est bien étonnant, bien extraordinaire, bien merveilleux, et tout cela pourtant se trouve attesté par

(*b*) Il y a ici une lacune, dit Hoffmann. Vous avez les pouces sur l'épigastre et les autres doigts sur les hypochondres; or, l'épigastre est la partie de l'abdomen qui s'étend depuis l'appendice xiphoïde jusqu'à la région ombilicale. Pourquoi donc le professeur vous fait-il faire un saut brusque jusqu'aux genoux? Quand vous étiez aux épaules, il vous a dit de descendre le long des bras; et depuis l'estomac, il ne vous trace plus d'itinéraire. Arriverez-vous aux genoux par la perpendiculaire ou par deux courbes paraboliques? C'est une grande question; et le professeur pèche ici par oubli ou par réticence, etc......

(1) Plusieurs même d'entre eux prétendent que l'on peut très-bien magnétiser *à distance*, et il était temps, car M. Récamier a cité plusieurs cas de grossesse, résultat naturel de l'action magnétique. (Hoffmann, *Journ. des Déb.*)

des gens de bonne foi, par des professeurs, car M. Rostan est professeur. Mais notez aussi que rien de cela ne saurait se passer en présence de gens qui ne seraient pas disposés à y croire. « On a dit avec raison que la présence de gens incrédules et malveillans empêchait la production des effets magnétiques. » (Rostan.)

Il importe peu que l'on connaisse notre sentiment sur le magnétisme; toutefois nous ne pouvons résister au besoin d'émettre une simple réflexion que nous produisons sous forme d'hypothèse. Il y a des épidémies physiques, mais il y a aussi des épidémies morales; lorsque ces dernières se rapportent à la politique et qu'elles attaquent ce que j'appellerai le *sentiment social*, il en résulte tout ce que nous voyons depuis quarante ans, des révolutions dans les empires, des insurrections générales ou des conspirations partielles dans les états. Pourquoi n'y aurait-il pas aussi des épidémies qui attaquent le *sentiment scientifique*, auxquelles certains savans seraient exposés plus que d'autres, selon la loi des idyosyncrasies? M. Esquirol, après avoir déterminé les caractères de chaque folie en particulier, a formé un genre de toutes les folies à *idées fixes*, sous le nom de *monomanies*, et distingué la monomanie religieuse de la monomanie homicide, de la monomanie œgrotante, etc. Je dirai volontiers que les épidémies scientifiques sont aussi des monomanies, qu'elles affectent les individus avec plus ou moins d'intensité, qu'elles leur donnent surtout la faculté de voir certains objets sous des rapports qui ne sauraient exister dans les limites de la raison humaine, qu'elles transforment enfin des esprits forts et des incrédules en néophytes ardens, en sectaires enthousiastes. La preuve de l'existence de ces épidémies ne nous serait pas difficile à faire; l'histoire générale de l'esprit humain offre pour cela d'innombrables matériaux, et nous avons d'ailleurs sous les yeux, comme sujets d'observation, le *magnétisme*, la *phrénologie* et les *homœopathes*.

MAGNOLIACÉES. Famille naturelle dans laquelle se trouvent des végétaux doués de propriétés aromatiques, toniques et stimulantes. C'est dans cette famille que se trouvent l'écorce de Winter, les capsules de badiane ou d'anis étoilé.

MAÏS. L'une des espèces les plus belles et les plus intéressantes de la famille des graminées. Dans un grand nombre d'endroits, il tient la place du froment et du seigle, et on lui fait subir une foule de préparations. Il sert à faire des pâtes; du gruau, de la semoule, du vermicelle et même des pâtisseries.

On fait avec le maïs une boisson spiritueuse que les Américains désignent sous le nom d'atole. Sa bouillie de farine étant d'une digestion extrêmement facile, on en a recommandé l'usage aux convalescens.

MALACIA. Névrose de l'estomac dans laquelle, à un dégoût général, se joint le désir de manger des substances peu ou nullement alimentaires.

MALIGNE (Fièvre). C'est la fièvre typhoïde de nos jours. (*Voyez* Typhus.)

MALLÉOLE. Nom donné aux deux saillies ou chevilles qu'on observe sur les parties latérales de l'articulation du pied. L'une est interne et formée par le tibia; l'autre, qui est externe, dépend du péroné.

MALVACÉES. Famille naturelle du règne végétal. On y trouve ces colosses, ces énormes baobabs qui n'ont pas moins de soixante-dix à quatre-vingts pieds de circonférence.

Envisagée sous le rapport de ses propriétés médicales, cette famille offre une analogie et une uniformité frappantes. Tous les organes des malvacées contiennent un principe mucilagineux extrêmement abondant qui les rend émollientes et adoucissantes par excellence. C'est dans les malvacées qu'on trouve la guimauve et les différentes espèces de mauve, le cacao et le cotonnier.

Mamelles. Organes de la lactation.

Mandragore. Plante de la famille des solanées. Elle est essentiellement vénéneuse. Elle était autrefois fort célèbre dans les fastes de la crédulité et du charlatanisme.

Manne. Suc concret et sucré qui découle de différentes espèces de frêne, et qu'on recueille particulièrement en Calabre et en Sicile. La manne s'écoule naturellement par les pores de l'épiderme. Pour l'obtenir plus abondamment, on pratique sur l'un des côtés du tronc des incisions profondes par lesquelles s'échappe le suc, qui, en se desséchant à l'air, forme la manne. On distingue trois espèces de mannes, que l'on désigne sous les noms de manne en larmes, manne en sorte et manne grasse. La plus estimée est la manne en larmes. Très-pure, les habitans de la Sicile et des Calabres l'emploient en guise de sucre, sans qu'elle exerce aucune action purgative. Lorsqu'elle est moins pure, elle agit comme laxatif. On l'emploie dans la dysenterie, dans les rhumes. On trouve dans la manne en larmes un principe qu'on appelle mannite, et qu'on emploie comme anticatarrhal.

Manuluve. Bain partiel pour la main ou pour une portion seulement de l'avant-bras. On emploie les manuluves comme moyens révulsifs ou comme simples topiques. On les prescrit dans les irritations cérébrales ou pulmonaires, dans les panaris et les ulcères scrophuleux.

Marais. On donne le nom de marais à des terrains recouverts d'eaux stagnantes et remplis de débris d'animaux et de végétaux en décomposition.

L'influence de l'air des marais sur les individus qui les habitent a été signalée de toute antiquité. Ces individus sont pâles, jaunes, débiles, malingres; leur ventre est gros, leurs jambes sont engorgées; la figure exprime la vieillesse. L'habitant des marais est en outre exposé aux fièvres intermittentes, qui ne tardent pas à passer au type continu. C'est sous l'influence de ces fièvres qu'on voit se développer les lésions profondes des viscères du bas-ventre.

Le seul moyen vraiment efficace contre les miasmes marécageux consiste à dessécher les marais d'où ils s'élèvent, ou au moins en diriger les eaux de manière à prévenir leur stagnation.

Mariage. L'utilité de l'institution du mariage ne saurait être contestée, aussi nous contenterons-nous d'insister sur quelques circonstances particulières à cet acte. Une des premières conditions de l'accomplissement du mariage est la bonne conformation des organes; mais il faut y joindre l'époque convenable, car un âge avancé rend la grossesse et l'accouchement dangereux, chez les femmes même bien conformées. Il en est de même des diverses maladies dont l'un des époux peut être atteint. La phthisie pulmonaire, le cancer de l'utérus, l'épilepsie, la folie, les anévrismes, les maladies du cerveau, contre-indiquent le mariage.

Notre état de civilisation oblige souvent à contracter des unions peu assorties, dans lesquelles les intérêts sont seuls pris en considération. Il en résulte que des individus scrophuleux, rachitiques, dartreux, qui ont eu des maladies syphilitiques, des aliénations mentales, se marient entre eux sans qu'on attache la moindre importance à leur état de santé antérieur. Aussi voyons-nous chaque jour jeter dans la grande circulation de la vie une foule d'êtres débiles, mal conformés, destinés à passer une vie malheureuse. Il serait pourtant bien facile de guérir cette plaie de l'humanité en donnant aux jeunes gens, dans les deux dernières années de leurs études, quelques notions d'hygiène et de physiologie.

Il est d'observation que les grandes familles qui s'allient presque toujours entre elles comptent une foule de maladies héréditaires. M. le docteur Fabret nous disait un jour qu'il n'était point de famille noble en France qui n'eût des aliénés dans son sein. Sans le mélange continuel des populations des campagnes et des villes, les habitans de ces dernières auraient promptement disparu en peu de générations. Cette influence de l'hérédité se retrouve dans les traits, les caractères, les défauts et même les vices, aussi est-elle incontestable pour les maladies. Les seuls moyens d'y remédier sont, comme nous l'avons déjà dit, d'imprimer une meilleure marche à l'éducation, et de croiser les races.

Marin. Le genre de vie des marins les expose à des maladies d'une nature particulière. C'est ainsi, par exemple, qu'en arrivant entre les tropiques, ils sont souvent pris de la *calenture*. Les atterrages des Antilles, baignés par des eaux chargées d'amas énormes de matières végéto-animales à l'état de fermentation putride, sont souvent pour les marins une source d'épidémies meurtrières.

L'air vicié de la cale, le bois vert, le lest, composé de pierres prises au bord de la mer, non lavées, l'eau de la cale, les peaux vertes, n'ont pas de moins grands inconvéniens. N'oublions pas surtout que la réunion d'un grand nombre d'hommes dans un espace extrêmement resserré, comme cela a lieu sur tous les vaisseaux de guerre, et bien plus encore à bord des négriers, rend l'air des navires extrêmement dangereux.

Les vêtemens des marins et leurs hamacs présentent des considérations non moins importantes, puisque leur malpropreté contribue également à répandre dans l'air des émanations nuisibles, et contribue par là au développement des maladies.

Celles qui ont été plus étudiées sont le typhus naval, qui n'est qu'une variété de la maladie du même nom, le typhus amaril de M. Rochoux, la fièvre jaune, et le scorbut, dont l'intensité est aujourd'hui bien diminuée.

Le seul moyen véritablement efficace à opposer à ces maladies plus ou moins graves est d'éloigner les causes capables de leur donner naissance; avantage bien préférable au traitement le mieux entendu du mal, une fois développé. Dans ces derniers temps, l'alimentation des gens de mer est devenue l'objet d'une attention très-suivie, et a reçu de grandes améliorations. On peut même dire aujourd'hui que, grâces aux perfectionnemens apportés par l'hygiène, un voyage autour du monde est en quelque sorte devenu une promenade de santé.

Marmelade. Nom donné à une préparation dans laquelle une substance végétale est confite par le sucre et réduite à la consistance de bouillie.

Marrube. Cette plante appartient à la famille des labiées. On l'emploie comme stimulant; on l'administre dans diverses espèces de catarrhes chroniques, et dans certains cas d'aménorrhée.

Massage. Pratique usitée en Orient et qui consiste à exercer sur les membres d'un individu qui sort du bain ou d'une étuve une pression douce et graduée. On prétend que cet usage produit une sensation de volupté difficile à décrire. Les effets du massage sont d'augmenter l'activité de la peau, d'accélérer la circulation générale, la circulation capillaire, et par suite la respiration. Comme moyen thérapeutique, le massage pourrait convenir dans quelques maladies chroniques de la peau, dans les rhumatismes anciens.

Matricaire. Genre de la famille des synanthérées. On

administre ses sommités fleuries comme médicament stimulant très-énergique.

Mauve. Genre de la famille des malvacées. Les mauves sont des plantes essentiellement mucilagineuses et émollientes.

Meconium. Matières excrémentitielles que renferment les intestins du fœtus, et que l'enfant rend peu de temps après la naissance.

Médicinier. Genre de plantes de la famille des euphorbiacées. L'une des deux principales espèces est le *manioc*, dont la racine, privée par les lavages ou la cuisson de son principe vénéneux, est un aliment aussi sain qu'abondant. Elle sert à faire des gâteaux qui portent le nom de pain de cassave. C'est la nourriture principale d'une grande partie des peuples de l'Amérique méridionale. L'eau dans laquelle on a lavé la pâte de manioc laisse déposer au fond des vases une poudre blanche, qui est de la fécule amilacée très-pure. C'est cette fécule desséchée que l'on vend sous le nom de *tapioka*.

La seconde espèce est le curcas. Ses fruits, qu'on désigne dans les pharmacies sous le nom de *noix des Barbades* et de pignons d'Inde, sont un violent purgatif.

Médullaire, de *medulla* moelle. Qui a rapport à la moelle.

Mégalanthropogénésie. Ce mot, formé de trois mots grecs, *megas* grand, *anthropos* homme, et *genesis* engendrer, signifie l'art de créer de beaux enfans à volonté. Cette acception est ridicule ; mais on conçoit que l'amour des époux et leurs conditions d'organisation puissent influer sur les produits du mariage.

Melcena. On a appelé de ce nom une maladie ou plutôt des maladies dont le symptôme le plus remarquable consiste dans des vomissemens de matières d'un noir plus ou moins foncé, presque toujours accompagnés ou suivis de déjections alvines de même nature.

Mélanose. Couleur noire. On donne ce nom à une production morbide qui a pour caractère distinctif une couleur noire plus ou moins foncée.

Melèze. C'est un grand arbre de la famille des conifères. C'est du mélèze que découle la substance résineuse connue sous le nom de *térébenthine de Venise*. Il fournit encore un autre produit, appelé vulgairement *manne de Briançon*, purgatif inusité.

Méliacées. Famille naturelle assez imparfaitement connue. Parmi les produits que la thérapeutique lui emprunte, le plus intéressant est la *cannelle blanche;* on sait que c'est un médicament aromatique et stimulant. L'un de ses produits les plus intéressans pour les arts et le commerce, est sans contredit le bois d'acajou.

Mélilot. Cette plante appartient à la famille des légumineuses. Sa décoction est émolliente et légèrement résolutive.

Mélisse. Plante de la famille des labiées. L'infusion théiforme et l'eau distillée de mélisse sont légèrement excitantes et antispasmodiques; on sait que la mélisse est un des ingrédiens de l'*eau des carmes*.

Melon. Fruit d'une plante de la famille des cucurbitacées. C'est un aliment mucoso-sucré, très-peu substantiel, mais rafraîchissant et tempérant. On a remarqué que son usage diminue la transpiration de la peau et les sécrétions en général. Quand on en mange une trop grande quantité, le melon est un peu indigeste, et donne souvent la diarrhée. On le recommande dans les maladies des voies urinaires.

Méninge. Nom commun aux trois enveloppes membraneuses de l'encéphale.

Méningite. Frénésie. Nom donné à l'inflammation des membranes du cerveau, du cervelet et de la moelle épinière. C'est la fièvre cérébrale du vulgaire.

La maladie débute ordinairement par de la somnolence et de la céphalalgie. Les malades poussent des cris particuliers, ils retombent ensuite dans l'assoupissement; le pouls est moins serré et fréquent; quelquefois il survient des vomissemens; la constipation est extrême; bientôt tous les symptômes s'aggravent, les convulsions surtout prédominent; le pouls est souvent très-lent, très-irrégulier, et tombe même au-dessous de l'état naturel. L'irrégularité du pouls coïncide ordinairement avec une inégalité très-grande dans la respiration. Lorsque la maladie doit se terminer d'une manière fâcheuse, il survient un assoupissement profond, qui n'est troublé que par les agitations convulsives des membres, de la face, et par les grincemens de dents.

Le traitement de cette maladie exige beaucoup d'activité et d'énergie. On pratique d'abord une saignée générale; on fait des applications de sangsues à la nuque, au col; on emploie en même temps les pédiluves, les cataplasmes chauds légèrement sinapisés. Les applications froides et même glacées doivent être continuées sur la tête, tant qu'il y a beaucoup de chaleur et de réaction. Les affusions froides sont encore un excellent moyen.

Menstruation. Phénomène physiologique consistant dans un écoulement sanguin qui se reproduit tous les mois chez les femmes. C'est le plus ordinairement de quatorze à seize ans que cette hémorrhagie naturelle s'établit, dans les climats tempérés. On a cité des enfans de six à sept ans qui avaient été réglés; ces faits sont excessivement rares. Dans un grand nombre de cas, il existe des symptômes précurseurs : la jeune fille éprouve de la tristesse, de l'inquiétude, de la mélancolie; elle a des pesanteurs, des bouffées de chaleur; elle rougit au moindre mot. Mais fort souvent aussi, l'apparition des règles est soudaine, et a lieu sans qu'aucun indice ait pu les faire soupçonner. C'est ce que M. Brierre de Boismont, qui s'occupe depuis plusieurs années des maladies de l'utérus, a démontré dans un relevé de plusieurs centaines de femmes.

La durée des règles est très-variable, elle peut être de quatre à cinq jours; chez certaines femmes, elle se prolonge pendant sept et huit jours : cette disposition se remarque surtout chez les femmes lymphatiques, qui sont souvent très-abondamment réglées. A l'époque de la grossesse, les menstrues cessent de couler. Il est quelques exceptions à cette règle, car il est des femmes qui n'ont jamais été réglées; mais elles sont fort peu nombreuses.

La cessation prématurée des règles doit appeler toute l'attention des praticiens, car presque toujours elle se lie à quelque maladie plus ou moins grave.

Après un laps de temps qui est ordinairement de trente à trente-cinq ans, cet écoulement sanguin se supprime. Chez beaucoup de femmes, la santé ne reçoit aucune atteinte, mais chez un grand nombre d'autres, cette époque devient le signal de l'apparition de maladies fort graves, qui lui ont valu le nom d'*âge critique*. Il importe, dit M. le docteur Brierre de Boismont, de faire ici une distinction fort importante et sur laquelle M. Dupuytren a insisté avec force. Toutes les maladies qui se manifestent à la cessation des règles, et en particulier les affections de l'utérus, ne datent point de cette période; presque toujours, en interrogeant avec soin les malades, on trouve qu'il y avait depuis plusieurs années des irrégularités dans la menstruation, un écoulement plus ou moins abondant de flueurs blanches, ou d'autres signes d'une inflammation chronique de la matrice; le temps critique a seulement donné une impulsion plus grande à la maladie. Mais à côté de ces faits, il en est d'autres qui prouvent que l'âge critique est le point de départ des lésions de l'utérus. Sur deux cents cas que j'ai recueillis, continue cet habile praticien, j'en ai trouvé cinquante qui se rapportaient uniquement à cette époque. Quoi qu'il en soit de l'origine de ces affections, nous ne saurions assez le répéter, dès que les fonctions de l'utérus éprouvent le plus léger désordre, il faut consulter les médecins qui se livrent à cette spécialité, une pudeur malheureuse pouvant causer les plus funestes accidens.

Il serait impossible de tracer des règles fixes de conduite à ce sujet; des bains, des saignées s'il y a des signes de congestion, et une vie tranquille et retirée, sont les meilleurs moyens préventifs.

Mentagre. Dartre pustuleuse qui se manifeste particulièrement au menton. (*Voyez* Dartre.)

Menthe. Plante de la famille des labiées. Parmi ses espèces, nous mentionnerons la menthe crépue, le pouliot et la menthe poivrée, dont on emploie les sommités fleuries, sèches, en infusion, en poudre, comme stimulantes et antispasmodiques. C'est avec l'huile volatile de cette dernière et du sucre que l'on prépare des pastilles de menthe, utiles surtout aux personnes dont l'estomac paresseux a besoin d'être stimulé pour bien exercer ses fonctions. Les autres espèces de menthe jouissent des mêmes propriétés, mais à un degré moins énergique.

Méphitisme. On comprend sous ce nom toute exhalaison malfaisante, toute altération de l'air qui lui donne des propriétés délétères.

A ces exhalaisons, nous rattachons d'abord celles des fosses d'aisances; elles sont de deux sortes : l'une appelée vulgairement *mitte*, parce qu'elle détermine l'irritation des yeux, est formée par le gaz ammoniac; l'autre est connue sous le nom de *plomb*, dénomination provenant probablement de ce que les ouvriers qui en sont frappés tombent tout-à-coup comme un plomb, ou plutôt de ce qu'ils éprouvent un sentiment d'oppression comme s'ils avaient un poids énorme sur l'estomac. Les effets du plomb sont principalement dus aux gaz hydrosulfurés (hydrosulfate d'ammoniaque et acide hydrosulfurique) ou à l'azote. Lorsqu'un ouvrier est atteint par le plomb, la première chose est de le porter à l'air libre; on lui fait sur le corps des aspersions d'eau froide et de vinaigre. On peut ensuite lui administrer l'huile d'olives et un verre d'eau-de-vie pour le faire vomir. On a fait quelquefois respirer avec le plus grand succès, à un individu qui avait été retiré d'une fosse d'aisances, le chlorure d'oxide de sodium concentré.

C'est une remarque curieuse que le plomb est peu à craindre dans les maisons habitées par des enfans, des femmes infirmes et des vieillards, et dans les couvens de religieuses, tandis qu'au contraire on doit le redouter lorsqu'on vide les fosses des séminaires, des prisons, et de tous les établissemens habités par des hommes adultes.

Parmi les conditions qui paraissent favoriser le développement ou la concentration des gaz méphitiques, nous noterons les suivantes : mélange habituel d'eau de vaisselle, de lessive, de savon, de débris végétaux et animaux avec les excrémens; le sejour prolongé des matières par la rareté des vidanges; l'humidité du sol dans lequel est creusé la fosse d'aisances, la profondeur à laquelle elle est située; sa forme carrée, qui permet aux gaz de séjourner dans les encoignures qui en résultent; le mauvais état des parois qui laissent les liquides s'infiltrer dans les terres voisines. La considération seule de l'infiltration des liquides, indépendamment de l'odeur putride du plomb, éveille les craintes des vidangeurs.

Le meilleur moyen de prévenir le méphitisme des fosses

d'aisances consiste à ménager dans leur construction un accès facile à l'air extérieur.

Le méphitisme des puits est formé par le gaz acide carbonique, le gaz azote, le gaz oxide de carbone et l'acide hydrosulfurique.

Le méphitisme est particulièrement à craindre dans les puits qui sont fermés depuis long-temps et surtout après les orages. Les secours à donner ne diffèrent pas de ceux que réclament le méphitisme des fosses d'aisances et les autres asphyxies.

Le méphitisme des égouts paraît être analogue à celui des fosses d'aisances. Tantôt c'est le gaz ammoniacal qui produit les accidens; tantôt, et ce cas paraît être le plus fréquent, c'est le gaz azote qui, ne se manifestant par aucune odeur, mais éteignant les corps en combustion, détermine l'asphyxie. D'autres fois les accidens sont occasionés par le gaz acide hydrosulfurique, dont l'existence dans les égouts est prouvée par l'odeur. Le gaz ammoniacal se développe particulièrement pendant le curage. L'hydrogène sulfuré existe dans les égouts qui ont été négligés depuis long-temps, qui ont une grande étendue et dans lesquels l'air est stagnant, et particulièrement dans ceux qui reçoivent beaucoup de matières animales non altérées par la cuisson. C'est dans les mêmes conditions que l'azote se produit.

Le méphitisme des cimetières, des tombeaux, est un des plus délétères. On cite beaucoup d'exemples de fossoyeurs qui sont tombés asphyxiés en remuant des cadavres putréfiés. Lorsqu'on est obligé de faire l'exhumation d'un cadavre enterré depuis plus ou moins long-temps, le chlorure de soude est le moyen le plus puissant que l'on puisse employer.

Les secours à porter aux individus frappés du méphitisme de cimetière ne diffèrent pas de ceux que réclament les accidens produits par le plomb.

Le méphitisme des mines est produit par la stagnation de l'air, par les eaux croupissantes, la fumée des lumières, celle de la poudre, par l'abondance des gaz délétères qui se dégagent des pierres, des terres et des métaux qu'on extrait. Les ouvriers distinguent trois espèces de vapeurs, 1° le *feu grison*, *terou* ou *feu sauvage*, qui sort avec sifflement du souterrain et paraît dans la mine sous la forme d'une toile d'araignée : cette vapeur s'enflamme avec une explosion violente lorsqu'elle rencontre la lampe des ouvriers; 2° le *ballon*, qui paraît sous la forme d'une poche, et en crevant asphyxie subitement les ouvriers : ces deux vapeurs sont formées, à ce qu'on présume, par le gaz hydrogène; 3° la *moffette*, vapeur épaisse qui se dégage des mines riches en minerai ou qui sont fermées depuis longtemps; on reconnaît sa présence quand la lumière des lampes diminue et s'éteint : on présume qu'elle est formée par le gaz azote.

Le charbon, la braise, la houille, le bois lui-même, lorsqu'il n'est pas parfaitement sec, laissent dégager en brûlant de l'hydrogène carboné, dont les effets sur l'économie animale sont des plus délétères. Les secours à donner dans ce cas ne diffèrent pas de ceux que réclame l'asphyxie produite par les fosses d'aisances.

L'air non renouvelé, les celliers, les cuves en fermentation, les fours à chaux, peuvent aussi déterminer l'asphyxie.

Mercure. (Vif-argent.) Métal liquide, brillant, d'un blanc tirant légèrement sur le bleu, inodore et insipide. Il sert à la préparation des onguens gris, napolitain; du calomel, du sublimé-corrosif.

En médecine, il est employé avec succès pour combattre les maladies vénériennes ; on le prescrit comme purgatif à l'état de calomel ; enfin, on en fait des onguens pour détruire les chairs fongueuses.

Mésentère. Nom donné à un grand repli du péritoine, dont le bord postérieur se fixe à la colonne vertébrale, et dont l'autre s'attache à l'intestin grêle.

Métastase. Changement soit dans le siége seulement, soit à la fois dans le siége et dans la forme de la maladie.

Métrite. Inflammation de la matrice. Cette maladie à l'état aigu est fort rare, à moins qu'elle ne succède à l'accouchement. Elle est au contraire fort commune à l'état chronique.

L'inflammation peut être bornée à la surface interne de la matrice ; il en résulte alors l'affection qu'on nomme catarrhe utérin si elle est aiguë ; leucorrhée, flueurs blanches, si elle est chronique. Mais la métrite proprement dite consiste surtout dans l'inflammation du corps de l'organe.

Les moyens à employer sont les saignées générales et locales, les cataplasmes, les injections, les bains, les tisanes émollientes et la diète.

La métrite aiguë peut passer à l'état chronique, mais fréquemment aussi l'état chronique est primitif. Cette forme présente plusieurs variétés importantes, parmi lesquelles nous devons citer l'engorgement partiel ou général du col et du corps de la matrice, les ulcérations, les rougeurs, les granulations et les flueurs blanches.

La plupart de ces variétés se montrent avec des symptômes communs, et cependant leur traitement présente de grandes différences. Aussi la connaissance de ces lésions diverses exige-t-elle une longue habitude et une grande expérience, qui ne sont l'apanage que d'un très-petit nombre de médecins.

Parmi les variétés de la métrite que nous avons mentionnées, nous devons dire un mot des *flueurs blanches* ou leucorrhée. Elle attaque principalement les femmes des grandes villes, celles qui ont un tempérament lymphatique, une constitution molle, qui abusent des bains tièdes, qui se tiennent toujours sur des siéges ou des lits mous, qui font usage de chaufferettes, qui mènent une vie sédentaire, etc., etc. L'énonciation de toutes ces causes indique quelques-uns des moyens de guérison; à leur éloignement, il faut joindre l'usage des vêtemens de laine appliqués immédiatement sur la peau, des lits fermes, durs, des frictions sèches sur tout le corps, des alimens toniques, des boissons amères, des eaux ferrugineuses et sulfureuses en boissons et en bains, et un exercice journalier, etc.

Miasme. Émanation putride.

Miel. Substance sucrée, de consistance sirupeuse, produite par les abeilles, qui la déposent dans les rayons de leurs gâteaux. Le miel de première qualité est celui de Mahon, du mont Hymète, du mont Ida et de Cuba; le miel de seconde qualité est celui de Narbonne et du Gâtinais, qui contient de la cire et de l'acide. Enfin, le miel de qualité inférieure, tel que celui de Bretagne, contient de plus une substance granuleuse.

Le miel de bonne qualité est légèrement laxatif. Il sert à sucrer les tisanes. Le miel de qualité inférieure est purgatif.

Migraine. Douleur qui occupe la moitié de la tête. Elle est presque toujours liée à un état nerveux ou à un embarras gastrique, et elle se traite par les antispasmodiques ou par de légers purgatifs. Il existe sur la migraine un traité *ex professo* de M. le docteur Prosper Martin, qui mérite d'être consulté par toutes les personnes sujettes à cette fort incommode mais peu dangereuse maladie.

Moelle. C'est la graisse des os.

Moelle allongée. Portion du cerveau, qui est une continuation de la moelle épinière.

Moelle épinière. Cordon nerveux, gros, long, cylindroïde, qui occupe toute l'étendue du canal vertébral, et qui donne naissance à tous les nerfs vertébraux.

Mole. Hippocrate l'a définie une masse charnue, informe et inerte, formée dans la matrice à la suite d'une conception imparfaite. C'est ce qu'on désigne dans le monde sous le nom de faux germe.

Monomanie. Nom donné par M. Esquirol à une variété de la folie, dans laquelle l'aliénation mentale ne porte que sur un seul objet. La classification proposée par ce savant distingué n'est point entièrement conforme aux faits, car il est excessivement rare de rencontrer un malade qui ne délire que sur un seul objet. Presque toujours il vient se joindre à son délire d'autres idées disparates, ou bien encore il arrive que, pendant le cours de la maladie, les premières idées changent et sont remplacées par d'autres.

Monopse. Monstruosité dans laquelle les deux orbites étant confondus par le défaut de développement du nez et des fosses nasales, le fœtus paraît n'avoir qu'un œil.

Monstruosité. Tout être qui s'écarte des lois ordinaires de l'organisation propre à l'espèce est un individu monstrueux. La théorie des monstruosités est devenue presque une science par les travaux de M. Geoffroy Saint-Hilaire.

Morbide. Qui a rapport à la maladie.

Morelle. Genre de plantes de la famille des solanées. L'espèce la plus intéressante de ce genre est la pomme de terre. Nous ne parlerons ici que de la morelle noire et de la douce-amère.

La morelle noire est regardée à tort comme suspecte, parce qu'on l'a confondue avec la belladonne. Les feuilles bouillies ressemblent, pour leur saveur, aux épinards. On les mange aux environs de Paris, aux îles de France et de Bourbon.

La morelle douce-amère est employée comme boisson légèrement excitante et assez fréquemment employée. On fait usage de la douce-amère dans le rhumatisme chronique, la goutte, la syphilis, les dartres.

Morille. Espèce de champignon bonne à manger, soit frais, soit après l'avoir fait sécher, avantage que ne présentent pas généralement les autres espèces comestibles.

Morphine. Principe immédiat du pavot. Les principaux sels que forme la morphine avec les acides sont l'hydrochlorate et l'acétate de morphine. Pour l'action de la morphine sur l'économie animale, *voir* les articles Opium et Poison.

Mort. C'est la fin inévitable de tous les êtres vivans. La moins douloureuse est celle qui arrive par les progrès de l'âge; on peut comparer l'homme qui meurt de vieillesse à la lampe qui s'éteint faute d'huile. A cette époque, la vie, dans un assez grand nombre d'organes, ne jette plus que quelques faibles lueurs, et lorsque la mort a lieu, on dirait qu'elle saisit un corps depuis long-temps inanimé.

La mort pouvant être apparente, il importe de faire connaître les signes de mort réelle, pour éviter le danger des inhumations précipitées, ainsi qu'un exemple récent vient encore de l'attester. Voici l'ensemble des signes qui existent le plus ordinairement : Le front est ridé, les yeux caves, le nez pointu, bordé d'une couleur noirâtre; les tempes affaissées, creuses et ridées; les oreilles relevées en haut, les lèvres pendantes, les pommettes enfoncées, le menton ridé et raccorni, la peau sèche, livide ou plombée; les poils des narines parsemés d'une sorte de poussière d'un blanc terne; le visage d'ailleurs fortement contourné et méconnaissable.

Au moment de la mort, tous les tissus éprouvent un relâchement marqué, dont la durée est variable depuis seize à dix-huit minutes jusqu'à seize et vingt-quatre heures ; il est remplacé par la rigidité, qui a toujours lieu ; il peut cependant arriver qu'elle se montre presque subitement. Mais le meilleur des signes, celui qui ne laisse aucun doute, est la putréfaction.

Motilité. Faculté générale du mouvement des corps vivans.

Mouches. Nom donné aux premières douleurs qui précèdent l'accouchement.

Moule. Animal de l'ordre des mollusques acéphales testacées. On trouve la moule dans les mers d'Europe. On la pêche depuis le mois de septembre jusqu'au printemps. Sa chair est d'une digestion difficile, surtout en été; on l'a vue alors déterminer des accidens peu graves, mais surtout très-effrayans.

Lorsqu'on a eu le malheur de manger des moules nuisibles, on éprouve d'abord un malaise ou un engourdissement universel, qui survient trois à quatre heures après le repas, et qui est suivi d'une douleur à l'estomac et d'un sentiment de constriction à la gorge, d'ardeur et de gonflement dans toute la tête et aux yeux spécialement; d'une soif inextinguible, de nausées et de vomissemens. Si ces symptômes sont alarmans, ils sont rarement redoutables, et on peut facilement les guérir en quelques heures en favorisant le vomissement à l'aide de l'eau tiède ou de la titillation de la luette, en administrant de la thériaque, des cordiaux, du vinaïgre et d'autres acides végétaux, de l'éther, de l'eau-de-vie et du rhum.

Mousse de Corse. Mélange de plantes marines et de polypiers que l'on recueille sur les rochers des bords de la mer, et particulièrement sur ceux de l'île de Corse. C'est un des médicamens les plus fréquemment employés pour combattre, chez les enfans, les vers qui se développent dans le canal intestinal. On en prépare une gelée, un sirop; on la fait entrer dans des biscuits, du pain d'épices.

Moxa. On donne ce nom à un mode particulier de brûlure qu'on pratique à l'aide d'un cylindre ou d'un cône de matières très-combustibles qu'on brûle sur la peau. On fabrique les moxas avec la ouate de coton, l'agaric, les tiges de la plante vulgairement appelée soleil.

L'utilité des moxas répétés est incontestable dans les maladies de la moelle épinière avec formation d'abcès. Elle n'est pas moins remarquable dans les inflammations articulaires chroniques avec épanchement. Parmi les maladies internes, les paralysies, et surtout celles des extrémités inférieures, ont été combattues avec succès par le moxa. L'application du moxa sur le sommet de la tête ou sur la partie latérale de la tête a guéri quelques amauroses.

On l'a encore employé avec succès dans les maladies de poitrine, le rhumatisme, et les maladies nerveuses de l'estomac.

Mucus. Fluide visqueux, filant, sécrété par les membranes muqueuses; c'est le mucus qui constitue les sérosités rendues par le nez dans le rhume de cerveau, les matières des crachats, celles des blénorrhagies, etc.; l'inflammation lui donne une couleur et une consistance très-différentes.

Muguet. Plante de la famille des asparaginées; sa racine est employée comme sternutatoire.

Muguet. Maladie qui attaque les membranes muqueuses de la digestion, et particulièrement celle de la bouche. Elle consiste dans le développement de petits points blancs qu'on a désignés sous le nom d'aphthes. Tantôt ces points restent isolés, c'est le muguet benin; tantôt ils se réunissent et forment de larges plaques ou peaux blanchâtres qui envahissent une grande étendue de la cavité de la bouche. Le muguet attaque spécialement les enfans.

Lorsque cette maladie se développe, la bouche se gonfle, devient sèche et brûlante, la succion est très-difficile, et la déglutition est elle-même très-douloureuse, ce qui dénote ordinairement que la maladie s'étend dans le pharynx et l'œsophage.

Le muguet borné à la bouche est une maladie peu grave et qui cède facilement à quelques moyens purement locaux. Mais il n'en est plus ainsi lorsqu'il est compliqué d'inflammation des voies digestives ou de l'appareil pulmonaire. Tout en continuant les moyens locaux, comme les lotions d'eau de guimauve avec le miel rosat, ou avec la liqueur de Labarraque, si l'enfant a un dévoiement de matières glaireuses et verdâtres, on lui couvrira le ventre de cataplasmes, on lui donnera à boire de l'eau de riz gommée, on lui administrera des petits lavemens de guimauve. Dans le cas d'une complication d'affection catarrhale pulmonaire ou de pneumonie, on dirigera vers la poitrine le traitement le plus actif, sans négliger toujours les moyens locaux.

La diète la plus sévère est absolument indiquée dans le muguet compliqué d'affection grave. L'enfant sera presque entièrement sevré du sein, et l'adulte d'alimens.

Muqueux. On donne cette épithète à la membrane molle et humide qui tapisse toutes les cavités du corps qui communiquent au dehors. C'est à l'intérieur l'analogue de la peau, avec laquelle d'ailleurs elle se continue partout.

Mures. Ce sont les fruits du mûrier. Elles sont agréables à manger. On en fait, en les écrasant, une boisson rafraîchissante que l'on emploie utilement dans les inflammations. On en fait aussi un sirop utile dans les inflammations légères du pharynx, des amygdales et du voile du palais.

Muriatique. Acide hydrochlorique des chimistes; corps formé d'hydrogène et de chlore.

Musc. Substance animale fournie par une espèce de chevrotin qui habite le Thibet, la Tartarie, la Chine et la Sibérie. Elle est renfermée dans une poche particulière au mâle, et placée sous le ventre, au devant du prépuce. Lorsque le musc est falsifié, il ne brûle pas bien et ne se fond pas comme lorsqu'il est pur.

Le musc est un médicament très-diffusible, très-odorant, qui pénètre rapidement toute l'économie, et qui agit plutôt sur le système nerveux que sur tous les autres. Aussi est-ce plus particulièrement dans les névroses que le musc est véritablement recommandable, surtout chez les sujets qui ne sont point pléthoriques, et qui ne sont point exposés aux congestions cérébrales. On l'emploie dans les spasmes de l'œsophage, les palpitations, le hoquet, les bronchites sèches, la coqueluche.

Muscade. Graine du muscadier. C'est un arbre de moyenne grandeur de la famille des myristicées. Il est originaire des Moluques; on le cultive surtout aux îles de Banda, dont il fait l'ornement et la fortune. La muscade est regardée comme une épice et un aromate. Comme médicament, elle jouit de propriétés très-stimulantes, aussi ne la donne-t-on qu'à la dose de quelques grains.

Il en est à peu près de même du mucus ou membrane charnue qui revêt le test de la graine.

Muscle. On donne ce nom à des organes mous, rouges, composés de fibres plus ou moins parallèles entre elles, irritables et contractiles, et destinés à mouvoir le corps en totalité ou en partie. Les muscles ne forment point un tout continu; ils se présentent sous l'aspect d'un grand nombre de faisceaux terminés par des parties tendineuses;

c'est ce que dans le public on appelle chair, viande. La contraction est la principale action des muscles; ces organes remplissent encore quelques offices mécaniques, comme de servir d'abri, d'enveloppe, aux parties subjacentes. (*Voyez* Locomotion.)

Museau de tanche. Orifice vaginal du col de l'utérus.

Musique. L'influence de la musique ne saurait être révoquée en doute. Elle peut calmer la peur, le chagrin, l'inquiétude, l'ennui. Elle excite l'imagination, donne du mouvement à l'esprit, enfante, multiplie et développe les idées. Elle agit encore sur la portion du cerveau qui préside aux mouvemens; mais son excès peut produire une foule d'affections nerveuses. Elle détermine ces fâcheux résultats d'une manière plus inévitable lorsqu'on se livre soi-même d'une manière immodérée à l'exécution musicale, et bien plus encore à la composition musicale. On a remarqué que beaucoup de compositeurs avaient un caractère bizarre. On peut employer la musique comme moyen thérapeutique dans certaines maladies nerveuses; mais elle n'a point eu de succès marqué dans l'aliénation mentale, ainsi que l'a constaté M. Esquirol. M. Brierre de Boismont pria le célèbre Garat d'essayer l'influence de sa belle voix sur une jeune demoiselle aliénée qui se croyait reine. Elle parut écouter avec attention la première romance, mais à peine eut-elle entendu les paroles de la seconde, qu'elle devint furieuse et prétendit qu'il fallait être absurde pour chanter devant une malade.

Mutéose. On a donné ce mot à l'ensemble des gestes.

Mutisme. Nom par lequel on désigne l'état d'une personne muette ou dans l'impuissance de proférer une seule parole. Le mutisme peut être congénital ou de naissance; il peut être accidentel. L'importance connue de la langue pour parler a fait mettre au premier rang des causes de mutisme les lésions de cet organe; mais on sait maintenant que cet organe n'est pas absolument indispensable à la parole, puisque des personnes privées de langue, ou réduites à un simple rudiment de cette partie, pouvaient parler. Nous ne dirons rien du traitement du mutisme, parce qu'il faudrait entrer dans le domaine d'une foule d'affections différentes qui appartiennent à autant d'articles de ce dictionnaire.

Mydriase. Dilatation morbide de la pupille.

Myélite. Mot récent, inventé pour désigner l'inflammation de la moelle épinière.

Myopie. De *muô* fermer et de *ops* œil. Action de fermer les yeux. La myopie est un vice de la vue qui empêche de voir loin. Elle paraît dépendre de ce que la lumière étant trop réfractée, par suite de l'allongement du diamètre antéropostérieur de l'œil, le sommet du cône lumineux ne vient point tomber sur la rétine. Il n'y a qu'un moyen de remédier à ce vice et de rendre à la vue sa portée ordinaire, c'est l'usage des verres concaves.

Myrobolans. Fruits originaires de l'Inde et employés depuis un temps immémorial dans la médecine. On en distingue cinq espèces, les chébules, les citrins, les indiques, les bellerics, les amblics. Les myrobolans ont une saveur astringente très-marquée, et ils étaient employés comme purgatif doux.

Myrrhe. Gomme résine qui nous vient de l'Arabie et de l'Abyssinie, mais dont on ne connait pas positivement l'arbre. La myrrhe est un des médicamens les plus anciennement connus. Elle est tonique et stimulante. On l'a employée jadis comme activant les fonctions de l'estomac et de la matrice. On l'administre en poudre ou à l'état de teinture alcoholique.

Myrte. Plante de la famille des myrticées. C'est un arbre qui, dans les provinces méridionales de la France, en Italie et surtout dans le Levant, forme des bosquets touffus de quinze à vingt pieds d'élévation.

Autrefois le myrte était employé comme tonique et légèrement stimulant, dans les diverses espèces de catarrhes chroniques.

MYRTICÉES. Cette famille renferme non-seulement le myrte, mais encore la cannelle giroflée, le piment des Anglais, les clous de gérofle, le mélacénca leucadendron qui croît dans l'Inde et dont on extrait l'huile essentielle de cajepût, le grenadier, le goyavier et la jamron.

N.

NÆVUS. Taches de naissance que le vulgaire attribue à l'influence de l'imagination de la mère sur l'enfant renfermé dans son sein.

NARCOTIQUE. Adjectif servant à qualifier tous les médicamens qui provoquent l'assoupissement. (*Voyez* Opium.)

NARCOTISME. État morbide produit par les poisons narcotiques.

NASAL. Qui appartient au nez.

NASALES (Fosses). On donne ce nom aux deux cavités placées au-dessus de la bouche et dont les narines forment l'orifice externe. Les fosses nasales sont très-grandes, anfractueuses; elles sont séparées par une cloison médiane, et revêtues par une membrane muqueuse, molle, très-sensible, qui a reçu le nom particulier de membrane pituitaire, et sur laquelle vient s'épanouir le nerf de l'odorat. Elles communiquent au dehors par les narines, en arrière avec le pharynx par les arrière-narines, en avant et à la partie moyenne avec le canal lacrymal, par où s'écoulent les larmes.

NATRUM. Produit salin qu'on recueille dans quelques

lacs d'Égypte et qui est presque entièrement formé de sous-carbonate de soude. On prétend que les anciens Égyptiens en faisaient un grand usage pour la préparation des momies.

NAUSÉABOND. Qui cause des nausées.

NAUSÉE. Envie de vomir.

NAVET. *Brassica napus.* Plante de la famille des crucifères, du genre chou, dont la racine fournit un aliment d'une saveur douce et piquante. Le navet nourrit peu et sa digestion occasione beaucoup de vents.

NÉCROSE. Mortification des os.

NÈFLE. Fruit du *mespilus germanica.* Arbre de la famille des rosacées. Leur saveur astringente les a fait conseiller dans le traitement de la diarrhée. On ne peut les manger qu'après leur avoir fait subir un commencement de fermentation qui les amollit et qui leur donne une saveur douce.

NÉNUPHAR. *Nymphœa.* Plante de la famille des renonculacées selon les uns, et des papavéracées selon d'autres. Il y a le nénuphar blanc et le nénuphar jaune. Tous les deux croissent dans les étangs et au bord des rivières dont le cours est peu rapide. Leur racine est grosse comme le poignet, blanche, couverte d'écailles de distance en distance; elle contient beaucoup d'amidon, et elle pourrait par conséquent être employée pour l'alimentation. On lui attribuait autrefois des propriétés calmantes qui sont fort douteuses. Les fleurs développent une odeur faible mais agréable; leur eau distillée est encore regardée comme légèrement antispasmodique.

NEPENTHES. C'est le nom d'une plante qui, au dire d'Homère, avait la propriété de dissiper les chagrins, de calmer la colère et de faire oublier tous les maux. Les botanistes se sont exercés pour retrouver cette production végétale si précieuse. M. Virey pense que c'est l'*hyoscia-*

nus datura qu'on trouve en Égypte, et qui possède, en effet, une propriété calmante très-énergique. En dernier lieu, on a donné le nom de *nepenthes* à un genre de la famille des orchidées. C'est aussi le nom d'un volume de littérature contemporaine, échappé à la plume de M. Loève-Veymar, l'un de nos critiques les plus spirituels.

Néphrétique. Qui est relatif aux reins.

Néphrite. Inflammation des reins. Elle reconnaît pour cause l'abus des boissons alcoholiques, l'usage des cantharides et de diurétiques âcres, la présence d'un calcul dans le rein. Elle s'annonce par une douleur aiguë, lancinante, dans la région des lombes, qui se prolonge jusque dans l'aine et au testicule du côté malade. La quantité de l'urine est diminuée, le malade est en proie à une grande faiblesse, il ne peut se coucher que sur le dos. La soif est vive; il éprouve des nausées, des vomissemens; il rend continuellement des vents par la bouche, son pouls s'accélère, la chaleur de la peau s'accroît. Cette maladie marche rapidement; peu de jours suffisent pour amener la guérison ou la mort. On la traite par des saignées générales et locales, par des bains, des boissons et des lavemens adoucissans, par des cataplasmes et des fomentations émollientes sur les lombes et sur le ventre. Quand on a lieu de croire que l'inflammation du rein est due à la présence d'un calcul, il y a d'autres indications à remplir que le médecin seul peut déterminer.

Nerfs. On désigne ainsi des cordons blanchâtres qui prennent naissance aux diverses parties de l'encéphale, et qui vont se distribuer à la peau, aux organes des sens, aux muscles et aux vaisseaux. C'est par leur intermédiaire que les impressions venant des corps extérieurs sont transmises à l'encéphale; c'est aussi par eux que la volonté se distribue aux organes de la locomotion. On peut donc les regarder comme les agens de la sensibilité et des mouvemens, et Cullen a pu dire, jusqu'à un certain point, que les muscles n'étaient que les *extrémités mouvantes des nerfs.*

Les nerfs sont généralement cylindriques ; leur surface présente des rides transversales qui dépendent de l'allongement qu'ils éprouvent dans divers mouvemens; leur mode de terminaison aux organes où ils se distribuent est fort obscur; les uns pensent qu'ils s'identifient avec la substance de ces derniers, les autres disent que, ne pouvant être répandus dans tout l'organe à la fois, chacun d'eux est entouré d'une atmosphère nerveuse dans laquelle il étend son action, à peu près comme cela se voit dans les phénomènes électriques.

C'est dans les organes des sens qu'on rencontre le plus de nerfs et les plus gros. La vision et l'audition s'opèrent, comme nous le verrons, au moyen d'épanouissemens membraneux, entièrement formés de substance nerveuse. Après les sens viennent la peau, où le nombre des nerfs est considérable, surtout aux mains et aux lèvres; les membranes muqueuses, les muscles extérieurs, puis les intérieurs, les artères, les veines, où ils sont rares, enfin les vaisseaux lymphatiques, où leur existence n'est pas bien démontrée. Il est douteux que les autres parties, comme le tissu cellulaire, les membranes séreuses, les cartilages, les os, etc., soient pénétrées par des nerfs. Toutefois la sensibilité que ces divers tissus développent dans certains cas de maladie pourrait faire croire qu'ils n'en sont point dépourvus, mais que la mollesse et la ténuité de ceux qu'ils admettent les dérobent à nos yeux.

La sensibilité est développée dans les nerfs à un si haut degré, que leur irritation produit des douleurs atroces et détermine des contractions convulsives dans les muscles.

Leurs fonctions étant de conduire le sentiment et le mouvement, on a cherché s'il n'existait pas des nerfs particuliers pour chacune de ces actions; on n'a pas tardé à reconnaître qu'il y avait effectivement des nerfs exclusivement *sensoriaux*, des nerfs *moteurs*, et d'autres *mixtes*, comme tous ceux de la moelle épinière, qui se distribuent en même temps à la peau et aux muscles. Ce double usage des nerfs spinaux avait conduit à supposer qu'ils étaient composés de filets sensoriaux et de filets moteurs distincts; en effet, les expériences de plusieurs anatomistes, et notamment de Béclard, ont clairement démontré que la racine postérieure des nerfs spiraux est sensoriale, et que la racine antérieure est motrice.

On distingue les nerfs d'après leur origine, selon qu'ils naissent immédiatement du cerveau, de la protubérance cérébrale ou annulaire, et de la moelle soit allongée, soit épinière.

Le cerveau n'en fournit que deux, qui sont exclusivement sensoriaux : ce sont les olfactifs, qui se portent dans les fosses nasales, où ils vont constituer l'odorat, et les optiques, qui percent le sommet des orbites pour former l'organe de la vue.

La *protubérance annulaire* fournit six troncs principaux, qui se distribuent les uns aux muscles des yeux, les autres à la peau du visage. Un seul, le nerf *auditif*, exclusivement sensorial, va ramper dans l'oreille pour y effectuer l'audition.

La moelle allongée donne naissance à cinq nerfs seulement, parmi lesquels nous distinguerons le *nerf vague*, qui, se portant dans la poitrine et dans le bas-ventre, rencontre des filets sympathiques avec lesquels il s'unit, et établit ainsi une communication nouvelle entre la vie de relation et la vie de nutrition. Le nerf du goût tire aussi son origine de la moelle allongée.

Enfin Bichat ne compte dans la *moelle épinière* que dix-huit troncs nerveux, qui se distribuent à la fois à la peau, pour y constituer le toucher, et aux muscles, pour leur faire exécuter les mouvemens.

Nerprun. *Rhamnus catharticus*. Arbre de la famille des rhamnoïdes, dont les fruits globuleux et noirs fournissent un purgatif très-actif. Les habitans des campagnes s'en servent quelquefois pour se nettoyer le canal intestinal, mais il n'y a que les individus vigoureux qui doivent s'en permettre l'usage. On prépare dans les pharmacies un sirop fait avec la pulpe, que l'on mêle quelquefois à la dose d'une à deux onces dans une potion purgative.

Nerveux. Qui a rapport aux nerfs.

Névralgie. Douleur très-vive fixée sur le trajet du tronc ou des branches d'un nerf, et qui se manifeste par accès irréguliers ou périodiques. Les névralgies de la tête sont les plus fréquentes, et celles de la face les plus douloureuses. Beaucoup de moyens ont été tentés contre cette affection, mais sans qu'on puisse dire quel est celui qui mérite le plus de confiance. Les médecins purgent, font vomir, appliquent des emplâtres de toute sorte, et la névralgie n'en persiste pas moins. On a cependant obtenu dans ces derniers temps quelques succès de l'électropuncture. Ce moyen, joint aux dérivatifs, est encore le plus rationnel.

Névrilème. C'est le nom de l'enveloppe membraneuse des nerfs.

Névrose. Synonyme de maladie nerveuse. L'hypochondrie, la gastralgie, l'hystérie, sont des névroses. En général, ce qui distingue les maladies nerveuses ou les névroses des autres classes de maladies, c'est qu'elles se manifestent sans lésion sensible dans la structure des parties, et sans qu'il ait existé aucun agent matériel de leur production. Ces maladies sont toujours très-longues à guérir et fort ennuyeuses à traiter pour le médecin honnête. Le charlatan trouve dans les névroses les plus puissans moyens de succès. Ce sont les névroses qui ont fait la fortune passagère des magnétiseurs ; c'est aussi aux névroses que les sycophantes de l'homœopathie demandent la leur.

Nez. *Nasus* des Latins, *rin* des Grecs. On a prétendu que la direction du nez à droite, qu'on remarque chez quelques individus, est due à l'habitude qu'ils ont de se moucher de la main droite. (*Voyez* Rhinoplastie et Nasales.)

Nicotiane. (*Voyez* Tabac.)

Nitrate. Dénomination générique de tous les sels formés par l'acide nitrique. (*Voyez* Argent.) Le *blanc de fard* est un sous-nitrate de bismuth. Le salpêtre (sel de nitre, nitre), est un nitrate de potasse. (*Voyez* Potasse.)

Nitrique (Acide). Eau forte, esprit de nitre. Il se compose d'un volume d'azote et de deux volumes et demi d'oxygène. On ne le trouve jamais pur dans la nature. On le retire ordinairement du nitrate de potasse par la distillation. L'acide nitrique, étendu de beaucoup d'eau, constitue une limonade nitrique assez agréable et très-utile dans le traitement des hémorrhagies passives. Lorsqu'il est concentré, c'est un violent poison corrosif.

Nodosité. *Nodus*. On donne ce nom à certaines concrétions dures, qui se forment autour des articulations dans certains cas de goutte et de rhumatisme.

Noisette. Fruit du noisetier ou coudrier, qui peut remplacer les amandes dans la préparation des émulsions.

Noix. (*Voyez* Noyer.)

Noix vomique. On désigne ainsi les graines du *strychnos nux vomica*, arbre de grandeur moyenne qui croît aux Philippines. Ses graines contiennent un principe particulier auquel MM. Pelletier et Caventou ont donné le nom de *strychnine*, qui est un poison des plus violens, rangé par M. Orfila dans la classe des narcotico-âcres.

M. Fouquier est le premier qui ait employé les noix vomiques dans le traitement des paralysies. Il paraîtrait constant que dans certains cas il a obtenu de bons effets. Mais que de prudence il faut mettre dans leur emploi!

NOSTALGIE. Affection produite par le désir de revenir dans le pays natal. La nostalgie est une cause de maladie comme la tristesse et les chagrins, et non une maladie particulière.

NOUURE. Nom vulgaire du *rachitis*.

NOURRICE. *Nutrix*. Voici les conditions que le professeur Désormeaux voulait qu'on cherchât dans une nourrice: « Quant à l'âge, je pense, disait-il, qu'une femme de vingt à trente-cinq ou trente-six ans peut faire une très-bonne nourrice. Pour juger de la constitution, on a égard: 1° à la couleur des cheveux; celles qui sont brunes sont préférées à celles dont les cheveux sont d'un noir trop décidé, ou sont blonds ou roux, quoique ces dernières aient souvent beaucoup de lait, mais ce lait est séreux; 2° à l'embonpoint; on veut qu'il soit médiocre, et accompagné de la fraîcheur du coloris; 3° au bon état de la denture et des gencives; celles-ci doivent être fermes et vermeilles, les dents doivent être saines, d'un blanc qui ne tire pas sur le bleu ou le nacré; il est cependant à remarquer que dans certaines contrées les dents se détériorent de bonne heure, sans que leur altération soit l'indice d'une mauvaise santé; 4° à l'absence de la menstruation ou de toute espèce d'écoulement leucorrhoïque. On doit visiter avec soin, autant que la décence le permet, l'extérieur du corps, pour s'assurer qu'il n'existe aucune cicatrice ou empreinte qui indique l'existence actuelle ou antérieure d'une affection rachitique, scrophuleuse, herpétique, psorique ou syphilitique. Il faut aussi examiner avec soin l'enfant que cette femme allaite, surtout vers l'anus, les organes génitaux et l'intérieur de la bouche, car il est difficile qu'une femme infectée de syphilis ne la communique pas à l'enfant qu'elle a porté et qu'elle allaite. Les mamelles doivent être d'une grosseur moyenne, parsemées de veines bleuâtres. Dans celles qui sont très-volumineuses et très-chargées de graisse, et dans celles qui sont très-petites, la glande mammaire est trop peu développée pour sécréter une suffisante quantité de lait. Il arrive cependant assez souvent que des femmes dont les mamelles sont flasques et petites fournissent une grande quantité de bon lait. Les inégalités de l'aréole doivent être assez prononcées, le mamelon d'une longueur convenable pour être facilement saisi par l'enfant, pas trop volumineux, érectile et bien perméable au lait, ce dont on s'assure en demandant à la femme d'en tirer dans une cuillère. Le lait doit être d'un beau blanc tirant un peu sur le bleu, d'une saveur douce et sucrée, sans odeur, d'une consistance telle qu'en en mettant une goutte sur une surface polie, comme celle de l'ongle, d'une cuillère de métal, ou d'un vase de porcelaine, elle coule en formant une queue un peu allongée et laissant une légère trace blanchâtre. »

Noyer. *Nuglans regia*. Arbre de la famille des térébinthacées, dont on a fait dans ces derniers temps une famille à part sous le nom de famille des juglandées. Il est originaire de la Perse; ses feuilles et la partie charnue de son fruit développent une odeur aromatique très-forte, provoquant le mal de tête, et qui a fait dire qu'il serait dangereux de se reposer long-temps sous un noyer frappé des rayons du soleil. La décoction des feuilles et du *brou* est tonique et stimulante. Le brou sert à préparer une liqueur de table qui jouit de la propriété d'activer le travail de la digestion. L'amande contient moitié de son poids d'huile grasse qui à l'état récent peut remplacer l'huile d'amande douce.

Nuque. Partie postérieure du cou.

Nutation. Etat d'oscillation habituelle de la tête, qui s'observe principalement chez les vieillards.

Nutrition. Fonction par laquelle chaque organe, chaque partie d'organe, transforme en sa propre substance le principe nourrissant des alimens qui lui est apporté avec le sang artériel par la circulation. Il y a dans cette fonction deux phases assez distinctes, quoique inappréciables par nos sens : c'est la *composition* et la *décomposition*. Celle-ci élimine les matériaux usés ; celle-là assimile, absorbe les matériaux nouveaux ; quand ces deux actions sont bien balancées, chaque organe se maintient à son point de développement ; dans le cas contraire, il y a augmentation ou diminution du volume de l'organe. La fonction de nutrition a été exposée avec détail dans la *Gazette de santé*, tome II, page 152.

Nymphæa. (*Voyez* Nénuphar.)

Nymphomanie. Fureur utérine. Variété de l'aliénation mentale, caractérisée par un penchant violent à l'amour physique.

O.

Obésité. Embonpoint excessif. Ses causes principales sont l'immobilité et une nourriture succulente. Un régime sévère et l'exercice en sont les meilleurs remèdes. Voici deux faits curieux rapportés par Percy.

« Un chirurgien de Paris, appelé *Rhotonet*, ayant fait en 1718, par nécessité, à cause d'un étranglement insurmontable, l'opération d'un exomphale des plus considérables qui se soient jamais vus, à un homme extrêmement gras, et ayant été obligé de retrancher un paquet d'épiploon qui pesait huit livres treize onces, le bruit se répandit de toutes parts que cet homme avait été forcé de se faire dégraisser, et que, pour cet effet, le sieur Rhotonet lui avait ouvert le ventre et coupé la panne. On ne parla que de cette opération hardie et extraordinaire, dit Arnaud, dans les meilleures compagnies, dans les cercles des gens d'esprit, et parmi le peuple; mais personne ne la racontait telle qu'elle avait eu lieu, excepté les chirurgiens, qui se trouvaient sans cesse contredits lorsqu'ils voulaient en retracer les véritables circonstances, parce que des parens ou amis du malade, qui y avaient assisté, soutenaient qu'ils avaient vu couper la panne, et qu'ils l'avaient maniée eux-mêmes, après l'avoir étendue sur la table, etc.

« Ce fait, tout dénaturé qu'il était, ayant été connu dans toute l'Europe, un Hollandais, opulent et excessivement gras, se décida à se rendre à Paris pour s'y faire dégraisser à son tour. A quelques lieues de la capitale, il rencontra un seigneur français qui, ayant eu sa voiture cassée, en attendait une autre pour continuer sa route. L'étranger lui offrit une place dans la sienne. Chemin faisant, il raconta à son compagnon le motif de son voyage. Effrayé de la témérité et du péril d'une semblable cure, le gentilhomme imagina un autre moyen de guérison. A peine arrivé, il courut solliciter une lettre de cachet pour faire conduire à la Bastille le Hollandais, qui y resta prisonnier pendant deux mois, au pain et à l'eau, et sans correspondre avec qui que ce fût. Au bout de ce temps, devenu leste et très-maigre, il fut élargi, et se croyant redevable de sa liberté précisément à celui qui l'en avait fait priver, il alla l'en remercier et réclamer en même temps, auprès de lui, contre l'acte arbitraire dont il avait été l'objet. C'est moi, lui dit le personnage, qui vous ai fait enfermer et tenir à une diète si sévère. Vous étiez venu à Paris pour vous faire dégraisser, j'ai voulu être votre dégraisseur, et vous voyez que j'ai réussi au-delà même de vos espérances.

« Ce conte rappelle le tour joué assez heureusement à un gras prieur qui, voulant absolument qu'on le dégraissât, fut claquemuré pendant vingt jours dans une chambre écartée, où il n'eut pour toute nourriture que de l'eau dont on lui avait fait une abondante provision, et les miettes et bribes qu'à force de sauter et de s'escrimer, une vieille lame de sabre à la main, il parvenait à détacher d'une grosse miche de pain bis, pendue par son centre, avec une chaîne de fer, à un plafond très-élevé. Le dégraissement de ce moine fut aussi complet que celui du Hollandais. Mais on conviendra que l'un et l'autre pouvaient, dans cette épreuve, contracter une maladie mortelle, car la resorption précipitée de la graisse ne peut être sans danger. Il y a des diarrhées adipeuses qui tuent assez promptement; c'est ce qu'on voit dans les chevaux qui périssent, comme on dit, de gras fondu. »

Oblique. On donne ce nom à certains muscles qui ont une direction oblique par rapport au plan qui divise le corps en deux moitiés égales et symétriques.

Obstruction. On confondait autrefois sous ce nom une foule d'affections très-diverses dans lesquelles le volume de l'organe est augmenté, et qu'on attribuait à l'engorgement des canaux circulatoires.

Occipital. Os impair, aplati, situé à la partie postérieure et inférieure du crâne. On y remarque un grand trou ovalaire destiné à donner passage à la moelle épinière. Cet os s'articule avec les pariétaux, avec les temporaux, le sphénoïde et la première vertèbre du cou. Sa face interne loge la partie inférieure du cervelet et les lobes postérieurs des hémisphères cérébraux.

Occipito-frontal. Muscle qui s'étend de l'occipital au frontal ou coronal. Il est peu charnu et très-plat; c'est à sa contraction qu'est dû le froncement en travers de la peau du front.

Odeur. Particules les plus subtiles des corps qui jouissent de la propriété d'affecter la membrane pituitaire et de produire la sensation de l'odorat. La physique et la chimie des odeurs sont encore à créer, et les parfumeurs les plus renommés ne sont que des gens de routine. On a tenté à plusieurs reprises la classification des odeurs, mais ni Linnée, ni Fourcroy, ni Lorry, n'ont rien fait de satisfaisant à cet égard. L'action des odeurs sur l'économie animale détermine des effets différens, selon la sensibilité des personnes. On cite même des cas où l'odeur d'une substance empoisonnée aurait causé la mort. Les récits qu'on en fait nous semblent bien peu croyables. Clément VII fut, dit-on, tué par les vapeurs d'une torche qu'on portait devant lui; mais celui qui la portait, ceux qui entouraient le pape, on ne dit pas qu'ils en aient souffert : le narrateur n'ayant pas besoin de les tuer, les a laissés vivre. Il y a un autre fait qu'on aime beaucoup à citer et qui n'est pas moins absurde que le précédent. C'est celui d'une reine de l'Inde qui, au rapport d'un ouvrage arabe qu'on suppose traduit d'Aristote, aurait donné à Alexandre une jeune fille de la plus grande beauté, nourrie dès son enfance du venin des serpens, et qui par conséquent tuait par ses embrassemens. Il faut en dire autant des gants et des collets parfumés que le Florentin René vendit à la mère de Henri IV, Jeanne d'Albret, et qui la tuèrent. Il n'existe pas de poison assez subtil pour agir dans des circonstances semblables à celles qui durent accompagner tous les faits que nous venons de citer. Il est dangereux de respirer l'arsenic, mais son odeur alliacée le décèle et ne permet pas qu'on le mêle à des parfums. D'ailleurs, ce n'a jamais été l'odeur de l'arsenic elle-même qui a pu déterminer la mort, mais les particules très-fines qui voltigent dans l'air quand on le met en poudre, et qui viennent affecter la membrane pituitaire de celui qui manie le pilon sans précaution. L'acide hydrocyanique est encore un poison très-subtil lorsqu'il est bien concentré; mais exposez-le à l'air libre, et en peu d'instans il aura absorbé assez de vapeur d'eau pour perdre sensiblement de son énergie et rendre impossible tout empoisonnement merveilleux.

L'abus des parfums peut donner naissance à toutes les névroses. (Rostan.)

Odontalgie, de *odous* dent, et de *algeô* je souffre. Douleur de dents. Cette affection peut être due à un grand nombre de causes. Les principales sont la destruction des différentes parties de la dent, un état rhumatismal, goutteux, inflammatoire, catarrhal et nerveux. L'odontalgie nerveuse est la plus fréquente et la plus fâcheuse; elle survient sans symptôme local, envahit quelquefois plusieurs dents dont l'extraction donne à la douleur une nouvelle force, bien loin de la calmer. Lorsque la personne qui en est affectée jouit d'une bonne constitution, qu'il y a pléthore générale ou locale, on tire un peu de sang avec la lancette ou les sangsues, et on prend quelques purgatifs légers; on applique des fomentations émollientes et narcotiques, et on se soumet à la diète lactée et à l'usage des alimens froids. Si la personne est faible, délicate, plus nerveuse que pléthorique, les émissions sanguines seraient nuisibles; il faut avoir recours aux boissons toniques, aromatiques, amères, au quinquina même, qui réussit toujours quand la douleur revient à des intervalles réguliers. (Marjolin.) Au reste, le traitement de cette dernière espèce d'odontalgie rentre tout-à-fait dans le traitement des névralgies. (*Voyez* Dent et Névralgie.)

Odorat. Ce sens a pour fonction de nous faire apprécier cette qualité des corps qu'on appelle leur *odeur*. Son utilité immédiate consiste à nous faire juger de la qualité de l'air qui entre dans nos poumons et de celle des alimens. C'est pour cela qu'il est placé à l'entrée de l'organe respiratoire, et au-dessus de la bouche, comme une sentinelle avancée pour surveiller tout ce qui doit y entrer. Cette théorie de l'utilité physique de l'odorat n'est pas d'une exactitude rigoureuse si on l'applique à l'homme uniquement, mais si on considère le sens de l'odorat dans une portion de la série animale, on verra que les déterminations instinctives qu'il produit sont d'autant moins sûres, que l'animal se rapproche plus de l'homme par son organisation. Les sens de l'odorat et celui du goût sont des guides fidèles et sûrs pour le chien, tandis que l'homme trouve à certains poisons des saveurs et des odeurs agréables. La nature, dit M. Adelon, a voulu nous priver de ces lumières instinctives, pour nous faire déployer plus complètement cette puissance d'observation dont elle a fait le caractère de notre intelligence. L'odorat a son siége spécial à la partie supérieure des fosses nasales. Si on empêche l'air d'y arriver en respirant par la bouche, la sensation n'a pas lieu; elle est très-forte, au contraire, si on dirige, à l'aide d'un tube, le corps odorant vers la voûte des fosses nasales.

OEdème, de *oïdeô* je suis enflé. Hydropisie du tissu cellulaire. (*Voyez* Hydropisie.) On reconnaît un gonflement œdémateux aux signes suivans : ce gonflement est mou, pâle, indolent; il cède sous le doigt, et en conserve l'impression pendant quelque temps.

OEil. Organe de la vision. On a comparé l'œil à une lunette; la ressemblance est manifeste à beaucoup d'égards. Une lunette se compose d'une charpente disposée en cylindre, à laquelle viennent s'adapter, en se plaçant de champ, plusieurs verres réfringens. L'intérieur du cylindre est peint en noir, pour que les rayons lumineux qui peuvent tomber sur ses parois ne soient point réfléchis. Il y a, en outre, une cloison placée en travers et percée d'un trou dans son milieu, à laquelle on a donné le nom de *diaphragme*. Le diaphragme a pour usage de diriger les rayons lumineux sur le foyer du verre.

Ces circonstances diverses se trouvent réunies dans la disposition du globe de l'œil. Sa charpente n'est pas cylindrique; elle a la forme d'une sphère et se compose de trois feuillets.

Le plus extérieur, qui en est même temps le plus épais, porte le nom de *sclérotique*. Cette membrane forme les quatre cinquièmes du globe de l'œil. Elle est opaque; sa partie antérieure offre une ouverture arrondie, d'un diamètre de six lignes environ, destinée à recevoir le premier corps réfringent qui s'enchâssera dans cette ouverture, de la même manière à peu près que le verre d'une montre s'enchâsse dans le cercle qui le contient.

Le second feuillet de la charpente porte le nom de *choroïde*, il tapisse la surface intérieure de la *sclérotique*. La *choroïde* est couverte d'un enduit noirâtre, dont l'usage dans l'œil est évidemment analogue à celui de la couleur noire de l'intérieur de la lunette. Cette membrane n'est pas tout-à-fait aussi étendue en avant que la *sclérotique* à laquelle elle est unie. Elle vient se terminer à une ligne et demie environ de son ouverture antérieure; le grand vide qu'elle laisse est fermé par une cloison diaphragmatique qui porte le nom d'*iris*.

Enfin, le troisième feuillet est la *rétine*, qui ne fait point, à la vérité, partie intégrante de la charpente de l'œil, mais qui s'étale dans l'intérieur de la choroïde, comme si elle en voulait fortifier les parois. La rétine est pulpeuse, très-molle, très-mince, transparente et formée évidemment de la substance médullaire du cerveau, dont elle est une dépendance. La rétine correspond dans tous ses points à la choroïde. Telle est la charpente de l'œil; voyons maintenant quelles sont la forme et la disposition de ses verres.

En procédant d'avant en arrière, nous trouvons d'abord la *cornée*, qui occupe la grande ouverture de la sclérotique; elle est transparente, circulaire, convexe en devant, concave en arrière, et d'un diamètre de sept lignes à sept lignes et demie environ.

Immédiatement après la cornée vient une humeur limpide, dont la quantité varie de quatre à six grains; sa ressemblance avec l'eau lui a fait donner le nom d'*humeur aqueuse*. Elle est retenue, en son lieu, par une membrane très-déliée.

Derrière l'*humeur aqueuse* se trouve le cristallin, corps lenticulaire, ayant quatre lignes de diamètre et deux d'épaisseur. C'est une lentille, dont la face postérieure est plus convexe que l'antérieure; elle est parfaitement transparente, composée de deux couches, dont l'une extérieure, molle, est facile à enlever, l'autre centrale, plus compacte, est formée de lames concentriques superposées.

Le cristallin repose sur le *corps vitré*, nouveau milieu dont la figure est sphérique, déprimée et concave en devant, à l'endroit où il correspond avec le cristallin. Sa consistance est gélatineuse. L'*humeur vitrée* qui le forme est un fluide limpide très-soluble dans l'eau, contenu dans les cellules d'une membrane très-mince et transparente, qui a reçu le nom de membrane *hyaloïde*. Le corps vitré est embrassé dans tous ses points, excepté à sa partie antérieure, par la *rétine*; il remplit, par conséquent, dans le globe de l'œil, tout l'espace que n'occupent pas les autres milieux.

Entre le cristallin et la cornée transparente, nous

avons vu qu'il existe un espace où réside l'*humeur aqueuse*. C'est là que se trouve aussi l'*iris*, cloison vasculaire et nerveuse percée dans son centre d'une ouverture ronde qui s'agrandit et diminue sous l'influence de la lumière, et qu'on nomme *pupille*. L'iris remplit ici d'une manière toute particulière l'usage du diaphragme de la lunette.

L'œil, situé à l'extérieur et à la partie supérieure de la face, est par sa position exposé à de nombreuses altérations; aussi la nature a-t-elle pris les plus grandes précautions pour l'en garantir. Divers organes, disposés autour de celui qui accomplit la vision, servent, les uns à entretenir son poli, les autres à le soustraire, soit à l'influence d'une lumière trop vive, soit à l'action de l'air, et à le défendre des atteintes extérieures.

Ces parties, que Haller appelait *tutamina oculi*, sont d'abord les *orbites*, cavités irrégulièrement conoïdes, à la base desquelles le globe de l'œil se trouve logé. Elles sont assez larges pour permettre des insertions aux muscles destinés à le mouvoir. Leur sommet, percé d'un trou pour le passage du *nerf optique*, dont l'épanouissement va former la rétine, est en outre garni d'une quantité très-abondante de tissu cellulaire qui y forme un coussinet sur lequel le globe de l'œil repose en arrière. Leur base, qui est en avant, est coupée obliquement, disposition qui agrandit singulièrement le champ de la vision, en ce que les mouvemens de la tête ne sont pas toujours nécessaires pour voir les objets qui se trouvent à nos côtés. Les cavités orbitaires sont formées par des os très-résistans, et le globe de l'œil en est d'autant mieux protégé, que leurs bords s'avancent sur les côtés et à la partie supérieure, pour constituer des angles saillans qui, par leur relief consistant, repoussent nécessairement les violences extérieures.

Pour soustraire les yeux, organes délicats de la lumière,

à la trop grande excitation, la nature a tendu, devant la partie antérieure de leur globe, deux voiles mobiles désignés sous le nom de *paupières*. L'écartement qui les sépare est pris le plus souvent, mais sans raison, pour mesure de la grandeur de l'œil. Leur bord libre est épais, résistant, garni de poils durs et solides, d'une couleur analogue à celle des cheveux, et dont l'usage est d'empêcher que des insectes ou d'autres corps légers, voltigeant dans l'atmosphère, viennent s'insinuer entre le globe de l'œil et les voiles qui le recouvrent. Les cils de la paupière supérieure sont recourbés, leur convexité est en bas; les cils de la paupière inférieure sont disposés en sens inverse. Il résulte de là que lorsque les paupières sont rapprochées, les cils forment une espèce de grille qui ne laisse passer qu'une certaine quantité de lumière à la fois. Dans l'épaisseur des paupières on trouve aussi des follicules qui sécrètent une matière onctueuse dont l'usage principal est de favoriser les frottemens de ces voiles sur le globe de l'œil. Lorsque cette humeur est abondante, elle constitue la chassie.

La partie interne des paupières est tapissée par la conjonctive, membrane muqueuse qui se réfléchit sur le globe de l'œil jusqu'à la circonférence de la cornée. Elle unit ce globe aux paupières, mais comme elle a plus d'étendue que les surfaces qu'elle recouvre, elle n'empêche pas les mouvemens de l'œil. L'inflammation de cette membrane constitue les ophthalmies.

Il entre encore dans les parties protectrices de l'œil un autre appareil compliqué, dont l'usage est assez important relativement au mécanisme de la vision. C'est l'appareil lacrymal. (*Voyez* Larmes.)

La théorie de la vision repose entièrement sur la théorie de la lumière et s'explique par les lois de la réfraction. Pour s'en rendre compte, il est bon de suivre un rayon lumineux dans son trajet à travers les divers milieux de l'œil.

Les rayons lumineux qui tombent sur la surface de la cornée transparente peuvent seuls servir à la vision; mais comme cette membrane est très-polie, elle en réfléchit quelques-uns qui contribuent à former le brillant de l'œil. Par sa configuration convexe et par son peu d'épaisseur, la cornée rapproche les rayons de l'axe du faisceau et accroît ainsi l'intensité de la lumière qui la traverse.

Le faisceau lumineux se trouve dans l'humeur aqueuse; ce nouveau milieu étant plus dense que l'air, les rayons y divergent moins. Si leur éclat est trop vif, l'iris, en se contractant, diminue la grandeur de la pupille, et une grande partie des rayons lumineux tombent sur ce diaphragme, qui les réfléchit à travers la cornée et vient faire connaître au-dehors sa couleur.

Le cristallin, en raison de sa forme lenticulaire, rassemble tous les rayons sur un point déterminé de la rétine, après avoir traversé préalablement le *corps vitré*, qui, moins dense que cette lentille, conserve aux rayons lumineux l'effet de réfraction qu'elle a produit. Relativement au cristallin, M. Magendie pense que la lumière qui passe près de sa circonférence est réfractée d'une autre manière que la lumière qui passe par le centre, et que les mouvemens de resserrement et d'agrandissement de la pupille doivent avoir sur le mécanisme de la vision une influence particulière. La densité, plus grande au centre du cristallin qu'à sa circonférence, rend cette opinion vraisemblable.

Quant au *corps vitré*, dont l'effet est presque nul sur les rayons lumineux, son véritable et son plus important usage est de faire que la rétine ait une étendue considérable, et que le champ de la vision soit ainsi agrandi.

Les rayons lumineux viennent donc figurer dans l'œil un cône, dont la base correspond à la cornée, et le sommet à un point de la rétine. Ce point diffère selon la position que l'objet extérieur affecte à l'égard de l'œil, de sorte que les faisceaux lumineux qui partent d'un point placé à la hauteur du centre de l'œil viendront occuper le centre de la rétine, et que ceux qui partent d'un point quelconque plus élevé se rendront dans sa partie inférieure, tandis que ceux qui viendront d'en bas occuperont la partie supérieure de cette membrane.

Il suivrait de là que les cônes lumineux envoyés par tous les points d'un objet viendraient se croiser dans l'intérieur de l'œil, de manière à former sur la rétine une image renversée de l'objet opposé à l'œil : c'est ce que l'on pense assez généralement, d'après des expériences qui ont été répétées par M. Magendie. Mais pourquoi, les images se peignant à l'inverse sur notre rétine, voyons-nous les objets droits et dans la position qu'ils affectent réellement au-dehors de nous? Voici comment George Berkley, évêque de Cloyne, explique un pareil phénomène.

« Quoique l'image de l'objet soit effectivement tracée au fond de l'œil dans une situation renversée, cependant l'âme doit naturellement, et sans le secours d'aucune expérience, les redresser, c'est-à-dire voir en haut l'extrémité supérieure, et voir en bas l'extrémité inférieure; et en effet ces termes de haut et de bas sont des termes relatifs, et qui n'ont de valeur que par le terme auquel nous les comparons, c'est-à-dire que nous jugeons en haut tout ce qui correspond à la voûte céleste, et en bas tout ce qui répond à la terre. Or, il est bien évident que le ciel se peint dans la partie inférieure du fond de l'œil, et que la terre se peint dans la partie supérieure; dès lors, nous rapportons à la voûte céleste l'extrémité de l'objet qui se peint dans la partie inférieure de l'œil, et nous rapportons à la terre l'extrémité qui se peint dans la partie la plus supérieure, c'est-à-dire que nous établissons naturellement entre ces deux extrémités la relation qu'elles ont, et que nous situons l'objet tel qu'il est réellement. »

La rétine est la partie de l'œil qui reçoit l'impression pour la transmettre au cerveau par le moyen du nerf optique, dont elle n'est qu'un épanouissement; la paralysie de cette membrane entraîne toujours la perte totale de la vue. Ce n'est point par un simple contact que la lumière agit sur la rétine, elle pénètre son tissu demi-transparent, et arrive sur la choroïde, dont l'enduit noirâtre est chargé d'en absorber les rayons.

D'après ce que nous venons de dire sur le mécanisme de la vision, il est aisé de voir qu'elle ne peut s'effectuer que sous certaines conditions indispensables.

D'abord il faut que l'objet soit éclairé dans une certaine proportion, en-deçà de laquelle il n'ébranle pas suffisamment la rétine; s'il envoie une trop grande quantité de rayons lumineux, il produit un éblouissement qui empêche tout-à-fait la vision, comme cela arrive lorsque l'on veut fixer le disque du soleil.

La seconde condition, c'est que le passage des rayons lumineux à travers les milieux de l'œil ne soit point interrompu, comme cela a lieu dans les taies qui rendent la cornée opaque, ou dans la cataracte, maladie par laquelle la transparence du cristallin est troublée, de même que dans la jaunisse, qui, colorant les humeurs de l'œil en jaune, fait voir au malade une teinte de la même couleur sur tous les objets qui l'entourent.

Il faut encore que chacun des cônes lumineux que l'objet regardé envoie, réunisse ses rayons précisément sur la rétine. Lorsque le foyer de ces rayons se trouve en deçà ou bien en delà, il y a confusion. Les personnes affectées de myopie ont la cornée et le cristallin trop convexès, la force réfringente de ces milieux étant, par conséquent, plus grande, les rayons de chaque cône se réunissent et se croisent avant de tomber sur la rétine; d'où la nécessité des verres concaves, qui, imprimant un certain degré de divergence aux rayons de chaque cône, avant qu'ils tombent sur la cornée, les empêchent de se réunir trop tôt vers le fond de l'œil. Mais, si les yeux sont affaissés par la sécheresse des membranes ou la diminution des humeurs, accident ordinaire aux vieillards et aux presbytes, les rayons de chaque cône n'ayant plus le degré de convergence nécessaire, ne se trouvent pas encore réunis, lorsqu'ils arrivent sur la rétine. Cet inconvénient disparaît par l'usage des verres convexes, qui, donnant aux rayons le degré de convergence qu'ils ne peuvent pas recevoir dans l'œil, les forcent à se réunir exactement sur la rétine.

Beaucoup de myopes finissent par ne plus avoir besoin de verres; le dessèchement des membranes et la diminution des humeurs par les progrès de l'âge effacent la convexité de l'œil et font sur eux un effet contraire à celui qui a lieu chez les personnes dont le globe de l'œil était d'abord bien conformé.

Le point de distance auquel les objets s'aperçoivent distinctement se nomme le *point visuel*; il est plus ou moins éloigné de l'œil, selon le degré de convexité de cet organe; très-rapproché chez les myopes, il est, au contraire, à une assez grande distance de l'œil chez les presbytes. On a voulu expliquer comment il peut se faire que l'œil s'accommode jusqu'à un certain point à des distances autres que celle du point visuel; on a crû en trouver la raison dans les mouvemens de dilatation et de resserrement de la pupille. En effet, lorsqu'on regarde un objet très-éloigné, l'iris se contracte, et cette ouverture est agrandie; le contraire a lieu lorsque l'objet est très-rapproché. Il résulte de là que, dans les deux cas, la rétine reçoit un nombre de rayons suffisant pour effectuer la vision. Mais, malgré la dilatation de la pupille, il est toujours un degré d'éloignement auquel l'objet ne peut plus être aperçu.

Il est une dernière circonstance essentielle pour que la vision s'effectue, c'est un juste degré de sensibilité dans la rétine, qui reçoit l'impression des corps, et dans le nerf optique, qui transmet cette impression au cerveau. Lorsque cette sensibilité est trop grande, l'œil supportant difficilement l'impression de la lumière, on ne peut voir les objets que dans un jour très-affaibli. Ceux qui sont atteints de cette affection, qui a reçu le nom de *nyctalopie*, jouissent de la faculté de voir au milieu des ténèbres, la plus petite quantité de rayons étant suffisante pour ébranler leur organe. Lorsque cette sensibilité est obtuse, les malades ne peuvent voir qu'au grand jour. Cette affection est très-commune dans les pays froids, habituellement couverts de neige; elle est souvent un symptôme précurseur de la goutte-sereine. (*Voyez* Amaurose.)

L'action des deux yeux est nécessaire pour que la vision soit parfaite, aussi les mouvemens qu'ils exécutent dans leurs orbites sont-ils toujours simultanés. Lorsque, par quelque cause, cette correspondance d'action entre les muscles qui servent à les mouvoir se trouve détruite, alors, les axes des deux yeux n'étant plus parallèles, l'individu est affecté de *strabisme*, il louche. Une force inégale des muscles de l'œil est une des causes les plus ordinaires de cette affection.

OEnanthe. Nom donné à un genre de plantes de la famille des ombellifères. Plusieurs espèces sont vénéneuses, et notamment l'œnanthe safranée, *crocata*, qui habite les lieux marécageux, les étangs, les prairies basses et humides, et dont les racines, semblables à des carrottes, ont été souvent funestes à l'homme aussi bien qu'aux bestiaux.

OEsophage, *gula* des Latins, *oisophagos* des Grecs; de *oió* je porte, et de *phagô* je mange (*porte-manger*). C'est le conduit cylindrique qui s'étend de l'arrière-bouche ou pharynx jusqu'à l'orifice cardiaque de l'estomac, et par lequel les alimens sont conduits dans ce viscère.

Oignon. *Allium cepa.* Plante de la famille des liliacées, du genre *ail.* La pulpe d'oignon cuite forme un excellent topique émollient et résolutif, très-utile dans la guérison des tumeurs inflammatoires. L'oignon contient : 1° une huile volatile blanche, âcre, et tenant du soufre en dissolution; 2° une matière analogue au gluten de la farine; 3° du sucre, du mucilage, de l'acide phosphorique et de la chaux. La cuisson fait disparaître l'huile et concentre les principes gommeux et sucré. Son usage trop fréquent produit des éructations et laisse dans l'arrière-bouche un goût désagréable.

Olécrane. Éminence qui se trouve à l'extrémité supérieure du cubitus. Elle forme le coude et devient très-saillante pendant la flexion de l'avant-bras.

Oléosaccharum. Mélange de sucre et d'une huile volatile.

Olfactif. Qui a rapport à l'odorat.

Ombellifères. Famille de plantes qui tire son nom de la disposition générale de ses fleurs, qui, dans le plus grand nombre d'espèces, forment des ombelles (ombrelle, parasol). Elle renferme à la fois des plantes essentiellement vénéneuses, telles que les ciguës, les œnanthes, etc.; des médicamens énergiques, comme l'assa fœtida, la gomme ammoniaque, le cumin, l'anis, le fenouil, etc.; et des alimens, tels que la carotte, le panais, le céleri, le cerfeuil, le persil, etc. Les ombellifères contiennent deux principes : une huile volatile qui est la source de leur arôme, et un principe extractif nauséabond. Les ombellifères dans lesquelles l'arôme domine sont sans danger, les autres sont presque toujours vénéneuses.

Ombilic. Cicatrice qu'on remarque au milieu de l'abdomen, et qui résulte de l'oblitération de l'ouverture par laquelle passent les parties qui constituent le cordon ombilical du fœtus.

Omoplate. Os d'une forme triangulaire, large, aplati, situé à la partie postérieure de l'épaule. Il s'articule avec la clavicule et l'humérus. (*Voyez* pl. I, 18, et pl. II, 4.)

Onanisme. C'est à la religion et à la morale qu'il faut demander des remèdes contre cette maladie de l'âme, sur laquelle les médicamens n'ont aucun pouvoir.

Onction. Les onctions consistent à frotter une partie doucement et avec un corps gras et huileux. Elles diffèrent des frictions en ce que ces dernières ont toujours pour objet d'irriter plus ou moins la peau, et même d'exciter les organes qui lui sont sous-jacens.

Ongle. *Unguis* des Latins, *onux* des Grecs. Les ongles ont pour objet de soutenir la pulpe des doigts contre l'impression des corps durs. Aux mains, il faut les conserver assez longs pour que l'extrémité du doigt s'y appuie complètement et ne se renverse pas; la sensation du toucher en est bien plus délicate et plus précise. Les ongles des pieds servent surtout à affermir le pied sur le sol pendant la marche.

Onguent. C'est un médicament composé de corps gras et résineux, et d'une consistance assez molle pour se liquéfier à la température du corps. Les emplâtres sont plus fermes et les pommades plus molles. On ne s'en sert que comme topique; la chirurgie moderne, mieux éclairée, en a beaucoup restreint l'usage.

Opération. C'est le mode de traitement le plus efficace et le plus énergique de certaines maladies. Toute opération a pour but de remplir l'une des quatre indications suivantes : 1° diviser des parties réunies ; 2° réunir des parties qui ne doivent pas être divisées ; 3° extraire des corps étrangers ou des produits qui en tiennent lieu et dont la présence est une cause de maladie ; 4° ajouter artificiellement des organes absens.

Ophthalmie. Inflammation de la membrane muqueuse de l'œil (conjonctive). Des substances irritantes, des corps étrangers mis en contact avec cette membrane, l'impression d'un froid vif et subit, le virus de la rougeole, de la petite-vérole, de la syphilis, etc., en sont les causes déterminantes les plus fréquentes. L'œil devient rouge, chaud ; la douleur est semblable à celle que produirait un grain de sable placé sous la paupière ; les larmes sont plus abondantes et âcres ; les cils sont agglutinés par une matière visqueuse et jaunâtre ; l'impression de la lumière est pénible : rarement cette maladie produit de la fièvre. Tous ces symptômes sont plus ou moins violens, selon l'intensité de la maladie. Dans l'ophthalmie légère, des collyres adoucissans, préparés avec de l'eau de mélilot, de plantain, des fleurs de mauve, de sureau, des bains de pieds irritans, l'éloignement de toute lumière vive, suffisent pour la guérison. Si la maladie se prolonge, on a recours aux lotions astringentes, telles que l'eau de rose avec addition de quelques grains de sulfate de zinc ou d'acétate de plomb, aux sangsues sur les tempes, aux vésicatoires derrière les oreilles.

Si la maladie est plus intense, il faut avoir recours aux saignées générales, aux purgatifs, et dans quelques cas aux scarifications de la conjonctive qui se boursouffle ; et à une diète sévère.

Il y a une espèce d'ophthalmie aiguë qui survient subitement chez les individus atteints de blennorrhagie ; dans ce cas, il faut se hâter de provoquer la blennorrhagie supprimée, en introduisant dans le canal de l'urètre une sonde comme moyen d'irritation de ce canal, laquelle étant rétablie, suffit presque toujours pour faire disparaître la maladie de l'œil, qu'il faut traiter d'ailleurs par les mêmes moyens que l'ophthalmie aiguë.

Quand l'ophthalmie passe à l'état chronique, il est très-difficile de la guérir, parce que très-souvent alors elle est entretenue par un vice dartreux, scrophuleux ou scorbutique, qu'il faut détruire pour obtenir une guérison durable. Quelquefois aussi elle est due à un état de faiblesse de la conjonctive, qu'on dissipe par des collyres astringens et aromatiques, et, quand ceux-ci ne suffisent pas, par l'application d'un vésicatoire et même d'un séton à la nuque.

Il y a en Égypte une espèce d'ophthalmie qui paraît y être endémique et qui attaque à la fois les hommes et les animaux. Beaucoup de soldats de l'armée française en furent atteints; on s'accorde généralement à attribuer cette affection à l'action d'un air brûlant, d'une lumière éclatante rendue plus vive par les sables blanchâtres de ce pays; il faut y ajouter la présence continuelle d'une poussière fine qui s'élève sans cesse de ces sables et qui s'insinue entre le globe de l'œil et les paupières.

Opium. Suc laiteux qu'on extrait par des incisions des tiges du pavot blanc après la floraison. Ce médicament si précieux, connu de la plus haute antiquité, nous vient de la Perse et de l'Égypte par Marseille, où il est fréquemment sophistiqué par l'addition de substances étrangères destinées à en augmenter le poids. On s'est beaucoup occupé et l'on s'occupe encore de son analyse. Le résultat le plus positif des travaux des chimistes à cet égard, c'est la découverte d'une substance alcaline particulière, la *morphine*, à laquelle l'opium paraît devoir ses qualités médicinales et vénéneuses. La morphine, à l'état de pureté, se dissout difficilement. Si on la combine avec un acide quelconque, elle forme un sel qui se dissout très-bien et qui agit avec la plus grande énergie. Quand la découverte de la morphine fut bien constatée, on crut que son usage remplacerait celui de toutes les autres préparations d'opium : il n'en a point été ainsi, et les observateurs judicieux ont fort bien remarqué, à propos de l'opium comme pour bien d'autres substances, que les produits naturels l'emportent fréquemment sur ceux que l'art a obtenus, sans qu'on puisse dire pourquoi; le fait est que les anciennes préparations opiacées, dans lesquelles l'opium entre en substance et sans qu'on ait fait acception de tel ou tel principe, n'ont pas vu leur efficacité effacée par les vertus des sels de morphine.

L'opium exerce sur l'économie animale une action triple : 1° il émousse et pervertit la sensibilité, et il provoque un état de calme et de somnolence; 2° il diminue les sécrétions, particulièrement celles des membranes muqueuses; 3° il active les fonctions de la peau et il favorise la transpiration insensible et la sueur. C'est à ce second effet de l'opium qu'il faut rapporter le succès de tous ces pectoraux vendus au public à force de charlatanisme, et dont toute l'activité repose sur une quantité plus ou moins grande de cette substance. L'opium diminue en effet l'expectoration, il calme la toux ; mais si malheureusement celui qui a recours aux pâtes, aux sirops, aux tablettes pectorales, est d'un tempérament sanguin, par l'usage inconsidéré de ces drogues, il s'expose à des congestions locales qui peuvent devenir très-aisément mortelles. (Pour les effets vénéneux de l'opium, *voyez* Poison.)

Optique. Qui est relatif à l'œil ou à la vision. Les nerfs optiques sont deux cordons blanchâtres qui partent du cerveau et qui, pénétrant dans le globe de l'œil, s'y épanouissent sous la forme d'une membrane qui a reçu le nom de *rétine*. (*Voyez* OEil.)

Or. Métal précieux, objet des travaux des alchimistes qui en voulaient faire une panacée. Dans ces derniers temps, M. Chrétien a appliqué quelques-uns de ses composés au traitement de la syphilis. Il s'est servi principalement du sel connu sous le nom d'hydrochlorate d'or. (*Voyez* Syphilis.)

Oranger. Toutes les parties de ce bel arbre, à l'exception de la pulpe du fruit, contiennent de l'huile volatile qui leur donne une odeur aromatique très-agréable. L'odeur suave des fleurs se concentre par la distillation et donne lieu à l'eau de fleurs d'oranger, qui jouit de propriétés antispasmodiques incontestables. L'écorce des fruits contient beaucoup d'huile volatile qui sert à la préparation du curaçao, et qui est manifestement tonique et excitante. La pulpe contient un liquide, acide comme le citron quand l'orange n'est pas mûre, et propre aux mêmes usages; en son état de maturité, le sucre abondant qu'elle contient masque complètement la saveur de l'acide citrique. Le suc de l'orange est très-utile dans toutes les maladies qui s'accompagnent de soif et de chaleur à la peau.

Orbite. On désigne ainsi les deux cavités de la tête dans lesquelles les yeux sont logés.

Orchis. Genre de plantes qui sert de type à la famille des orchidées. Les racines d'orchis sont fibreuses et accompagnées quelquefois d'un ou deux tubercules ovoïdes, blancs et charnus, qu'on fait dessécher après les avoir blanchis et lavés, et qui en cet état nous viennent de l'Orient sous le nom de *salep*.

Oreille. Organe de l'audition. Les anatomistes la divisent en trois parties, qui sont l'oreille externe, l'oreille moyenne, et l'oreille interne ou labyrinthe.

L'oreille interne comprend le pavillon et le conduit auditif. Le pavillon est cet appendice qui se voit autour et en arrière du conduit auditif. Il est très-évasé et il s'applique, d'une manière presque immédiate, sur le côté de la tête qui lui correspond. On s'est vainement efforcé de spécifier ses usages. Boerhaave démontre, le compas géométrique à la main, que les éminences que l'on remarque à la face externe de cet appendice forment des courbes dont la nature est telle que, si on tire des lignes droites à un point quelconque de ces courbes, et qu'on tire des lignes de réflexion qui fassent avec elles, ou plutôt avec leurs tangentes, un angle égal à ceux que font, avec ces mêmes tangentes, les lignes d'incidence, toutes ces lignes de réflexion viendront ultérieurement se réunir en un seul foyer, qui se trouve dans le conduit auditif; et il conclut de là que le conduit auditif est le foyer commun de toutes les courbes qui forment les différentes éminences du pavillon. M. Itard prétend, au contraire, que l'*auricule* est absolument inutile dans l'homme, et que l'audition n'est nullement altérée quand on l'enlève. Il appuie ses raisons de l'anatomie comparée. Les mouvemens très-sensibles que plusieurs animaux impriment au pavillon paraissent n'être pas plus utiles que dans l'homme. Un cheval, effrayé d'un objet présenté subitement à sa vue, s'arrête et dresse fortement ses oreilles en avant. Il les dirige en arrière, au contraire, quand il est disposé à mordre ou à ruer. Les chiens, pourvus d'un pavillon mobile, le font bien moins servir à l'audition qu'à la manifestation de leurs affections. On dirait que la nature a voulu, chez ces animaux, remplacer l'expression *faciale* par les mouvemens dont elle a doué certaines de leurs parties saillantes, telles que les oreilles et même la queue. On ignore donc entièrement l'usage du pavillon.

Il n'en est pas de même du *conduit auditif*. Ce canal, plus large à ses extrémités qu'à sa partie moyenne, long de dix à douze lignes, et courbé dans sa longueur, est bien évidemment destiné à recevoir les ondulations sonores, et à les transmettre dans leur intégrité au nerf qui doit effectuer la sensation. Creusé dans l'épaisseur d'un os si dur qu'on lui a donné le nom de *rocher*, il est tapissé par un prolongement du fibro-cartilage qui forme le pavillon, par une couche de peau qui se réfléchit sur la membrane du tympan, en formant un cul-de-sac. On y remarque les orifices excréteurs des glandes qui fabriquent le *cérumen*, humeur jaunâtre, ayant la consistance du miel, d'un goût amer, destinée à empêcher les insectes de séjourner dans le *conduit auditif*. L'*épaississement du cérumen* peut déterminer la surdité, comme nous l'avons souvent observé chez des vieillards; accident très-aisé à éviter, en ayant soin de l'extraire à mesure qu'il s'amasse.

L'*oreille moyenne* comprend la cavité du tympan et les osselets. Le conduit auditif est interrompu par la *membrane du tympan*, qui en ferme le cul-de-sac, et qui constitue la paroi externe du tympan ou de la caisse. Cette membrane, concave à sa face externe, est convexe à l'interne, qui répond au tympan, et qui adhère, par sa partie la plus saillante, au manche du *marteau*. On voit dans l'intérieur de la caisse plusieurs parties, dont les principales sont : 1° la *fenêtre ovale*, ouverture qui établit une communication avec l'oreille interne, et qui est en partie fermée par l'*étrier*; 2° la *fenêtre ronde*, faisant également communiquer le tympan avec une autre partie de l'oreille interne; 3° l'orifice triangulaire d'un canal très-court, situé au-dessus de l'*enclume*, s'ouvrant dans les *cellules mastoïdiennes*, cavités nombreuses qui communiquent entre elles; 4° enfin l'ouverture de la *trompe d'Eustache*, conduit long de deux pouces environ, étendu depuis la caisse du tympan jusqu'à la partie supérieure du pharynx, où son orifice évasé et renflé est situé derrière l'ouverture postérieure de la *fosse nasale* correspondante.

Les *osselets* sont au nombre de quatre; le premier, ayant la forme d'un *marteau* dont il porte le nom, adhère par son manche à la membrane du tympan, et par sa tête avec l'*enclume*, autre partie osseuse divisée en deux tubercules inégaux, dont l'intérieur s'unit, par son sommet, avec l'os *lenticulaire*. Celui-ci, beaucoup plus petit que tous les autres, s'articule avec l'*étrier* qui va boucher, par sa base, la *fenêtre ovale*. De cette manière, les *osselets* forment une chaîne unissant la membrane du tympan avec la *fenêtre ronde* qui, comme nous l'avons vu, établit une communication entre l'oreille moyenne et l'*oreille interne*. Ces osselets sont en outre susceptibles de quelques mouvemens, si l'on considère que trois paquets fibreux ayant une apparence musculaire prennent leur insertion, savoir : deux au *marteau* qui commence la chaîne, et le troisième à l'*étrier* qui la termine.

L'*oreille* interne ou *labyrinthe* est cette partie de l'organe de l'audition dans laquelle se trouve logé le nerf qui effectue la sensation, et qu'on appelle *acoustique*. Le labyrinthe comprend : 1° une cavité osseuse contournée en spirale, disposition qui a mérité à cette cavité le nom de limaçon : elle est remarquable par une lame qui parcourt toute sa longueur, qui la divise en deux rampes, l'externe communiquant avec la fenêtre ronde; 2° trois cavités cylindroïdes, courbées en demi-cercle, ayant reçu le nom de *canaux demi-circulaires*; 3° enfin, une cavité centrale à laquelle aboutissent toutes les autres, et que pour cette raison on a appelée *vestibule*, communiquant avec l'oreille moyenne par la *fenêtre ovale*, avec la rampe interne du limaçon, et avec les canaux *demi-circulaires*. Les recherches les plus récentes ont démontré que les cavités de l'*oreille* interne contenaient un liquide particulier, appelé *lymphe de Cotugno*, du nom de celui qui en a parlé le premier.

C'est dans ces mêmes cavités qu'est logé le *nerf acoustique*. Né à l'extrémité latérale du ventricule du cervelet, ce nerf vient s'introduire dans le conduit auditif interne, où, après un court trajet, il se divise en deux branches, l'une pour le *limaçon*, l'autre pour le *vestibule* et les *canaux demi-circulaires*.

On ne sait pas encore le rôle que joue dans la production de l'audition chacune des nombreuses parties qui forment l'oreille.

Nous avons dit qu'on ignorait l'usage du pavillon ; à quoi sert la membrane du tympan ? Elle ne doit pas être indispensable, puisque l'on a cherché à remédier à la surdité en la perforant. On a reconnu cependant que les personnes chez lesquelles cette membrane était percée ne pouvaient plus, dans certains cas, entendre la voix basse ; elles avaient alors la faculté de faire passer par les oreilles une certaine quantité d'air venant de la bouche, avec assez de force pour éteindre la flamme d'une bougie placée auprès de l'orifice du conduit auditif externe. La chaîne des osselets n'est pas plus essentielle, puisque bien souvent elle manque chez des individus qui ne sont point sourds. A la vérité, il a été constaté que l'oreille était devenue dure toutes les fois que l'étrier avait été détruit.

Ce n'est pas sans raison qu'on a donné à l'*oreille moyenne* le nom de caisse, car c'est un vrai tambour. La trompe d'Eustache paraît n'avoir pas d'autre usage que celui de renouveler l'air qui s'y trouve contenu. Cette trompe est l'analogue du trou sans lequel l'air n'éprouverait aucun mouvement vibratoire dans une caisse militaire. Quant aux diverses parties qui composent l'oreille interne, on ignore complètement la part qu'elles prennent à l'audition. Galien en savait autant, et nous ne sommes pas plus avancés, malgré les recherches anatomiques dont l'organe de l'ouïe a été l'objet.

L'usage et l'habitude perfectionnent beaucoup l'audition, comme on le voit pour les musiciens. Ce sens est sujet à des anomalies très-singulières; on connaît l'exemple d'une femme qui n'entendait le son de la voix que lorsqu'on faisait du bruit autour d'elle, en battant un tambour ou en faisant sonner une cloche. Chez un acteur, les sons de la voix produisaient une sensation confuse qui le faisait continuellement détoner toutes les fois qu'il voulait chanter dans le haut.

Oreillette. Cavités placées à la base du cœur. L'oreillette droite reçoit le sang apporté de toutes les parties du corps par les veines; l'oreillette gauche reçoit le sang artériel apporté du poumon par la veine pulmonaire.

Organe. Partie d'un être vivant destinée à remplir une fonction.

Organique. Qui a rapport à l'organisation.

Organisation. Manière d'être de tous les corps vivans.

Orgasme. État d'excitation d'un organe.

Orge, s. f. Plante de la famille des graminées, originaire de la Sicile. L'analyse de l'orge a fourni à M. Proust : résine jaune, 1; extrait gommeux sucré, 9; gluten, 3; amidon, 32; hordéine, 55. L'hordéine a de l'analogie avec l'amidon, mais elle est plus rude au toucher et ressemble à de la sciure de bois. C'est l'hordéine qui rend le pain d'orge mat et grossier.

L'orge germée et desséchée sert, sous le nom de malt à la fabrication de la bière. L'orge mondé (dépouillée de ses enveloppes) ou perlé (réduite en grains sphériques par l'action d'un moulin) fournit une tisane tempérante des plus usitées.

Orgeolet. Petit furoncle qui attaque les paupières, et que le vulgaire appelle loriot. On le fait avorter en appliquant sur la paupière de la glace pilée. Lorsque ce moyen ne réussit pas et que la peau rougit, on emploie des émolliens et spécialement des cataplasmes faits avec de la pulpe de pomme cuite ou de la mie de pain et du lait.

Orifice. Synonyme d'ouverture.

Oronge. *Amanita.* Genre de champignons contenant plusieurs espèces vénéneuses. Les amanites se distinguent des agarics, en ce que ces derniers n'ont pas de *volva* ou enveloppe. Le chapeau des oronges est d'une belle couleur d'or et sans taches dans les oronges comestibles, tandis que dans l'oronge vénéneuse ou la fausse oronge, il est parsemé de taches blanches et ruguceuses. La fausse oronge croît abondamment dans tous les bois des environs de Paris; c'est un poison végétal des plus violens. (*Voyez* Champignon.)

Orpiment. Nom donné au sulfure jaune d'arsenic.

Orpin. *Sedum telephium.* Joubarbe des vignes, reprise. Les feuilles de cette plante sont mucilagineuses et douées d'une saveur fraîche. Elles jouissent d'une grande réputation dans le vulgaire pour la cicatrisation des plaies récentes. Elles peuvent tout au plus calmer l'irritation dans certains cas.

Orthopédie. C'est l'art de corriger et de prévenir les difformités du corps : il ne faut pas croire à tout ce que disent les charlans sur la possibilité de redresser les bossus. (*Voyez* Gymnastique.)

Ortie. Plante de la famille des urticées, dont toutes les parties sont armées de poils creux et piquans, d'où s'échappe une liqueur âcre et corrosive. On s'en sert pour déterminer une irritation à la peau dans certains cas de paralysie. Le vulgaire fait grand usage des fleurs d'ortie blanche pour arrêter les flueurs blanches.

Os. *Os* des Latins, *ostéon* des Grecs. Parties les plus dures du corps, dont l'ensemble constitue la charpente de l'organisation humaine. Ils sont formés de gélatine, de phosphate de chaux, de phosphate de magnésie, de fer, de manganèse, de carbonate de chaux, de silice et d'alumine.

Oseille. Plante de la famille des polygonées, dont les feuilles ont une saveur acide très-prononcée, due à de l'oxalate de potasse. On les emploie principalement dans la préparation du bouillon d'herbes, espèce de tisane rafraîchissante et légèrement relâchante. On donne aussi le suc d'oseille aux individus scrophuleux ou atteints de maladies chroniques de la peau. On prétend que ce même suc neutralise complètement les accidens produits par les substances végétales âcres, telles que les sucs d'euphorbe, de tithymale, de la racine de bryone, etc. C'est de l'oseille qu'on retirait autrefois l'oxalate de potasse si usité dans les arts; aujourd'hui on l'extrait de l'*alleluia*, qui en contient beaucoup plus.

Osmazôme. Substance brune contenue dans la chair de tous les animaux, dans quelques champignons, dans les huîtres, et à laquelle le bouillon doit son odeur particulière et sa saveur. Sept parties de gélatine et une partie d'osmazôme, aromatisées avec du poivre et du gérofle, en dissolution dans l'eau bouillante légèrement salée, fournissent un bouillon qu'on dit analogue au meilleur bouillon de bœuf.

Ostéocope, adj. Ce mot qualifie certaines douleurs des os que l'on regarde comme un symptôme de la syphilis constitutionnelle.

Ostéosarcome. Transformation des os en chair. C'est une maladie qu'on regarde comme le cancer des os. Elle est incurable, on ne peut que la pallier.

Otalgie. Douleur d'oreille.

Otite. Inflammation de l'oreille. Sa guérison repose sur l'emploi de fumigations aqueuses, de boissons adoucissantes, de révulsifs portés aux extrémités inférieures, et de purgatifs. M. Chomel prétend que les injections ont souvent produit des effets très-fâcheux.

Ouïe. Sens de l'audition. (*Voyez* Oreille.)

Ovaires. Corps ovoïdes dépendant de l'utérus, composés d'une substance molle et spongieuse dans laquelle on remarque de petites vésicules au nombre de quinze à vingt, transparentes, de la grosseur d'un grain de millet, et remplies d'un liquide visqueux et rougeâtre. On regarde généralement ces vésicules comme les premiers rudimens de l'œuf humain qui se détache de l'ovaire après la fécondation, et qui est porté dans la cavité de l'utérus par la trompe de Falloppe. (*Voyez* pl. VI, 22.)

Oxalate. Sel composé d'une base et d'acide oxalique. Le sel d'oseille est un oxalate acide de potasse.

Oxalique (Acide). Nom donné à l'acide de l'oseille. On le trouve aussi dans plusieurs autres plantes, mais il y est constamment uni à la chaux ou à la potasse. Il détruit les couleurs à base de fer et par conséquent l'encre. On pourrait s'en servir comme rafraîchissant, mais il faudrait l'étendre d'une grande quantité d'eau, car il est très-vénéneux.

Oxycrat. Mélange d'eau et de vinaigre.

Oxyde. Les chimistes désignent ainsi tout corps non acide composé d'oxygène et d'un autre corps. Il y a des oxydes *métalliques* et des oxydes *non métalliques*; les oxydes combinés avec l'eau portent le nom d'*hydrates*, les autres s'appellent *anhydres*. L'arsenic blanc ou mort-aux-rats est un oxyde d'arsenic. L'*ethiops martial*, *l'aimant*, sont des oxydes de fer. Le *safran de Mars astringent*, ou *rouge d'Angleterre*, ou *colcothar*, est encore un oxyde de fer, mais il contient une plus grande quantité d'oxygène que les corps précédens. Ce dernier oxyde, dont la véritable dénomination chimique est *tritoxyde de fer*, vient d'être proposé comme contre-poison de l'arsenic, mais il faut qu'il soit hydraté. Le *précipité rouge*, le *précipité perse*, sont des oxydes de mercure. Le *massicot*, la *litharge*, le *minium*, sont des oxydes de plomb. Le *nihil album*, le *pompholix*, les *fleurs de zinc*, sont des oxydes de zinc.

Oxygène. Nom donné à un des principes constituans de l'air atmosphérique où il entre dans la proportion de vingt-une parties sur cent. C'est un corps simple, gazeux, incolore, inodore, insipide et susceptible de faire brûler avec éclat tous les corps *combustibles*. C'est le corps comburant par excellence; il n'y a pas de combustion, pas de flamme, pas de vie, sans l'oxygène. Il produit le feu et il entretient la respiration; il existe dans l'air, dans l'eau, dans plusieurs acides, dans tous les oxydes et dans les sels, dans la plupart des substances végétales et animales. La découverte de ce gaz, faite par Priestley en 1774, a eu la plus grande influence sur les théories chimiques. Comme il était l'aliment de la respiration, on crut qu'il serait utile dans les affections des poumons, mais l'intensité de son action fit renoncer à son emploi.

Oxymel. Liqueur composée de quatre parties de miel blanc très-pur et d'une partie de vinaigre blanc à 10°. On fait dissoudre au bain-marie, à l'aide d'une douce chaleur, puis on filtre. C'est une boisson rafraîchissante et acidule fort utile dans une foule de maladies.

Ozène, du grec *ozô* je sens. Nom donné à un ulcère de la membrane pituitaire, dont le principal symptôme est une odeur très-fétide, exhalée par les narines. Cette odeur cadavéreuse provient des os cariés ou frappés de nécrose; tous les praticiens exercés sont bien habitués à la reconnaître, mais il y a des ozènes dont la fétidité, dit M. Lagneau, a quelque chose de si nauséabond, de si pénétrant, de si expansible, qu'elle repousse et incommode parfois sérieusement l'homme le plus robuste, quand il se tient quelque temps près du malade, et force ce dernier à vivre dans l'isolement le plus absolu. Cette maladie est presque toujours incurable lorsqu'elle est ancienne; la plus facile à guérir est celle qui reconnaît pour cause le virus syphilitique. Il y a pourtant une espèce d'ozène qui tient à l'étroitesse naturelle de l'ouverture antérieure des fosses nasales. Cette étroitesse retient dans le nez les mucosités qui s'exhalent de la membrane pituitaire; c'est la décomposition putride de ces mucosités qui vicie l'air qui les touche en sortant des poumons. On remédie très-facilement à cette espèce d'ozène en faisant remonter dans le nez, trois fois par jour, à l'aide de fortes inspirations, une certaine quantité d'eau tiède ou froide, qui dissout et entraîne au dehors les mucosités amassées. Cette simple pratique a réussi dans bien des cas.

P.

PAIN. Mélange de farine et d'eau qu'on fait fermenter, mais dont on arrête la fermentation à temps au moyen de la cuisson; le meilleur pain est celui qu'on fait avec le froment.

Outre la fécule ou farine, ce grain contient un principe particulier qu'on appelle gluten, et qui lui donne la propriété de lever, de se boursouffler, de faire du pain. La farine dans laquelle ce principe est plus abondant, est aussi, celle qui fait le pain le plus blanc, le plus léger et le mieux fermenté. Les meilleures farines en contiennent depuis un cinquième jusqu'à un tiers. Les farines avariées n'en contiennent presque pas. Les farines de seigle, d'orge, d'avoine, en contiennent peu, c'est pourquoi elles donnent un pain lourd.

Le gluten est formé en grande partie par du gaz azote, comme toutes les substances animales, et il établit ainsi une sorte de transition des substances végétales aux substances animales. Peut-être même pourrait-on chercher dans cette circonstance la raison pour laquelle le pain est le plus nourrissant de tous les alimens. Quoi qu'il en soit, c'est au gluten que la farine doit la propriété de faire pâte avec l'eau. Les boulangers emploient quelquefois certains moyens pour donner une belle apparence aux productions de leurs fours, et avec des farines avariées et d'une qualité très-inférieure, ils parviennent à obtenir un pain à la fois blanc et léger, et qui n'est pas pour cela moins nuisible.

Nous ne parlerons pas du sulfate de chaux ni du carbonate de chaux, encore moins de la céruse et des sels de bismuth, qui se sont quelquefois trouvés mêlés avec la farine. Ces moyens de sophistication sont trop grossiers, et si quelques boulangers les ont jamais employés, nul doute qu'ils n'aient renoncé depuis long-temps à leur usage. Mais il est d'autres substances extrêmement nuisibles, dont l'emploi est peut-être plus fréquent qu'on ne pense.

Tous les boulangers fabriquent ce qu'ils appellent des pains de fantaisie, qui se distinguent surtout par leur blancheur et leur légèreté; or, toutes les farines, même les plus pures, ne sont pas propres à fabriquer ces sortes de pains, qui, se trouvant en dehors de la taxe à laquelle est assujettie le pain ordinaire, fournissent ainsi aux boulangers une grande facilité d'augmenter leurs profits. Les moins scrupuleux et les plus avides mêlent à la farine une certaine quantité de sous-carbonate de potasse; ce corps favorise en effet l'élévation de la pâte et la rend plus légère sous un plus grand volume. Pour obtenir de la blancheur, ils se servent d'alun dont ils corrigent la propriété astringente avec le jalap. En sorte que l'avidité mercantile parvient ainsi à transformer en un véritable poison le plus salutaire et le plus nourrissant de tous nos alimens.

On ne saurait donc trop surveiller le commerce du pain, surtout dans les grandes villes, où les sophistications sont d'autant plus tentantes que le débit de cet aliment est plus facile et plus considérable. A Paris, le plus sûr moyen de se mettre à l'abri du danger de manger du pain sophistiqué, c'est de s'en tenir à l'usage du pain ordinaire, celui sur lequel pèsent les règlemens de police. Les imprudens seuls et les palais faussement délicats se servent des pains de fantaisie.

On fait avec le pain des *bouillies* pour les enfans; ces sortes de potages, qu'on nomme aussi *panades*, leur conviennent mieux en général que les bouillies de farine ou de fécule. Les panades sont toujours le résultat d'une farine qui a subi la coction, et quelque peu de soin qu'on apporte à leur préparation, leur usage ne peut pas nuire. Il n'en est pas ainsi de la farine ou de la fécule crue, il est difficile de les cuire à point, et en cet état, quoiqu'en apparence elles ne soient pas indigestes, elles déterminent l'engorgement des vaisseaux chylifères, le gros ventre, le carreau et des diarrhées éternelles.

Dans quelques pays on donne le pain moisi aux chevaux et aux mulets. C'est une imprudence qui peut amener la mort de ces animaux, car des expériences directes prouvent que le pain moisi est un poison violent à la dose de six à huit livres.

PALEUR. Décoloration de la peau; elle paraît due à la

diminution du sang qui circule dans les vaisseaux capillaires de la face.

Palliatif, adj. Ce mot s'applique en médecine à tous les moyens qu'on emploie pour retarder la terminaison fâcheuse des maladies reconnues incurables, ou qu'il serait dangereux de guérir.

Palmaire, adj. Qui a rapport à la paume de la main.

Palmier. Famille de plantes qui croissent entre les tropiques, et qui ont pour les habitans de ces régions la même importance que les *graminées* pour nous. Les palmiers sont presque tous remarquables par la hauteur à laquelle ils s'élèvent, autant que par la majesté et l'élégance de leur forme. La partie de ces plantes utile à l'alimentation varie selon les espèces. Le dattier, le cocotier, l'arec, etc., fournissent des fruits très-agréables; le chou palmiste, des bourgeons; le *sagus* et le *phœnix farinifera*, la fécule qui est renfermée dans les tiges, laquelle donne le *sagou*, substance extrêmement nourrissante.

Palpébral, adj. Qui a rapport aux paupières.

Palpitation, s. f. Battement du cœur, plus fort, plus étendu et plus sensible, que les battemens ordinaires. Les palpitations ne sont qu'un symptôme; dans le plus grand nombre des cas, elles sont dues à une affection du système nerveux, à une maladie du cœur ou de quelque autre viscère. On cherche vainement à calmer les palpitations tant que la cause est permanente. La digitale, l'eau de laurier-cerise, l'acide prussique, qui ont une action si manifeste pour calmer l'irritabilité du cœur, sont des palliatifs d'autant plus dangereux, que leurs propriétés vénéneuses sont extrêmement énergiques.

Panacée. Remède universel. Le peuple, le pauvre peuple en compte beaucoup dans sa médecine, et c'est lui qui fournit aux tables de mortalité le plus nombreux contingent.

Panais. Genre de plantes de la famille des ombellifères, dont on emploie la racine plutôt comme assaisonnement que comme aliment. On a quelquefois confondu cette racine avec celle des ciguës, et cette méprise a causé des accidens funestes; on évitera une erreur semblable en se rappelant que la racine de ciguë a une odeur âcre, nauséabonde, tandis que l'odeur du panais est aromatique, analogue à celle de la carotte.

Panaris. Mal d'aventure, inflammation phlegmoneuse des doigts. Ses causes les plus fréquentes sont les coups, les piqûres, les échardes, les morsures, etc. Elle cause des douleurs très-vives qui se propagent quelquefois à tout le membre. Il est important de la faire avorter; pour cela on fait usage d'applications opiacées, réfrigérantes; on pratique de profondes incisions. Lorsqu'on néglige l'emploi de ces moyens, les doigts suppurent, et l'on a à craindre la dénudation des tendons, l'exfoliation des os, et même la gangrène.

Pancréas, s. m. Glande située dans l'abdomen, derrière l'estomac et à droite de la rate. Il fournit un suc particulier analogue à la salive, et qui est versé par un conduit dans le duodénum en même temps et au même lieu que la bile, pour servir à la digestion des alimens.

Pandiculation. Mouvement automatique des bras en haut qui a lieu chez l'homme sain, dans les instans qui précèdent ou qui suivent le sommeil; c'est le prélude ordinaire des accès de fièvre.

Papille, s. f. Les papilles sont de petites éminences qui se voient à la surface de la peau et des membranes muqueuses. Les papilles linguales sont formées par l'épanouissement des filets du nerf lingual et entourées d'un lacis de vaisseaux très-apparent. (*Voyez* Peau.)

Paracentèse. Nom donné à la ponction qu'on pratique chez les hydropiques.

Paracousie. Perversion du sens de l'ouïe.

Paralysie, s. f. Abolition des mouvemens volontaires dans une ou plusieurs parties du corps. C'est le symptôme d'une altération du cerveau ou du nerf principal de la partie paralysée. Lorsqu'elle est bornée à un seul côté du corps, on l'appelle *hémiplégie*; si c'est la partie inférieure, elle prend le nom de *paraplégie*. Les moyens les plus fréquemment employés contre la paralysie se tirent de la classe des stimulans les plus énergiques.

Parenchyme. Ce mot désigne communément le tissu propre aux organes glanduleux.

Pariétaire. Plante de la famille des urticées. Elle pousse dans les vieux murs, contient beaucoup de nitrate de potasse, et s'administre en décoction comme diurétique.

Pariétal. Les os pariétaux sont situés aux parties latérales et supérieures du crâne. (*Voyez* pl. I, 2.)

Parotide. C'est la plus considérable des glandes salivaires. Son conduit, connu sous le nom de conduit de Sténon, s'ouvre dans la bouche par un orifice étroit situé au niveau de la seconde dent molaire. Elle sécrète de la salive. Son inflammation, qui porte le nom d'*oreillon*, arrive fréquemment dans la peste ou typhus. L'oreillon simple est une maladie légère qui se guérit ordinairement par le repos, le régime, et en mettant la partie malade à l'abri du contact du froid.

Parulie ou parulis. Petit abcès qui se forme sur les gencives et qui dépend le plus souvent de la carie des dents.

Pas d'ane. (*Voyez* Tussilage.)

Passe-rage. *Lepidium*. Plante de la famille des crucifères, qui jouit de propriétés stimulantes et anti-scorbutiques très-prononcées. Le *lepidium sativum* porte aussi le nom de cresson alénois, et on en mange les feuilles comme celles des autres espèces de cressons.

Passy (Eau de). On la trouve dans un village aux environs de Paris; elle jouit de propriétés toniques et astringentes, et contient des sulfates de chaux, de fer et de magnésie; de l'alun, du sel commun, du carbonate de fer, de l'acide carbonique et un peu de matière bitumineuse.

Pathologie. Branche de la médecine ayant pour objet toutes les connaissances qui se rattachent d'une manière directe à l'histoire des maladies.

Patience. *Rumex.* Plante de la famille des polygónées. Elle croît au bord des ruisseaux, dans les prés humides. Sa racine en décoction est employée très-fréquemment comme tonique et astringente dans les affections scorbutiques et dans toutes les maladies de la peau.

Paupières. Voiles de l'œil très-mobiles qui sont composés de cinq parties très-distinctes : 1° d'une couche de peau très-mince; 2° d'une membrane musculeuse; 3° d'une membrane fibreuse particulière; 4° d'une lame cartilagineuse nommée *tarse*; 5° d'une membrane muqueuse qui dépend de la conjonctive.

Pavot. Plante qui a donné son nom à la famille des papavéracées; ses principales, espèces sont: 1° le coquelicot, *papaver rheas*; 2° le pavot d'Orient; 3° le pavot des jardins, *papaver somniferum.* Ce dernier fournit l'opium. (*Voyez* ce mot.) Il fournit aussi les têtes de pavot, dont la décoction jouit de propriétés calmantes très-positives. Mais il faut en retirer les graines nombreuses qui s'y trouvent renfermées. Ces graines contiennent en très-grande quantité une huile douce légèrement ambrée, désignée dans le commerce sous le nom d'*oliette* (*oliolum* petite huile), qui ne se fige pas par le froid et qui est siccative. C'est cette huile que les marchands mêlent fréquemment avec l'huile d'olive. Les mêmes graines crues ou légèrement torréfiées présentent un aliment de facile digestion et qui est même assez agréable. Dans quelques contrées on en prépare des espèces de galettes sous le nom de *pain de pavot*.

PEAU, s. f. Enveloppe générale du corps. Elle est formée de trois couches bien distinctes : le *derme* ou *corium*, situé profondément, contigu aux organes que la peau recouvre ; l'*épiderme*, situé à l'extérieur et séparé par une autre partie que Malpighi a désignée sous le nom de *réseau muqueux*.

1° *Le derme* constitue presque toute l'épaisseur de la peau ; des nerfs, de nombreux vaisseaux artériels, veineux, absorbans, percent cette membrane et viennent se terminer à sa surface pour y effectuer les fonctions d'exhalation et d'absorption.

Ces divers organes, en traversant le derme, se groupent en petits pinceaux, et forment ainsi de légères saillies ou éminences parfaitement visibles à la langue, très-distinctes à la paume des mains et à la pulpe des doigts, où elles sont disposées en lignes concentriques. Ces éminences, qu'on appelle *papilles*, *bourgeons*, consistent évidemment en une saillie du derme pénétrée par beaucoup de filets nerveux et de ramuscules vasculaires ; elles sont douées d'une très-grande expansibilité.

L'épaisseur du derme varie depuis un quart de ligne jusqu'à une ligne et demie. Le derme est blanc et doué d'une demi-transparence qui laisse voir à travers la peau la couleur du sang qui circule dans les veines sous-jacentes. Le cuir n'est autre chose que le derme soumis à des préparations qui le durcissent et le rendent susceptible de se conserver en résistant à la putréfaction.

2° *L'épiderme* est le feuillet extérieur de la peau ; il

forme à sa surface une couche mince, une sorte de vernis sec et défensif. Cette partie se sépare du reste de la peau par la macération, la putréfaction, etc.; l'action de la chaleur et des vésicatoires détermine aussi cette séparation.

Il forme une couche homogène, dont la surface adhérente se confond insensiblement avec les parties sous-jacentes, et qui est dépourvue de tissu cellulaire, de vaisseaux et de nerfs.

L'épaisseur de l'épiderme forme la cinquième ou la sixième partie de celle de la peau; il est certaines parties, comme la paume de la main et la plante des pieds, où il est plus épais que partout ailleurs; du reste, cela varie selon le genre de travail de l'individu sur lequel on l'observe.

3° *Réseau muqueux* de Malpighi. L'existence de cette partie de la peau a été niée par plusieurs anatomistes, sous prétexte qu'elle ne peut point, comme le derme et l'épiderme, être isolée par la dissection; mais plusieurs circonstances la démontrent. Elle se présente sous l'apparence d'une couche muqueuse que l'on voit sur l'épiderme ou sur le derme, lorsque, par quelque circonstance, soit pendant la vie, soit dans l'état de mort, ces deux parties sont séparées l'une de l'autre. Cette couche muqueuse, intermédiaire au derme et à l'épiderme, couvre les papilles et remplit leurs intervalles. Le peu d'épaisseur qu'elle offre au sommet des papilles a fait croire qu'elle était percée, et c'est pour cela qu'elle a été comparée à un réseau dont elle a reçu le nom. Ce réseau est très-visible chez le nègre, et dans les taches noires des blancs. Il est difficile de se faire une idée bien exacte de sa nature. Il forme une espèce de vernis humide qui revêt la surface papillaire et vasculaire du derme. Il est le siége de la couleur, celui des productions cornées, écailleuses, que l'on voit sur la peau des animaux et dans quelques parties de celle de l'homme.

La matière colorante de la peau existe dans les hommes de toutes les races, excepté les Albinos; le réseau muqueux, qui en est le siége, est plus foncé et plus épais dans la race nègre; chez les blancs il est tellement mince que l'on a pu douter de son existence. Il est très-probable que sa coloration, plus ou moins apparente, fonde chez eux le caractère distinctif des individus blonds ou basanés.

La peau est le siége de deux fonctions très-importantes et qui jouent le plus grand rôle dans la production des maladies; elle exhale et elle absorbe, c'est-à-dire qu'elle a la propriété de jeter au-dehors une partie de nos liquides, et d'introduire dans l'économie une foule de substances étrangères.

Pêcher. *Persica vulgaris.* Arbre de la famille des rosacées. Ses feuilles sont vermifuges et purgatives; on en fait un sirop pour les enfans. Ses fruits sont les meilleurs fruits de nos jardins; l'amande des noyaux qu'ils contiennent donne une certaine quantité d'acide hydrocyanique, et elle peut être employée dans les mêmes cas que l'amande amère.

Pectiné. Muscle placé à la partie interne et supérieure de la cuisse. (*Voyez* pl. III, 25.) Il sert à fléchir la cuisse sur le bassin.

Pectoral. Il y a deux muscles de ce nom, le grand pectoral (pl. III, 19), et le petit pectoral, qui est situé au-dessous du précédent. Le premier sert dans la plupart des mouvemens du bras; le dernier sert à fixer l'épaule et à dilater la poitrine en élevant les côtes.

Pédiculaire, de *pediculus* pou. (*Voyez* Phthiriase.)

Pédicule. Partie étranglée d'une tumeur quelconque.

Pédiluve. Synonyme de bains de pieds.

Pellagre. Maladie cutanée très-commune dans le Milanais. Elle se manifeste par les symptômes suivans : la peau se couvre de rides et prend un aspect écailleux dans les régions exposées à l'air; les facultés intellectuelles et les sensations s'obscurcissent, les forces diminuent, il survient des crampes, des convulsions, et tout le cortége des signes d'un appauvrissement général de l'économie. Cette maladie n'attaque que les malheureux accablés de misère, mal nourris, mal vêtus. Elle est fort difficile à guérir, et les moyens prophylactiques qu'il faudrait employer, comme on voit, ne sont pas à la portée de ceux qui en sont atteints.

Pemphygus. C'est une variété d'inflammation de la peau qui se manifeste par une éruption de vésicules volumineuses, jaunâtres, transparentes, qui se crèvent, laissent échapper un liquide séreux auquel succèdent des écailles ou des croûtes. Tout ce qui tend à irriter la peau peut déterminer le pemphygus. Le repos, un régime rafraîchissant, dans certains cas des boissons sudorifiques, mucilagineuses, sont les moyens les plus assurés de guérison.

Pénil. Éminence située au-devant du pubis, au-dessus des organes de la génération, et qui se couvre de poils à l'époque de la puberté.

Péricarde. Sac membraneux qui entoure le cœur et les troncs des vaisseaux qui en sortent ou qui s'y rendent. (*Voyez* pl. V, 9.) Le péricarde enveloppe le cœur sans le contenir, à la manière des membranes séreuses.

Péricardite. Inflammation du péricarde; elle est très-difficile à constater et encore plus difficile à guérir.

Périnée. Région inférieure du tronc située entre l'anus et les parties génitales.

Périoste. Membrane ligamenteuse qui recouvre les os

dans toute leur étendue, excepté aux surfaces articulaires. Elle sert à unir les os aux autres parties, et dans quelques cas à la réparation de leur tissu quand ils sont fracturés ou nécrosés.

Péripneumonie. (*Voyez* Pneumonie.)

Péristaltique. On appelle mouvement péristaltique celui par lequel les intestins, en se contractant sur eux-mêmes, favorisent la progression des alimens et la digestion.

Péristole. Synonyme de mouvement péristaltique.

Péritoine. Membrane séreuse qui enveloppe tous les organes du bas-ventre. Si on pouvait le développer dans toute son étendue, il représenterait, comme toutes les membranes séreuses, une espèce de sac sans ouverture, un véritable bonnet de coton qu'il faut replier dans lui-même pour le rendre propre à envelopper la tête.

Péritonite. Inflammation du péritoine; c'est une maladie grave qui se manifeste par une douleur aiguë du bas-ventre, avec chaleur, dureté, distension gazeuse, des nausées, des vomissemens, la constipation, la pâleur, l'altération profonde des traits, l'abattement moral, la gêne de la respiration. Les malades ne peuvent rester couchés que sur le dos. A l'état aigu, cette maladie réclame l'emploi énergique d'un traitement antiphlogistique. Le plus ordinairement sa terminaison est fâcheuse.

Pernicieuses (Fièvres). On appelle ainsi d'un nom commun les fièvres intermittentes très-graves qui se terminent par la mort après un très-petit nombre d'accès, lorsqu'ils ne sont pas arrêtés par l'administration de la poudre de quinquina ou du sulfate de quinine à haute dose.

Péroné. Os de la jambe. (*Voyez* pl. I, 28.)

Persil. *Apium petroselinum.* Plante de la famille des ombellifères, genre ache, dont les feuilles forment un assaisonnement très-usité, et dont la racine est diurétique. Il y a une plante vénéneuse avec laquelle on a quelquefois confondu le persil; c'est la petite ciguë, (*Voyez* Ciguë.) qu'on appelle aussi *éthuse*, *faux persil*, *ciguë des jardins*. Aux caractères distinctifs que nous avons déjà fait connaître, il faut joindre les suivans : les feuilles du persil sont *deux fois* divisées, celles de la ciguë sont *trois fois* divisées et très-luisantes. L'odeur de la petite ciguë est fade, herbacée, nauséabonde; celle du persil est forte, aromatique et agréable.

Perspiration. Transpiration insensible qui a lieu continuellement à la surface de la peau ou des membranes. Son exaltation constitue la sueur.

Perte. Synonyme vulgaire de l'hémorrhagie utérine. La *perte blanche* est la leucorrhée. (*Voyez* ce mot.)

Pervenche. Plante de la famille des apocynées qui entre dans les faltrancks ou thés de Suisse. La petite pervenche est la plus usitée, sans que les propriétés purgatives et diaphorétiques qu'on lui attribue soient bien évidentes.

Pessaire. Instrument en gomme élastique, en liége ou en ivoire, qu'on introduit dans le vagin pour soutenir l'utérus dans certains cas de relâchement ou de déplacement de cet organe. Lorsqu'un pessaire est mal construit ou qu'il séjourne trop long-temps dans l'endroit où il a été appliqué, il peut donner lieu à des accidens fort graves.

Peste. Nom vulgaire par lequel on a long-temps désigné le typhus d'orient. (*Voyez* Typhus.)

Pestilentiel. Qui tient de la peste.

Pétéchies. Petites taches analogues aux piqûres de puces, qui se manifestent spontanément sur la peau dans le cours des maladies aiguës les plus graves.

Petit-lait, s. m. C'est la partie du lait séparée du caséum et du beurre. Il est formé d'eau, de sucre de lait, de sels et d'acide lactique. On l'obtient en traitant le lait par les acides ou par la présure. On l'administre comme émollient et légèrement laxatif dans toutes les maladies inflammatoires pendant lesquelles il est utile de tenir le ventre libre.

Pétrole. Nom donné à une espèce de bitume liquide inflammable, d'une odeur forte, plus léger que l'eau, et que l'on trouve dans la nature, en Sicile, en Angleterre, et en France, à Gabiens près Béziers. Il peut remplacer le goudron. On lui attribuait autrefois des propriétés vermifuges et antispasmodiques. Il est peu usité maintenant.

Peuplier. Arbre de la famille des salicées, dont une variété, le peuplier noir, *populus nigra*, produit des bourgeons enduits d'une matière gluante et résineuse auxquels on attribue des propriétés toniques, sudorifiques et même diurétiques. On les a recommandés à ce titre contre les rhumatismes, les catarrhes pulmonaires et certaines maladies de la peau. On les donnait à la dose de deux à quatre gros en infusion dans une pinte d'eau. Ils entrent dans la composition de l'onguent populéum.

Phagédénique. Synonyme de rongeant.

Phalange. On désigne ainsi les petits os qui forment les doigts et les orteils. On en compte trois à chaque doigt, à l'exception du pouce qui n'en a que deux.

Pharmaceutique. Qui a rapport à la pharmacie.

Pharmacie. Art de connaître, de recueillir, de conserver, de préparer et de mêler les médicamens.

Pharmacien. Nom donné à celui qui exerce la pharmacie; les pharmaciens s'appelaient autrefois apothicaires, ils ont répudié cette appellation à cause de l'étymologie (1). Aujourd'hui il y a deux individualités dans le

(1) *Apotheke* signifie boutique, d'où *apothicaire*, boutiquier; les pharmaciens ne veulent pas être boutiquiers. N'est-ce pas l'histoire de l'é-

pharmacien, le savant et le commerçant, et quoi qu'on en ait pu dire, il y a souvent antipathie entre l'un et l'autre; car l'esprit libéral qui dirige le vrai savant ne s'accommode pas toujours de calculs rétrécis, nécessités par toutes les professions mercantiles qui sont en contact immédiat avec le consommateur. Cette double nature empêchera long-temps que le pharmacien occupe dans le monde le rang que sa science péniblement acquise lui mérite, et dont trop de faux frères, exclusivement voués au charlatanisme le plus infâme, tendent tous les jours à l'éloigner davantage. Mais quelle est aujourd'hui la profession qui ne soit pas entachée de charlatanisme, depuis le haut de l'échelle sociale jusqu'au bas?

Pharmacologie. Partie de la science médicale qui traite des substances médicamenteuses, de leurs doses, de leurs préparations et de leur mode d'action.

Pharynx. Synonyme d'arrière-bouche ou gosier. C'est une espèce de vestibule dans lequel viennent s'ouvrir l'œsophage, les fosses nasales, la trompe d'Eustache, la bouche et le larynx; il donne passage à l'air et aux alimens.

Phymosis. Étroitesse excessive de l'ouverture du prépuce; elle est congéniale ou accidentelle, et le résultat d'une inflammation. « Les Juifs, du temps de Moïse, en étaient probablement presque tous affectés, puisque ce législateur leur avait imposé comme précepte religieux la pratique de la circoncision, opération dont l'utilité, sous le rapport de l'hygiène, ne peut être contestée dans les pays chauds et chez un peuple où les soins de la propreté

picier qui met sur l'enseigne de sa boutique *commerce d'épiceries*, et qui passe sa journée à peser pour *deux liards* de poivre et à distribuer des chandelles *des six*. Gui Patin qui n'aimait pas beaucoup les apothicaires, parce que, comme les chirurgiens, ils voulaient porter la robe et le bonnet, les appelait plaisamment des cuisiniers arabesques.

étaient généralement négligés. » (Lagneau.) Pour remédier à cette affection, il faut enlever une portion du prépuce ou simplement le fendre à l'aide du bistouri.

Phlébotomie. Synonyme de saignée.

Phlegmasie. Synonyme d'inflammation.

Phlegmon. Inflammation du tissu cellulaire. Ses causes sont très-nombreuses ; ses symptômes sont une *douleur* vive qui augmente par la pression et les mouvemens, une *tumeur* arrondie, dure, résistante, d'une *couleur* rouge très-vive au centre, et dont l'intensité diminue en s'éloignant de ce point. La rougeur ne disparaît pas sous la pression du doigt, comme dans l'érysipèle. La chaleur de la partie malade est douce, halitueuse. La terminaison ordinaire est la suppuration. On combat le phlegmon par l'application de sangsues plusieurs fois répétées, selon l'intensité de l'inflammation, par la diète, les émolliens, et quand la suppuration s'établit malgré ces moyens, il faut pratiquer l'issue du pus à l'aide d'une incision. (*Voyez* Abcès, Inflammation.)

Phlogose. Synonyme d'inflammation.

Phlyctène. Petites tumeurs formées par l'accumulation de la sérosité sous l'épiderme.

Phosphate. Nom commun à tous les sels formés d'une base et d'acide phosphorique. Le plus répandu est le *phosphate de chaux* (terre animale, terre des os), qu'on trouve dans les os de tous les animaux, dans toutes les matières végétales et animales, et qui sert à la préparation du phosphore.

Phosphore, de *phôs* lumière, et de *phoros* qui porte. C'est un corps simple, non métallique, qui est le produit de l'art, qui est solide, transparent, flexible, se rayant facilement avec l'ongle, doué d'une odeur d'ail très-remarquable. Exposé à l'air, il s'empare de l'oxigène pour former de l'acide phosphatique qui paraît sous forme de vapeurs lumineuses dans l'obscurité. Le phosphore fait partie de certaines substances animales ; ainsi on l'a trouvé dans la matière cérébrale, dans les laitances de carpe. On l'obtient en traitant les os calcinés par l'acide sulfurique, puis par le charbon à une température élevée ; l'acide phosphorique qui est formé dans la première opération est décomposé dans la seconde, et le phosphore est mis à nu. Le phosphore est un excitant des plus énergiques, mais il faut beaucoup de prudence dans son emploi, car il est très-vénéneux. Peu de médecins ont osé s'en servir et on n'en a jamais donné plus d'un grain dans les vingt-quatre heures. Le phénomène le plus remarquable qu'il produit alors, c'est d'irriter les organes de la génération et d'éveiller singulièrement l'appétit vénérien.

Phosphorique (Acide). C'est un composé de phosphore et d'oxigène.

Phrénésie. Nom par lequel on a désigné plusieurs maladies, telles que l'inflammation du cerveau, de ses membranes, et le délire furieux.

Phrénologie, de *phren*, *phrenitis* esprit, et de *logòs* discours ; discours sur l'esprit. Dans le système phrénologique, l'organe de l'esprit, c'est le cerveau. (*Voyez* Crâne, Cranioscopie, Encéphale.) La phrénologie repose sur deux hypothèses : 1° une division nouvelle des facultés de l'intelligence ; 2° la localisation de ces facultés dans le cerveau.

Première hypothèse. Il n'y a plus dans l'homme ni *mémoire*, ni *imagination*, ni *jugement*, etc...... ; ces facultés, admises jusqu'à ce jour par les métaphysiciens et les philosophes, doivent être remplacées par les trente-cinq facultés suivantes (Système de Spurzheim, élève de Gall.) :

Penchans. 1° amativité ; 2° philogéniture ; 3° habitativité ; 4° affectionitivité ; 5° combativité ; 6° destructivité; 7° sécrétivité; 8° acquisitivité, 9° constructivité.

Sentimens. 10° estime de soi; 11° approbativité; 12° circonspection; 13° bienveillance; 14° vénération; 15° fermeté; 16° consciencíosité; 17° espérance; 18° merveillosité; 19° idéalité; 20° gaîté; 21° imitation.

Facultés perceptives. 22° individualité; 23° configuration; 24° étendue; 25° pesanteur et résistance; 26° coloris; 27° localité; 28° calcul; 29° ordre; 30° éventualité; 31° temps; 32° tons; 33° langage.

Facultés collectives. 34° comparaison; 35° causalité.

S'il nous fallait définir toutes ces facultés, nous ferions un gros livre; leur désignation nous paraît suffisante à l'objet de cet article. Il est aisé de voir que cette longue énumération est ce qu'il y a de plus hypothétique dans les sciences. Gall et Spurzheim ne se sont fondés d'ailleurs que sur des analogies forcées pour en prouver l'existence.

Deuxième hypothèse. Mais il ne suffit pas à la phrénologie de déterminer le nombre et la nature des facultés cérébrales, elle a voulu aussi les localiser dans le cerveau, leur assigner une place distincte, un organe particulier pour leur production. Or, voici sur ce sujet le résultat actuel de la science, *de cette science.* Il serait plus aisé de comprendre ce que nous allons dire à l'aide d'une figure, mais nous n'en avons pas; le lecteur doit y suppléer par un peu plus d'attention, et nous par une dose plus grande de clarté, si cela est possible.

Si l'on tire, par la pensée, une ligne qui parte de la racine du nez, entre les deux yeux, pour aller aboutir au milieu de la nuque, la surface du crâne se trouvera divisée en deux moitiés latérales. Sur cette ligne médiane, la phrénologie compte, en allant d'avant en arrière, *neuf* organes distincts qui sont:

Numéro 22, l'organe de l'*individualité,* dont nous serions fort embarrassé d'expliquer les fonctions. Un peu au-dessus, le numéro 30, organe de l'*éventualité*, tout aussi clair que le précédent. Un peu plus au-dessus, au commencement du cuir chevelu, numéro 34, organe de la *comparaison;* ceux qui le possèdent sont sans aucun doute d'excellens juges, car ils sont, par le fait de cet organe, les plus aptes à peser le pour et le contre. Un peu plus loin sur le plan supérieur de la tête, le numéro 13, organe de la *bienveillance*. Un peu plus en arrière, numéro 14, *vénération*; Gall prétendait que tous les dévôts ont cette partie très-prononcée, la tête en pain de sucre. Plus loin encore, numéro 15, organe de la *fermeté*. Numéro 10, *estime de soi*; cet organe est tout-à-fait sur le sinciput, en descendant derrière la tête, toujours sur la ligne médiane. Vient ensuite, numéro 3, l'organe de l'*habitativité;* s'il a fallu un organe de l'*individualité*, il n'y a rien d'extraordinaire à en admettre un pour l'habitation. Enfin, le numéro 2, l'organe de la *philogéniture* (amour de ses enfans), occupe l'extrémité postérieure de la ligne que nous venons de parcourir.

Tous les organes dont nous venons de déterminer la position sont symétriques, c'est-à-dire composés de deux moitiés latérales tout-à-fait semblables. Ceux dont il nous reste à parler et qui sont situés sur les parties latérales de la tête, sont doubles; il suffit par conséquent de connaître l'un des côtés pour savoir ce qu'il y a dans l'autre.

Le numéro 22, d'où nous sommes partis, est à la hauteur des sourcils. L'intervalle qui existe entre le sourcil et l'œil est occupé par six organes; le globe de l'œil lui-même en recouvre un septième qui est le numéro 33, organe du *langage*. Comptez en partant de l'angle interne de l'œil, tout près du nez. Numéro 23, organe de la *configuration*, celui des dessinateurs sans doute. Numéro 24, organe de l'*étendue*; qu'est-ce que c'est?... Numéro 25, organe de la *pesanteur* et de la *résistance*; celui-ci est pour les mécaniciens, la machine à vapeur et autres élémens de statique et de dynamique. Numéro 26, organe du *coloris*; c'est pour les peintres, pourquoi le séparer de l'organe de la *configuration* (numéro 23, au coin de l'œil)? L'organe de l'*ordre*, numéro 29, vient à la suite. Enfin, la ligne est terminée à l'angle externe de l'œil par le numéro 28, organe du *calcul*.

A peu près à la hauteur du numéro 30 (*éventualité*), qui est au milieu du front entre 34 (*comparaison*) et 22 (*individualité*), il faut placer dans l'ordre suivant, de dedans en dehors, de la partie moyenne aux parties latérales, en décrivant une courbe parallèle à l'arcade surcilière, les numéros suivans. Numéro 27, organe de la *localité*; il est tout aussi nécessaire que celui de l'*habitativité*. Numéro 31, organe du *temps*. Numéro 32, organe des *tons*, pour les musiciens. Enfin, à l'extrémité de la ligne, numéro 9, organe de la *constructivité*, de l'architecture sans doute; les castors l'ont très-prononcé, au dire de M. Gall. Il serait curieux de savoir s'il existait chez Michel-Ange et le Bramante.

A la hauteur du 34 (*comparaison*), nous avons numéro 35, organe de la *causalité*; numéro 20, organe de la *gaîté*, situé juste aux angles arrondis du fer à cheval que la naissance des cheveux décrit sur le front. En descendant sur la même ligne, un peu dans les cheveux, numéro 19, organe de l'*idéalité*; je n'en saurais rien dire.

Le numéro 14 (*vénération*) forme le milieu d'une ligne qui, en allant vers les oreilles, partagerait la tête en deux parties inégales, d'avant en arrière (un tiers environ pour la partie antérieure, deux tiers pour la partie postérieure); sur cette ligne, il faut placer en descendant le numéro 17, qui est l'organe d'une vertu théologale l'*espérance*; le numéro 8, l'organe de l'*acquisitivité*, et un peu au-dessus de l'oreille, à l'extrémité de la ligne, le numéro 7, organe de la *sécrétivité*. Ces deux organes forment l'apanage exclusif des avares, qui aiment à acquérir et qui cachent ce qu'ils ont acquis pour mieux le conserver, au risque de le rendre inutile.

Nous avons oublié le numéro 21 (organe de l'*imitation*, spécial aux comédiens), qui flanque le numéro 13 (*bienveillance*), et le numéro 18, organe de la *merveillosité*, qui accompagne le numéro 14 (*vénération*), par la raison que tous les dévôts croient aux miracles, chose plus aisée et surtout plus rationnelle que d'admettre certaines déductions phrénologiques.

A côté du numéro 17 (*espérance*), au-dessus du numéro 15 (*fermeté*), placez le numéro 16, l'organe de la *consciencìosité*, et le sommet de la tête, la plate-forme du crâne, se trouvera ainsi occupé par les numéros 13, 14 et 15 (d'avant en arrière), organes symétriques et uniques, flanqués de chaque côté par 18, 17 et 16, organes doubles représentant la série entière des facultés ou sentimens religieux, nommés par M. Spurzheim, *bienveillance*, *vénération*, *fermeté*, *consciencìosité*, *espérance*, *merveillosité*.

A la hauteur du numéro 10 (*estime de soi*), situé sur le sinciput, et regardant en arrière, décrivez une courbe qui diverge vers l'oreille, et vous aurez de chaque côté le numéro 11, l'organe de l'*approbativité*; les centres des assemblées délibérantes sont toujours composés de têtes à numéros 11 très-prononcés. A côté est cependant le numéro 12, organe de la *circonspection*. Il y aurait quelques conséquences à tirer du rapprochement de ces deux organes.

Le numéro 3 (*habitativité*) de la ligne médiane est placé entre le numéro 4, organe double représentant l'*affectionitivité*, qui est l'organe des amis :

Deux vrais amis vivaient au Monomotapa.

Au niveau du numéro 2 (*philogéniture*), qui termine à la nuque la ligne médiane, on trouve, en allant vers l'oreille, deux organes terribles, le numéro 5, organe de la *combativité*, et le numéro 6, organe de la *destructivité*; ce dernier se cache derrière le pavillon de l'oreille.

Reste enfin le numéro 1 (*amativité*) ; il est double et situé au-dessous du numéro 2 sur chaque côté. Cet organe est très-prononcé de quinze à trente-cinq ans; plus tard, son action diminue peu à peu, et il finit par être comme s'il n'était pas.

Avant d'admettre ou de rejeter tout ou partie de cet ensemble de facultés et d'organes dont quelques-uns sont au moins bizarres au premier abord, il s'agirait de savoir à quels signes on peut les reconnaître dans le cerveau. Là-dessus la phrénologie est réduite à de vaines conjectures, elle n'a même pas pour elle la stérile faveur des apparences. Le cerveau est un composé de deux substances, blanche et grise, qui sont les mêmes partout, en avant comme en arrière, sur les parties latérales comme à la partie moyenne, de sorte qu'en admettant le dire des phrénologistes, sa configuration générale, qui dans cette supposition serait commune à trente-cinq organes tout-à-fait dissemblables et dont plusieurs même sont opposés, formerait l'exception la plus manifeste et la plus incompréhensible dans les procédés que la nature suit d'ordinaire pour l'accomplissement des divers actes vitaux. Ainsi, il a été créé pour la préparation de la *bile* un organe spécial, le foie; pour la sécrétion de l'*urine*, les reins; pour la transformation du sang veineux en sang artériel ou *l'hématose*, les poumons, etc.; et le foie ne ressemble pas au reins, ni ceux-ci aux poumons. Pourquoi en serait-il autrement des organes phrénologiques, et pourquoi l'organe de la *combativité*, par exemple, aurait-il une configuration et une contexture tout-à-fait semblables à la contexture et à la configuration de l'organe de la *bienveillance*? Encore une fois, cela ne se conçoit pas et ne saurait être admis. Que si l'on venait nous dire que bien d'autres choses sont admises qui ne sont pas plus faciles à concevoir, nous pourrions répondre que celles-là au moins, personne n'a eu la prétention de les expliquer, et que vouloir faire admettre comme démontrée une *hypothèse* qu'on avoue ne pas comprendre soi-même, c'est rester à plaisir dans l'absurdité et s'y complaire comme dans son propre élément. Absurdité!!! S'il existait dans les vocabulaires un mot qui pût mieux rendre notre sentiment, nous n'hésiterions pas à l'employer. La phrénologie ne peut pas isoler ses organes sur le cerveau nu, et elle vient afficher la prétention de les distinguer à travers les membranes, à travers la voûte osseuse du crâne, à travers le cuir chevelu, et non-seulement elle veut les distinguer, mais encore elle a l'orgueil de vouloir en arrêter ou en favoriser le développement (1). Mais c'est cent fois plus qu'absurde, c'est stupide! Oh! honte de la raison humaine! et ce sont des génies de cette force, des créateurs de pareils systèmes, qui veulent se substituer aux Descartes, aux Malebranche, aux Kant, aux Leibnitz, et qui prétendent fonder la

(1) Au moment où nous écrivons, il y a encore à Paris une *société phrénologique*; cette société publie un journal dans lequel nous lisons le passage suivant :

« Peut-être serait-il possible, avec l'aide d'une compression graduée « au *moyen d'une vis*, de paralyser une fatale disposition que l'organe « mis à nu, en quelque sorte, permettrait d'atteindre. Peut-être, dans » des circonstances semblables, pourrait-on stimuler, exciter, au moyen « *d'agens extérieurs irritans*, une faculté d'un ordre supérieur. »

théorie de l'intelligence sur une connaissance mieux approfondie de l'organisation.

PHTIRIASE, de *phteir* pou. Maladie dont le seul symptôme est le développement insolite d'une grande quantité de poux sur le corps humain. On a débité beaucoup de contes sur les maladies de poux; d'où vient que de nos jours on ne voit pas mourir les malheureux rongés de vermine? Cela seul devrait faire regarder comme apocryphes la mort d'Hérode, d'Ennius, de Sylla, etc., par cette cause. Il y a un fait certain, c'est que les poux se multiplient avec beaucoup de rapidité. Leuwenhoëck ayant pris deux femelles, les plaça dans un bas de soie noire, qu'il porta nuit et jour. Au bout de six jours, chacun de ces insectes avait déposé cinquante œufs ou lentes; au bout de vingt-quatre heures, les lentes devenues adultes en avaient produit d'autres, et les bas de soie contenaient déjà une seconde génération.

On fait disparaître les poux de la tête avec de l'eau de savon dans laquelle on fait infuser une certaine quantité de graines de staphysaigre (*delphinium staphysagria*); l'huile de lavande, la décoction de petite centaurée, la graine de persil mise en poudre, produisent le même effet.

Les poux de corps résistent rarement à la propreté; quand le sujet a long-temps vécu avec ces hôtes incommodes, on conseille, pour plus de sûreté, des bains et des fumigations sulfureuses, et l'on frotte même tout le corps avec une pommade composée de sulfure de mercure, 3; hydrochlorate d'ammoniaque, 1; axonge, 32.

Il y a une autre espèce de pou qui tire son nom des

Ce n'est pas tout, il s'est trouvé un médecin dont la foi phrénologique a été assez robuste pour qu'il se décidât à fonder un établissement où la plaisanterie du système des bosses est la base de l'enseignement de la jeunesse. Apparemment la vis de compression et les agens extérieurs irritans jouent dans cet institut le principal rôle. Nous ne concevons en effet que cette façon de mettre les moyens à la hauteur du but!... Et il ne naîtra pas un second Molière !!!

lieux qu'il affectionne, c'est le *pediculus pubis;* sa piqûre, qui est très-forte et qui occasione de vives démangeaisons, l'a aussi fait distinguer sous le nom de *pediculus ferox.* Quelques frictions avec de l'onguent gris suffisent ordinairement pour le détruire.

Phthisie, de *phthiô* je sèche. Ce mot s'applique spécialement à une lésion organique des poumons, entraînant le dépérissement et presque toujours la mort. Les causes, la nature, le traitement de la phthisie pulmonaire, ont été l'objet de recherches innombrables et de travaux dont quelques-uns n'ont point été sans importance. Nous allons en faire connaître le résultat sans entrer dans aucune discussion systématique.

La phthisie est due le plus souvent au développement de tubercules dans le tissu du poumon. Selon l'opinion de M. Andral, les tubercules sont le résultat d'une sécrétion morbide qui se dépose dans le parenchyme des organes; ce sont de petits corps arrondis, d'un blanc-jaunâtre, résistant fortement au doigt quand on les comprime, mais qui peuvent être réduits en pulpe comme du caséum qui commence à durcir; leur grosseur est variable, il en est qui sont comme des têtes d'épingle et même plus petits. Après avoir persisté pendant un temps plus ou moins long à l'état de dureté, le tubercule perd sa consistance première, on le voit se diviser en fragmens, en grumeaux que sépare un liquide séreux ou purulent; les parties vivantes qui l'entourent sont, à cette époque de ramollissement, frappées d'un travail d'inflammation, dont le résultat est une solution de continuité à travers laquelle la masse tuberculeuse est éliminée. A la place de la matière évacuée, il reste une cavité, une caverne, qui tantôt, procédant comme les ulcères, tend de plus en plus à s'étendre, tantôt reste indéfiniment stationnaire, et *tantôt se cicatrise.* (Andral.)

Aucun âge n'est à l'abri des tubercules du poumon;

mais la jeunesse y est plus exposée; une constitution grêle, une poitrine étroite, un cou long, une grande facilité à contracter les rhumes, l'habitation dans un climat froid (les animaux carnassiers des pays chauds, enfermés dans nos ménageries, meurent presque tous de la phthisie tuberculeuse), dans un lieu humide, sont des circonstances qu'on a l'habitude de ranger parmi les causes de la phthisie tuberculeuse.

Il est bien démontré aujourd'hui que la phthisie pulmonaire n'est point une maladie incurable. Il n'est pas rare de trouver chez des individus qui ont succombé à des maladies tout-à-fait différentes des traces évidentes de cavernes pulmonaires, d'abcès, d'ulcères du poumon complètement cicatrisés. Ces individus avaient éprouvé à une certaine époque de leur vie tous les symptômes de la phthisie pulmonaire, et ces symptômes ayant disparu, leur santé s'était rétablie.

En prenant à part chacun des symptômes de la phthisie pulmonaire, on arrive aux conclusions suivantes :

Toux: Ses caractères n'ont rien d'assez spécial dans aucun cas, pour qu'on puisse en conclure d'une manière irréfragable l'existence de la phthisie.

Expectoration. Ce signe ne peut donner que des probabilités, parce qu'il y a une foule de circonstances qui peuvent faire varier la composition de la matière qui la forme. De toutes les variétés que présentent dans leur aspect les crachats des phthisiques, il n'y en a aucune, dit Andral, que je n'aie retrouvée dans la bronchite chronique (catarrhe pulmonaire).

Hémoptisie, crachement de sang. Ce n'est pas encore là un signe absolu de la phthisie pulmonaire. Il y a des individus qui, pendant leur vie, ont craché plusieurs fois du sang et qui ne sont pas devenus phthisiques, comme il en est d'autres qui sont devenus phthisiques sans avoir jamais craché le sang.

La *dyspnée* ou gêne de la respiration se retrouve aussi dans une foule d'autres maladies, et conséquemment elle n'est pas non plus un signe certain de la phthisie.

La *percussion* de la poitrine et l'*auscultation* fournissent les meilleurs moyens de diagnostic. A l'aide du sthétoscope, en effet, il est impossible de ne pas découvrir l'existence d'une caverne; mais encore faut-il qu'elle soit formée pour la signaler, car on ne saurait rien affirmer de positif sur la circonstance de sa formation.

Parmi les complications de la phthisie, la plus fréquente est l'irritation du tube digestif; les quatre cinquièmes des phthisiques ont l'estomac malade. Dans beaucoup de cas aussi, la matière tuberculeuse qui a donné naissance à la phthisie se retrouve dans plusieurs autres organes; et, chose remarquable, souvent pendant la vie, aucun symptôme n'a révélé la maladie de ces organes, que l'on trouve, après la mort, farcis de tubercules.

La durée de la phthisie pulmonaire va de six mois à deux ans. On a vu des vieillards mourir de phthisie, à l'âge de soixante-seize ans, après en avoir éprouvé les symptômes depuis trente ans. La cinquième partie de l'espèce humaine périt par la phthisie. (Sydenham.) Tous les auteurs, à commencer par Hippocrate, affirment que cette maladie peut se transmettre par l'hérédité, et dans ce cas elle se développe chez les enfans au même âge et dans les mêmes circonstances que chez leurs parens. Cette considération est très-grave et devrait fixer plus fréquemment l'attention publique; elle devrait surtout être pesée avec maturité toutes les fois qu'il s'agit d'un mariage.

Il n'y a pas de maladie pour la guérison de laquelle on ait proposé et essayé un plus grand nombre de spécifiques. La vérité est qu'il n'en existe point; mais, dit M. Andral, le peu de succès obtenu jusqu'à présent de ces nombreux essais n'est pas une raison pour ne plus s'y livrer. . . . .

Tout ce que nous pourrions dire sur le traitement se trouve résumé avec assez de détails et beaucoup de clarté dans le passage suivant, écrit par M. Chomel.

« Le traitement de la phthisie varie principalement à cause de la période où elle est parvenue.

« Chez les sujets nés de parens phthisiques, chez ceux que leur constitution, leur facilité à contracter des rhumes ou à cracher du sang, semblent disposer à cette maladie, on doit mettre en usage les mêmes moyens hygiéniques et médicamenteux auxquels on a recours dans le traitement des scrophules (*Voyez* ce mot.) ou tubercules des glandes lymphatiques extérieures; l'équitation, le séjour à la campagne, l'attention à éviter toute fatigue des organes respiratoires, sont particulièrement utiles. On apporte tous les soins possibles pour prévenir chez eux le développement d'affections catarrhales, et pour en arrêter promptement le cours lorsqu'elles surviennent. On combat de même par des moyens directs les signes de congestions sanguines, avec ou sans hémoptisie, qui peuvent se montrer chez eux. Un exutoire au bras est souvent utile à ceux chez lesquels des accidens variés se montrent successivement dans divers organes.

« Ces mêmes moyens sont encore indiqués dans le premier degré de la maladie; on y associe communément les amers, et en particulier le lichen d'Islande. Quant aux tisanes aromatiques, aux infusions vulnéraires, à l'eau de goudron, aux vomitifs, aux vapeurs et aux pilules résineuses et balsamiques, aux eaux sulfureuses préconisées par quelques médecins, elles sont plutôt indiquées dans le catarrhe pulmonaire chronique que dans les tubercules.

« Dans la phthisie confirmée, on doit se borner à éloigner tout ce qui pourrait accélérer la marche de la maladie ; prescrire un régime qui soutienne le malade sans produire d'excitation, fixer en conséquence un choix d'alimens riches en principes nutritifs, mais en même temps doux et faciles à digérer, tels que le lait, les bouillons de grenouilles, de tortue, de poulet, les œufs frais, les gelées végétales et animales.

« On oppose aussi aux symptômes prédominans des moyens particuliers : on combat la toux par les boissons gommeuses, par les narcotiques ; le dévoiement par les tisanes de riz, de grande consoude, la décoction blanche, le diascordium, les décoctions astringentes et aromatiques ; les sueurs par les infusions amères, le quinquina, par l'acétate de plomb en pilules ; les hémoptisies par les saignées, les pédiluves sinapisés. »

Phthore. On désigne ainsi l'un des élémens de l'acide fluorique (hydrophthorique de M. Ampère). On n'a jamais pu parvenir à l'isoler, probablement parce qu'il détruit tous les corps avec lesquels il a été mis en contact.

Physiognomonie. Science qui apprend à connaître le caractère des hommes d'après leur apparence extérieure, et principalement par l'expression des traits de la face ; elle est complètement conjecturale. Il y a long-temps qu'on a dit : *Fronti nulla fides*.

Physiologie. Prise dans son sens le plus général, cette expression désigne l'histoire de tous les phénomènes vitaux. Sous ce rapport, il y a la physiologie végétale, la physiologie animale et la physiologie humaine. Pour bien connaître cette dernière, il ne faut pas ignorer les deux autres. La physiologie est la science la plus curieuse ; la plus attachante, la plus utile et pourtant la plus généralement ignorée. Ce n'est que dans ces derniers temps qu'on a compris la nécessité de faire de son étude le complément de l'éducation libérale dans les colléges; et il faut louer la haute raison et la sagacité du chef de l'instruction publique, qui a ouvert à l'enseignement cette voie nouvelle et féconde.

PHYSIONOMIE. Ensemble des phénomènes d'expression fournis par la face.

PHYSIQUE. Hallé définit cette science, la connaissance des propriétés naturelles des corps, des actions réciproques qu'ils exercent les uns sur les autres, en raison de leurs propriétés et des lois suivant lesquelles s'opèrent ces actions.

PIAN. Mot indien (d'autres disent caraïbe) qui signifie fraise; on s'en sert pour désigner une maladie de la peau, très-commune sous la zône torride, surtout aux Antilles, et qui consiste en des tumeurs semblables à des fraises ou des framboises. Son siége le plus ordinaire est aux organes de la génération; il se manifeste dans les mêmes circonstances que la syphilis et on le traite de la même manière. Cette maladie est particulière aux nègres et aux mulâtres. (*Voyez* Syphilis.)

PICA, de *pica* pie, oiseau qui avale souvent des substances terreuses. On désigne ainsi une perversion du goût qui se manifeste quelquefois chez les femmes enceintes. Nous avons connu une personne qui, durant tout le cours d'une grossesse, en offrit un exemple remarquable. Elle était blanchisseuse, et dès les premiers mois de sa grossesse elle eut envie de manger de la braise de boulanger. Elle résista long-temps, mais ce fut inutilement, de sorte que pendant près de six mois il lui fallut double provision de braise le matin, pour préparer son déjeûner, qui consistait en une tasse de café au lait. Elle mit au monde un enfant bien portant; mais à la suite des couches, il lui survint des engorgemens et des abcès dans presque toutes les articulations, maladie pour la guérison de laquelle elle passa plusieurs mois à l'hôpital Saint-Louis.

Picromel. Nom donné par M. Thénard à un principe particulier semblable à la térébenthine, et contenu dans la bile du bœuf et dans celle de l'homme.

Picrotoxine. Principe actif de la coque du Levant, auquel ce poison doit ses propriétés délétères.

Pied. Extrémité inférieure de la jambe. On y distingue le tarse, le métatarse et les orteils. Le tarse est composé de sept os qui sont : l'astragale, le calcanéum, le scaphoïde, le cuboïde, et trois os dits cunéiformes. (*Voyez* pl. I et II.) Le métatarse est situé entre le tarse et les orteils, il est formé de cinq os longs placés parallèlement les uns à côté des autres. Les orteils sont composés chacun de trois phalanges, à l'exception du pouce qui n'en a que deux.

Pied-bot. Nom donné à une difformité qui consiste en une torsion des pieds, soit en dedans soit en dehors. On la guérit assez souvent par l'emploi des moyens mécaniques convenablement appliqués.

Pie-mère. Membrane mince, celluleuse, qui revêt toutes les parties extérieures de l'encéphale et qui pénètre dans toutes ses anfractuosités.

Pierre. (*Voyez* Gravelle et Lithotritie.)

Pierre à cautère. Potasse à la chaux dont on se sert pour établir les cautères.

Pierre infernale. Nitrate d'argent fondu ; elle est souvent employée en chirurgie pour réprimer les bourgeons charnus qui se développent à la surface de certaines plaies, et qui font obstacle à la cicatrisation.

Piment. *Capsicum*. Genre de plantes de la famille des solanées, dont les fruits servent d'assaisonnement.

Pinéale (Glande). *Conarium*. Petit corps d'une forme conique, d'un rouge-pâle, qui se trouve dans l'intérieur du cerveau entre la voûte à trois piliers et les tubercules quadrijumeaux. Descartes la considérait comme le siége de l'âme.

Pissenlit. *Leontodum taraxacum*. Plante de la famille des chicoracées, qu'on mange en salade et qui jouit de propriétés diurétiques et laxatives.

Pistache. Fruit du pistachier, dont l'amande, d'une couleur verte, est employée à préparer des émulsions.

Pituitaire (Glande). Petit corps arrondi logé dans la fosse sus-phénoïdale, à la base du crâne; c'est encore une dépendance du cerveau, dont on ignore les usages.

Pituitaire (Membrane). C'est le nom particulier de la membrane muqueuse qui revêt l'intérieur des fosses nasales.

Pituite. Le vulgaire désigne ainsi ces liquides aqueux et filans qui sont rejetés, en plus ou moins grande quantité, par l'exspuition, l'expectoration et le vomissement. La pituite n'est donc point une humeur spéciale.

Pivoine. Plante de la famille des renonculacées, qui n'a pas d'usage en médecine, quoique, d'après la mythologie, Pœon l'ait employée pour guérir Pluton d'une blessure qu'Hercule lui avait faite.

Placenta. Organe vasculaire qui donne naissance au cordon ombilical, et qui établit la communication entre la mère et l'enfant pendant la grossesse. Il porte aussi le nom d'*arrière-faix* et de *délivre*.

Plantain. *Plantago*. Les diverses espèces de plantain sont regardées comme astringentes; on emploie leur eau distillée comme résolutive, dans les maladies des yeux.

Plantaire. Qui appartient à la plante du pied.

Platine. Métal brillant, solide, d'un blanc argentin, très-ductile, très-malléable, inattaquable aux acides, dont on se sert pour préparer des cornues, des creusets, des capsules. Sans usage en médecine.

Platre. Sulfate de chaux privé de son eau de cristallisation.

Pléthore. Distension générale ou partielle du système vasculaire, accompagnée de pesanteur, de malaise général, qu'on fait disparaître par la diète, les évacuations sanguines, l'exercice et les évacuans. Elle précède fréquemment l'invasion des maladies inflammatoires.

Pleurésie. Inflammation de la plèvre. Elle est très-fréquente en hiver. Son invasion a lieu par un frisson avec *douleur* dans un des côtés de la poitrine. La douleur existe dans un point fixe, le plus ordinairement aux environs de la mamelle; elle est aiguë, circonscrite; elle augmente par la toux, par l'inspiration, quand les malades se couchent sur le côté qui en est le siége. La toux est sèche, tourmentante, suivie de l'expectoration d'un peu de matière écumeuse et claire. La fièvre est plus ou moins intense. Dans les premiers momens il faut employer avec une certaine vigueur les saignées générales et locales; des boissons adoucissantes, gommeuses; des fomentations, des cataplasmes émolliens sur le lieu douloureux, et quand l'inflammation est tombée, des dérivatifs, des révulsifs, tels que de larges vésicatoires, en même temps que des boissons laxatives et diaphorétiques.

Pleurodinie. Affection rhumatismale des muscles qui entourent la poitrine.

Pleuro-pneumonie. Inflammation qui occupe à la fois la plèvre et le poumon. (*Voyez* Pleurésie et Pneumonie.)

Plèvre. Membrane séreuse qui enveloppe à la fois le poumon et les parois de la poitrine. Elle représente un sac sans ouverture comme toutes les autres membranes de la même nature, telles que le péritoine, le péricarde, etc.

Plexus. Entrelacement, réseau.

Plique. *Trichoma.* Maladie dans laquelle les cheveux s'entortillent et se feutrent ensemble d'une manière inextricable; elle est très-fréquente en Pologne et en Lithuanie. Les médecins polonais la regardent comme une crise de plusieurs maladies et non comme une véritable maladie. D'après cette hypothèse, il faudrait toujours attendre sa guérison de la nature et ne jamais la provoquer.

Plomb. Métal dont l'action sur l'économie animale intéresse à la fois le médecin et la santé publique. La litharge, le massicot (protoxyde de plomb), le minium (deutoxyde), le blanc de plomb (sous-carbonate), ont fréquemment occasioné des accidens vénéneux chez les personnes employées à leur préparation.

L'acétate de plomb (sel de Saturne) est un médicament astringent dessiccatif et répercussif; on l'emploie principalement pour diminuer les sueurs accablantes des phthisiques. La dose est de un ou deux grains par jour. Il est très-vénéneux.

Le sous-acétate de plomb soluble sert à préparer l'extrait de Saturne, l'eau blanche, qu'on appelle aussi eau végéto-minérale et eau de Goulard, utile comme astringente et répercussive dans les brûlures, dans les inflammations érysipélateuses et dans les tumeurs inflammatoires des glandes.

Le *sous-carbonate de plomb* (céruse), employé dans la peinture, se forme particulièrement lorsque le plomb est en contact avec l'eau et l'air. Il est très-vénéneux et il produit fréquemment la colique des peintres. La formation de ce sel est la cause des dangers que l'on court à faire usage d'une eau qui aurait séjourné dans un bassin de plomb. (*Voyez* Colique et Poison.)

Pneumatocèle. Tumeur du scrotum formée par des gaz.

Pneumo-gastrique. Nom donné au nerf de la huitième paire qui se distribue aux organe de la voix, de la respiration et de la digestion.

PNEUMONIE. Inflammation du poumon. Il est rare qu'elle ne soit pas accompagnée de l'inflammation de la plèvre où pleurésie. Ses cause sont les mêmes que celles de toutes les inflammations; elle est fréquemment occasionée par une course rapide à pied ou à cheval dans une direction opposée au vent; elle est très-commune à la fin de l'hiver, au printemps et au commencement de l'été. Elle est précédée par quelques jours de malaise; ses symptômes sont une douleur dans un des côtés de la poitrine et quelquefois dans les deux, la gêne de la respiration, la fréquence de la toux, des crachats visqueux, sanguinolens, et une fièvre plus ou moins intense. La douleur est obscure et à peu près égale dans l'inspiration et l'expiration; ou bien elle est passagère et ne se fait sentir que dans les grandes inspirations. Ce signe distingue la pneumonie de la pleurésie; il y en a bien d'autres, mais le médecin peut seul les apprécier. La mort arrive une fois sur deux à la suite de cette maladie qui dure communément de sept à vingt-un jours; il est rare qu'elle n'atteigne pas le premier terme ou qu'elle dépasse le second. (Chomel.)

Les saignées répétées autant de fois que le permet l'état des forces du malade, les boissons adoucissantes, le repos le plus complet possible, non pas le repos du corps seulement, mais encore le repos des organes respiratoires en particulier, tels sont les moyens à employer dès le début; de leur effet dépend uniquement la nature de ceux qui doivent suivre et pour la détermination desquels le médecin n'a pas souvent assez de toute sa science. La pneumonie chronique qui se termine par la suppuration diffère bien peu de la phthisie pulmonaire. (*Voyez* ce mot.)

POIL. Tous les poils sont composés de deux parties

distinctes, la bulbe et la tige; la bulbe est placée dans l'épaisseur ou au-dessous du derme. (*Voyez* Peau.) La tige est le poil proprement dit; il adhère à la bulbe par l'une de ses extrémités, et est libre dans le reste de son étendue. Elle est formée d'une couche extérieure de tissu corné diaphane, et d'une matière intérieure colorée. Les poils sont composés, suivant Vauquelin, d'une matière animale qui en fait la base, d'huile blanche concrète, d'huile noirâtre, de fer, d'oxyde de manganèse, de phosphate et de carbonate de chaux, de silice et de soufre.

Poil. Nom vulgaire de l'engorgement inflammatoire et laiteux des mamelles.

Poison. On désigne ainsi toute substance qui, introduite dans l'économie ou appliquée à l'extérieur, détruit la santé ou détermine la cessation de la vie. Tous les poisons agissent : 1° en corrodant et détruisant les tissus (*poisons irritans*); 2° en privant les organes de l'influence nerveuse, privation bientôt suivie de mort (*poisons narcotiques*); 3° en agissant à la fois sur le cerveau et en détruisant les tissus avec lesquels ils se trouvent en contact (*poisons narcotico-âcres*; 4° enfin, il y a une quatrième classe de (*poisons*, nommés *septiques* parce qu'ils agissent en putréfiant les tissus et en dépravant les humeurs animales, tels sont les virus et les venins. Cette classification appartient à M. Orfila. Nous avons cherché à réunir dans le tableau ci-joint, tout ce qu'il nous a paru bon de faire connaître aux lecteurs auxquels ce livre est destiné, ce qui n'est pas une raison pour croire que d'autres ne puissent y recueillir aussi des renseignemens utiles.

Poitrine. (*Voyez* Thorax.)

Poivre. Fruit du poivrier, plante sarmenteuse de la famille des urticées. Le poivre a été de tout temps employé pour assaisonner les alimens; quelquefois il sert de médicament. Sous ce dernier rapport on peut le considérer comme un excitant analogue à la moutarde, mais plus énergique. Mis en poudre et appliqué sur la peau, en forme de cataplasme, il la rubéfie, il l'échauffe, et y détermine le développement de phlyctènes plus ou moins volumineuses. On peut juger par là de ses effets sur l'estomac de ceux qui en abusent.

Poix. Substance résineuse produite par les pins et les sapins. On s'en sert en médecine pour faire des emplâtres qui, en raison de leurs propriétés légèrement irritantes, sont très-utiles dans certaines douleurs locales.

Pollution. Écoulement involontaire du fluide séminal pendant le sommeil. Loin d'être nuisible à la santé, cette évacuation accidentelle, lorsqu'elle est l'effet de la plénitude, supplée à l'acte dont la nature a fait un des plus impérieux besoins. Malheureusement beaucoup d'autres causes que la plénitude déterminent des pollutions; ces causes sont la manustupration, les excitations portées sur les organes génitaux, la lecture des livres licencieux, etc. Lorsque ces causes agissent, les pollutions déterminent le dépérissement et la mort avant le temps.

Polygala. Genre de plante qui a donné son nom à une famille, les polygalées, et dont les espèces les plus intéressantes sont les suivantes : 1° Le *polygala amer*, petite plante à fleurs bleues qui croît sur les côteaux, dont toutes les parties présentent une amertume franche et assez intense, et qui a été conseillée avec avantage dans certaines hydropisies; mais surtout dans les maladies inflammatoires des voies aériennes, la pneumonie, la pleurésie, la phthisie, le crachement de sang. On la prend en décoction, une once de racine dans deux pintes d'eau. 2° Le *polygala seneka* ou *de Virginie*, qui croît en Amérique où elle jouit d'une grande réputation comme antidote des serpens vénimeux. A la dose de six à dix grains, cette substance augmente les perspirations cutanée et pulmonaire. En plus grande quantité elle agit comme émétique et comme purgative. Elle est utile dans l'asthme et le catarrhe pulmonaire chroniques, dans les rhumatismes, dans les hydropisies.

Polype. Excroissance qui se développe à la surface des membranes muqueuses. Les plus fréquens sont les polypes du nez et de l'utérus.

Polype du nez. Il se développe souvent sans cause connue; il est à présumer que l'action de gratter fréquemment le nez avec les ongles et d'arracher les poils qui se trouvent à son entrée y contribue puissamment. Il est rare que les polypes soient signalés dès leur origine, à cause des incommodités légères qu'ils occasionent et qui consistent seulement dans de l'enchifrènement, de la pesanteur de tête, un sentiment d'embarras dans les fosses nasales et la diminution du sens de l'olfaction. Un seul signe peut servir à en faire soupçonner la formation; c'est que toutes ces incommodités augmentent dans les temps humides et disparaissent subitement avec les temps secs, parce que tous les polypes sont hygrométriques au plus haut degré. L'arrachement est le moyen le plus généralement adopté aujourd'hui pour détruire les polypes du nez.

Les polypes de l'utérus se développent aussi sans cause connue; dans les premiers temps on les confond presque toujours avec une grossesse commençante, mais comme on peut arriver facilement jusqu'à l'endroit où ils s'insèrent, on les guérit très-facilement. Les procédés les plus ordinaires sont la résection et la ligature, combinés dans quelques cas.

Polypharmaque. Qualification donnée au médecin qui surcharge ses ordonnances de substances médicamenteuses. C'est le propre des médecins peu instruits et des charlatans.

Polysarcie. (*Voyez* Obésité.)

Pommade. Onguent aromatisé et coloré, destiné à adoucir les parties sur lesquelles on l'applique. Elles ont toujours la graisse pour base.

Pomme d'Adam. Vulgairement, saillie formée par le larynx à la partie antérieure du cou.

Poplité. Qui appartient au jarret.

Populéum (Onguent). Employé comme calmant contre les hémorrhoïdes. Il est composé de bourgeons frais de peuplier, une livre; graisse de porc, cinq livres; feuilles récentes de pavot noir, quatre onces, et d'autant de feuilles de belladonne, de jusquiame et de morelle.

Pore. Les anatomistes appellent ainsi les ouvertures des extrémités des vaisseaux à la surface des membranes.

Porphyriser, v. a. Réduire en poudre impalpable.

Porte (Veine-). Nom donné à un tronc veineux qui, par l'une de ses extrémités, se ramifie dans le foie, et, par l'autre, dans tous les organes de l'abdomen excepté les reins, la vessie et l'utérus. Elle représente un arbre dont les racines sont dans les viscères abdominaux, dont le tronc repose sur le milieu du foie, et dont les rameaux se subdivisent à l'infini dans le tissu du foie. Le sang qui circule dans le système de la veine-porte est noir et veineux, il provient des organes dont nous avons parlé; il est amené au tronc, qui le pousse dans les rameaux, d'où il est saisi par un autre ordre de veines (les veines hépatiques) qui débouchent dans la veine-cave inférieure et par conséquent dans le torrent de la circulation générale. (*Voy.* Circulation.) Il suit de là que le foie est le siége d'une circulation double; il y a une circulation générale qui s'y fait par les artères, qui lui apportent le sang rouge nutritif, et par les veines qui reprennent le sang noir, résidu usé des organes; et une circulation particulière, celle de la veine-porte, qui a pour objet de faire passer le sang veineux des organes abdominaux à travers le tissu du foie.

Les anciens faisaient dériver beaucoup de maladies de l'engorgement de la veineporte, et ils disaient : *Vena-porta, malorum porta*. Je suis assez disposé à croire qu'ils avaient raison ; mes motifs seraient trop longs à déduire pour que je m'aventure à les consigner ici.

POTASSE. (Protoxyde de potassium hydraté, alcali fixe, végétal kali.) Corps solide, blanc, inodore, très-caustique ; très-soluble dans l'eau, qui *verdit fortement le sirop de violette et rougit la teinture de curcuma*, caractère distinctif de tous les alkalis. Combinée avec le soufre la potasse fournit le *foie de soufre* ou sulfure de potasse, qu'on administre à la dose de six à huit grains à l'intérieur pour la guérison de la gale et des dartres, et en bains généraux dans toutes les maladies de la peau. La *pierre à cautère* n'est autre chose que de la potasse du commerce privée d'acide carbonique. L'*eau de javelle* est un composé de chlore gazeux dissous dans de l'eau chargée de potasse. On obtient la potasse par l'incinération des végétaux qui croissent loin des bords de la mer. « Chauffée avec le tiers de son poids de *sable* fin (silice), la potasse solide perd l'eau qui entre dans sa composition, se combine avec la silice, en élevant suffisamment la température, et donne une masse très-fusible, vitrifiable, déliquescente, et, par conséquent, très-soluble dans l'eau : la dissolution qui en résulte (potasse silicée) portait autrefois le nom de *liqueur de cailloux*. Si au lieu de deux tiers de potasse et un tiers de silice, on prend trois parties de silice et une partie de potasse, on obtient une masse fusible, transparante, insoluble dans l'eau : c'est le *verre* (Orfila). » La potasse unie aux corps gras forme le savon. (*Voyez* Poison.) Parmi les sels de potasse nous distinguerons seulement les suivans :

Acétate de potasse (terre folicée de tartre). Sa saveur est très-piquante ; on le regarde comme fondant et diurétique, et on l'emploie à la dose de quatre, six, huit gros par jour, dans les engorgemens, les hydropisies et certaines coliques.

Nitrate de potasse (nitre, salpêtre). Il se trouve à la surface des murs humides, dans les lieux bas, obscurs et exposés aux émanations des animaux, tels que le sol des écuries, des bergeries; on le rencontre aussi dans plusieurs végétaux, tels que la buglose, la pariétaire, etc. En médecine on l'emploie à la dose de six, dix, quinze, vingt, et même trente grains dans une pinte de petit-lait, de chicorée, comme un très-bon rafraîchissant et diurétique, qu'on administre dans la dernière période desin flammations aiguës des voies urinaires et dans les fièvres ardentes.

Sulfate de potasse (sel de Duobus). Il est purgatif à la dose de six à huit gros. Les sages-femmes le préfèrent à tous les autres médicamens de ce genre, et le font entrer dans la tisane des femmes en couche qui ne doivent point allaiter.

Tartrate acidule de potasse (crême de tartre). On range la crême de tartre parmi les médicamens purgatifs, apéritifs, diurétiques; ce sel s'administre à la dose d'une demi-once à deux onces dans une tisane acidule.

Tartrate acide de potasse et d'antimoine (tartre émétique, tartre stibié, émétique). (*Voyez* Vomitif.)

Potassium. Métal découvert en 1807 par Davy. On l'obtient en décomposant la potasse par la pile électrique; il décompose l'eau instantanément: dans cette décomposition, il se dégage du gaz hydrogène et il se forme de la potasse. Si l'expérience a lieu avec le contact de l'air, le métal tourne, s'agite en tout sens, court à la surface du liquide, le décompose, et fait une petite explosion; tandis que le gaz hydrogène, résultant de la décomposition de l'eau, s'enflamme.

Pouls. Battement des artères déterminé par l'ondée de

sang que chaque contraction du cœur y fait pénétrer. Dans les premiers temps de la naissance, le pouls bat cent quarante fois par minute, à la seconde année cent fois, à la puberté il donne de quatre-vingts à quatre-vingt-dix pulsations; dans l'âge adulte, terme moyen, soixante-dix. Chez le vieillard il descend de soixante-dix à soixante. Dans l'état de santé le pouls est égal, régulier, souple, sans lenteur ni fréquence, et d'une force médiocre. Dans l'état de maladie, il présente des différences nombreuses qui sont relatives à sa fréquence, à sa force et à l'égalité des pulsations. Les médecins chinois prétendent tout connaître et tout découvrir à l'aide du pouls; ce sont des imposteurs. A voir le nombre des volumes écrits en Europe sur ce phénomène, on dirait que nous sommes des Chinois. Le fait est que le pouls tout seul ne dit presque rien, et que les signes qu'on en tire n'ont de valeur et de signification réelle qu'autant qu'ils se trouvent réunis à d'autres symptômes indicateurs de la maladie.

Poumon. Le poumon est un organe spécial dans lequel viennent se rendre, d'un côté, l'air, agent de la respiration, et, de l'autre, le fluide nutritif qui doit être soumis à son action, et converti en sang. Ce viscère est pénétré, non-seulement par le canal qui apporte l'air, mais encore par le vaisseau qui charrie le fluide nutritif. L'air entre dans le poumon et en sort par le même canal; le fluide nutritif, au contraire, y arrivant d'une manière non interrompue, il a fallu un autre ordre de vaisseaux pour le retirer, à mesure que sa sanguification s'est effectuée. Les bons principes de ces vaisseaux s'appellent *veines pulmonaires*.

Le conduit aérien prend d'abord le nom de *trachée-artère*; il communique à l'extérieur par le *larynx*, organe de la voix, par le pharynx, et par la bouche et le nez. A son entrée dans la poitrine, la *trachée-artère* se divise en deux gros canaux, qu'on appelle *bronches*, dont les ramifications, multipliées à l'infini, vont occuper les deux côtés de la poitrine, laissant entre elles un espace quadrilatère destiné à loger le cœur.

L'*artère pulmonaire* prend naissance au cœur, où les veines ont, en dernier ressort, versé les produits des diverses absorptions. Ainsi que la trachée-artère, l'artère pulmonaire se partage, et bientôt, après avoir quitté le cœur, elle se prolonge en deux branches, qui vont s'accoler à chaque *bronche*, sans se confondre avec elles et de manière à pouvoir toujours être distinguées l'une de l'autre. Lorsqu'enfin les ramifications de l'artère pulmonaire sont devenues capillaires, cette artère concourt à former le tissu de l'organe.

Enfin, les *veines pulmonaires* naissent dans le *poumon*, à tous les points où le fluide nutritif, en contact avec l'air, est transformé en sang. Leurs radicules sont alors aussi peu perceptibles que les ramifications bronchiques et artérielles; mais peu à peu elles se réunissent en veinules qui, s'abouchant à leur tour, forment quatre gros troncs, par lesquels elles viennent, en dernier résultat, s'ouvrir dans le cœur.

Il faut ajouter à ces élémens du poumon les vaisseaux qui effectuent la nutrition propre de l'organe, les nerfs qui lui donnent sa sensibilité spéciale, et un peu de tissu cellulaire, tout-à-fait semblable à celui qui entre dans la composition de plusieurs autres organes. Quant à la disposition respective qu'affectent toutes ces parties les unes à l'égard des autres, on sait que des injections poussées par les troncs d'un des conduits ont toujours pénétré dans les autres, et que, par conséquent, il y a communication entre eux.

Pour rendre plus libres les mouvemens que nécessite l'entrée de l'air dans la poitrine, et pour garantir en même temps l'organe pulmonaire du mauvais effet des frottemens contre les parois osseuses, cette cavité est tapissée par une membrane séreuse, la *plèvre*, qui, se réfléchissant sur les poumons, les enveloppe sans les contenir. (*Voyez* Plèvre.)

Pourriture d'hôpital. Gangrène qui survient aux plaies et aux ulcères des malades qu'on traite dans les hôpitaux. L'air froid, les miasmes putrides, la charpie malpropre et toutes les causes débilitantes sont susceptibles de la produire. La suppuration se tarit, la plaie prend un aspect grisâtre, couenneux; un point gangreneux se manifeste dans le centre, les bords se boursoufflent, deviennent douloureux, et les malades périssent dans l'adynamie. Le traitement consiste dans l'emploi des stimulans à l'extérieur et à l'intérieur.

Précipité. On désigne ainsi le dépôt qui se forme par suite de l'action de deux corps liquides qui ne sont pas susceptibles de se combiner.

Précurseurs (Signes). On désigne ainsi tous les phénomènes qui se manifestent depuis l'instant où les fonctions ne s'exercent plus comme dans l'état de santé, jusqu'à celui où la maladie commence.

Prépuce. Enveloppe mobile de l'extrémité du pénis, que les juifs coupent aux enfans nouveau-nés, par principe de religion.

Presbytie. Disposition de la vue, commune aux vieillards, qui consiste à ne voir les objets que quand ils sont à une distance de l'œil plus grande que pour une vue régulière. (*Voyez* OEil.)

Priapisme. Érection permanente et douloureuse, qu'on fait cesser par des applications froides sur le pénis, et par l'usage du camphre pris à l'intérieur.

Primipare. Femme qui accouche pour la première fois.

Prodrôme. (*Voyez* Précurseur.)

Pronation. Mouvement dans lequel la face dorsale de la main est dirigée en haut et la face palmaire en bas. C'est l'opposé de *supination*.

Pronostic. Jugement porté d'avance sur les divers changemens qui doivent survenir dans le cours d'une maladie.

Prophylactique. Synonyme de préservatif.

Propolis. Matière rougeâtre, odorante, dont les abeilles se servent pour boucher les fentes des ruches et pour envelopper leurs rayons à l'extérieur.

Prostate. Glande qui entoure le commencement de l'urètre chez l'homme. Elle sécrète une liqueur visqueuse, qui a pour usage de lubréfier le canal et de servir de véhicule à la liqueur spermatique.

Prostration. Abattement profond qui s'observe dans le cours de certaines maladies.

Protubérance. Éminence, saillie, qu'on observe à la surface de certains os.

Prurigo. Démangeaison.

Prussique (Acide). (*Voyez* Hydrocyanique.)

Psoas. Nom donné à deux nerfs situés dans l'abdomen, et ayant pour objet de fléchir la cuisse sur le bassin.

Ptérigion. Excroissance variqueuse de la conjonctive, pour la guérison de laquelle on emploie les collyres résolutifs, et, quand ils ne suffisent pas, l'excision.

Ptyalisme. Crachottement continuel; ce mot est synonyme de salivation.

Pubis. On désigne ainsi la partie moyenne de la région hypogastrique, qui se couvre de poils à l'époque de la puberté.

Puerpéral. Qui a rapport aux femmes en couche.

Pulmonaire (Catarrhe). (*Voyez* Rhume.)

Pulmonie. (*Voyez* Phthisie.)

Pupille. Ouverture centrale de l'iris par laquelle passent les rayons lumineux. (*Voyez* OEil.)

Purgatif. Médicament qui détermine des évacuations alvines. Il convient beaucoup plus aux vieillards qu'aux enfans, aux personnes lymphatiques et bilieuses qu'à celles qui ont un tempérament nerveux et sanguin, dans les pays humides que dans les contrées sèches.

Pus. Liquide morbide qui n'a point d'analogue dans l'état sain, et qui se forme à la suite d'un travail inflammatoire.

Pustule. Petite tumeur de la peau, contenant une matière purulente.

Pustule maligne. (*Voyez* Charbon.)

Putréfaction. Décomposition qu'éprouvent les substances végétales ou animales privées de vie. Suivant M. Orfila, elle produit de l'eau, de l'acide carbonique, de l'acide acétique, de l'ammoniaque, de l'hydrogène carboné et une matière particulière qui se volatilise et répand une odeur infecte. La putréfaction est le signe le plus certain de la mort.

Pylore. Orifice inférieur de l'estomac. Dans le vulgaire on donne le nom de pylore au cancer de l'estomac.

Pyrèthre. Grande plante de la famille des corymbifères. Sa racine développe dans la bouche et sur la langue un sentiment d'âcreté et de picotement très-fort, suivi d'une abondante sécrétion de salive. Elle entre dans la composition d'un grand nombre de dentifrices.

Pyrétique. Synonyme de fébrifuge.

Pyrosis, s. f. (Fer chaud, ardeur d'estomac, *cremason soda*, *gorgosset*). La pyrosis consiste dans un sentiment d'ardeur de l'estomac, avec excrétion d'un liquide brûlant qui détermine un sentiment pénible dans son trajet le long de l'œsophage et dans la bouche. Les personnes qui abusent des fritures, des salaisons, des liqueurs alcoholiques, y sont très-sujettes. La diète lactée, les boissons douces et mucilagineuses, la magnésie, suffisent pour faire disparaître cette affection lorsqu'elle n'est pas le symptôme d'une lésion organique.

Pyurie. Émission de pus avec l'urine, pissement de pus.

Q.

Quarte (Fièvre). Fièvre intermittente qui revient de trois en trois jours; elle est très-commune en automne et se guérit par le quinquina.

Quinine. Substance nouvelle, découverte dans le quinquina par MM. Pelletier et Caventou.

Quinquina. *Cinchona.* Grand arbre toujours orné de ses feuilles, de la famille des rubiacées, qui croît dans l'Amérique méridionale, dans les provinces de Quito, de Popayan, de la Nouvelle-Grenade, et dont rien ne peut égaler l'efficacité dans le traitement des fièvres intermittentes. Ses propriétés résident dans un principe particulier qui est contenu dans l'écorce et auquel on a donné le nom de quinine. Ce principe, découvert par MM. Pelletier et Caventou, est un des plus beaux résultats des travaux de la chimie organique. Quelques grains de sulfate de quinine remplacent avec avantage, pour les effets, des doses énormes de quinquina en poudre. Six à huit grains administrés pendant l'intermittence empêchent la fièvre de se développer, ou du moins en modifient l'accès d'une manière considérable. Son efficacité a quelque chose de merveilleux; mais nous ferons sur ce point, en insistant beaucoup moins cependant, une observation analogue à celle que nous avons faite à propos de l'opium, c'est qu'il est des cas où la substance naturelle est préférable à tous les élémens qu'on a pu en extraire. A cet égard, M. Guersent regarde le quinquina en substance comme plus astringent et plus tonique. M. Vulpes, médecin italien, a constaté aussi qu'il était plus avantageux que la quinine dans les fièvres putrides, celles surtout qui sont produites par les miasmes sédatifs qui s'exhalent des individus encombrés dans des lieux étroits et mal aérés.

La connaissance des vertus du quinquina en Europe ne date pour nous que de 1638, mais ces vertus étaient connues depuis fort long-temps des naturels du pays. La femme du vice-roi du Pérou, la comtesse del Cinchon, étant tourmentée de la fièvre, le gouverneur de Loxa lui envoya un paquet de poudre de quinquina, dont un Indien lui avait révélé les vertus, et elle fut délivrée de sa maladie. A son retour en Europe, la comtesse del Cinchon rapporta une certaine quantité de poudre qu'elle distribua en Espagne; mais ce n'est qu'en 1649 que les jésuites de Rome, en ayant reçu une très-grande quantité, la répandirent dans toute l'Italie. Le quinquina n'était encore connu que comme un remède secret sous le nom de *poudre des jésuites* ou *poudre de la comtesse*, lorsqu'un nommé Talbot, contemporain de Sydenham, en vendit la recette à Louis XIV, qui la rendit publique. Ainsi l'Europe doit en quelque sorte à la France tous les bienfaits que le quinquina a pu rendre depuis cette époque.

R.

Rachidien. Qui appartient au rachis.

Rachis. (Colonne vertébrale, épine du dos). Tige osseuse qui s'étend de la tête au sacrum, flexible en tous sens et très-solide, composée de vingt-quatre os nommés vertèbres, placés de champ les uns sur les autres et creusés d'un canal destiné à loger la moelle épinière. (*Voyez* Nerfs.)

Rachitique. Qui est atteint du rachitis, maladie qui se manifeste principalement par la courbure de l'épine et qui consiste dans une altération générale ou partielle des os, dans l'augmentation du volume de la tête et du ventre, et dans l'amaigrissement des autres parties. Cette maladie est particulière aux enfans nés de parens scorbutiques ou mal constitués. Une nourriture malsaine, un lait de mauvaise qualité, l'absence de propreté, l'habitation dans des lieux bas, froids, humides, marécageux, en sont les causes les plus actives.

Il faut placer les malades dans un air chaud et sec, les couvrir de laine sur la peau, les faire coucher sur des herbes aromatiques, les frictionner souvent avec de la laine imprégnée de vapeurs balsamiques, leur faire prendre des bains sulfureux, les nourrir de chairs rôties, de vins généreux, leur ménager un exercice modéré; enfin, les soumettre à l'usage des médicamens toniques sous toutes les formes.

Radial. Qui appartient au radius.

Radius. C'est l'un des os de l'avant-bras. Il s'articule en haut avec l'humérus et le cubitus, en bas avec les os du carpe et avec la partie inférieure du cubitus. (*Voyez* pl. I, 21.)

Rafraichissant. (*Voyez* Acide.)

Rage. (*Voyez* Hydrophobie.)

Rale. Bruit particulier que font entendre les agonisans, et qui est déterminé par le passage de l'air à travers les crachats que les poumons ne peuvent plus rejeter.

Ratanhia. Petit arbrisseau de la famille des polygalées, qui croît au Pérou, et dont la racine, très-astringente, est employée avec succès dans les hémorrhagies passives.

Rate. *Lien, Splen.* Organe vasculaire, spongieux, d'un volume variable, situé profondément au-dessous du diaphragme, et dont les usages sont inconnus. (*Voyez* pl. V, 11.)

Réaction. Mouvement en sens contraire de celui qui est imprimé.

Rechute. Retour d'une maladie pendant la convalescence.

Récidive. Retour d'une maladie dont la guérison était déjà obtenue.

Rectum. C'est la dernière portion du gros intestin. Les hémorrhoïdes ont leur siége dans le rectum.

Régime. Usage rationnel des alimens et de toutes les choses nécessaires à l'entretien de la vie, pendant la santé et pendant la maladie.

Réglisse. *Glycirrhiza.* Plante de la famille des légugumineuses, qui croît en Italie et dans le Languedoc, dont la racine est sucrée, gommeuse et adoucissante. On en fait un extrait connu sous le nom de *suc* ou *jus de réglisse.* Comme on le prépare dans de grandes bassines en cuivre, il n'est pas rare de rencontrer dans les bâtons, sous forme desquels on le trouve dans le commerce, des parcelles de cuivre. Aussi est-il important de ne faire usage que de celui qui a été purifié et qu'on ne trouve que chez les pharmaciens.

Rein. On nomme ainsi deux organes glanduleux, d'une

forme ovoïde, situés profondément dans la région lombaire, et ayant pour fonction de sécréter l'urine. Les reins sont composés de deux substances, l'une extérieure appelée *corticale*, l'autre intérieure nommée *tubuleuse* ou *mamelonnée*. Cette dernière représente des faisceaux conoïdes, formés d'un grand nombre de vaisseaux déliés, destinés à recevoir l'urine fabriquée dans la substance corticale. Ces vaisseaux viennent s'ouvrir dans des espèces de calices, lesquels conduisent l'urine dans le bassinet. Celui-ci se continue avec l'urétère, conduit membraneux, du volume d'une plume à écrire, servant de communication entre le rein et la vessie.

Rénal. Qui appartient aux reins.

Rénitent. Qui résiste.

Renoncule. Genre de plantes qui a donné son nom à la famille des renonculacées. Toutes les renoncules sont âcres et brûlantes, elles sont rangées dans la classe des poisons âcres; mais leurs propriétés délétères se perdent par la dessiccation et la chaleur. Le *bouton d'or*, que l'on cultive dans les jardins, porte particulièrement le nom de renoncule âcre.

Répercussif. On donne ce nom à tous les médicamens qui ont pour objet de faire refluer vers l'intérieur les fluides qui sont contenus dans une partie engorgée. L'eau froide, la glace, les astringens, etc., sont des répercussifs.

Résolutif. Qualification qui s'applique aux substances dont l'effet est de déterminer le retour d'une partie enflammée à l'état sain, sans suppuration.

Respiration. Fonction par laquelle le produit de la digestion, le chyle, mêlé à la lymphe et au sang veineux, est soumis au contact de l'air et transformé en fluide nutritif ou sang artériel, par sa combinaison avec une certaine quantité d'oxigène.

RÉTENTION D'URINE. Maladie dans laquelle l'urine amassée dans la vessie ne peut être évacuée, ou n'est rendue qu'avec difficulté. Elle dépend, ou de la paralysie de la vessie, ou d'un obstacle matériel situé soit à son orifice soit dans le trajet du canal de l'urètre. Lorsqu'elle dure depuis quelque temps, les malades sont pris d'une fièvre dite *urineuse*, à cause de l'odeur ammoniacale et urineuse qu'ils exhalent ; s'ils ne sont pas secourus promptement, ils périssent d'inflammation violente, de gangrène ou de rupture de la vessie. Il faut à tout prix évacuer l'urine, et quand la sonde ne peut pas pénétrer dans la vessie, pratiquer la ponction de cet organe.

RÉTINE. Membrane de l'œil sur laquelle viennent se peindre les images des objets soumis à la vision. (*Voyez* OEil.)

RÉVULSIF. On appelle ainsi les médicamens qui ont pour objet de détourner le principe morbifique d'un organe essentiel à la vie, pour l'attirer vers un point éloigné.

RHINOPLASTIE, s. f., de *rhin* nez, et de *plazzô* je fabrique. Art de refaire un nez. Cet art est né dans l'Inde, où l'usage de couper le nez aux criminels et aux prisonniers de guerre est très-répandu. C'est la caste des *Koomas* qui est en possession de remédier à cette mutilation. Voici comment ils s'y prennent. Ils façonnent avec de la cire molle, étendue en feuille, un nez semblable à celui que possédait le patient ; le nez factice représente en l'étalant un triangle dont l'angle supérieur, correspondant à la racine du nez, est tronqué. Ils l'appliquent sur le front, en ayant soin de mettre l'angle tronqué en bas, immédiatement au-dessus du nez absent ; ils marquent avec de l'encre la place que la cire occupe ainsi sur le front. Cela fait, ils incisent la portion de peau renfermée dans le tracé, la détachent en disséquant jusqu'à la racine du nez sur lequel ils la rabattent en la tordant, afin que malgré ce renversement l'épiderme soit toujours en dehors. Pour en faire adhérer les bords aux fosses nasales, il suffit de rafraîchir la peau de celles-ci avec le bistouri, et de pratiquer de chaque côté deux ou trois points de suture. Quand l'inflammation adhésive a produit tout son effet, on achève la section du lambeau à sa racine et on en fait disparaître par la cautérisation le bourrelet que la torsion de la peau avait déterminé en ce point. Les Indiens font ainsi, dit-on, des nez *plus beaux que nature*. La plaie qui reste au milieu du front par suite de l'ablation d'un lambeau de peau ne tarde pas à se cicatriser et ne constitue point une grande cause de difformité. Les nez qu'on a pratiqués en Europe n'ont pas tous été pris au front; Grœfe de Berlin en emprunte la substance à la peau du bras. En Italie on a même fait cet emprunt à la fesse, ainsi qu'il résulte des vers suivans de Voltaire, que nous citons pour leur esprit et leur tour plaisant, et non point pour nous appuyer de l'autorité de leur auteur.

Les Esculapes d'Étrurie
Réparaient tous les nez perdus;
Par une nouvelle industrie
Ils vous prenaient adroitement
Un morceau de c.. d'un pauvre homme,
L'appliquaient au nez proprement.
Enfin il arrivait qu'en somme,
Tout juste à la mort du prêteur
Tombait le nez de l'emprunteur,
Et souvent dans la même bière,
Par justice et par bon accord,
On remettait, au gré du mort,
Le nez auprès de son derrière.

Voltaire fait allusion, dans ces derniers vers, à la croyance où l'on était que le morceau de peau d'une fesse étrangère, la pièce rapportée, se putréfiait à la mort de l'individu qui l'avait fourni.

Rhubarbe. *Rheum*. Plante de la famille des polygonées, dont la racine, jaune, d'une saveur amère, exerce une action tonique à petites doses, et devient purgative à des doses élevées. On en trouve dans le commerce trois espèces : la *rhubarbe de Chine*, qui est fréquemment altérée; la *rhubarbe de Moscovie*, qui est la plus estimée, et la *rhubarbe indigène* ou *rhapontic*, dont l'action est de beaucoup inférieure à celle des deux précédentes. On recommande l'usage de la rhubarbe à petites doses, à la suite de toutes les maladies dont la longue durée a affaibli les fonctions digestives. La dose dans ce cas est de huit à douze grains. Si l'on veut obtenir un effet purgatif, il faut en prendre un gros en poudre, ou deux à trois gros dans six onces d'eau. On fait une excellente potion purgative qu'on peut administrer à des enfans de trois à huit ans, avec un gros de rhubarbe cassée en petits morceaux, infusée pendant quelques heures dans trois à quatre onces d'eau chaude, auquel on ajoute une once d'un sirop quelconque. Pour un adulte, la dose de la décoction serait de trois à quatre gros.

Rhumatisme. Mot sans valeur étymologique, employé pour désigner une maladie dont le symptôme principal est une douleur qui a son siége dans les parties musculaires ou fibreuses. Cette douleur augmente par la pression et surtout par le mouvement. Les causes les plus fréquentes du rhumatisme consistent dans le refroidissement brusque du corps, l'habitation dans des maisons nouvellement construites; des vêtemens mouillés, le sommeil sur une terre humide. Dans le rhumatisme aigu, intense, les douleurs occupent presque tous les membres, elles affectent aussi les articulations, successivement ou à la fois. Le moindre contact est très-douloureux; le malade ne peut pas se mouvoir et l'immobilité est pour lui un supplice; il a de la fièvre, du mal de tête. Tout cela dure communément de six semaines à deux mois; durant ce laps de temps, les douleurs, plus ou moins vives, changent fréquemment de place, puis elles perdent peu à peu de leur intensité, et enfin elles disparaissent complètement. Dans le rhumatisme chronique, les mêmes symptômes reparaissent, mais avec moins de violence. Cette maladie est fort difficile à guérir, mais elle n'est pas mortelle. Quand la fièvre est ardente, que les symptômes sont très-prononcés, on conseille l'application des topiques émolliens et des *évacuations sanguines locales*, qui enlèvent quelquefois la douleur comme avec la main. On donne en même temps des boissons rafraîchissantes au commencement, et des diaphorétiques vers le déclin. Dans le rhumatisme chronique, on emploie de préférence les cataplasmes sinapisés, les vésicatoires, les bains, les douches sulfureuses, les boissons sudorifiques, les narcotiques, qui sont toujours sans inconvénient. (Chomel.) Il n'existe point de remède spécifique contre le rhumatisme; il faut se défier de ceux que préconisent les charlatans, et considérer que si quelques-uns ont paru réussir, c'est qu'ils ont été mis en usage au moment où la maladie allait se terminer, et qu'on leur a attribué à tort la guérison survenue.

Rhume. Catarrhe pulmonaire ou bronchique. C'est l'inflammation de la membrane muqueuse des bronches; les tisanes faites avec les fleurs pectorales, la mauve, la violette, la guimauve, le coquelicot, etc., suffisent le plus ordinairement pour la guérison de cette maladie. Le traitement préservatif consiste à s'habituer graduellement aux différentes intempéries de l'atmosphère, à supporter les chaleurs de l'été, le froid de l'hiver, à sortir tous les jours vêtu plutôt légèrement que trop couvert, à se laver avec de l'eau froide; mais ces habitudes doivent être contractées dès le premier âge. Les enfans enrhumés ne crachent pas, ils avalent la matière de l'expectoration, celle-ci s'accumule dans les voies digestives et en trouble les fonctions. Il faut les expulser à l'aide de vomitifs ou des purgatifs légers, tels que le sirop d'ipécacuanha et la manne. (*Voyez* Catarrhe.)

Ricin. *Palma Christi.* Plante de la famille des euphorbiacées, originaire de l'Inde et de l'Afrique, dont les semences fournissent une huile fixe qui est purgative, d'autant plus précieuse qu'on peut l'administrer sans inconvénient dans les cas d'irritation du canal alimentaire, pour faire cesser la constipation ou calmer certaines coliques; elle a aussi la propriété d'expulser les vers intestinaux: on la donne à la dose d'une à deux onces, selon l'âge et la constitution.

Riz. *Oryza sativa.* Plante de la famille des graminées, originaire de l'Inde. Le plus estimé est celui qui nous vient de la Caroline. Sa décoction est adoucissante et mucilagineuse. Les anciens croyaient qu'il contenait un principe astringent, c'est pourquoi ils le conseillaient dans les diarrhées, mais ses bons effets dépendent uniquement de ses propriétés adoucissantes.

Rob. Mot d'origine arabe, qui sert à désigner le suc d'un fruit quelconque, amené par l'évaporation à la consistance du miel.

Rosier. Plante qui forme le type de la famille des rosacées. Le *rosier à cent feuilles* sert à fabriquer le sirop de roses pâles, médicament purgatif dont Gui Patin se servait comme d'une panacée; il est peu usité maintenant. Avec la *rose de Provins* on fait une infusion astringente et tonique, utile dans la leucorrhée, la blennorrhagie et la diarrhée. La même fleur entre dans la composition du *miel* et du *vinaigre rosats*. Le *rosier sauvage* (rosa canina), qu'on appelle aussi *églantier*, fournit un fruit rouge qui fait la base de la conserve connue dans les pharmacies sous le nom de *cinorrhodon*, et qui est également astringente.

Rotule. Os plat développé dans l'épaisseur du tendon commun aux muscles qui servent à étendre la jambe sur la cuisse. (*Voyez* pl. I, 26, et III, 30.)

Rougeole. *Rubeola.* Maladie qui affecte la peau et les membranes muqueuses, ayant pour cause unique un virus particulier qui se transmet des malades aux personnes saines. Elle est fréquemment épidémique. Le premier jour il y a malaise, alternatives de froid et de chaud, perte d'appétit, soif. Le second jour les yeux deviennent larmoyans, rouges, les paupières se gonflent, le nez est pris d'une espèce de coryza; il y a en même temps toux sèche avec un son particulier, quelquefois mal de gorge, vomissemens ou diarrhée. Du troisième au cinquième jour la peau se couvre de petites taches rouges qui se réunissent quelquefois pour former des plaques irrégulières, à la face d'abord, puis à la poitrine, aux bras, à l'abdomen et aux membres inférieurs. Cette éruption dure de trois à quatre jours, puis elle disparaît peu à peu, et la peau se couvre d'une sorte de farine légère qui s'en va par le frottement. La rougeole est rarement mortelle, à moins qu'elle ne se complique de l'inflammation de quelque viscère important. Le séjour au lit, la diète absolue, l'usage des boissons douces, mucilagineuses, sucrées, suffisent dans la plupart des cas pour amener une guérison franche. Comme cette maladie attaque spécialement les enfans et qu'elle est contagieuse, il faut se hâter d'isoler les premiers qui en sont atteints, afin qu'ils ne la communiquent pas aux autres. On a l'habitude de donner un purgatif pour hâter la terminaison de la rougeole; c'est un préjugé qui peut être nuisible. Il ne faut pas oublier, dit M. Guersent, dont l'autorité est importante en cette matière, que très-fréquemment les convalescences sont de beaucoup prolongées par l'usage de ces moyens. On se trouve mieux en pareil cas de l'administration de bains tièdes et de frictions douces à la peau.

Rubéfiant. Médicament qu'on applique sur la peau pour y attirer une irritation artificielle. Tels sont les frictions avec la main, avec de la laine, avec des brosses ; l'action du soleil, du feu, de l'eau chaude ; la poudre de moutarde, l'ail pilé, l'ammoniaque, les teintures de cantharides et d'euphorbe.

Rue. *Ruta graveolens*. Plante de la famille des rutacées : toutes ses parties contiennent une huile volatile très-odorante, dont l'effet primitif est l'irritation des organes avec lesquels on la met en contact. Son usage intérieur prédispose aux hémorrhagies, et on l'employait fréquemment autrefois pour déterminer l'apparition des menstrues. Elle est à peu près abandonnée. On a vu l'application d'une mousseline trempée dans une décoction de rue déterminer sur le thorax, chez des personnes malades de la poitrine, une irritation légère de la peau qui a fait disparaître certains symptômes qu'on aurait pu prendre pour des signes de phthisie pulmonaire.

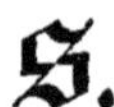

Sabine. Plante de la famille des conifères, dont les feuilles et les jeunes rameaux ont une saveur âcre, térébinthacée, amère, et une odeur forte et aromatique. C'est un stimulant très-énergique qu'on ne peut employer qu'à la dose de six à huit grains. Ses propriétés se manifestent plus spécialement sur l'utérus, et l'irritation qu'elles y appellent est un moyen puissant de rappeler les menstrues supprimées. Les praticiens qui veulent être prudens s'abstiennent complètement de son usage toutes les fois qu'il y a présomption de grossesse.

Saburre. Les humoristes désignent ainsi tous les liquides altérés contenus dans l'estomac et les intestins.

Sacré. Qui appartient à l'os sacrum. La région sacrée s'étend depuis les lombes jusqu'au périnée.

Sacrum. Os qui forme la partie postérieure du bassin; il fait suite à la colonne vertébrale et lui sert d'appui. Son extrémité inférieure s'articule avec le coccix. (*Voyez* pl. I, 16; II, 8.)

Safran. *Crocus sativus*. Plante bulbeuse de la famille des iridées, dont les stigmates ont une odeur agréable très-prononcée et fournissent à la thérapeutique un médicament assez énergique. A la dose de quatre à huit grains en poudre, le safran excite l'appétit, favorise le travail de la digestion et calme l'irritation des nerfs; à une dose plus élevée il est emménagogue.

Sagou. Fécule qu'on retire principalement de la tige du *sagus farinacea*, espèce de palmier qui croît aux Moluques. Elle est très-nourrissante et très-facile à digérer.

Saignée. Émission sanguine produite artificiellement. On appelle *saignée générale*, celle qui a lieu par l'ouverture d'une veine au moyen de la lancette, et *saignée locale*, celle qui se pratique avec des sangsues. La première, en désemplissant un vaisseau d'un certain calibre, diminue réellement à l'instant la masse du sang dans tout le système circulatoire. Par la seconde, on n'enlève au moment même que le sang de la partie sur laquelle on applique les sangsues. Dans ces derniers temps on a fait un grand usage, un abus même de la saignée locale. Il reste même encore quelques médecins qui semblent avoir pris à tâche de résoudre la question de savoir jusqu'à quel point on peut vider le système circulatoire d'un individu sans lui ôter la vie. Cette médecine par soustraction est utile dans certains cas, mais elle a l'inconvénient fort grave de prolonger indéfiniment les convalescences, parce que l'économie répare difficilement et à la longue les pertes sanguines qu'on lui fait subir, quand elles dépassent certaines limites. Lorsqu'on applique des sangsues à un enfant, il faut avoir soin de les faire piquer sur des endroits pourvus de parties solides, afin de pouvoir au besoin pratiquer une compression exacte. Le système capillaire des enfans étant très-actif et plus susceptible de dilatation que de resserrement, par la tendance générale que tout l'organisme a pour le développement, il est quelquefois résulté de l'application de trois sangsues seulement, des hémorrhagies promptement mortelles, qu'on n'a pu arrêter faute de moyens compressifs suffisans.

Salep. Substance féculente qu'on retire des bulbes de plusieurs orchis, et qui nous vient de l'Asie mineure sous forme de tubercules desséchés, durs comme de la corne, et conservant une odeur aromatique assez analogue à celle du mélilot. Ses propriétés sont les mêmes que celles du sagou. (*Voyez* Sagou.)

Salicine. Principe cristallisable qu'on retire de plusieurs espèces de saule, et dont l'efficacité contre les fièvres intermittentes a été constatée dans ces derniers temps. Si jamais le quinquina venait à manquer, la salicine offrirait pour le remplacer une précieuse ressource.

Salivaire. Qui a rapport à la salive.

Salivation. Sécrétion morbide de la salive. Le plus ordinairement elle est due à l'action particulière du mercure sur les glandes salivaires et sur la membrane muqueuse de la bouche.

L'apparition de la salivation mercurielle n'est pas nécessaire, comme on l'a cru pendant long-temps, pour que le traitement de la syphilis par le mercure ait un succès complet.

Salive. Humeur sécrétée par les glandes parotides, maxillaires et sublinguales, et versée dans la bouche par les conduits excréteurs de ces glandes.

Salsepareille. *Smilax sarsaparilla.* Plante de la famille des smilacées, qui croît au Brésil, au Pérou et à la Nouvelle-Espagne. La salsepareille rouge est préférée. La souche de la salsepareille, administrée en décoction à la dose de deux onces dans une pinte d'eau, fournit une boisson sudorifique des plus puissantes. (*Voyez* Sudorifiques.)

Sang. La composition de ce fluide varie suivant qu'on le tire des veines ou des artères. Le sang veineux est d'un rouge-brun, et sa température est de 31° Réaumur. Le sang artériel est d'un rouge vermeil, et il fait élever le thermomètre jusqu'à 32°. Les analyses du sang fournies par la chimie ne donnent aucun résultat satisfaisant. Il contient de l'eau, de la fibrine, de la matière grasse, un principe colorant et différens sels. Donnez à la chimie des sels, de la couleur, de la fibrine, de l'eau et sa matière grasse, et elle ne fera pas du sang. C'est que la chimie est impuissante quand il s'agit pour elle d'analyser des substances organiques quelles qu'elles soient. La seule analyse possible pour ces substances, le seul moyen de connaître leur composition intime, leur manière d'être, je dis quant à leurs formes (et en vérité pouvons-nous connaître de la nature autre chose que des formes?), c'est l'analyse microscopique. Le sang est susceptible d'altérations et de véritables maladies aussi bien que les solides du corps. Cette vérité a été long-temps obscurcie par l'esprit du système, mais elle n'en est pas moins réelle et digne d'attention.

Sangsue. Ver aquatique de la famille des endobranches, dont on se sert pour pratiquer des saignées locales. Sa tête, plus pointue que son extrémité postérieure, est garnie d'une ventouse au fond de laquelle se trouve la bouche, ouverture triangulaire armée de trois petites mâchoires ou dents dures, très-aiguës, assez fortes pour entamer la peau et offrant chacune soixante denticules. Lorsqu'on veut appliquer des sangsues sur un lieu donné, il faut les frotter dans un linge bien sec, nettoyer la place, la raser si elle est couverte de poils, et la mouiller avec un liquide doux, du lait frais, de l'eau sucrée, ou mieux avec du sang. Au bout d'une heure au plus, elles sont gorgées de sang et elles se détachent d'elles-mêmes; si elles restent adhérentes à la peau, il suffit, pour leur faire lâcher prise, de les saupoudrer légèrement de sel marin ou de tabac en poudre.

Saphène. On désigne ainsi les deux veines qu'on voit sous la peau de chaque côté des deux jambes.

Saponaire. Plante de la famille des caryophyllées, qui croît en Europe dans les endroits frais, et dont les feuilles broyées avec l'eau produisent une écume blanche comme celle du savon et peuvent être employées à blanchir le linge. On l'employait autrefois beaucoup plus qu'aujourd'hui dans le traitement des dartres, de la gale, des scrophules et de la syphilis invétérée.

Sarcocèle. Cancer du testicule. Le seul remède à cette maladie, c'est l'ablation de l'organe affecté et par conséquent la castration.

Sassafras. *Laurus sassafras*. Arbre de la famille des lauriers, dont le bois entre dans la composition des quatre bois sudorifiques. Il développe une odeur anisée. On ne l'emploie qu'en infusion.

Saturne (Sel de). Acétate de plomb. (*Voyez* Plomb.)

Satyriasis. Synonyme de priapisme.

Sauge. *Salvia.* Plante aromatique de la famille des labiées, qui jouit de propriétés toniques et stimulantes.

Saule. *Salix.* Arbre de la famille des amentacées, dont une espèce, le saule blanc, fournit une écorce douée de propriétés fébrifuges très-manifestes. On l'emploie avec succès pour remplacer le quinquina. Dans ces derniers temps, on en a extrait un principe amer, cristallisable, auquel cette écorce paraît devoir toutes ses vertus, et qui a reçu le nom de *salicine*.

Saumon. Poisson de la famille des dermoptères, qui remonte de la mer dans nos grands fleuves. Sa chair est très-savoureuse, mais de difficile digestion.

Savon. *Sapo.* On obtient le savon en traitant les corps gras avec les alcalis caustiques liquides. Le savon médicinal se prépare en mêlant à froid, peu à peu, dans un vase de terre, deux livres de lessive de soude caustique concentrée à 38°, avec quatre livres d'huile d'amandes douces ou d'olive fine. On l'emploie comme fondant dans les engorgemens des viscères du bas-ventre, à la dose de quatre à six grains par jour, en pilules. L'eau de savon s'emploie également avec succès comme neutralisant dans les cas d'empoisonnement par les acides.

Scammonée. Suc gommo-résineux que l'on obtient du *convolvulus scammonia*, espèce de liseron qui croît dans l'Orient. La plus estimée est la scammonée de Smyrne. C'est un purgatif drastique; quelques grains suffisent pour obtenir d'abondantes évacuations.

Scapulaire. Qui appartient à l'épaule.

Scarifications. Incisions légères qu'on pratique avec un bistouri ou un rasoir pour opérer un dégorgement local, pour tirer du sang à la suite de l'application des ventouses.

Scarlatine. Maladie dont le phénomène le plus remarquable est la couleur écarlate de la peau. Elle est contagieuse, particulière aux enfans, et paraît être due à l'action d'un virus particulier. Elle est toujours accompagnée de mal de gorge. L'apparition des rougeurs à la peau coïncide avec un sentiment d'ardeur, de prurit, et avec une tuméfaction considérable au visage et aux extrémités des membres. Cette maladie est rarement mortelle. On la traite par les mêmes moyens que la rougeole.

Sciatique, adj. Qui a rapport à la hanche. Pris substantivement, on donne vulgairement ce nom à une douleur qui occupe le nerf qui se distribue à la cuisse et à la jambe. (*Voyez* Névralgie et Goutte.)

Scille. Plante de la famille des liliacées, dont les bulbes sont un puissant diurétique. L'oximel scillitique est fréquemment employé dans ce but, ainsi que pour favoriser l'expectoration dans les catarrhes chroniques.

Sclérotique. C'est l'une des tuniques de l'œil. (*Voyez* OEil.)

Scorbut. Les symptômes de cette maladie sont le gonflement et le saignement des gencives, des taches livides par tout le corps et un affaiblissement général. Ses causes sont le froid humide, le séjour en pleine mer, la privation de viandes fraîches et de légumes frais, l'usage exclusif des viandes salées, la malpropreté et la tristesse, etc. Dans le traitement du scorbut, dit M. Chomel, les moyens hygiéniques tiennent la première place. Le malade doit respirer, autant que possible, un air sec et chaud, habiter un lieu élevé, exposé au soleil, bien aéré; les vêtemens doivent être soigneusement renouvelés lorsqu'ils sont humides, et remplacés par d'autres qui soient chauds et secs.

Les alimens doivent être choisis parmi les végétaux herbacés, les fruits acidulés, la chair des jeunes animaux; on défend l'usage des salaisons; le vin pur ou coupé avec quantité suffisante d'eau est la boisson la plus convenable; un exercice proportionné aux forces, la distraction et tous les moyens moraux propres à relever le courage, sont d'une très-grande utilité.

Quant aux médicamens employés contre le scorbut, les principaux sont les acides végétaux, tels que les jus de l'orange et du citron; et dans les cas où le malade est très-faible, le raifort, le cochléaria, la gentiane, le quinquina en décoction, en vin, en teinture alcoholique. On combat le gonflement des gencives par les collutoires aiguisés avec l'eau de Rabel ou l'acide sulfurique; la gangrène de ces parties, par les mêmes médicamens plus concentrés. On couvre les parties ecchymosées de fomentations vineuses, alcoholiques, camphrées; on panse les ulcères avec la poudre de quinquina; on cherche à suspendre les hémorrhagies par les moyens mécaniques et les topiques astringens.

Si l'on parvient à arrêter le cours de la maladie, on doit insister long-temps sur les moyens médicamenteux, et plus particulièrement encore sur les moyens hygiéniques auxquels est dû cet heureux effet.

On a proposé comme un moyen préservatif du scorbut, l'emploi de la pomme de terre crue. On cite plusieurs cas dans lesquels des équipages entiers ont été à l'abri de cette maladie par son usage. M. Rousseau a préconisé dans le même but le cresson de Para. (*Voyez* les tomes II et III de la *Gazette de santé.*)

Scrophules. Synonyme d'écrouelles. Cette maladie est due au développement de tubercules dans le système glandulaire. (*Voyez* Tubercules.)

Scrophuleux. Qui est affecté de scrophules.

Scrotum. Enveloppe cutanée des testicules.

Sébacé, adj. On donne le nom d'humeur sébacée au produit de petites glandes situées dans l'épaisseur de la peau, et qui laissent suinter cette humeur onctueuse qui lubréfie la surface de la peau et qui graisse toutes les parties de nos vêtemens en contact immédiat avec notre corps.

Sédiment. Dépôt qui résulte de la précipitation de quelques-unes des substances tenues en dissolution dans un liquide.

Sel. (Chimie.) On donne ce nom à tout corps composé d'un acide et d'une base. Sous ce rapport, tous les oxides métalliques, l'ammoniaque, quelques produits immédiats des végétaux récemment découverts, tels que la quinine, la morphine, etc., et toutes les substances végétales et alcalines, sont des bases. (*Voyez* Alcali.) Le sel *simple* est composé d'une base et d'un acide; s'il renferme deux bases il est *double*. Il est *neutre* lorsqu'il ne rougit point l'infusion de tournesol.

Sélénite. Synonyme de sulfate de chaux.

Séméiologie. Branche de la médecine qui a pour objet la connaissance des signes des maladies.

Séné. *Cassia senna*. Plante de la famille des légumineuses, très-commune en Égypte, dans le royaume de Sennaar, dont les feuilles et les fruits (follicules) sont doués de propriétés purgatives. On l'administre à la dose de quatre à six gros en infusion dans quatre à cinq onces d'eau bouillante. Ce médicament détermine des pesanteurs d'estomac, des coliques. On ne le donne jamais seul; on le mêle avec la manne, la rhubarbe, et l'on masque sa saveur amère et nauséeuse à l'aide de quelques gouttes d'huile essentielle d'anis ou de cannelle.

Sensorium. Centre commun des sensations.

Serpigineux, adj. Sert à qualifier certains ulcères superficiels qui, à mesure qu'ils se cicatrisent d'un côté, s'étendent de l'autre en serpentant.

Sérum. Partie aqueuse des humeur animales.

Séton. Bandelette de linge fin, effilée sur ses bords;

que l'on passe à travers la peau à l'aide d'un instrument tranchant, pour entretenir une plaie artificielle. On applique ordinairement le séton à la nuque, dans les maladies chroniques des yeux, des oreilles, et dans quelques affections du cerveau.

Sevrage. Quels que soient les usages consacrés, il est bon de ne pas oublier complètement les lois de la nature. L'époque naturelle du sevrage d'un enfant est celle où sa première dentition est achevée, et les risques augmentent d'autant plus que l'on s'éloigne davantage de ce point. (Désormeaux.) L'opinion de J.-J. Rousseau, là-dessus, est formelle et bonne à suivre. On sèvre trop tôt tous les enfans, dit-il; le temps où l'on doit les sevrer est indiqué par l'éruption des dents.

Sialagogue, adj. S'applique aux substances qui excitent la sécrétion de la salive; exemple : la pyrèthre, le cresson de Para.

Sibbeus. *Sirveus, sirvin.* Maladie contagieuse qui règne dans les montagnes de l'Écosse; elle se manifeste par des ulcères à la gorge qui détruisent toutes les parties qu'ils envahissent. C'est une variété de la syphilis. Elle se communique dans les mêmes circonstances et se guérit par les mêmes moyens.

Sinapisme. Cataplasme de farine de moutarde noire qu'on applique ordinairement aux pieds et aux jambes pour déterminer la rubéfaction de ces parties, et par suite une excitation générale ou une révulsion.

Sinciput. *Vertex*, *bregma*. Sommet de la tête.

Sirop ou syrop, de *siruph, sirab* ou *scharab*, mots arabes qui signifient potion. Conserve liquide des propriétés d'une substance quelconque par le moyen du sucre.

Soda. (*Voyez* Pyrosis.)

Solidisme. Doctrine des solidistes, secte de médecins qui n'accordent aux liquides qu'un rôle passif dans l'économie, dont les phénomènes doivent être attribués uniquement à l'action des solides. (*Voyez* Humorisme.)

Sommeil. Suspension momentanée des relations que les animaux entretiennent avec les objets extérieurs au moyen des organes des sens; cette suspension périodique est nécessaire à la réparation des fonctions dites animales, affaiblies durant l'état de veille. Il faut communément huit heures de sommeil, deux heures de plus que ne voulait l'école de Salerne. En deçà, la réparation n'est pas complète; au-delà, le sommeil hébète, engourdit, parce que les organes ne sont plus suffisamment activés par l'exercice. Les phénomènes les plus curieux du sommeil sont les rêves et le somnambulisme, dont l'explication est encore à trouver. Cette explication se lie intimement à l'étude des phénomènes psychologiques de l'ordre le plus élevé. Une volonté bien décidée fixe le réveil à un instant précis. « Voilà, disait à ce sujet le professeur « Grimaud, une de ces connaissances intuitives qui sont « dans l'âme, sans qu'elle puisse les apercevoir, parce « qu'elle ne les doit point à l'exercice des sens, et que « dès lors elle ne peut se les représenter, se les figurer « d'une manière grossière, et se les rendre le sujet de la « réflexion, de l'imagination et de la mémoire. »

Somnambulisme. Maladie du genre des névroses, à laquelle une imagination vive semble prédisposer. Les indications thérapeutiques qu'elle réclame sont relatives aux cas particuliers; une seule est applicable à tous, c'est de disposer la chambre où dorment les somnambules, de manière à ce qu'ils n'en puissent sortir. On a raconté beaucoup d'étrangetés sur les somnambules; parmi les faits consignés dans l'*Encyclopédie*, plusieurs sont évidemment controuvés et les autres auraient besoin de vérification. Et comme si ce n'était pas assez de toutes ces merveilles, on a voulu dans ces derniers temps en faire encore de plus incroyables, en consacrant l'existence d'un somnambulisme artificiel qu'on pourrait provoquer à volonté. Quelque grande que puisse être aux yeux de certains esprits l'autorité des médecins qui ont eu foi dans ce somnambulisme, nous n'en restons pas moins convaincu qu'il y a encore dans tout cela beaucoup plus d'artifice que de réalité. (*Voyez* Magnétisme.)

Sophistication. Mélange frauduleux qu'on fait éprouver aux substances médicamenteuses ou alimentaires, pour en augmenter la quantité ou en déguiser les mauvaises qualités.

Soude. *Soda*. Oxide de sodium hydraté (alcali minéral). Elle n'existe jamais à l'état de pureté dans la nature. On la trouve dans les cendres du *salsola soda*, du *salsola kali* et du *salsola tragus*, plantes ligneuses qui croissent sur les rivages de la mer. La soude jouit des mêmes propriétés physiques que la potasse. Tous les sels de soude sont solubles dans l'eau ; les plus remarquables sont les suivans :

Borax (sous-borate de soude). On l'emploie dans les arts pour souder les métaux, pour rendre les tissus incombustibles. En médecine il est maintenant inusité.

Carbonate de soude. A l'état de sous-carbonate il constitue le *natron* d'Égypte. C'est un médicament diurétique et apéritif, utile dans l'engorgement des organes glanduleux, qu'on peut administrer à la dose de dix à douze grains par jour. A l'état de bicarbonate il jouit des mêmes propriétés ; on l'a conseillé dans ces derniers temps, avec succès, dans le traitement des affections calculeuses des reins et de la vessie, toutes les fois que la pierre est due à un excès d'acide urique. On peut en porter la dose jusqu'à trente grains par jour. Le bicarbonate de soude fait la base des pastilles dites de Darcet ou de Vichy.

Hydrochlorate de soude (chlorure de sodium, muriate

de soude, sel gemme, sel commun, sel gris, sel de cuisine). Le sel est utile dans tous les engorgemens indolens; on le mêle à l'eau chaude pour rendre les bains de pieds irritans. Si on l'introduit en lavement dans le rectum, il détermine l'irritation de cet organe, et on peut en retirer de très-bons effets dans les congestions cérébrales, dans l'apoplexie, l'asphyxie par submersion (noyés), dans l'empoisonnement par les champignons, etc.

Sulfate de soude (sel de Glauber). Ce sel est purgatif à la dose de quatre à douze gros dans du bouillon d'herbes. On obtient un mélange frigorifique très-utile dans certains cas, en mêlant cinq livres de sulfate de soude pulvérisé et non effleuri avec quatre livres d'acide sulfurique à 36°. Si l'on plonge dans ce mélange un vase contenant de l'eau, celle-ci ne tarde pas à se congeler.

Soufre. *Sulphur*. Le soufre est un des corps simples les plus répandus dans la nature, en toute sorte d'états. La terre le recèle, certains végétaux en sont imprégnés, il est le principe de la vertu d'un grand nombre d'eaux minérales. Ses usages sont très-nombreux dans la thérapeutique; il forme la base d'une foule de préparations, mais surtout de celles qui sont dirigées contre les maladies de la peau, telles que les dartres, la gale et la teigne. (*Voyez* ces mots.) A l'état pulvérulent, suspendu dans l'eau ou dans le lait, en pastilles, on l'emploie aussi avec avantage comme un tonique excitant dans les catarrhes pulmonaires chroniques, pour favoriser l'expectoration. (*Voyez* Sulfate.)

Soufre doré d'antimoine. (*Voyez* Kermès.)

Sous-clavier, adj. Qui est situé sous la clavicule. Il y a des artères et des veines sous-clavières. (*Voyez* pl. V, 3, 4 et 4', et pl. VI, 3, 3' et 4.)

Sparadrap. Emplâtre agglutinatif étendu sur du linge

ou sur du papier. Le taffetas d'Angleterre est un sparadrap ; on le prépare avec de la colle de poisson fondue, qu'on étend sur des bandes de taffetas par plusieurs couches successives.

Spasme. Synonyme de convulsion.

Spasmodique. Qui tient du spasme.

Spécifique. Médicament qui a une action spéciale contre une maladie déterminée. Le soufre est le spécifique de beaucoup de maladies de la peau ; le quinquina est le spécifique des fièvres intermittentes ; le mercure est le spécifique de la syphilis, etc.

Spermatique, adj. Qui a rapport au sperme.

Spermatique (Cordon). C'est le cordon suspenseur des testicules ; il est composé d'artères, de veines, de nerfs, du *conduit déférent*, réunis entre eux par du tissu cellulaire et enveloppés par des fibres charnues, des aponévroses et la peau. Il prend naissance au bord supérieur du testicule, il monte verticalement jusqu'à l'orifice du canal inguinal qu'il parcourt pour pénétrer dans l'abdomen. Là, les parties qui le composaient se séparent les unes des autres ; le conduit déférent se dirige vers le derrière de la vessie pour déboucher à l'entrée du canal de l'urètre, tandis que les vaisseaux et les nerfs remontent vers les lombes.

Sperme. Liqueur séminale sécrétée dans les testicules et destinée à vivifier le germe fourni par la femme dans l'acte de la génération. Les qualités vivifiantes du sperme paraissent dues à des animalcules microscopiques.

Sphacèle. Synonyme de gangrène.

Sphénoïde. Os placé au milieu de la base du crâne, qui s'articule avec le coronal, l'éthmoïde, l'occipital, les pariétaux, les temporaux, l'os de la pommette, le vomer.

Sphincter, de *sphiggô* je serre. On désigne ainsi des

muscles ayant la forme d'un anneau destiné à resserrer les ouvertures naturelles, telles que les lèvres, l'ânus, le vagin, la vessie.

Spilanthe. Plante de la famille des corymbifères, dont la plus remarquable est le *cresson de Para*; ce dernier possède des propriétés antiscorbutiques très-remarquables, qui ont été exposées dans un mémoire du docteur Emm. Rousseau. (Voyez *Gazette de santé*, tome III.)

Spina-bifida. Synonyme d'hydrorachis.

Spinal. Qui a rapport à l'épine du dos.

Splanchnique. On appelle *cavités splanchniques*, les cavités qui contiennent les viscères; tels sont le crâne, la poitrine, l'abdomen.

Splanchnologie. Partie de l'anatomie qui traite des viscères.

Spleen. Synonyme d'hypochondrie.

Splénique. Qui appartient à la rate.

Spongieux. Qui ressemble à une éponge. Synonyme de *celluleux*.

Spontané, adj. Qui a lieu sans cause manifeste. On dit des *lassitudes spontanées* pour indiquer les lassitudes qui ne sont pas le résultat de la fatigue.

Sporadique, adj. Qui est relatif aux individus pris isolément. C'est l'opposé d'épidémique.

Squelette. Ensemble des parties dures du corps.

Squine. Racine du *smilax squina*, plante de la famille des asparaginées, originaire de la Chine. Elle fait partie des *quatre bois sudorifiques*. (*Voyez* Sudorifique.)

Squirrhe. On désigne ainsi le premier degré du cancer.

Stade. Synonyme de période.

Staphysaigre. *Delphinium staphysagria*. Plante du genre dauphinelle, de la famille des renonculacées, dont les graines âcres et irritantes, prises intérieurement, déterminent des accidens vénéneux très-intenses. Mises en poudre et mêlées avec de la graisse, elles sont employées pour détruire les pous de la tête chez les enfans. Cette pratique n'est pas sans danger.

Stase. Synonyme de stagnation.

Sternal. Qui appartient au sternum.

Sternum. Os aplati, allongé, placé au devant et au milieu de la poitrine, fournissant des points d'articulation aux clavicules et aux côtes. L'extrémité inférieure du sternum porte le nom d'appendice xyphoïde et se termine au creux de l'estomac. (*Voyez* pl. I.)

Sternutatoire, adj. Médicament qui provoque l'éternuement.

Sthénie. État de force.

Stibié, adj. Qui contient de l'antimoine.

Stimulant, adj. Qui jouit de la faculté de stimuler, d'exciter.

Stomatite. Inflammation de la membrane muqueuse de la bouche. Elle survient à la suite de l'introduction de substances irritantes dans cette cavité, quelquefois par l'accumulation du tartre sur les dents, et chez les enfans pendant le travail de la dentition. On guérit la stomatite par les moyens ordinaires employés contre toutes les inflammations.

Strabisme. Disposition vicieuse des yeux d'où il résulte que ces organes ne sont pas dirigés simultanément vers le même objet. Dans le plus grand nombre de cas le strabisme est dû à l'inégalité de force des muscles moteurs du globe de l'un des deux yeux.

Strychnine. Alcali végétal découvert par M. Pelletier dans la noix vomique qui lui doit ses propriétés vénéneuses.

Stupeur. Engourdissement des facultés intellectuelles. C'est l'un des symptômes principaux du typhus.

Styrax. Substance balsamique d'une odeur agréable qui découle du tronc du *styrax officinale*, arbre de la famille des ébénacées. Le styrax entre dans la composition de plusieurs onguens.

Sublimé-corrosif. Deuto-chlorure de mercure. (*Voyez* Poison.)

Submersion. *In aquam depressio.* Ce mot est le substantif de submergé, *noyé.* Il existe une erreur très-funeste en ce qui concerne le rétablissement de la vie chez les *noyés. On croit qu'il faut les suspendre par les pieds* pour leur faire rendre l'eau que l'on suppose introduite dans la poitrine ou dans l'estomac. Ce n'est pas l'eau qui tue les noyés, c'est la non-introduction de l'air dans les poumons, c'est l'asphyxie. (*Voyez* ce mot.) Par conséquent, en supposant, ce qui est peu prouvé, que les noyés aient avalé de l'eau, non-seulement on ne les rappellerait pas à la vie en la leur faisant rendre par la suspension, mais encore on ferait ce qui a eu lieu plus d'une fois, on déterminerait une congestion cérébrale, une apoplexie et la mort la plus certaine. Le premier secours à donner à une personne noyée, c'est de la placer, sans perdre de temps, dans un endroit commode, sur un matelas, sur de la paille, la tête découverte et un peu relevée, et le corps un peu incliné sur le côté droit. On la dépouille de ses vêtemens humides en les coupant avec des ciseaux pour avoir plutôt fait ; on lui nettoie la bouche, on en retire le mucus et les autres corps qui pourraient l'obstruer ; on s'assure qu'il n'y a sur le corps aucune blessure mortelle qui rendrait les secours inutiles. On promène sous son nez des allumettes bien soufrées, un flacon d'alcali volatif débouché ou de l'eau de la reine de Hongrie. En même temps on essuie son corps pour le sécher, avec de la flanelle chaude, avec une couverture de laine ; on le réchauffe lentement et peu à peu. M. Orfila conseille d'exciter la surface de la peau en la frictionnant avec de la laine imbibée d'une liqueur alcoholique; le même professeur proscrit les lavemens de tabac, ainsi que l'introduction de la fumée de tabac dans le fondement. Il préfère un lavement préparé avec de l'eau dans laquelle on a fait fondre quatre onces de sel, ou avec trois parties d'eau et une de vinaigre. Pour provoquer les phénomènes de la respiration, on insuffle de l'air dans les poumons, petit à petit, par saccades et de manière à imiter la respiration. On se sert pour cela d'un tube nommé laryngien, et à son défaut d'un soufflet dont on introduit le tuyau dans l'une des narines; l'on souffle en tenant l'autre narine fermée, et en même temps on fait des frictions avec de la laine sur la poitrine et sur le ventre; lorsqu'on n'a pas de soufflet sous la main, on peut appliquer la bouche sur celle du malade et souffler en lui pinçant le nez. Si le noyé revient un peu et qu'il soit possible de le faire boire, il faut lui donner une cuillerée d'eau de Cologne dans deux cuillerées d'eau. L'inutilité des tentatives ne doit pas les faire cesser dès les premières heures. L'expérience prouve que la vie n'est revenue chez des noyés, qu'après huit, dix et même douze heures de soins non interrompus. Il faut donc insister sur les secours jusqu'à ce que leur corps présente tous les signes de la mort réelle. (*Voyez* Mort.)

Suc gastrique. Humeur sécrétée par la membrane muqueuse de l'estomac, et qui concourt à la digestion.

Succédané, adj. Qui peut se substituer à d'autres. L'écorce du saule est le succédané du quinquina.

Succin. (Karabé, ambre jaune, electrum). Substance bitumineuse qu'on recueille sur les bords de la mer Baltique, qui est susceptible de s'électriser par le frottement et de développer une bonne odeur. On l'employait autrefois fréquemment en médecine, quoiqu'il n'ait aucune vertu médicinale ; aujourd'hui on en fait des bijoux, des colliers pour les enfans, colliers qui préservent des convulsions ceux qui ne sont point disposés à en avoir.

Sucre. Indépendamment de sa saveur qui le fait reconnaître, le sucre a pour propriété spéciale de se convertir en alcohol et en acide carbonique par *la fermentation*. Toutes les substances susceptibles de fournir de l'alcohol contiennent inévitablement du sucre. Il existe quatre espèces de sucre : le *sucre de canne*, le *sucre de raisin*, le *sucre de champignons* et le *sucre de diabètes*. Le sucre de canne se retrouve dans une foule de végétaux, dans l'érable, le navet, la carotte, la betterave, dans la châtaigne, l'oignon, etc...... Le sucre de raisin se rencontre dans tous les fruits sucrés, dans le miel, dans l'amidon ; ce sucre ne cristallise jamais d'un manière régulière et il retient toujours une saveur particulière. Le sucre de champignons n'a de commun avec ceux qui le précèdent, que la propriété de se transformer en alcohol et en acide carbonique par la fermentation ; il cristallise en aiguilles allongées. Le sucre de diabètes a beaucoup d'analogie avec le sucre de raisin lorsqu'il a été bien purifié. (*Voyez* Diabètes.) Le sucre est une substance nutritive dont la digestion est prompte et facile ; pris rarement et à petite dose, il favorise la digestion, mais son usage trop fréquent ou immodéré affadit, blase le goût, rend la bouche pâteuse, excite la soif, augmente la chaleur générale et diminue les excrétions alvines ; il échauffe, comme dit le vulgaire.

Sudorifiques. Médicamens qui provoquent la sueur. L'ingestion d'une grande quantité d'eau chaude est le plus puissant moyen sudorifique. La *salsepareille*, le *gaïac*, la *squine*, le *sassafras*, portent le nom de *bois sudorifiques*. On les administre ensemble ou séparément dans le traitement de la syphilis; mais selon M. Guersent, ces décoctions agissent le plus souvent sans provoquer la sueur, à moins qu'on ne tienne les malades très-chaudement et qu'on leur fasse boire une très-grande quantité de ces tisanes très-chaudes.

SUETTE. *Sudor anglicus*. Nom donné à une maladie pestilentielle qui a régné en Europe pendant l'espace de quarante ans, et qui se manifestait par une sueur excessive continuelle, d'une odeur très-désagréable; elle durait vingt-quatre heures, et se terminait presque toujours par la mort.

SUEUR. Liquide exhalé par la peau avec assez d'abondance pour s'y rassembler en petites gouttes; elle est habituellement chaude, excepté aux approches de la mort ou dans des maladies accompagnées d'un danger prochain. La suppression brusque de la sueur passagère est la cause la plus fréquente d'un grand nombre de maladies. Il en est de même des sueurs habituelles des pieds ou des mains ou des aisselles; la disparition de ces sueurs partielles peut provoquer des maladies qui, dans ce cas, ne parviennent à se guérir qu'en rétablissant les sueurs supprimées.

SULFATE. Nom générique des sels formés par l'acide sulfurique et une base, les plus remarquables sont :

Le *sulfate de chaux* (sélénite, gypse, vitriol de chaux, pierre à plâtre); il est très-répandu dans la nature; les eaux de source, de rivière, de puits, en contiennent des quantités plus ou moins grandes. Les eaux où il y en a le plus ne dissolvent pas le savon, ne cuisent pas les légumes; elles sont crues, comme on dit, et elles pèsent sur l'estomac.

Le *sulfate de fer* (couperose verte, vitriol vert); on l'emploie pour faire de l'encre, le bleu de Prusse, pour dissoudre l'indigo; en médecine on l'administre comme tonique et astringent, et dans quelques cas pour combattre la fièvre intermittente.

Le *sulfate de magnésie* (sel d'Epsom, sel de Sedlitz, sel d'Angleterre); on le trouve dans plusieurs eaux minérales auxquelles il communique ses propriétés purgatives.

Sulfate de potasse (tartre vitriolé, sel de Duobus, *arcanum duplicatum*); il existe dans les cendres de tous les végétaux ligneux, il est purgatif.

Sulfate de quinine. (*Voyez* Quinquina.)

Sulfate de soude (sel de Glauber, vitriol de soude); il est purgatif.

Sulfate de zinc (couperose blanche, vitriol blanc); il est employé à l'extérieur comme astringent.

Sulfurique (Acide). (Acide vitriolique, huile de vitriol.) Il est liquide, d'une consistance oléagineuse, plus pesant que l'eau, très-caustique. (*Voyez* Poison.) Il est très-acide; étendu de beaucoup d'eau il sert à préparer la *limonade minérale*, et on l'administre comme rafraîchissant dans beaucoup de maladies inflammatoires.

Supination. Mouvement dans lequel l'avant-bras et la main sont portés en dehors de manière à ce que la paume de la main regarde en haut.

Surdité. (Cophosis.) Abolition du sens de l'ouïe. (*Voyez* Oreille.) Les causes de cette maladie sont très-nombreuses, sa durée n'a rien de fixe; lorsqu'elle date d'un certain temps, le timbre de la voix de la personne qui en est affectée change. Les vésicatoires derrière les oreilles, le moxa et le séton à la nuque, l'électricité, le galvanisme, les vomitifs, les purgatifs, sont les moyens de guérison qu'on emploie ordinairement avec plus ou moins de succès. L'histoire et la thérapeutique des maladies de l'oreille sont en général fort peu avancées; l'organe de l'ouïe est encore plus compliqué que celui de la vue, il est situé dans des parties très-dures, impénétrables aux moyens d'investigation, et ses lésions, perceptibles seulement par la perte du sens, ne peuvent être bien exactement appréciées que par l'examen anatomique.

Sureau. Arbrisseau de la famille des caprifoliacées, dont les fleurs, ainsi que l'écorce moyenne des jeunes branches, sont toniques à la dose d'un gros en infusion dans huit onces d'eau ; à une dose plus élevée, elles font vomir et provoquent des évacuations alvines plus ou moins abondantes. On prépare avec les baies de sureau un extrait qui agit comme purgatif et comme sudorifique, et qu'on administre à la dose de quatre à six gros dans le traitement de la syphilis et du rhumatisme chronique.

Surrénales (Capsules). Nom donné à deux organes placés au-dessus des reins et dont les usages paraissent relatifs à la vie de l'embryon, beaucoup plus qu'à celle de l'individu né et adulte. (*Voyez* pl. VI, 6.)

Sympathique (Nerf). (*Voyez* Trisplanchnique.)

Symptôme. Phénomène morbide, changement qui survient dans l'action d'un organe et qui est lié à l'existence d'une maladie.

Syncope. Perte du sentiment et du mouvement causée par la cessation des battemens du cœur et l'affaiblissement du mouvement circulatoire qui porte le sang au cerveau. L'aspersion de gouttes d'eau fraîche sur la figure, les frictions sur la région du cœur, l'excitation de la membrane muqueuse du nez, suffisent pour faire disparaître les syncopes subites qui ne se lient point à un état morbide habituel.

Synovie. Humeur animale exhalée par la membrane qui entoure les articulations, et qui sert à lubréfier les cavités articulaires et à faciliter les mouvemens.

Syphilis (Mal vénérien). Affection contagieuse produite par une cause unique, la cohabitation avec une personne qui en est infectée. L'origine de cette maladie, l'histoire de son apparition en Europe, sont choses peu importantes à notre objet. Trois points seulement nous semblent nécessaires ici, savoir : 1° les symptômes; 2° les moyens de guérison; 3° enfin, les moyens de préservation s'il en peut exister.

§ I. Les symptômes principaux d'une syphilis récente sont la blennorrhagie, les chancres, les bubons, etc.

Blennorrhagie. (*Voyez* ce mot.) Elle se manifeste dans la première huitaine et au-delà. Elle peut être donnée par une femme saine, et cela en communiquant à un individu qui aura des rapports avec elle, de la matière virulente déposée dans ses parties génitales par un autre, dans un coït antérieur, sans qu'elle ait été infectée elle-même, ayant dans ce cas servi seulement de réservoir. (Ricord.) La blennorrhagie aiguë exige un traitement antiphlogistique qu'on termine par l'administration du baume de copahu et les astringens. La blennorrhagie chronique se guérit par les astringens et le baume; mais l'une et l'autre exigent l'usage des boissons délayantes prises en grande quantité. A cet égard une réflexion a été faite, qui nous semble pleine de justesse. Il faut, dit M. Ricord, que par une assez grande quantité de boissons, *l'urine soit plus aqueuse.* Ce point important n'est pas bien compris par tous les médecins. En effet, il semble le plus souvent qu'on cherche à augmenter la sécrétion de l'urine, et partant son excrétion; qu'on veuille faire uriner plus fréquemment les malades. Cette idée est fausse et nuisible, car s'il était possible que les malades restassent très-long-temps sans uriner, les surfaces enflammées, soustraites à l'influence irritante de l'urine, ne s'en trouveraient que mieux. Aussi, ajoute le même praticien, jamais dans le traitement des écoulemens je n'administre des médicamens diurétiques tels que le nitrate de potasse et autres. Je donne la préférence aux décoctions mucilagineuses édulcorées avec un sirop d'orgeat, de groseille ou de limon. Le but, ici, n'est pas d'augmenter la sécrétion de l'urine, mais seulement de rendre ce liquide moins irritant en augmentant ses principes aqueux.

Comme la blennorrhagie peut avoir pour cause un coït effectué avec un individu atteint de syphilis ou affecté seulement d'un écoulement bénin, il s'ensuit qu'il y a doute sur les conséquences d'une guérison trop prompte, obtenue sans l'emploi d'un traitement antisyphilitique méthodique et complet. Nous n'hésitons pas à dire que le plus sûr, dans tous les cas, est de se soumettre à ce traitement avec une rigueur en rapport avec ses propres craintes.

Le gonflement du testicule est quelquefois une conséquence de la blennorrhagie, il survient au déclin de celle-ci; il est très-fréquent dans les écoulemens indolens habituels. Le repos au lit, les applications de sangsues, les bains de siége, un régime délayant, une nourriture végétale, quelquefois une diète absolue, doivent être employés pour la guérison, après laquelle il faut en venir au traitement général antisyphilitique.

Dans des cas plus rares, la blennorrhagie se supprime et il survient une maladie des yeux qui provient de la même cause. (*Voyez* Ophthalmie.)

Chancres. Ce sont de petits ulcères qui ne surviennent pas seulement aux parties génitales à la suite d'un coït impur; ils s'établissent quelquefois de prime abord aux yeux, au nez, dans la bouche, au pourtour du mamelon, à l'anus. Lorsqu'ils attaquent les membranes muqueuses, qui sont naturellement rouges et humides, ils surviennent dans la première semaine; quand c'est à la peau qu'ils doivent se montrer, ils mettent communément vingt jours et au-delà. Tantôt c'est un petit bouton qui s'élève au milieu d'une tache rouge; ce bouton cause une démangeaison très-vive, il s'excorie ou se crève, et il en sort une gouttelette d'un liquide jaune-roussâtre très-âcre, qui laisse à découvert un petit ulcère creux *à bords tranchés à pic*, et dont le fond reste couvert d'une humeur purulente, visqueuse, d'un blanc *sale et grisâtre*. D'autres fois cet ulcère se manifeste à la suite d'une simple excoriation et sans bouton préalable. Quand c'est à la peau qu'il s'établit, il est précédé d'une pustule ronde. Si l'on avait des doutes sur la véritable nature d'un petit ulcère quelconque, il existe un moyen bien simple de les dissiper, c'est de les panser avec de l'onguent mercuriel; si l'ulcère est syphilitique, il s'améliore au bout de deux ou trois applications, sinon, le mercure l'irrite et l'enflamme immédiatement. L'irritation qui accompagne les chancres est plus ou moins intense. Si elle est faible, le chancre est dit bénin; si elle est aiguë, le chancre est dit inflammatoire et malin. Dans l'un comme dans l'autre il faut commencer le traitement par des applications locales adoucissantes, par des bains locaux d'eau de guimauve et de graine de lin, après lesquels on recouvre l'ulcère avec un peu de charpie trempée dans la même eau et recouverte d'un peu de cérat frais. Lorsqu'ils occasionent des douleurs trop vives, on emploie des têtes de pavot, concurremment avec la racine de guimauve, pour les bains et les pansemens, et on y joint même un peu d'extrait d'opium. L'irritation étant calmée, le pansement doit être fait avec la pommade mercurielle, et le traitement interne, qui a consisté jusqu'alors en un régime adoucissant tempéré par des boissons délayantes, doit être remplacé par le traitement antisyphilitique méthodique et complet; toutefois il importe avant d'employer ce dernier, que les phénomènes inflammatoires aient complètement disparu.

Bubons. (*Voyez* ce mot.) Il y a deux variétés de bubons syphilitiques: le bubon inflammatoire et le bubon indolent. L'un marche rapidement vers la suppuration. La glande s'engorge promptement, elle durcit, devient douloureuse, acquiert le volume d'un œuf de pigeon; la peau qui la recouvre est rouge, brûlante, elle s'amincit et s'ouvre enfin pour laisser échapper une quantité plus ou moins grande de pus mêlé de sang (matière sanieuse). Pour arrêter la marche de ces sortes de bubons, il faut suspendre immédiatement le traitement antisyphilitique, s'il est déjà commencé, et recourir aux applications de sangsues (vingt-quatre à trente sur la tumeur, qu'on répètera si l'inflammation résiste), suivies de cataplasmes de farine de riz ou de graine de lin. Quand l'inflammation est enrayée, que la suppuration n'est pas à craindre, que la glande revient à son premier état, on soumet le malade au traitement général. Les bubons indolens se développent avec plus de lenteur; devenus très-gros, ils restent stationnaires sans augmenter ni diminuer, sans douleur, sans changement de couleur à la peau. A la longue, cependant, il se forme dans le centre de la tumeur des foyers purulens qui s'ouvrent presque toujours en plusieurs points à la fois; c'est le cas le plus grave, non pas par le danger attaché à la maladie, mais par la lenteur avec laquelle les soins chirurgicaux les mieux entendus agissent ordinairement.

Les bubons indolens ne mettent point d'obstacle à l'emploi immédiat ou à la continuation du traitement général. Les bubons inflammatoires et indolens cèdent quelquefois aux applications d'eau à la glace continuées sans interruption pendant vingt-quatre à quarante-huit heures. On cite aussi comme ayant donné de bons résultats, un cataplasme de colophane en poudre délayée dans du fort vinaigre; mais ce dernier moyen n'est applicable qu'aux bubons indolens.

Les affections syphilitiques dont nous venons de parler se montrent ordinairement dans les premiers jours à dater de l'époque à laquelle on en a couru le danger; d'autres fois elles n'apparaissent que long-temps après et quand le virus a été en quelque sorte couvé dans l'économie, de manière que, dans ces derniers cas surtout, l'organisation entière en étant imprégnée, viciée, ce n'est plus à un désordre local que l'on a affaire, mais à une maladie générale. Les symptômes de la syphilis générale ou *constitutionnelle*, comme on l'appelle, sont les mêmes; ce sont la blennorrhagie, les chancres, les bubons, et de plus des pustules, des douleurs ostéocopes qui ont leur siége principal dans les os longs; des caries, la surdité, l'ophthalmie, des excroissances, des gonflemens des os, des taches à la peau, l'alopécie, la cécité, etc. Le traitement local, qui suffit quelquefois lorsque le mal est primitif, n'offrirait qu'une sécurité dangereuse, quel que pût être son succès, dans une syphilis confirmée ou générale comme celle dont nous parlons; il faut donc de toute nécessité avoir recours à un traitement méthodique complet, et d'autant plus prolongé que la maladie est de plus longue date.

§ II. Plusieurs moyens ont été proposés pour la guérison de la syphilis, nous allons les passer en revue.

Mercure. Le mercure, sous toutes les formes, devrait être regardé comme un spécifique infaillible, si l'infaillibilité était de l'essence de la médecine. Le moyen le plus commode pour son administration consiste, à l'extérieur, dans des frictions; à l'intérieur, à l'état liquide ou en poudre. Autrefois on pratiquait les frictions avec de l'onguent mercuriel à la partie interne des cuisses et des bras. Cette méthode a l'inconvénient d'une malpropreté excessive, et provoque fréquemment la salivation; elle doit être abandonnée pour les suivantes, dont on doit l'indication à MM. Pihorel et Lallemand.

Le docteur Pihorel fait frictionner seulement la paume des mains ou la plante des pieds. Le malade fait d'abord usage de bains et d'une boisson délayante pendant quelques jours; on le purge. Ainsi préparé, il commence ses frictions avec la pommade suivante : Prenez, onguent mercuriel, trois parties; sulfure de chaux ammoniacé réduit en poudre, une partie; mêlez exactement. La dose pour chaque friction est de un demi-gros à trois quarts de gros matin et soir, ou d'un gros à un gros et demi en une seule fois. Avant chaque friction, il faut nettoyer les mains ou les pieds avec de l'eau de savon chaude, en ayant soin pour les pieds de les baigner pendant une heure dans de l'eau de son, et de les frotter avec une pierre ponce en les retirant de l'eau, afin d'enlever les callosités qui mettraient obstacle à l'introduction du mercure dans l'économie. Ce traitement doit durer de vingt-cinq à trente jours, et la salivation n'arrive jamais si la dose d'onguent employée chaque fois ne dépasse pas un gros et demi par jour.

Le professeur Lallemand a choisi une autre voie pour l'administration du mercure par la peau. Sa méthode consiste à placer tous les deux jours un demi-gros ou un gros d'onguent mercuriel double dans le creux de chaque aisselle du malade. Celui-ci sort ses bras des manches de sa chemise et les applique contre son corps, de telle sorte qu'il n'y ait rien d'interposé entre le bras et le creux de l'aiselle. C'est de cette manière que le malade doit se coucher et se tenir chaudement couvert. Durant la nuit, l'absorption de l'onguent se fait si bien, que le lendemain matin on n'en trouve pas la moindre trace à l'endroit où il a été déposé, ce qui permet d'évaluer, à quelques grains près, la quantité de mercure introduite dans l'économie.

L'administration du mercure à l'intérieur a donné lieu

à une foule de recettes. La forme la plus commode, c'est le deuto-chlorure ou sublimé-corrosif dissous convenablement ; la formule consacrée est la suivante, qui porte le nom de *liqueur de Vanswiéten réformée* : Prenez, muriate de mercure oxigéné (sublimé-corrosif), 0,5 parties ; eau distillée, 450,0 ; alcohol à trente-six degrés, 50,0 parties. Faites dissoudre le sublimé dans l'alcohol et versez-y de l'eau. Le muriate formera la millième partie de la liqueur. La dose est d'une cuillerée à bouche matin et soir. Le sublimé ne convient point aux individus d'un tempérament sec, nerveux, irritable, tourmentés par la toux, sujets aux hémoptysies, ayant la poitrine faible, délicate, ou quelque autre viscère irrité. La dose pour une guérison complète doit être de dix-huit à vingt grains quand la syphilis est récente, de trente à quarante quand elle est ancienne. Si les symptômes persistent au bout de ce temps, il faut l'abandonner pour recourir à un autre mode de traitement. M. Cullerier lui accordait une grande confiance. M. Dupuytren l'administrait en pilules composées ainsi qu'il suit : Prenez, sublimé-corrosif, un demi-gros; extrait aqueux d'opium, deux gros; résine de gaïac, une once. Faites, selon l'art, deux cent quatre-vingt-huit pilules, dont chacune renfermera la huitième partie d'un grain de sublimé. La dose de ces pilules est de trois par jour. M. Dupuytren avait adopté pour règle générale dans le traitement des maladies vénériennes constitutionnelles, de continuer l'emploi des moyens curatifs après la disparition complète de tous les symptômes, pendant un temps égal à celui qui avait été nécessaire pour dissiper ces mêmes symptômes.

Or. C'est à M. Chrestien, de Montpellier, qu'on doit la préconisation de l'or, déjà employé jadis par Poterius, Weisbach et autres. Les succès obtenus par cet habile et conscienciex praticien sont très-remarquables, et la plupart des médecins instruits, découragés d'abord par la défaveur que Cullerier a trop légèrement jetée sur ce médicament héroïque, n'ont pas tardé à rendre justice à la sagacité du médecin de Montpellier, et à revenir d'un sentiment adopté sans examen et par pure confiance dans les paroles du maître. Dans le Midi, les propriétés antisyphilitiques de l'or ne sont l'objet d'aucun doute, et son emploi est surtout précieux dans les cas de syphilis invétérée qui ont résisté au mercure. Cullerier n'a administré l'or qu'à treize malades, et en vérité treize observations, faites simultanément dans un même hôpital par le même médecin, suffisent-elles pour détruire des faits nombreux observés en différens lieux, dans différens temps et par différens médecins. M. Lagneau, qui a suivi les erremens de M. Cullerier, a été forcé de convenir qu'on ne peut pas tirer des expériences de son maître une conclusion rigoureuse, et regarder la question comme définitivement jugée. L'or peut s'administrer en substance ou à l'état d'hydrochlorate. M. Lallemand débute par un grain divisé en seize doses; à chaque grain nouveau, on diminue le nombre des divisions jusqu'à six, et dans la plupart des cas, ces six grains suffisent. Si c'est l'or en substance, il en faut de quarante à soixante grains. (*Voyez* le livre de M. Legrand, intitulé *De l'or, de son emploi*, etc.) On l'associe à une poudre inerte, telle que l'amidon ou la poudre d'iris, et pour le faire pénétrer dans l'économie, on en frictionne la langue jusqu'à ce qu'il soit absorbé.

Bois sudorifiques. Ce nom est commun à la salsepareille, au gaïac, à la squine et au sassafras. M. Lagneau pense que les deux premiers seulement ont quelque vertu; quant à l'action réelle de ces substances végétales dans le traitement de la syphilis, voici comment il s'exprime : « Les sudorifiques s'administrent suivant l'espèce, le degré, l'ancienneté de l'affection ou la nature des traitemens antérieurs, seuls ou associés au mercure, en solution, en frictions extérieures. Dans les cas de syphilis invétérées, qui n'ont pas encore été attaquées par ce métal ou qui l'ont été trop peu de temps pour qu'il fût possible d'en espérer du succès, cette association leur donne une grande vertu antisyphilitique, qu'ils sont loin de posséder quand on les administre seuls. Quelquefois on se contente de les prescrire unis seulement avec le sulfure d'antimoine, et c'est surtout lorsque les symptômes se portent vers la peau. Enfin, dans d'autres cas, toujours infiniment rares et qui ne peuvent avoir pour sujet que des syphilis chroniques et des plus rebelles, on en augmente notablement la force par l'addition d'un vingt-quatrième ou d'un dix-huitième de grain d'oxide d'arsenic par jour. » Le langage de M. Lagneau doit donner la mesure de la sincérité des charlatans à *traitement végétal*, qui salissent tous les journaux de leurs annonces; leur traitement végétal, c'est du mercure, et à l'état de sublimé-corrosif, soyez-en certain. Il y a quelques années, on préconisa beaucoup une autre préparation végétale à laquelle on donna le nom de rob. Sa formule se trouve ainsi décrite dans le *Codex* :

Prenez :	Racines de salsepareille hachées.	2 livres.
	Faites infuser durant vingt-quatre heures dans eau tiède.	12 livres.
	Et bouillir ensuite pendant un quart d'heure.	
	Passez avec expression et faites bouillir de nouveau le résidu avec eau commune.	10 livres.
	jusqu'à réduction à six livres. Réitérez la même opération deux et trois fois. Réunissez alors toutes les liqueurs et faites-les bouillir légèrement avec	

Fleurs de bourrache.	de chaque 2 onces.
— de rose blanche.	
Feuilles de séné mondées. . . .	
Semences d'anis.	

Faites évaporer à moitié, passez et ajoutez

Miel blanc.	de chaque 2 livres.
Sucre blanc.	

Cuisez jusqu'à consistance de sirop épais.

N. B. Trois parties de ce sirop contiennent une partie de salsepareille. La proportion des autres ingrédiens est excessivement faible, et le séné lui-même n'y entre que pour un quarante-huitième, un gros pour six onces de sirop.

Les rédacteurs du Codex désignent cette formule sous le titre de SIROP DE SALSEPAREILLE ET DE SÉNÉ COMPOSÉ, vulgairement appelé *sirop de Cuisinier*, et ils la font suivre des réflexions suivantes : « Le rob antisyphilitique, si prôné, différait dans le commencement fort peu, ou même point du tout, de ce sirop, soit pour la nature et la proportion des drogues, soit pour la manière de le préparer ; mais il a le défaut, commun à tous les arcanes, que leurs inventeurs peuvent facilement changer dans la suite, à l'insu des médecins, que pourtant cela regarde particulièrement, en sorte qu'ils finissent par devenir tout-à-fait impropres à remplir une indication précise et toujours la même. »

La dose du sirop de Cuisinier est de six onces par jour, en trois fois. On en seconde l'effet par l'addition d'un demi-grain de sublimé, si le malade n'a pas déjà été traité par le mercure, ou simplement par quelques tasses d'une décoction légère de salsepareille ; on en continue l'usage jusqu'à la disparition complète de tous les accidens et au-delà. Mais leur emploi serait en pure perte, ainsi que celui des autres moyens, si le régime ne venait en seconder l'effet. Deux minces repas par jour, composés de légumes, de poissons, de viandes blanches et d'eau rougie ou de la petite-bière, doivent suffire. Il faut s'y tenir sévèrement durant les quinze premiers jours, ou ne s'en écarter que peu à peu, à mesure que les symptômes vont en s'améliorant, pour l'abandonner tout-à-fait seulement quand la guérison est bien confirmée.

§ III. Il nous reste à traiter une dernière question, celle des préservatifs. Cette question est complexe. 1° Est-il conforme aux lois d'une saine morale de rechercher des préservatifs d'un mal honteux, qui est ordinairement le fruit de la débauche? Cela revient à dire s'il est convenable de tolérer les lieux de débauche. Saint Thomas en a fait un devoir aux souverains. (*Voyez* tom. II, 2e part., quest. X, art. 2, pag. 26.) Saint Augustin a dit : *Les prostituées sont dans une cité ce qu'est un cloaque dans un palais ; supprimez le cloaque, le palais deviendra un lieu malpropre et infect.* (Tom. XXII, lib. IV ; pars prima, op. 20, pag. 184.) Et ailleurs : *Retranchez les femmes publiques de la société, la débauche la troublera par des désordres de tous genre.* (Lib. II, *de Ordine*, cap. IV.)

Si la recherche des préservatifs n'est pas réprouvée par les plus sévères moralistes, aux yeux de la science et de la raison, cette recherche n'est-elle pas illusoire? La réponse à cette seconde question se trouve consignée dans un mémoire qui a pour titre, *De la contagion syphilitique et des moyens de la prévenir*, publié en 1828, chez Mansut, rue de l'École-de-Médecine, et qui n'a pas été assez remarqué. Ce mémoire se termine par les conclusions suivantes : — La syphilis est le résultat d'un virus. — Ce virus, restant quelques instans déposé à la surface des parties contaminées, et ne pénétrant qu'à la longue dans l'économie humaine, est accessible dans les premiers instans de la contagion aux moyens capables de le détruire. — Ces moyens sont l'or, le mercure, spécifiques du virus syphilitique, et le chlore, agent neutralisateur de tous les virus en général.

Syphilitique. Qui est de la nature de la syphilis.

Systole, de *sustello* je resserre. Mouvement de contraction par lequel le cœur et les artères rétrécissent leur cavité; c'est le mouvement opposé à la diastole.

T.

Tabac. *Nicotiana tabacum.* Plante de la famille des solanées, dont les feuilles mondées, privées de leur côte ou nervure moyenne, soumises à un certain degré de fermentation, puis séchées et réduites en fragmens ou en poudre, constituent le tabac à fumer ou à priser. (Pour l'histoire de cette plante, *voyez* le tome II de la *Gazette de santé.*) Le tabac pris intérieurement est un poison narcotico-âcre. (*Voyez* Poison.) Les plaisanteries que se font quelquefois entre eux les gens du peuple quand ils se mettent de la poudre de tabac dans leur vin, sont donc de véritables meurtres.

Taille. Opération par laquelle on pénètre dans la vessie pour en extraire la pierre. (*Voyez* Lithotomie.)

Tamarin. On désigne ainsi la pulpe des fruits du tamarinier, arbre de la famille des légumineuses; c'est un médicament rafraîchissant et laxatif, trop peu employé. On l'administre à la dose d'une once en décoction, pendant cinq minutes, dans deux livres d'eau, comme boisson tempérante dans les fièvres bilieuses; et à la dose de trois onces en décoction dans la même quantité d'eau, pendant une demi-heure, lorsqu'on veut obtenir un effet purgatif. Il faut avoir soin de faire la décoction dans des vases de terre vernissés et non dans des vases de métal.

Tambour. Caisse du tambour. (*Voyez* Oreille.)

Tanaisie. Plante de la famille des corymbifères, dont les fleurs d'un jaune doré passent pour anthelmintiques.

Tapioka. Fécule qu'on retire de la racine du *jatropha manihot*, plante de la famille des euphorbiacées. Elle est très-recherchée à cause de ses propriétés analeptiques. Un mélange de lactoline, de tapioka et desoconusco aromatisé avec un peu de vanille, est souvent recommandé par le docteur Martin Saint-Ange, comme un moyen de rétablir l'appétit et de restaurer les forces digestives dans les convalescences.

Tarentule. Araignée dont la piqûre détermine, dit-on, chez ceux qu'elle atteint, une propension violente à la danse.

Tarse, s. m. On appelle ainsi la moitié postérieure du pied; le tarse est formé par sept os (*Voyez* fig. I, 30.) qui sont l'astragale, le calcaneum, le scaphoïde, le cuboïde, et les trois cunéiformes.

Tartarique (Acide). Acide du tartre.

Tartrate. Sel formé d'une base et d'acide tartarique. (*Voyez* Potasse.)

Tartre. Dépôt que produisent les vins à mesure qu'ils vieillissent et qui s'attache aux parois des bouteilles et des tonneaux où ils sont contenus.

Taxis. Pression exercée avec la main sur les hernies dont on veut opérer la rentrée dans l'abdomen.

Teigne. *Tinea.* Maladie qui consiste dans une éruption chronique propre au cuir chevelu, ayant la forme d'écailles ou de croûtes. La teigne est propre à l'enfance; la malpropreté habituelle en est la cause principale, elle est quelquefois contagieuse. Les moyens employés pour la guérison sont les suivans : à l'intérieur on donne des boissons amères, antiscorbutiques, aidées de quelques laxatifs doux, administrés par intervalles; à l'extérieur on emploie des cataplasmes adoucissans, ayant pour objet de faire tomber les croûtes et de nettoyer la tête. Quand la tête est bien nettoyée on la panse jusqu'à parfaite guérison avec des poudres ou des pommades composées de soufre et de charbon par parties égales; et quand ces moyens échouent on en vient à l'arrachement des cheveux au moyen d'une calotte de poix de Bourgogne. Le remède secret employé par les frères Mahon a pour but; 1° de nettoyer la surface du cuir chevelu et de l'entretenir dans la plus grande propreté; 2° d'opérer sans douleur la chute des cheveux malades. Ils obtiennent le premier effet en détachant les croûtes avec du sain-doux ou des cataplasmes de farine de lin, et en lavant ensuite la tête avec de l'eau de savon. Ils font tomber les cheveux avec une poudre épilatoire dont ils font un secret, mais que M. Rayer prétend qu'on peut remplacer par la suivante : Prenez, chaux du commerce, une once; sous-carbonate de potasse, deux gros; charbon pulvérisé, un gros. On incorpore ce mélange dans de l'axonge dont on augmente ou diminue la quantité selon que le cuir chevelu est plus ou moins enflammé.

Teinture. Nom donné en pharmacie à de l'alcohol chargé des principes actifs d'une substance médicamenteuse.

Tempérament. Nom donné à un ensemble de différences capitales qui se remarquent entre les hommes par suite de la variété des rapports entre les parties constituantes du corps. Les individus chez lesquels le sang prédomine ont un *tempérament sanguin*; ceux qui ont les nerfs irritables ont le *tempérament nerveux*, etc. On peut bien *à priori* et quand il s'agit de généralités classer les hommes par tempérament; mais quand on en vient aux individus, le classement est très-difficile et souvent même impossible. Le mot *idiosyncrasie,* qui est employé pour désigner la manière d'être particulière à chacun, est plus positif; et si la connaissance et la classification des tempéramens est une chose presque illusoire dans la pratique, on peut dire que l'étude des idiosyncrasies constitue réellement toute la science du médecin praticien.

TEMPORAL. Qui est relatif aux tempes. Le *muscle temporal* s'insère dans la fosse temporale et à l'os de la pommette d'un côté, et de l'autre à la mâchoire inférieure. Ses usages sont relatifs à la mastication; il rapproche l'os maxillaire inférieur du supérieur, en appliquant les dents les unes contre les autres.

L'os temporal est situé sur les parties latérales de la tête; c'est dans sa partie la plus dure qu'est percé le trou auditif. (*Voyez* Oreille.) Il s'articule avec le pariétal, l'os de la pommette, le maxillaire inférieur, le sphénoïde et l'occipital.

TENDINEUX. Qui a rapport aux tendons.

TENDONS. Cordes fibreuses plus ou moins longues, rondes ou aplaties, d'une couleur blanche perlée, qui tiennent aux os d'un côté, et de l'autre aux muscles, et qui ont pour objet de transmettre le mouvement de ces derniers.

TÉNIA, de *tainia* bandelette. Ver solitaire, genre de vers très-plats, très-longs, articulés, et portant à l'extrémité la plus ténue du corps, une tête tuberculeuse armée de quatre suçoirs. Le ténia parvient quelquefois à la longueur de plus de cent pieds. Quatre espèces sont particulières à l'homme. Les accidens qu'ils occasionent sont les mêmes, quelle que soit l'espèce dont le malade est atteint; ce sont des vertiges, des tintemens d'oreille, la pâleur du visage, la dilatation de la pupille, une faim canine, des démangeaisons du nez et des paupières, des douleurs, des picotemens dans l'abdomen, des nausées;

mais on peut éprouver tous ces symptômes sans pour cela être affecté du ténia ; on n'a la certitude de son existence dans le canal intestinal, que quand le malade en a rendu une portion par les vomissemens ou par les selles. On employait contre le ténia, l'ail, la mousse de Corse, le jalap, la gomme gutte, l'éther sulfurique, l'huile de ricin, la térébenthine, l'huile animale de Dippel, quelquefois avec succès, plus souvent sans résultat, lorsqu'un médecin portugais, Gomès, signala comme spécifique à peu près certain dans tous les cas, pour chasser cet hôte incommode, l'écorce de la racine fraîche de grenadier (*punica granatum*). On prend deux onces d'écorce, on la fait bouillir dans une pinte d'eau, qu'on fait réduire de deux tiers, et on fait prendre le tout en trois fois en mettant une demi-heure ou une heure d'intervalle entre chaque dose ; il est rare que le ténia résiste à cette première sommation, et qu'il faille lui en présenter une seconde pour le faire déguerpir.

Ténesme, de *teinô* je tends. Douleur qui accompagne l'excrétion des matières fécales, à laquelle se joint un besoin continuel et inutile d'aller à la selle, avec chaleur, cuisson et tension à la région de l'anus.

Térébenthine. Résine dissoute naturellement dans une huile essentielle. La plus employée est celle de Vénise, produite par le melèze (*larix europæa*). Toutes les térébenthines sont excitantes, elles entrent dans la composition de plusieurs emplâtres ; leur administration à l'intérieur, qui pourrait être utile dans certains cas, n'est entravée que par la saveur excessivement désagréable qu'elles développent, et qui fait que peu de personnes peuvent les supporter sous quelque forme qu'on les leur présente. (*Voyez* Copahu.)

Testicule, de *testis* témoin ; *orchis*, *didimos* des Grecs. Organes glanduleux logés dans les bourses, ayant pour fonction de sécréter le sperme. Ils sont formés par une immense quantité de filamens repliés sur eux-mêmes et dont la longueur égale, selon Monro, cinq mille deux cent huit pieds. Ces filamens portent le nom de conduits séminifères. Ils se dirigent tous vers le bord supérieur du testicule, où ils se réunissent en un seul tronc, pour donner naissance au canal déférent. (*Voyez* Sperme.)

Tétanos. Convulsion permanente de tous les muscles. Il y a deux espèces principales de tétanos, le *tétanos spontané*, qui survient sans cause connue, et le *tétanos traumatique*, qui succède à une blessure quelconque. Dans tous les cas c'est une maladie très-grave contre laquelle on dirige souvent en vain les médications les plus opposées, et dont le médecin le plus habile a souvent bien de la peine à déterminer la spécialité et l'application.

Thé. Voici une plante dont l'importance, en Europe, ne saurait être expliquée par ses vertus. Sous le rapport de l'abus sans motif que font certaines nations voisines, et que la France du nord tend à imiter, on peut comparer le thé au tabac. L'un et l'autre sont vénéneux, le tabac en tout temps, le thé à l'état frais, car le grillage des feuilles du thé et leur enroulement ont pour objet de les conserver et aussi de les dépouiller de leur principe âcre et corrosif, qui fait éprouver aux ouvriers chargés de cette préparation des accidens graves et souvent funestes. Il est bon, il est utile, il est salutaire que le gouvernement entretienne un impôt sur le tabac, dont l'usage, malgré les phrases de Lamarque et de Foy en faveur de l'ancienne armée, résulte d'une aberration grossière des sens les moins intelligens; nous conseillerions volontiers au fisc de monopoliser aussi le thé, car ce *feuillage chinois*, pour parler le langage de Delille, jouit d'une gloire usurpée comme son parfum. L'analyse chimique démontre dans le thé beaucoup de résine, de l'acide gallique et du tannin. L'acide gallique est assez abondant dans une infusion ordinaire pour que le mélange de cette infusion avec une solution de sulfate de fer produise de l'encre. Il est bon de tenir note de tous ces faits lorsqu'on veut préparer quelques tasses de thé. Le parfum étant très-fugitif et se laissant saisir facilement par l'eau bouillante, il devient inutile de prolonger le contact de l'eau avec la feuille pendant plus de cinq minutes. Si vous allez au-delà, au lieu d'une boisson aromatique et gracieuse, vous n'avez qu'un breuvage amer, styptique, astringent, qui n'a rien d'agréable et qui peut même devenir dangereux. M. Marquis, qui a fait une assez mauvaise compilation sur les thés, pense qu'après avoir vidé une théière on peut la remplir de nouveau avec de l'eau bouillante et obtenir ainsi avec les mêmes feuilles une infusion aussi agréable et de la même force que la première. C'est une erreur des plus grossières. Que les Anglais, que les Hollandais en agissent ainsi, peu importe! quand il s'agira de porter un jugement sur des affaires de goût, sur les délicatesses du palais, n'allez donc jamais ni en Hollande ni en Angleterre; rappelez-vous le porter, le gin et le bœuf fumé, et dites-moi si la même langue qui fait ses joies de la saveur de pareilles compositions est bien faite pour apprécier la finesse d'une liqueur destinée aux beaux-esprits. On raconte qu'en 1685, la veuve du duc de Monmouth envoya une livre de thé à l'un de ses parens en Écosse. Le thé y était encore tout-à-fait inconnu. Après l'avoir examiné avec attention, on le donna au cuisinier, qui, reconnaissant que c'était un feuille sèche, ne trouva rien de mieux que de la faire cuire et de la servir sur la table de ses maîtres comme un plat d'épinards. Je suis convaincu que l'âpreté, l'amertume et la stypticité atroces que les convives durent reconnaître dans ce mets d'un nouveau genre, le leur firent trouver délicieux. J'ai dit que le parfum du thé était un parfum usurpé; M. Gallais ne croit pas cela (et je cite M. Gallais de préférence à nos botanistes, par la raison que celui qui étudie une substance sous le rapport de son emploi, doit avoir eu sous les yeux des termes de comparaison beaucoup plus nombreux que le botaniste qui n'a souvent, lui, qu'un échantillon de la plante). M. Gallais croit donc que le thé développe par lui-même une odeur assez forte, et qu'il en est ainsi de tous les thés verts, les caisses où ils sont renfermés ne lui ayant jamais paru contenir des débris d'autres plantes odoriférantes. Mais il admet que le parfum de quelques thés *noirs* paraît usurpé, et il a reconnu que, parmi les *verts*, le *chulan* renferme souvent de ces sortes de débris. On peut répondre à cela que les thés verts étant tous des thés choisis, les feuilles étrangères en doivent être éliminées avec soin, et que pour cela seul, sans doute, les caisses de thé vert rapportées de la Chine n'en contiennent point. Plusieurs circonstances d'ailleurs viennent infirmer l'opinion de M. Gallais à cet égard; 1° tous les voyageurs, tous les missionnaires sont d'accord sur ce fait, savoir : que les Chinois manipulent le thé avec des plantes aromatiques de plusieurs sortes (et notamment avec l'olivier odorant, les fleurs du camélia sesanqua, du magnolia yulan, du nyctanthes sambac, de l'anis étoilé); 2° le thé bien conservé acquiert avec le temps des qualités supérieures, c'est-à-dire qu'il devient plus parfumé, surtout quand il a voyagé par terre : un pareil résultat (l'exaltation du parfum) se conçoit en admettant le mélange, beaucoup mieux que de toute autre façon; 3° enfin on peut encore appeler en preuve le fait même de sa première infusion qui s'empare de tout le parfum du premier coup.

Si je fais ainsi le procès au thé, ce n'est pas que je le repousse, je l'aime au contraire, par habitude, sans doute, beaucoup plus que par goût, et non point de cet *amour* qui me fait caresser avec tant de volupté la fève de Moka et le cacao. Mais ce que Cadet faisait autrefois en faveur du système continental, je le fais aujourd'hui en faveur de la vérité, et je trouve bizarre que nous allions au loin acheter fort cher des mensonges et des sophistications, tandis qu'autour de nous s'élèvent de majestueux tilleuls dont la fleur suave est encore mal appréciée, surtout en France. Le céleste empire est mal abreuvé, les eaux y sont saumâtres, stagnantes, et ses habitans ont besoin de les corriger par l'infusion astringente de la feuille du thé. Peut-être les Hollandais avec leurs marais sont-ils dans le même cas, mais nous, Français, qui sommes sous l'influence d'une constitution irritable, qu'avons-nous besoin de stimuler notre système nerveux ou de corriger les eaux limpides de notre sol?

Les thés que l'on trouve dans le commerce sont ou *verts* ou *noirs*. Dans le principe on croyait que ces variétés étaient dues à des espèces différentes, mais une connaissance plus précise des divers modes de préparation employés par les Chinois a prouvé que la même feuille peut revêtir l'une ou l'autre couleur, selon qu'elle a plus ou moins vieilli sur l'arbre, et aussi sans doute selon qu'elle est plus ou moins torréfiée. Telle est du moins aujourd'hui l'opinion du plus grand nombre à cet égard. A l'état frais, la feuille du thé ne développe aucun arôme. Les premières feuilles de la saison, les plus petites, servent à préparer les thés verts de première qualité; chaque récolte produit trois qualités de thé qui se composent, 1° des feuilles nouvelles prises sur de jeunes plants; 2° des feuilles qui poussent immédiatement après; 3° enfin de celles qui viennent en dernier lieu. Les feuilles des extrémités des branches sont les plus tendres, celles du milieu de l'arbuste le sont moins, celles qui croissent en bas sont grossières. Après avoir fait les choix convenables aux qualités, on expose les feuilles au bain de vapeur qui leur fait jeter une eau de végétation extrêmement âcre et dont les ouvriers employés à cette manipulation sont très-souvent incommodés; puis on les met sur des plaques de cuivre, de fer ou de terre cuite, bien chauffées, qui en les grillant les crispent et les disposent à l'enroulement. Cette dernière opération se pratique avec la paume de la main et par un mouvement uniforme, et elle se continue jusqu'à ce que les feuilles soient complètement refroidies. Les feuilles du thé noir sont séchées au soleil, celles du thé vert à l'ombre.

Les Chinois ont une variété infinie de thés noirs ou verts; parmi celles que le commerce apporte en Europe, nous ne citerons que les suivantes :

Thés verts. 1° Thé *chulan*; c'est le plus choisi et le plus parfumé de tous les thés; on trouve toujours dans les caisses qui le contiennent des débris d'autres plantes. Dans une caisse que nous avons examinée dernièrement, c'était une très- petite fleur que M. Turpin, membre de l'Institut, a rapportée au *lawsonia*.

2° Thé *poudre à canon*; il doit son nom à sa forme; c'est encore un thé bien choisi, mais moins que le précédent.

3° Thé *perlé*; moins choisi que le poudre à canon; lorsqu'il est de bonne qualité, sa couleur est d'un vert argentin.

4° Thé *hyswen* ou *hyson*; c'est celui qui se consomme en plus grande quantité, quoiqu'il ne tienne que le quatrième rang dans l'estime des amateurs; ses feuilles sont roulées comme celles du *chulan*; elles doivent être grandes, entières, sans poussière, d'une odeur suave, et ne pas sentir le feu. Quand il est vieux il a une odeur forte, piquante, âcre; il perd toutes ses qualités par le contact de l'air.

Au dire des commerçans, le *tonkay*, le *songlo* et le *hayswen skine*, sont des thés de rebut. Les véritables thés impériaux n'arrivent point en Europe ; ceux que l'on appelle ainsi dans le commerce ne sont que de très-beaux thés perlés.

Thés noirs. 1° Thé *boui*; mélange grossier de toutes sortes de feuilles de thé, que les Chinois font passer dans le commerce.

2° Thé *camphou*; il résulte d'un choix fait parmi les meilleures feuilles du *boui*. Il tient parmi les thés noirs la même place que le thé hyswen parmi les verts.

3° Thé *saotchaori* ou *souchon*; il est formé de feuilles cueillies sur les jeunes pousses de l'année et roulé avec un très-grand soin; il est d'un beau brun mêlé de violet ; ses feuilles sont grandes, élastiques, son odeur est suave comme celle du melon bien mûr; il doit être lourd à la main.

4° Thé *pouchong* ou thé *padre*; on le choisit feuille à feuille dans le souchon; il est très-estimé des Chinois, mais peu importé en Europe, sans doute à cause de la difficulté qu'on a à se le procurer.

5° Thé *pekao* ou thé à *pointes blanches*; il résulte des premières feuilles qui poussent au printemps; comme elles ne sont pas encore entièrement développées quand on les cueille, on déchire en quelque sorte la branche à laquelle elles tiennent. Ce thé, très-estimé des Russes, qui l'ont par caravane, conserve mal son parfum qui rappelle d'ailleurs celui du tilleul. On aime à y voir beaucoup de branches blanches. C'est le meilleur des thés noirs.

En Angleterre et en France, on ne consomme guère que le thé *hyswen* et le *souchon*, qu'on mêle par parties égales ou à la dose d'un tiers de *vert* sur deux tiers de *noir*, afin d'avoir une boisson moins stimulante.

L'usage discret du thé favorise la digestion. On doit se le permettre après un repas plus copieux que de coutume; mais si vous avez les nerfs sensibles, la poitrine délicate ou le tempérament sec, si vous menez une vie sédentaire, si vous n'êtes pas phlegmatique, empâté de corps et d'esprit, si vous n'habitez pas un pays brumeux ou couvert de marécages; si vos eaux sont bonnes, si vous ne respirez pas les vapeurs débilitantes de la houille anglaise ou les miasmes empestés de la Hollande, abstenez-vous de l'usage du thé comme boisson habituelle ou comme remède à tous vos maux. Prenez-en, mais pour le plaisir seulement de varier votre goût et de disposer votre palais à mieux savourer ces boissons bienfaisantes et éminemment patriotiques que notre Bourgogne et notre Gironde envoient dans l'univers entier comme un témoignage irréfragable des vertus du pays.

Thériaque. Préparation pharmaceutique dans laquelle il entre une infinité de substances diverses au milieu desquelles l'opium domine. On l'emploie souvent comme calmant à la dose d'un demi-gros à un gros.

Thermomètre. Tube de verre dans lequel, après avoir fait le vide, on introduit du mercure ou de l'esprit de vin. Ces deux substances étant très-dilatables, leur colonne s'allonge ou se raccourcit dans le tube, selon que la température s'élève ou s'abaisse. Les points fixes sont la glace fondante et la chaleur de l'eau bouillante. L'espace compris entre eux dans le thermomètre centigrade est divisé en cent degrés; dans le thermomètre de Deluc, improprement appelé de Réaumur, il ne comprend que quatre-vingts degrés.

Thon. Gros poisson de la Méditerranée, du même genre que le maquereau et encore plus estimé.

Thoracique. Qui appartient au thorax.

Thorax. On désigne ainsi la cavité de la poitrine, le

ventre moyen, la deuxième des trois cavités splanchniques ou viscérales. La cavité de la poitrine renferme le cœur, les gros vaisseaux à leur naissance, et les deux poumons.

Thym. Plante de la famille des labiées, très-aromatique et fort usitée comme assaisonnement. Le serpolet est une espèce de thym.

Thyroïde, adj. Qui ressemble à un bouclier. On donne le nom de cartilage thyroïde à l'une des pièces du larynx; c'est même cette pièce qui fait saillie sous la peau du cou, et que le vulgaire désigne sous le nom de pomme d'Adam.

Tibia. C'est le plus gros des deux os qui composent la jambe. Les anciens faisaient des flûtes du tibia de certains animaux. Le tibia s'articule en haut avec le fémur, en bas avec l'astragale, et sur les côtés avec le péroné.

Tilleul. Les fleurs de cet arbre sont légèrement diaphorétiques, antispasmodiques et d'un arôme excessivement fin.

Tonsille. Synonyme d'amygdale.

Tophus. Synonyme de concrétion.

Topinambour. Plante du genre hélianthe, originaire du Brésil, dont les racines sont semblables à des pommes de terre et également alimentaires.

Torticolis. Rhumatisme qui a son siége dans les muscles du cou.

Tortue. Reptile de la famille des chéloniens, dont la chair est recherchée pour la préparation des bouillons analeptiques, qu'on dit très-utiles dans le scorbut, la phthisie pulmonaire et les maladies dartreuses.

Trachée-artère. Tuyau cartilagineux qui commence à l'extrémité inférieure du larynx et qui se distribue aux deux poumons sous le nom de *bronches*. La trachée-artère forme donc une des portions principales du canal aérien.

TRAUMATIQUE, adj. Qui a rapport aux blessures.

TRÉPAN. C'est une espèce de vilbrequin destiné à pratiquer une ouverture arrondie sur le crâne, pour donner issue aux épanchemens de sang ou de pus dans l'intérieur de cette cavité, pour relever ou extraire certaines pièces d'os enfoncés à la suite de certaines fractures.

TRICHYASIS. Maladie qui consiste dans le renversement en dedans des cils qui bordent les paupières, lesquels occasionent une vive irritation de la conjonctive, qui est quelquefois suivie d'ulcération de l'œil. La ténacité de cette direction vicieuse des cils exige quelquefois que pour mettre fin à tous les accidens, on arrache ces poils et on en cautérise les bulbes avec un stylet rougi au feu.

TRISPLANCHNIQUE ou *nerf grand sympathique*. Ce nerf forme à lui seul tout le système nerveux de la vie de nutrition. Il est situé sur les deux côtés de la colonne vertébrale, depuis le bassin jusqu'à l'extrémité supérieure du tronc ; il se présente sous la forme de deux cordons interceptés dans leur longueur par plusieurs renflemens ou *ganglions*. De ces renflemens se détachent : 1° des filets qui se portent vers les organes de la vie de nutrition, comme le cœur, le foie, l'estomac, etc. ; 2° d'autres filets en partent aussi pour aller communiquer dans le canal vertébral avec la moelle épinière : ces derniers filets sont donc comme les racines du *grand sympathique*. Tous les organes auxquels se distribue le grand sympathique, à l'exception du diaphragme, de la vessie et du rectum, sont soustraits à l'influence de la volonté pour rester sous la domination exclusive du nerf trisplanchnique.

TROCHANTER. Nom donné à deux éminences ou aphophyses qui se remarquent à l'extrémité supérieure du fémur, et qui fournissent des points d'insertion à divers muscles.

Trompe. *Tuba.* On donne ce nom à certaines parties creuses qui se rencontrent dans l'organisation.

Trompe d'Eustache. (*Voyez* Oreille.)

Trompes de Fallope. Conduits flottans dans l'abdomen qui partent des angles supérieurs de l'utérus, et qui sont destinés à conduire l'œuf dans la cavité de la matrice après la fécondation.

Trousse-galant. Nom vulgaire du *choléra-morbus.*

Truffe. Espèce de champignon fort estimé des gastronomes, qui passe pour aphrodisiaque, mais dont la réputation à cet égard est singulièrement usurpée.

Tubercules. Les organes contractent quelquefois une maladie spéciale qui change leur substance propre en une matière blanche, jaune ou grisâtre, opaque, friable, susceptible de se ramollir et de se convertir en pus. Cette substance prend le nom de *matière tuberculeuse.* Elle peut se former dans tous les organes, dont elle opère la destruction sourde. On la rencontre le plus fréquemment dans les glandes, où elle constitue le vice scrophuleux, dans les poumons, (*Voyez* Phthisie.) dans le foie, dans le cerveau. L'habitation dans des lieux bas, humides, mal aérés, mal éclairés, favorise singulièrement sa formation.

Les tubercules des glandes lymphatiques ou les *scrophules* affectent spécialement le premier âge; ils se montrent au cou, aux aisselles, aux aines, dans le ventre qui se développe considérablement, et il faut dire que le régime est plus puissant pour les guérir que les médications les plus actives. Habiter un lieu chaud, sec, parfumé de vapeurs du benjoin et des autres résines aromatiques, voir souvent le soleil, coucher sur des lits composés de plantes excitantes, frictionner la peau, la couvrir de flanelle sèche, prendre des bains froids, des bains de mer, boire le lait d'une nourrice saine et robuste, et à son défaut un lait de chèvre, user de chocolat, de jus de viandes rôties, de bouillons d'animaux adultes, l'exercice en rapport avec l'âge, etc., etc., tel est le régime.

Quant aux médicamens, on a préconisé, à la fois, le mercure, le fer, l'iode, la baryte, la chaux, le goudron; et parmi les substances végétales, la bardanne, le fumeterre, la chicorée sauvage, etc...

Turbot. Poisson du genre *pleuronecte*, dont la chair est très-estimée et moins indigeste que celle du saumon.

Tympan. (*Voyez* Oreille.)

Tympanite. Gonflement du ventre produit par une accumulation de gaz dans le canal digestif ou dans le péritoine. (*Voyez* Vents.)

Typhus, de *typhos* stupeur. Nom générique des maladies pestilentielles, dont on reconnaît trois espèces qui sont : 1° le typhus d'Europe ou fièvre des hôpitaux, des camps, des prisons; 2° le typhus d'Orient ou la peste; 3° le typhus d'Amérique ou *fièvre jaune*. Tous ces typhus sont contagieux, ne se montrent que par intervalles, attaquent à la fois une partie des populations, se caractérisent par des phénomènes particuliers à la peau, et ne frappent jamais deux fois une même personne.

Typhus d'Europe. C'est la fièvre adynamique devenue contagieuse. Toutes les fois qu'un grand nombre d'individus se trouvent rassemblés dans un espace étroit, mal aéré, qu'ils sont mal nourris, affectés de passions tristes, soumis à des fatigues excessives, le typhus ne tarde pas à se développer parmi eux, et une fois développé il se transmet par voie de contagion. Le malaise, des frissons, un accablement général, en sont les symptômes précurseurs. Bientôt arrive la stupeur, l'irritation des membranes muqueuses, le gonflement des glandes parotides et des taches ou pétéchies sur toute la surface de la peau. Ces taches sont petites, rosées, livides ou rouges, arrondies, peu élevées. Elles se manifestent le quatrième jour et disparaissent vers le dixième. La stupeur dure pendant tout le cours de la maladie ; les traits de la face et principalement les yeux sont sans expression; le corps est immobile; le malade est absorbé et comme ivre. La durée du typhus communiqué est de quatorze jours. La guérison, quand elle a lieu, se manifeste brusquement en peu d'heures par une convalescence franche et bien prononcée, pendant laquelle la peau se couvre d'écailles et la tête se dépouille. Le typhus non communiqué dure de vingt à trente jours. Le malade doit être placé dans une chambre vaste et bien aérée. On lui prescrit d'abord des boissons rafraîchissantes acidulées, un vomitif ou une saignée, selon les cas; vers le cinquième jour un vésicatoire aux jambes, qu'on entretient pendant toute la durée de la maladie, puis des boissons aromatiques et excitantes. Dans ces derniers temps, un médecin de Paris a préconisé, comme spécifique, des purgatifs répétés; l'efficacité de ce moyen a besoin d'être constatée par une plus longue expérience. Le seul moyen de se préserver du typhus consiste à éviter le contact de ceux qui en sont affectés. Les personnes qui soignent les malades doivent avoir bien soin de se laver fréquemment, de changer souvent de vêtemens, et de purifier avec le chlore tous les linges et les couvertures qui leur ont servi.

Typhus d'Orient ou *peste*. Il ne se manifeste en Europe que par l'importation. Il est originaire d'Asie ou d'Afrique; les bubons et les charbons en sont les phénomènes caractéristiques, ils s'accompagnent de mal de tête, d'horripilations, de lassitudes; le moment de l'invasion est marqué par un frisson violent ou une syncope. La peste dure communément de six à sept jours, plus rarement de dix à douze. Beaucoup de malades succombent dans les vingt-quatre heures. L'ouverture des cadavres n'a rien appris sur les causes et les lésions déterminées par cette maladie.

Les moyens curatifs les plus vantés contre la peste, dit M. Chomel, sont les frictions glaciales, les bains froids, les frictions huileuses, les sudorifiques, le mercure, le camphre, l'opium, les saignées... Mais on est encore à trouver un remède spécifique, le médecin conduit le traitement selon l'état des forces et les symptômes prédominans. C'est contre la peste qu'on a établi les lazarets et les cordons sanitaires.

Le *typhus d'Amérique* ou *fièvre jaune* se montre principalement sur les bords des grands lacs, des fleuves, et dans les saisons les plus chaudes; elle attaque les étrangers plutôt que les indigènes, et les blancs plus que les noirs. Là où elle est endémique les étrangers seuls y sont exposés. Les malades sont subitement atteints de vomissemens, et leur peau prend une teinte jaune. Les matières vomies, d'abord glaireuses et acides, deviennent successivement jaunes, vertes, rouillées, sanguinolentes, brunâtres, et enfin noires aux approches de la mort. La fièvre jaune tue les malades dans l'espace de trois à sept jours; les signes de guérison ne se manifestent guère, quand elle doit avoir lieu, qu'après le septième jour. Les frictions huileuses, le mercure, les purgatifs, l'opium, les saignées, les bains chauds et froids, ont été tour à tour préconisés sans succès. Ici comme pour la peste, il faut faire la médecine du symptôme, combattre le vomissement par la potion de Rivière et les antispasmodiques; les hémorrhagies de l'estomac et des membranes muqueuses, par la limonade minérale; et le délire, par les irritans appliqués aux extrémités. On n'évite la fièvre jaune qu'en s'abstenant d'aller dans les lieux où elle sévit. Les Européens qui se rendent dans les Antilles ou à la Nouvelle-

Orléans doivent calculer leur départ de manière à y arriver dans les saisons froides; se rendre aussitôt après le débarquement dans les parties élevées du pays, s'abstenir de toute espèce d'excès dans l'usage des liqueurs alcoholiques, dans les plaisirs de l'amour, et observer scrupuleusement les règles de l'hygiène. (Chomel.) On a longtemps discuté la question de savoir si la fièvre jaune était contagieuse; ceux qui prétendent que non avouent qu'elle le devient dans certains cas. Ce simple aveu juge tout le procès, car il suffirait d'un seul cas de contagion pour justifier et rendre nécessaires les moyens de préservation indiqués jusqu'à ce jour; ce point admis, toute la discussion se transforme en une querelle de mots, la plus ridicule de toutes les querelles.

U.

Ulcère. Plaie suppurante entretenue par une cause interne ou un vice local. (Voyez *Gazette de santé*, tome I, page 77.)

Unguis. Os lacrymal, petit os quadrilatère placé à la partie antérieure et interne de l'orbite, et concourant à former la gouttière lacrymale et le canal du même nom. (*Voyez* Larmes.)

Urate. Sel formé d'acide urique et d'une base.

Urée. Principe particulier qui se rencontre dans l'urine.

Urétère. L'urine est fabriquée dans les reins et elle s'écoule dans la vessie comme l'eau dans un réservoir, par le moyen d'un conduit membraneux qui réunit les uns à l'autre. Ce conduit, qui est double, un pour chaque rein, porte le nom d'*urétère*. (*Voyez* pl. VI, 25.)

Urètre. Canal qui conduit l'urine de la vessie au dehors. Il a de neuf à douze pouces de longueur chez l'homme, et un pouce seulement chez la femme. Les rétrécissemens de l'urètre constituent une maladie très-fréquente qui fait la fortune de charlatans. Le public est si ignorant des choses de la santé, qu'il suffit souvent de l'effronterie d'un baladin pour attirer sa confiance.

Urine. Produit liquide de la sécrétion des reins. L'urine de l'homme adulte est composée d'eau, d'urée, d'acide *lactique*, d'acide urique, de mucus, de *lactate* d'ammoniaque, de matière animale, de sulfates de potasse et de soude, de phosphate terreux avec un atome de chaux d'hydrochlorate de soude et d'ammoniaque, et de silice; en outre, elle contient un peu d'acides phosphorique et carbonique libres. L'urine est d'abord acide, en se décomposant elle devient alcaline. Les changemens que l'on observe dans l'urine pendant le cours d'une maladie n'ont qu'une importance tout-à-fait secondaire, et ne peuvent justifier en aucune façon la confiance qu'une certaine classe de gens accorde aux uromantes ou médecins d'urine. Lorsqu'on mange des asperges, l'urine devient fétide; l'usage de la térébenthine et des baumes lui communique une odeur de violettes.

Urique (Acide). Acide composé d'oxigène, d'hydrogène, de carbone et d'azote;i l se trouve dans l'urine et dans beaucoup de calculs urinaires dont il est le principal et quelquefois l'unique élement. Il forme la partie blanche des excrémens des oiseaux.

Urtication. Flagellation faite avec des orties dans l'intention de déterminer une vive excitation à la peau.

Utérin. Qui appartient à l'utérus.

Utérus. Organe creux ayant la figure d'un cône tronqué, situé dans le milieu du bassin entre la vessie et le rectum, ayant un pouce d'épaisseur sur deux de largeur dans sa partie la plus élevée. Cet organe est destiné à loger le fœtus, depuis le moment de la conception jusqu'à celui de la naissance. (*Voyez* pl. VI, 21.)

V.

Vaccin, vaccine. (*Voyez* Variole.)

Vagissement. Cri que fait entendre un enfant nouveau-né.

Vairon. *Dispar oculis*. Ce mot sert à qualifier les individus dont les deux yeux présentent des couleurs différentes.

Vaisseau. Canal membraneux à travers lequel circule constamment un fluide. Il y a trois sortes de vaisseaux : les artères, les veines et les vaisseaux lymphatiques.

Valériane. Genre de plantes qui a donné son nom à une famille dans laquelle nous devons signaler une espèce qui croît dans les bois humides et dont les racines, amères, styptiques et d'une odeur pénétrante, jouissent de propriétés antispasmodiques très-énergiques ; c'est la *valériane officinale*, qu'on a administrée quelquefois avec succès dans le traitement des fièvres intermittentes. On la donne en décoction, une demi-once de racine dans deux livres d'eau, et en poudre à la dose d'un scrupule à un gros. Il y a une autre espèce, la *valériane dioïque*, dont les propriétés sont analogues, très-commune dans les marécages des environs de Paris. Elle est excessivement recherchée par les chats, qui se roulent sur ses feuilles avec une sorte de fureur.

Vanille. On donne ce nom à la gousse d'une plante grimpante, de la famille des orchidées. Elle croît naturellement dans l'Amérique méridionale, et on la cultive aux Antilles et au Brésil. L'odeur suave, la plus agréable de toutes les odeurs, que développe la vanille, n'est pas inhérente à la vanille verte; pour la développer, les naturels du pays font des paquets de gousses, les plongent dans de l'eau bouillante, les font sécher à l'air pendant vingt-quatre heures, puis les enduisent d'huile d'acajou, afin de les conserver toujours molles et de les préserver des insectes. Quand ces fruits ont perdu la plus grande partie de leur humidité, dit d'après Amblet M. Mérat, à qui nous empruntons ces détails, ils se déforment, se rident et diminuent des trois quarts de leur volume ordinaire; on les conserve alors dans des pots, en les repassant avant dans les mains enduites d'huile. La bonne vanille doit être lourde, molle quoique ferme, bien odorante et pas sucrée. Les gousses les plus longues sont les meilleures et se paient plus cher. La vanille est livrée au commerce par paquets de cinquante ou de cent gousses, dans de petites boîtes de plomb. La vanille est un des toniques les plus agréables que l'on connaisse, et je n'ai jamais compris pourquoi elle avait si peu fixé l'attention des médecins, qui semblent en avoir abandonné l'emploi à l'art alimentaire et aux fabricans de chocolat. Je suis convaincu qu'elle fournirait les ressources les plus précieuses dans le traitement de l'hypochondrie et de toutes les maladies où l'affaiblissement des forces gastriques et du système nerveux, spécialement, jouent le rôle principal.

Varice. Tumeur formée par la dilatation des veines. Lorsque, par une cause quelconque, le sang éprouve de la gêne à circuler dans les vaisseaux, que ces derniers sont comprimés ou bien qu'ils sont relâchés dans quelques-uns de leurs points, il se forme des varices. On ne guérit pas les varices, on en diminue les inconvéniens par une compression constante. Les varices que les femmes enceintes éprouvent aux jambes sont dues à la compression que l'utérus exerce sur les veines abdominales, et par conséquent elles disparaissent ou diminuent considérablement avec le part.

VARICOCÈLE. Dilatation variqueuse des veines du scrotum et du cordon testiculaire; c'est une incommodité peu grave mais impossible à guérir.

VARIOLE, petite-vérole, picotte, *smallpox*. Cette maladie, qui décime les enfans et qui laisse des traces ineffaçables sur le corps de ceux qu'elle ne tue pas, a paru pour la première fois en Arabie, vers l'époque de la naissance de Mahomet, en 572. Omar la porta en Égypte, et elle se répandit ensuite avec les Sarrasins partout où pénétrèrent ces infidèles. C'est ainsi que l'Espagne, la Sicile, la France et le reste du monde en furent infestés.

La variole est caractérisée par une éruption générale de pustules, *déprimées à leur centre*, remplies d'un liquide d'abord transparent, puis trouble et purulent. Ces pustules se dessèchent dans l'espace de quatorze à quinze jours, et laissent dans l'endroit qu'elles ont occupé un enfoncement plus ou moins durable.

Cette maladie attaque tous les âges et tous les tempéramens, mais on l'observe plus communément chez les enfans. Elle est éminemment contagieuse, et cette propriété funeste réside dans la matière des pustules.

On distingue deux espèces de variole : la variole *discrète* et la variole *confluente*. Dans la première, les pustules sont plus ou moins nombreuses, mais isolées les unes des autres. Dans la seconde, elles sont tellement nombreuses qu'elles se confondent en beaucoup d'endroits, de telle sorte que de grandes parties du corps sont couvertes de croûtes.

Les prodromes ou symptômes précurseurs de la variole *discrète* sont analogues à ceux des autres maladies aiguës : frissons vagues, pouls accéléré, chaleur vive, lassitudes, mal de tête, inquiétudes générales, insomnie, et chez les enfans quelquefois convulsions, tels en sont les premiers effets.

Le troisième ou quatrième jour, petits points rouges, arrondis, durs, autour des lèvres d'abord, puis au menton et successivement à la face, à la poitrine, aux bras et au reste du corps.

Au sixième jour, ces boutons sont plus saillans, leur sommet offre un point brillant qui se transforme en une vésicule remplie d'un liquide jaunâtre ou incolore, laquelle s'élargit peu à peu, se déprime à son centre et s'entoure d'une rougeur qui est dans toute son intensité au huitième jour.

Onzième jour. La dépression de quelques-uns des boutons du visage est marquée d'un point noir. La matière contenue dans les pustules se répand au-dehors, se durcit et forme une croûte jaune, rugueuse, qui brunit et finit par se détacher. Cette chute de croûtes n'a guère lieu que vers le vingtième jour.

La fièvre primitive cesse lorsque les pustules sont sorties, elle reparaît du huitième au dixième, et cesse définitivement du douzième au quatorzième jour.

Dans la variole *confluente,* tous les phénomènes que nous venons de décrire se prononcent avec la plus grande intensité. La fièvre dure pendant tout le cours de la maladie; la matière des vésicules se forme plus promptement, la formation des croûtes se manifeste seulement vers le vingt-cinquième jour. Presque toujours la variole confluente s'accompagne d'une sécrétion abondante, soit de salive, soit de mucus guttural chez les adultes, et d'un dévoiement considérable chez les enfans.

Huit individus sur dix meurent de la variole, et ce nombre comprend la moitié de ceux chez lesquels elle est confluente. La mort arrive du onzième au dix-septième jour, tantôt soudainement, tantôt précédée d'assoupissement ou de coma. La convalescence est généralement très-courte.

Traitement. Le séjour au lit, la diète, les boissons adoucissantes, suffisent dans la variole discrète comme dans la rougeole. Il faut bien se garder de tenir les malades étouffés sous le poids des couvertures et constamment renfermés dans une chambre close au milieu d'un air que les émanations de leur corps altèrent de plus en plus. Nous avons besoin pour nous maintenir en santé de respirer un air pur et d'avoir du linge propre sur le corps, ce besoin est encore plus grand dans l'état de maladie, par cela seul qu'en ne le satisfaisant pas on accumule à plaisir les causes du mal et de destruction.

La variole confluente exige un traitement plus sérieux et moins uniforme. Une constitution forte, l'âge adulte, la plénitude du pouls, le mal de tête, réclament l'emploi des saignées; les conditions opposées, un traitement contraire. Il faut tenir compte du dévoiement, du délire, de la difficulté de la respiration, des convulsions, etc., tous symptômes pour la surveillance desquels il faut l'œil exercé d'un praticien instruit.

Moyen préservatif de la variole. Lady Montaigu, dans son séjour à Constantinople, remarqua que les femmes de ce pays communiquaient artificiellement par l'inoculation la petite-vérole à leurs enfans, dans la plénitude de la santé, et soit raison, soit préjugé, elle adopta la croyance où on était alors dans l'Orient, que la petite-vérole ainsi développée était toujours très-bénigne, ne faisait courir aucun danger et ne donnait pas lieu à la déformation des traits, qui est la conséquence des nombreuses cicatrices laissées par les boutons. Elle se hâta de préconiser dans son pays la pratique de l'inoculation, et avant la découverte de la vaccine il y eut de la sorte plusieurs millions d'individus inoculés en Angleterre, en France et dans beaucoup d'autres pays. Il paraîtrait cependant que les résultats n'auraient pas été aussi avantageux que les partisans de l'inoculation avaient voulu le faire croire. Et en effet, tous les inoculés ne guérissaient pas; plus de personnes étaient soumises à la petite-vérole, et si la proportion des décès paraissait diminuée, il est évident que cette diminution n'était qu'apparente à cause du grand nombre d'inoculés.

Ce fut en allant ainsi pratiquer l'inoculation dans le Glocester, en 1775, que Jenner découvrit la vaccine. Il avait inséré le virus variolique sous l'épiderme de plusieurs individus d'un même canton, et cette insertion n'avait pas produit la petite-vérole. Ce phénomène plusieurs fois répété lui parut digne d'être étudié, et après quelques recherches, il parvint à découvrir que les personnes douées de cette précieuse immunité étaient précisément celles qui, en trayant les vaches, avaient contracté cette éruption pustuleuse particulière qui survient quelquefois sur le trayon ou pis de ces animaux, et que les Anglais nomment *cowpox*. Aussitôt il fit des expériences directes, il inocula le *cowpox* au lieu d'inoculer la variole, et c'est ainsi que fut découvert le virus-vaccin, qui serait un préservatif infaillible de la petite-vérole si l'infaillibilité était de l'essence des choses de ce monde. Quoi qu'il en soit, il n'y a plus aujourd'hui le moindre doute sur son efficacité, et l'on doit, sous peine d'inhumanité, soumettre à son action toutes les personnes susceptibles de contracter la petite-vérole. Cette pratique ne fait pas courir le moindre danger, les boutons qu'elle produit donnent lieu à un mouvement fébrile des plus légers et voilà tout ; en sorte que le nom de l'Anglais Jenner doit être inscrit au rang des plus grands bienfaiteurs de sa nation et de toutes celles où sa découverte a pénétré.

Mais voici un fait certain et qui doit singulièrement diminuer la gloire de Jenner dans l'invention de la vaccine. On sait qu'il ne publia sa découverte qu'en 1798 ; mais déjà, dès l'année 1781, un ministre protestant de Montpellier, M. Rabaut Pommier, se trouvant avec le docteur Pew et un autre Anglais de ses amis, avança dans la conversation qu'il serait probablement avantageux d'inoculer à l'homme la picotte des vaches (cowpox), parce qu'elle était constamment sans danger. Après avoir assez long-temps discuté sur ce sujet, Pew promit qu'à son retour en Angleterre il ferait part à son ami Jenner des idées de M. Rabaut à ce sujet. Il résulterait de là, qu'en fait de vaccine comme en fait de vapeur et de beaucoup d'autres inventions, les premières idées seraient nées en France et les premières applications auraient été faites en Angleterre.

Variqueux. Qui est affecté de varices.

Vasculaire. Qui a rapport aux vaisseaux.

Veine. Nom donné aux vaisseaux qui portent le sang de toutes les parties du corps au cœur. (*Voyez* Circulation.)

Vélar. *Erysimum*, *herbe au chantre*. Plante de la famille des crucifères, dont les feuilles en infusion sont quelquefois employées dans le catarrhe pulmonaire chronique. On en prépare un sirop auquel les chanteurs doués d'une grande confiance attribuent la propriété de dissiper l'enroûment.

Vénérien. Synonyme de syphilitique. (*Voyez* Syphilis.)

Venin. Poison animal. Ce mot s'emploie pour désigner les produits de certaines sécrétions physiologiques qui servent aux animaux venimeux de moyen d'attaque et de défense. (*Voyez* Vipère et Virus.)

Venteuses (Maladies). Rien n'est plus commun que de voir des personnes se plaindre de *vents* dans les épaules ou dans les cuisses. Il suffit de connaître superficiellement la composition anatomique du corps humain, pour se convaincre de l'impossibilité absolue de la pénétration des gaz dans toute autre partie que dans les cavités naturelles qui s'ouvrent au dehors. Ces cavités sont les voies respiratoires, les voies digestives, et les voies urinaires et génitales. S'il s'introduit de l'air dans ces parties, la chaleur naturelle du corps le raréfie, augmente son volume, et il en résulte une distension locale plus ou moins grande. Lorsqu'à la suite d'une blessure dans la poitrine les ramifications des bronches se trouvent divisées, l'air qui arrive dans les poumons par la respiration se répand par la plaie entre le poumon lui-même et ses enveloppes. Enfin, la digestion des substances alimentaires ne se fait jamais sans un développement de matières gazeuses en rapport avec la nature des alimens (car il est bien vrai de dire qu'il y a des alimens venteux et d'autres qui ne le sont pas. La digestion de toutes les fécules en général et de toutes les substances fermentescibles est toujours accompagnée de gaz). Les personnes douées d'un tempérament nerveux en sont fréquemment incommodées. Il suffit quelquefois chez elles d'une émotion subite, d'une contusion même légère pour que des gaz se développent en grande abondance dans leurs organes digestifs. C'est alors que leur émission est quelquefois précédée de douleurs dans certaines parties des membres, douleurs qui cessent aussitôt que les gaz ont été rejetés.

La rétention des gaz dans les organes digestifs donne

lieu à la tuméfaction d'une partie ou de la totalité du ventre, avec pulsation incommode, quelquefois douleur aiguë dans cette région, souvent dyspnée, palpitations, besoins fréquens d'uriner, anxiété générale; tous ces symptômes peuvent devenir assez intenses pour effrayer ceux qui en souffrent, quoique dans aucun cas cette cause ne fasse jamais courir un danger réel.

Les moyens les plus rationnels à employer consistent dans des frictions sur le ventre, la compression, les boissons et les lavemens aromatiques ou froids, même glacés, des laxatifs, des absorbans, tels que la magnésie, l'eau de chaux; d'autres fois, quand il y a pléthore, des émissions sanguines, des boissons émulsionnées, le lait et une diète sévère. Les boissons aromatiques conviennent spécialement aux personnes faibles ou avancées en âge.

Ventouse. Si l'on brûle un fragment de papier dans un verre, l'air qui y est contenu se raréfie, et en renversant ce verre sur une surface unie de la peau, de manière à ce que l'air extérieur ne pénètre pas entre celle-ci et le verre, à mesure que le vase se refroidit, la peau circonscrite par les bords du verre se gonfle et vient prendre la place de l'air raréfié. Mais la peau ne se gonfle qu'aux dépens des fluides qui l'abreuvent; elle devient rouge comme si on y avait appliqué une substance irritante quelconque. Tel est le mécanisme de la ventouse. En pratiquant sur cette peau gonflée des piqûres ou des scarifications et en replaçant de nouveau le verre, on fait sortir une plus ou moins grande quantité de sang, et l'on a alors ce que l'on appelle une *ventouse scarifiée*. Dans le cas contraire, c'est une ventouse sèche. L'une et l'autre fournissent une ressource très-précieuse dans une foule de cas indiqués dans les divers articles de ce dictionnaire. Les ventouses scarifiées peuvent remplacer les sangsues.

Verjus. Raisin très-acide dont le suc peut, jusqu'à un

certain point, remplacer le jus de citron; il est plus employé dans les préparations culinaires qu'en médecine.

Vermifuge. Médicament destiné à tuer et à chasser les vers intestinaux. (*Voyez* Vers.)

Vérole. (*Voyez* Syphilis.)

Véronique. Plante de la famille des pédiculaires. (*Voyez* Beccabunga.) La véronique *officinale*, dont la saveur est un peu amère et styptique, a été conseillée dans les maladies de poitrine, les obstructions, la jaunisse, les fièvres intermittentes. Aujourd'hui elle est inusitée.

Verrue. Petite excroissance qui se forme à la surface de la peau et particulièrement aux mains et au visage. On les détruit par l'excision et les caustiques; ce dernier moyen n'est pas sans danger. Quelques personnes prétendent que le sang provenant de l'excision des verrues peut en produire d'autres par le simple contact. Le docteur Pau aîné nous en a montré un exemple.

Vers intestinaux. Ce sont des animaux qui se développent et qui vivent dans l'intérieur du corps des autres animaux, et non-seulement dans les cavités, mais encore dans le tissu même des organes. Les vers particuliers à l'homme sont les ascarides lombricoïdes, les ascarides vermiculaires et le ténia (*Voyez* ce mot.), qui habitent les organes digestifs; les acéphalocystes et les trichocéphales, qui s'engendrent dans le tissu même des organes. Nous ne parlerons ici que des ascarides.

L'*ascaride lombricoïde* (lombric, strongle). Il ressemble aux vers de terre; son corps est long de quelques pouces (on en a vu d'un pied), presque cylindrique; sa peau est transparente et marquée de quatre lignes longitudinales. Il est ovipare et les sexes sont distincts. Le mâle est moins gros que la femelle, qui se distingue par un anus ayant la forme d'une fente transversale très-marquée. M. Laennec a donné sur l'anatomie des vers intestinaux des détails très-curieux, trop longs à reproduire ici. Les lombrics se tiennent ordinairement dans les intestins grêles ; ils descendent rarement dans le gros intestin. Les signes qui annoncent leur présence sont très-incertains ; l'expulsion de quelques-uns d'entre eux est le seul qui ne soit pas équivoque.

L'*ascaride vermiculaire* a le corps long de deux à neuf lignes, la tête obtuse et la queue terminée en pointe très-fine et transparente. Les ascarides se tiennent ordinairement dans le gros intestin et spécialement dans le rectum. Ils se multiplient avec une rapidité inconcevable. Quoique expulsés par milliers par l'effet des médicamens, on en voit souvent paraître un plus grand nombre au bout de quelques jours. Leur existence dans le corps est plus facile à reconnaître que celle des lombrics. Ils occasionent une irritation sourde dans le rectum et un prurit très-vif à l'anus, symptôme qui augmente aux approches de la nuit. On comprend que les médicamens destinés à les faire périr et à les expulser doivent être administrés en lavemens plutôt que par la bouche.

Les vers se développent en général chez les individus lymphatiques, et de préférence chez les enfans et les femmes. Lorsqu'ils ne sont pas nombreux, aucun signe ne manifeste leur présence. Dans le cas contraire ils occasionent des dégoûts, une faim excessive, des hoquets, de la salivation, des nausées, des vomissemens, des borborygmes, des coliques, de la diarrhée et l'empâtement du ventre; et, dans un autre ordre de fonctions, des bourdonnemens d'oreille, la *dilatation de la pupille*, des pincemens dans l'intestin, du *prurit aux ailes du nez*, une toux sèche, de l'irrégularité dans le pouls, la face livide, les yeux cernés, des défaillances; enfin le *grincement des dents* pendant le sommeil, des mouvemens brusques et involontaires, et des convulsions surtout chez les enfans.

Quand on a acquis des signes certains de l'existence des vers, il faut recourir à l'emploi de divers médicamens qui, à cause de leur spécialité, ont reçu le nom d'anthelmintiques. Les plus usités sont le semen-contra, l'ail, la racine de grenadier, la racine de fougère mâle, la tanaisie, la mousse de Corse, la coralline officinale, l'assa fœtida, les huiles fines et essentielles, le pétrole, l'éther sulfurique, l'eau à la glace, le sel ammoniac, l'étain, le mercure et leurs diverses préparations. Toutefois il est bon de ne pas se fier absolument à aucun de ces médicamens comme spécifique.

« Les vermifuges purgatifs, dit M. Laennec, sont en général d'un effet plus sûr. Les évacuans auxquels on accorde le plus cette propriété sont l'huile de ricin, la coloquinte, la gomme gutte, la scamonée, le jalap, les sels neutres, la rhubarbe, l'émétique et l'ipécacuanha. Mais quoiqu'à l'aide de ces médicamens on réussisse assez ordinairement à expulser des lombrics chez les personnes qui en sont attaquées, et que quelquefois même, surtout chez les enfans, on ne les voie plus reparaître après une ou deux évacuations, le plus souvent les purgatifs ne sont que des palliatifs qui n'empêchent pas les vers de repulluler au bout d'un temps très-court. On doit donc regarder comme la partie la plus essentielle du traitement, les toniques, qui seuls peuvent mettre la constitution du malade dans la condition la moins propre à favoriser le développement des vers. Les amers, les ferrugineux et les antispasmodiques devront être employés tour à tour à cet effet. »

Vert-de-gris. (*Voyez* Cuivre.)

Vertébral. Qui appartient aux vertèbres.

Colonne vertébrale. C'est la tige osseuse qui unit la tête au bassin et qui supporte les côtes et les os du bras. Elle est formée de vingt-quatre vertèbres, dont sept pour le cou, douze pour le dos et cinq pour les lombes. Les vertèbres sont creusées dans leur milieu d'un grand trou qui, par leur réunion, constitue le *canal vertébral* ou rachidien, destiné à loger et à protéger la moelle épinière.

VERTIGE. État dans lequel celui qui l'éprouve croit voir tourner tous les objets autour de lui, comme s'ils étaient entraînés, ainsi que lui, par un mouvement de rotation. C'est un symptôme particulier à plusieurs maladies du cerveau.

VERVEINE. Plante qui a donné son nom à une famille à laquelle le vulgaire a recours dans les circonstances les plus opposées, quoiqu'elle soit tout-à-fait sans vertu. Elle figurait avec le gui et le selago (*lycopodium selago*) dans les cérémonies religieuses des Celtes, et les druides s'en servaient pour prédire l'avenir.

VESANIE. Terme générique sous lequel on comprend plusieurs espèces d'aliénation mentale.

VÉSICAL. Qui appartient à la vessie.

VÉSICANT, VÉSICATOIRE. On désigne ainsi tous les médicamens qui irritent la peau, et qui déterminant la séparation de l'épiderme produisent une ampoule en occasionant une sécrétion séreuse abondante. Les principaux vésicatoires sont les cantharides, la moutarde, le garou et l'euphorbe. L'emploi des vésicatoires est une ressource des plus précieuses dans beaucoup de maladies plus ou moins graves.

VÉSICULE. Petite vessie.

VESSIE. Réservoir musculo-membraneux situé dans l'excavation du bassin, entre le pubis et le rectum, destiné à recevoir et à contenir l'urine pendant un certain temps. Elle est formée d'une tunique séreuse fournie par le péritoine, d'une membrane musculeuse ou charnue, et d'une membrane muqueuse qui en tapisse l'intérieur.

Vestibule. Nom donné à une partie de l'oreille interne. (*Voyez* Oreille.)

Viable. État du fœtus parvenu à un développement assez complet pour parcourir la carrière de la vie. Les signes de viabilité se tirent du poids, de la longueur, de la bonne conformation et du bon état de tous les organes.

Vichy (Eaux minérales de). Elles sont apéritives et fondantes, et par conséquent très-utiles dans les maladies du foie et de la rate. Elles contiennent beaucoup d'acide carbonique, de sous-carbonate de soude et de chaux, de magnésie, de fer, de sulfate et d'hydrochlorate de soude.

Vieillesse. (*Voyez* Age.)

Vigne blanche. (*Voyez* Bryone.)

Vin. Le vin peut être regardé comme un composé d'alcohol, de matière sucrée, d'acide malique, d'acide tartarique, de tartrate acidule de potasse ou tartre, d'acide acétique, d'une matière colorante extractive plus ou moins amère et en partie résineuse, et quelquefois d'un principe aromatique. Ces matériaux, excepté l'alcohol, se trouvent tout formés dans le raisin; cependant une partie de l'acide acétique se forme également pendant la fermentation. La matière extractive colorante ne se rencontre que dans les vins rouges. L'alcohol provient de la décomposition de la matière sucrée; mais il reste toujours, après la fermentation, une quantité variable de sucre non décomposé, parce que l'alcohol, une fois formé en certaines proportions, s'oppose à la fermentation. La quantité de sucre non décomposé est d'autant plus grande dans le vin, qu'il y en avait davantage en dissolution dans le moût. Cependant, les raisins donnent en général un vin d'autant plus alcoholique qu'ils sont plus sucrés; tels sont les raisins des pays méridionaux. Lorsqu'on veut que ces vins conservent, après la fermentation, une proportion assez considérable de matière sucrée pour avoir une saveur douce, souvent on fait évaporer une portion du moût jusqu'à consistance sirupeuse, et on la mêle avec l'autre portion avant la fermentation : c'est ainsi que se font les vins de Malaga, de Rota, et tous les vins cuits.

Quelquefois, outre les divers matériaux dont nous venons de faire mention, les vins contiennent de l'acide carbonique qui les rend mousseux; c'est ce qui a lieu quand on les met en bouteille avant que la fermentation soit achevée.

Les vins n'acquièrent qu'au bout de quelque temps toutes les qualités dont ils sont susceptibles, et ils finissent ensuite par s'altérer; il y en a, et ce sont les plus faibles, qui, au bout de six mois, un an, ont toute l'énergie qu'ils doivent avoir; mais il en est d'autres qui continuent à se bonifier pendant un grand nombre d'années : cette propriété se remarque dans les vins qui sont riches en muqueux-sucré, ou en matière extractive, ou en tartre. En effet, le sucre qui a échappé à la première fermentation en éprouve une seconde, qui se fait lentement, et se convertit peu à peu en alcohol; à mesure que la proportion de l'alcohol augmente, le tartre, ou tartrate acidule de potasse, n'étant pas soluble dans ce liquide, se précipite, et, en se précipitant, il entraîne une partie de la matière colorante extractive. Voilà pourquoi les vins rouges, en vieillissant, deviennent moins amers, moins acides et plus chauds; c'est parce que le tartre n'est pas soluble dans l'alcohol, que les vins généreux en contiennent très-peu : tels sont les vins d'Espagne, qui ont l'avantage de se conserver très-long-temps; aussi le dépôt qu'ils précipitent en vieillissant n'est sans doute que de la matière muqueuse plus ou moins colorée, suivant que le vin lui-même est plus ou moins foncé en couleur; tandis que les vins de Bordeaux, qui sont très-chargés de tartre, précipitent une grande quantité de cette substance à mesure qu'ils vieillissent. La fermentation insensible est continuellement ralentie par la présence de la matière extractive colorante et du tartre; voilà pourquoi les vins de Bordeaux perdent lentement leur âpreté, et pourquoi aussi les vins du Rhin n'acquièrent toutes les perfections qu'ils peuvent avoir qu'au bout de dix, vingt ans. Ces derniers vins sont surtout très-chargés d'acide tartrique.

Les différences que présentent les vins dans leurs qualités et dans leurs effets sur l'économie animale dépendent des proportions de leurs principes immédiats, et principalement de celles de l'alcohol, du mucoso-sucré, de la matière colorante extractive, du tartre et des acides qu'ils contiennent.

Les vins faibles d'alcohol, imparfaitement fermentés et chargés d'acides, désaltèrent bien, mais stimulent faiblement l'estomac. Bus en trop grande quantité, au milieu d'une alimentation abondante, ou reçus dans des estomacs faibles, ils donnent d'abord des rapports aigres, puis des coliques intestinales; bus en quantité assez grande pour causer l'ivresse, ils occasionent l'assoupissement suivi d'indigestion, qui se termine par des vomissemens aigres : ils ne conviennent point aux estomacs faibles, chargés de glaires, dont les digestions sont lentes et sujettes à engendrer des aigreurs; tels sont les vins de la Brie et de la plupart des environs de Paris, et quelques-uns de l'Orléanais quand ils sont imparfaitement préparés.

Les vins généreux, contenant beaucoup d'alcohol et bien fermentés, désaltèrent moins, stimulent davantage et accélèrent la digestion; ils échauffent promptement; leur ivresse est forte, mais elle ne cause pas aussi constamment des indigestions et des vomissemens; ils conviennent, en quantité modérée, aux estomacs faibles et sur la fin des repas; ils ne conviennent pas aux personnes irritables dont la tête se trouble aisément et dont la circulation s'accélère par la moindre excitation; tels sont les vins du Languedoc et du Roussillon bien fermentés, et la plupart des vins de Portugal et d'Espagne.

Les vins les plus favorables à la digestion, et dont la quantité et l'abus présentent en même temps le moins d'inconvéniens, sont ceux qui, légèrement acidulés et suffisamment généreux, contiennent des quantités modérées d'alcohol, peu de mucilage sucré, et qui ne sont pas très-chargés de partie extractive et colorante, ni d'une trop grande quantité de tartre. Ainsi, les vins de Bordeaux vieillis et dépouillés par le temps d'une partie de leur substance colorante et extractive, les vins de Bourgogne, les vins de la Champagne méridionale, bien fermentés, plus acidules cependant et plus légers que les vins de Bourgogne, enfin les vins du Nord, comme ceux de Bar et du Rhin, qui ont long-temps vieilli et se sont dépouillés de leur âpreté en déposant leur tartre, sont les vins qui conviennent à un plus grand nombre d'estomacs.

Les vins qui tardent long-temps à se faire et qui dans leur état de perfection conservent toujours un peu d'âpreté, comme les vins de Bordeaux rouges et blancs, mais principalement les rouges, sont toniques, très-peu stimulans et n'enivrent qu'à grande dose; ils conviennent aux personnes dont l'estomac est faible et qui sont très-irritables. Dans une alimentation modérée, ils soutiennent les forces digestives; mais ils n'excitent pas assez et ne suffisent pas dans les excès de table, encore qu'ils n'aient pas les inconvéniens de l'ivresse qui suit l'usage peu modéré des vins plus généreux, dans lesquels l'alcohol est plus développé.

Les vins blancs, plus légers en général que les vins rouges, quand ils ne contiennent pas beaucoup de mucoso-sucré et qu'ils ne sont pas d'ailleurs très-généreux, tels que les vins blancs de Bourgogne et ceux de Champagne, étanchent très-bien la soif, s'écoulent facilement par les urines, et, pris en excès, ne causent qu'une ivresse prompte, mais peu durable, moins dangereuse et surtout moins longue que celle qui suit l'excès des vins rouges et de ceux qui sont très-chargés ou de mucoso-sucré, ou de partie extractive, ou de tartre.

Les vins légers, mis en bouteilles avant la fermentation terminée, achevant ainsi leur fermentation alcoholique dans les vaisseaux fermés, s'imprègnent d'une grande quantité d'acide carbonique qui les rend mousseux, stimulent vivement et promptement, désaltèrent bien, échauffent peu, donnent lieu, même pris en petite quantité, à une ivresse instantanée qui se borne à égayer, étonner et étourdir, mais qui se termine promptement sans troubler la digestion et sans avoir de conséquences funestes.

Les vins qui, étant très-chargés de mucoso-sucré et très-alcoholiques, contiennent en outre une partie aromatique amère, comme les vins de Malaga et de Rota, sont des stimulans d'autant plus utiles qu'ils sont plus vieux et qu'il leur reste moins de mucoso-sucré; ils sont utiles aux personnes dont l'estomac est faible et la digestion lente, ou dont les forces digestives ne sont pas proportionnées à la quantités d'alimens solides nécessaires à leur restauration; mais on ne doit les prendre qu'en petite quantité.

Les vins sucrés aromatiques non amers et peu alcoholiques, comme les vins muscats, ceux de Hongrie, les vins grecs, contenant encore beaucoup de parties fermentescibles, conviennent peu aux estomacs faibles dont les digestions sont ordinairement lentes, imparfaites et sujettes à donner des aigreurs; ils conviennent moins encore quand l'alimentation a excédé la mesure convenable.

Les vins généreux, pris purs ou peu mélangés d'eau, sont bons pour ceux dont la digestion est lente, l'estomac chargés de glaires, et qui sont aisément incommodés par l'abondance des boissons.

Les vins étendus d'eau, et rendus ainsi très-légers, sont meilleurs pour ceux qui prennent habituellement beaucoup de boisson et dont la digestion n'a pas besoin d'être excitée : les vins pris de cette dernière manière sont plus utiles dans le cours du repas.

Les vins purs valent mieux, comme stimulans ou excitans, soit avant, soit à la fin des repas.

L'usage de plusieurs vins dans les repas est souvent nuisible, surtout lorsqu'on fait succéder les vins sucrés doux à des vins acidules, des vins qui ont beaucoup de corps, c'est-à-dire beaucoup de matière colorante extractive, à des vins légers, spécialement après une alimentation abondante.

Les vieux vins généreux et secs, c'est-à-dire ceux qui ont peu de mucoso-sucré et de matière colorante extractive, et les vins légers mousseux suffisamment fermentés, n'ont pas les mêmes inconvéniens, parce qu'ils ne font qu'ajouter à l'excitation qui accélère la digestion; que les uns ne sont plus susceptibles de fermentation et ne passent pas aisément à l'aigre, et que les autres, en raison de leur légèreté, séjournent peu dans nos organes; mais ces variétés de vins ne peuvent être utiles que comme compensant les désavantages d'une alimentation trop forte, soit à raison de la quantité d'alimens, soit en raison de la faiblesse de l'estomac. Ainsi, un semblable usage appartient toujours à un défaut de sobriété qui doit être banni du régime habituel et journalier.

Le mélange de l'alcohol aux vins peu généreux ne produit qu'une combinaison imparfaite qui enivre promptement. (Voy. *Dict. des sc. méd.*, art. Vin, par Hallé.)

Les vins de cabaret, qui sont souvent des mélanges de vins aigres avec de l'eau-de-vie et de vins très-chargés de matières colorantes, produisent le double effet d'enivrer promptement et de causer des indigestions. (*Voyez* Ivresse.)

Un médecin suisse, ayant eu la curiosité d'examiner combien de morts pouvaient être attribuées à l'ivrognerie, en trouva le nombre si grand, qu'il estimait qu'elle tue plus de monde que toutes les maladies les plus perfides et les plus meurtrières. On sait qu'en Suisse les registres mortuaires signalent les causes de la mort d'un individu, d'après les renseignemens fournis par le médecin qui l'a soigné pendant sa dernière maladie.

Vinaigre. Liquide obtenu par la fermentation acide du vin. (*Voyez* Acide.) On donne le nom de *vinaigre des quatre voleurs* à une liqueur dont voici la formule :

Prenez :	Vinaigre.	8 livres.
	Grande absinthe.	de chaque 1/2 once.
	Petite absinthe.	
	Romarin.	
	Sauge.	
	Menthe.	
	Rue.	
	Fleurs de lavande.	2 onces.
	Calamus aromaticus. .	de chaque 2 gros.
	Cannelle.	
	Girofle.	
	Noix muscade.	
	Gousses d'ail récentes.	
	Camphre.	1/2 once.
	Vinaigre radical, quantité suffisante pour dissoudre le camphre.	

On réduit ces substances en poudre grossière, à l'exception du gérofle, et on les fait macérer dans le vinaigre pendant un mois. On filtre en exprimant le tout fortement; on ajoute le camphre dissous dans le vinaigre radical, et on conserve pour l'usage dans des flacons bien bouchés et tenus dans un lieu frais. Cette composition est antiseptique, et l'on s'en est servi avec avantage pour se préserver des maladies contagieuses.

Violette. *Viola odorata.* Les fleurs de violette font partie des espèces pectorales et leur infusion est adoucissante. On conseille encore les feuilles et les fleurs de pensée sauvage, *viola tricolor*, dans les maladies de la peau, quoique l'effet de ce remède soit très-douteux. Les racines de toutes les espèces de violette sont émétiques à la dose d'un demi-gros à un gros. On pourrait donc les employer à défaut d'ipécacuanha.

Vipère. La *vipère* est le seul serpent venimeux qu'il y ait en Europe, où ses variétés sont même peu nombreuses. Celle qu'on rencontre le plus souvent en France, c'est la *vipère commune.* Les rousses portent le nom d'aspic et habitent plus spécialement le midi de la France; on en trouve aussi de presque entièrement noires.

Toutes ont la tête couverte d'écailles semblables à celles qui recouvrent le reste du corps, à l'exception de quelques-unes qui ont, sur le milieu de leur tête, trois plaques un peu plus grandes que les écailles.

Mais il y a dans l'Inde et en Afrique des vipères qui ont la tête garnie de plaques comme la couleuvre à collier.

Tel est le *serpent à lunettes* (*cobra capello* des Portugais de l'Inde, *naia* de Linnée), qui se distingue par un trait noir en forme de lunettes, dessiné sur la partie élargie de sa tête.

Tel est aussi l'*haje* d'Égypte, qui est vert bordé de brun. C'est celui que les anciens Égyptiens avaient pris pour emblême de la divinité protectrice du monde, et qu'ils sculptaient sur le portail de tous leurs temples des deux côtés d'un globe. Cuvier pense que c'est là le serpent que les anciens ont décrit sous le nom d'*aspic de Cléopâtre*.

En Europe, et surtout en France, il n'y a point de serpent venimeux qui ait la tête couverte de grandes plaques comme la couleuvre, et l'on ne doit rien craindre d'aucun reptile qui présentera ce caractère, très-facile à constater, car c'est lui qui frappe le plus immédiatement la vue.

La vipère commune a la tête aplatie et presque triangulaire. Son œil est surmonté d'un sourcil écailleux et saillant. Du sommet de la tête et de son milieu partent d'un même point deux lignes noires figurant un V, dont l'angle regarde le museau. De la tête à la queue, on remarque une série de lignes noires transversales qui en se réunissant figurent assez bien un zigzag. De chaque côté de ce zigzag on aperçoit une série de petits points qui regardent ses angles rentrans. La lèvre supérieure est blanche, marquetée de noir; la lèvre inférieure est noire coupée de blanc. Le dessous de l'animal, la partie qu'il applique au sol, est garnie de plaques transversales d'une couleur d'acier poli. Jusqu'à la naissance de la queue, ces plaques sont entières, et on en compte ordinairement cent cinquante-cinq; sous la queue, ces plaques sont disposées par paires sur deux rangs, et l'on en compte environ trente-neuf. La langue est fourchue, grise, susceptible de s'allonger, molle et incapable de blesser; l'animal la darde souvent, même en repos, pour lapper des insectes, et, selon M. Bosc, pour respirer plus facilement, à la manière des chiens.

L'appareil venimeux de la vipère, comme celui de tous les serpens à crochets mobiles (1), se compose de deux

(1) Cuvier avait soupçonné l'existence de serpens venimeux sans crochets en avant des mâchoires. Il avait vu des espèces dont les arrière-dents sont très-grandes et creusées d'un sillon. M. Duvernoy, professeur à la faculté des sciences de Strasbourg, a changé les doutes de Cuvier en certitude. Voyez le mémoire qu'il a lu sur ce sujet à l'Ins-

glandes. Ces glandes sont situées de chaque côté de la tête, derrière le globe de l'œil et sous le muscle qui a pour fonction le rapprochement des mâchoires. De chacune d'elles part un conduit membraneux qui vient s'aboucher dans l'ouverture supérieure du canal creusé dans le crochet correspondant.

Lorsque l'animal veut mordre, il ouvre sa gueule; les crochets, qui, dans l'état de repos, sont couchés et enveloppés d'une espèce de gaîne formée par le repli de la gencive, se relèvent; l'animal les enfonce en serrant dans le corps qui a excité sa fureur, et c'est dans cet acte du rapprochement des deux mâchoires que, la glande se trouvant comprimée, le venin dont elle est imbibée fuit par le canal membraneux et entre dans la cavité de la dent, d'où il coule dans la blessure par la fente qui est près de la pointe. Il suit de là que plus l'animal serre avec force, mieux la glande est comprimée et plus il coule de venin dans la plaie.

Le venin de la vipère est d'une couleur jaunâtre; il n'est ni âcre ni brûlant; la sensation qu'il produit sur la langue est analogue à celle de la graisse fraîche des animaux; mis dans l'eau, il va au fond; si on le mêle, il la blanchit légèrement; exposé à la flamme d'une chandelle ou mis sur des charbons ardens, il ne brûle point; à l'état frais, il est un peu visqueux; desséché, il s'attache comme de la poix. Il paraît être de nature gommeuse.

Le sanglier, le faucon, le héron et plusieurs autres animaux, n'ont rien à craindre du venin de la vipère; ils s'en nourrissent et les avalent toutes vives.

L'abbé Fontana, célèbre physicien de Florence, qui a fait un très-grand nombre d'expériences sur le venin de

titut, le 25 octobre 1830. Aucun des serpens ainsi organisés n'habite l'Europe et ils ne diffèrent des autres venimeux que par cette particularité.

la vipère, a trouvé que la morsure de cet animal fait périr un mouton en cinq minutes, un pigeon en huit ou dix; qu'un chat résiste quelquefois, un mouton souvent, un cheval sain toujours. Il pensait aussi qu'un homme n'en avait rien à craindre; car il faudrait trois grains pour le tuer, et le plus qu'il en a pu recueillir dans les deux glandes des plus fortes vipères n'a jamais dépassé deux grains. Il est malheureux que des observations funestes soient venues quelquefois contredire l'opinion de Fontana.

Le venin de la vipère paraît agir sur le système sanguin plutôt que sur les nerfs, et cette remarque est très-importante relativement au traitement. L'irritabilité nerveuse n'est détruite qu'après que le système sanguin a été envahi.

Celse, auteur latin, surnommé le Cicéron de la médecine pour l'élégance de son style, qui a vécu sous les règnes d'Auguste, de Tibère et de Caligula, a très-bien connu et décrit le véritable traitement de la morsure de la vipère. Voici comment il s'exprime : « Il faut commencer par établir une ligature au-dessus de l'endroit blessé, en ayant attention toutefois de ne pas trop serrer cette ligature de peur que la partie ne s'engourdisse. Il faut ensuite extraire le virus au moyen de la ventouse; il est utile même auparavant de faire des scarifications autour de la plaie pour qu'il s'écoule une grande partie de sang vicié. Si l'on n'en trouve point, il faut faire sucer la plaie par quelqu'un. Certainement, les psylles n'ont pas sur ce point plus de science que les autres hommes, mais ils ont une audace que l'expérience accroît encore; car le venin des serpens, non plus que celui des flèches, n'a point d'action sur les organes du goût, pourvu qu'il n'y ait aucune altération, mais bien quand il est introduit dans une plaie. »

M. Jules Cloquet, dont nous avons copié la traduction, continue en ces termes : « Nous n'avons qu'un précepte à ajouter à ceux de Celse, c'est de cautériser profondément et largement les lèvres scarifiées de la plaie aussitôt après qu'on aura enlevé les ventouses. Le fer rouge est, dans ce cas, le caustique le plus prompt et le plus sûr; mais, à l'exemple de Fontana, on se sert aussi avec avantage du chlorure (beurre) d'antimoine et de la potasse concrète. »

Arrêtons-nous un instant sur les diverses phases de ce mode de traitement.

La ligature est excellente et conforme à la théorie de Fontana; elle suspend la circulation du sang et son retour de l'endroit blessé vers le cœur, par conséquent il faut l'appliquer au moment même.

Les scarifications et la ventouse sont une conséquence de la même manière de voir, car après avoir, par la ligature, empêché le sang de la partie blessée de circuler et d'entraîner le venin avec lui, comme cette suspension de la circulation ne pourrait sans inconvénient être de longue durée, il faut se hâter d'attirer au dehors le sang vicié par le venin qui s'y trouve mêlé et d'ouvrir à son issue de larges voies à l'aide d'incisions autour de la blessure.

Si les scarifications le font couler par le fait seul de la division des tissus, la ventouse, qui exerce sur le lieu où on l'applique une succion puissante, une aspiration énergique, est bien plus propre à remplir le but que l'on se propose d'atteindre et qui est l'élimination totale du venin. La succion ne peut remplacer la ventouse que jusqu'à un certain point, et ce n'est qu'à défaut de celle-ci qu'on doit la pratiquer et qu'on le peut sans crainte, comme le dit Celse.

Après la ligature, après les scarifications, après la ventouse ou la succion, il faut en venir à la cautérisation. Ce dernier moyen a pour objet de détruire toutes les portions de venin qui, s'étant en quelque sorte incorporées à la plaie, ont échappé aux efforts éliminateurs des moyens précédens. Le fer rouge est le plus puissant de tous, et l'on ne doit pas hésiter à l'employer. Toutefois, comme il effraie presque toujours les malades et qu'ils ne se soumettent à son application qu'avec la plus grande répugnance et à la dernière extrémité, on le remplace par l'emploi du beurre d'antimoine et de la potasse concrète ou pierre à cautère. Si l'on donne la préférence au beurre d'antimoine, on trempe dans ce caustique liquide un morceau de bois mince et aigu et on l'appuie sur la morsure, afin d'y en faire glisser une goutte. On prend ensuite un tampon de charpie de la grosseur d'un pois, imbibé de la même liqueur, et on l'applique également sur la plaie en le recouvrant de charpie sèche maintenue par un bandage. Au bout de quelques heures, on lève l'appareil; le caustique a brûlé toutes les parties avec lesquelles il a été en contact, et si la blessure n'a pas été très-profonde, cette simple pratique suffit pour calmer tous les accidens. La plaie qui reste est pansée avec un linge imbibé d'huile d'olives tiède ou d'un cérat adoucissant et camphré.

Si la blessure a été profonde et les accidens multipliés, il faut, après avoir essuyé le sang de la plaie agrandie et scarifiée, en imbiber les bords avec le caustique à l'aide d'un pinceau et placer dans le fond un peu de charpie trempée dans la même liqueur. L'engorgement qui reste se dissipe en frottant la partie malade avec de l'huile d'olives tiède ou en appliquant un cataplasme de mie de pain et de lait.

Le traitement énergique que nous venons d'indiquer est applicable aux cas les plus graves (1).

(1) Il serait également efficace contre les morsures de serpens à sonnettes et des animaux enragés.

Les cas les plus ordinaires en Europe et surtout en France sont ceux d'une simple morsure aux extrémités des membres. Le professeur Boyer pense que les malades en guériraient même sans traitement, ce qui n'est pas une raison pour négliger ce dernier, ajoute-t-il, parce qu'alors les accidens seraient plus graves et se dissiperaient beaucoup plus lentement. Voici ce que conseille ce praticien expérimenté, dont on s'est disputé long-temps l'héritage académique.

Quand le malade n'éprouve ni faiblesses, ni maux de cœur, on peut se contenter d'insinuer quelques gouttes d'ammoniaque dans la plaie, la couvrir avec une compresse épaisse et de la largeur d'un pouce, trempée dans le même médicament, frotter le membre pendant un quart d'heure avec de l'huile d'olives tiède et l'envelopper avec des linges doux trempés dans la même huile. Il regarde l'*eau de Luce* comme un spécifique et cite à ce sujet l'observation recueillie et publiée en 1747 par Bernard de Jussieu, dans une herborisation aux environs de Paris, et de laquelle il résulte qu'un jeune homme piqué en trois endroits par une vipère très-forte et très-vive, éprouva tous les symptômes énumérés ci-dessus, y compris les défaillances et les vomissemens, et fut guéri par l'administration de cinq doses d'eau de Luce, de six gouttes chaque, à l'intérieur, et par des frictions de la même liqueur faites sur les plaies et aux environs. Le docteur Rousseau a plusieurs fois employé avec succès en France le traitement par l'ammoniaque liquide, qu'il regarde aussi comme un spécifique contre la morsure de la vipère dans notre climat.

L'*eau de Luce* n'est qu'une préparation d'alcali volatil ou ammoniaque uni à l'huile de succin. L'ammoniaque seul agit; on en fait prendre au blessé quelques gouttes de deux en deux heures, jamais pur, car il ferait vésicatoire sur la langue et l'estomac. On l'étend dans une infusion de thé, de fleurs de sureau, de vulnéraire ou de feuilles d'oranger, et comme ce liquide est très-volatil, on le verse dans la tisane au moment de la faire boire (quatre ou cinq gouttes par tasse à une personne jeune, faible ou sensible; douze ou quinze gouttes et rien au-delà aux gens robustes et quand les accidens sont graves). On soutient les forces du malade par quelques cuillerées de bon vin et on ne donne de nourriture que peu à peu et quand la faim est devenue un tourment. On commence par des soupes légères, qu'on fait suivre d'alimens plus solides, jusqu'à un parfait rétablissement. (Voyez *Gazette de santé*, tome I, page 241.)

Nous avons traité un peu longuement cet article, parce que les préceptes qui y sont consignés sont applicables à la destruction de tous les venins aussi bien qu'à celui de la rage.

Vireux, adj. Se dit des plantes malfaisantes et des odeurs nauséabondes.

Virus. Tout virus est un poison animal. On emploie ce mot pour désigner les produits des sécrétions morbides qui ont la propriété de communiquer à des individus sains les maladies dont ils proviennent. Toutes les maladies contagieuses produisent des virus. (*Voyez* Venin.)

Viscères. On donne spécialement ce nom aux organes principaux contenus dans les grandes cavités.

Vision. Action de voir. (*Voyez* OEil.)

Vitré. Qui a l'apparence du verre. *Corps vitré*. (*Voyez* OEil.)

Vitriol. Synonyme de *sulfate* (vieux). *Huile de vitriol.* Acide sulfurique. (*Voyez* Soufre.)

Volatil, adj. Qui se réduit en vapeur ou en gaz. Alcali volatil. (*Voyez* Ammoniaque.)

Vomer. Os impair qui forme la partie postérieure de la

cloison des fosses nasales. Il est mince, aplati, et il ressemble à un soc de charrue dont il porte le nom.

Vomique. Collection de pus formé dans la cavité pectorale.

Vomissement. Acte par lequel les substances contenues dans l'estomac sont rejetées par la bouche.

Vomitif. Synonyme d'émétique, qui fait vomir. Il y a beaucoup de moyens de faire vomir sans qu'il soit nécessaire, pour cela. d'employer des substances qui jouissent d'une propriété émétique spéciale. L'eau chaude, l'irritation du pharynx au moyen du doigt ou d'une plume, le roulis d'un navire, déterminent le vomissement. Les médicamens émétiques proprement dits sont : le tartrate de potasse et d'antimoine (émétique), le soufre doré d'antimoine, le kermès, les racines d'ipécacuanha, de violette, d'asarum, d'euphorbe, d'asclépias, de lobélie; les feuilles de tabac et de l'oignon de scille maritime.

L'émétique est la plus active de toutes ces substances; il provoque des vomissemens bilieux, tandis que les substances végétales, à l'exception du tabac, semblent n'évacuer que les mucosités de l'estomac.

Les vomitifs déterminent: 1° une irritation plus ou moins vive de l'estomac et des intestins, de laquelle résulte l'évacuation; 2° une excitation nerveuse qui se communique au cerveau et qui se manifeste quelquefois d'une manière assez intense pour produire des tremblemens, des convulsions, et des syncopes; 3° un accroissement de la sécrétion et de l'excrétion des liquides biliaires, pancréatiques et intestinaux; 4° une révulsion générale vers la peau, d'où résultent des effets secondaires béchiques, emménagogues et diaphorétiques ; 5° enfin un affaiblissement général et momentané, suite nécessaire de l'ébranlement imprimé à toute l'organisation, et des évacuations plus ou moins abondantes qui ont eu lieu.

On voit, par cette simple énumération, que les vomitifs ne sont pas des remèdes avec lesquels on puisse jouer comme le fait quelquefois le vulgaire, en guise de précaution.

Vomiturition. Effort inutile de vomissement.

Vue. (*Voyez* OEil.)

Vulnéraire. (*Anthyllis vulneraria.*) Il y a une plante de ce nom, qui est très-commune, et à laquelle on a appliqué et long-temps attribué, bien à tort, la propriété de faciliter la cicatrisation des plaies récentes.

Vulnéraire suisse, ou *faltrank*. Les Suisses récoltent tous les ans sur les hautes Alpes certaines plantes fleuries qu'ils coupent grossièrement et qu'ils mettent en paquets dans des papiers roulés; pour les livrer au commerce. Ce mélange constitue le vulnéraire suisse tant usité dans la médecine populaire, à propos de toute espèce de mal, mais principalement à la suite des commotions violentes, et précisément quand il faudrait employer des substances douées de propriétés tout-à-fait opposées. Les paquets de faltrank ne sont pas toujours identiques, car il n'existe pas de recette précise à cet égard. Leur composition, dit M. Richard, varie en quelque sorte suivant le bon plaisir des paysans qui en font la récolte. Le plus ordinairement, on y trouve les substances suivantes : fleurs de la vulnéraire (*anthyllis vulneraria*), de l'astrantia minor, de l'origan (*origanum vulgare*), du pied-de-chat, (*gnaphalium dioïcum*), du serpollet (*thymus serpillum*); de la verge d'or (*solidago virga aurea*), de l'*achillea nana*, du tussilage (*tussilago farfara*), de feuilles d'*arnica montana*, d'*asperula odorata*, de busserole (*arbutus uva ursi*), etc., dans des proportions très-variables. La plupart de ces plantes jouissent de propriétés excitantes, et si l'on fait attention que, dans les grandes commotions, telles que les chutes, il survient souvent des accidens très-graves accompagnés de la fièvre traumatique, on se convaincra que ce n'est pas aux vulnéraires, mais à la diète et aux boissons adoucissantes qu'il faut avoir recours.

W.

Wormien, adj. On désigne sous le nom d'os wormiens, ou clés du crâne, ou os épactaux, de petits os qui se rencontrent quelquefois dans les sutures du crâne dont ils font partie.

X.

Xyphoïde (Appendice), adj. Qui ressemble à une épée. Prolongement cartilagineux qui termine l'extrémité inférieure du sternum.

Xylobalsanum. Nom donné, en pharmacie, aux petites branches de l'arbre qui fournit le baume de la Mecque, et que les Arabes brûlent dans leurs mosquées pour en parfumer l'air. Sans usage.

Y.

Yaws. Nom africain du pian. (*Voyez* Pian.)

Ybre. *Sambucus ebulus*. Espèce de sureau qui produit des baies pisiformes violacées et presque noires, dont la racine épaisse, blanche et charnue, est purgative, et se donnait autrefois dans l'hydropisie. (*Voyez* Sureau.)

YEUX D'ÉCREVISSE. *Calculi cancrorum.* On désigne ainsi deux petites concrétions pierreuses qu'on trouve sous le corselet des écrevisses à l'époque où elles vont changer de test. Elles sont composées de carbonate calcaire et de gélatine; on les recommandait autrefois comme absorbantes; on les remplace aujourd'hui par la craie ou la magnésie.

Z.

ZINC. Métal solide que l'on trouve dans la nature, en plusieurs états, et dont les composés suivans sont employés comme médicamens :

Oxyde de zinc, fleurs de zinc, *pompholix*, *nihil album*, *lana philosophica*. C'est un antispasmodique dont on prétend avoir retiré de bons effets dans certains cas d'épilepsie en le donnant à la dose de six à huit grains par jour. Il est utile dans toutes les affections nerveuses.

Sulfate de zinc, couperose blanche, vitriol blanc. On l'emploie dans les mêmes circonstances que l'oxyde, quoiqu'il soit moins avantageux. Douze ou quinze grains dans de l'eau distillée produisent le vomissement. On s'en sert aussi, à la dose de deux à quatre grains par once d'eau, comme astringent, et en application externe dans la dernière période des ophthalmies aiguës, dans les ophthalmies chroniques; en injection dans les leucorrhées, dans certaines blennorrhagies.

ZONA, ceinture. On donne ce nom à une inflammation

vésiculaire, érysipélateuse, qui se développe ordinairement sur le tronc, sous forme d'une bande demi-circulaire. Ce n'est jamais une maladie grave, lorsqu'il ne se manifeste aucune complication. Elle exige pour tout traitement le repos et une diminution modérée dans la quantité ordinaire des alimens. Les douleurs qui persistent après la disparition de l'éruption se dissipent ordinairement par des bains simples.

Zygoma. Mot grec servant à désigner l'os de la pommette.

Zygomatique. Qui est relatif à la pommette.

Supplément.

E.

Électro-puncture. Opération par laquelle on soumet une personne à un courant électrique à l'aide de l'acupuncture. Pour cela on fixe, sur la partie à électriser, deux aiguilles à une distance quelconque l'une de l'autre, et on en met les têtes en contact avec les deux pôles d'une pile de Volta. (*Voyez* Galvanisme et Acupuncture.)

H.

Homoeopathie, de *homos* semblable, *pathos* maladie, maladie semblable. C'est un système de médecine qui repose sur un fait faux; savoir, que les remèdes qui guérissent les maladies produisent eux-mêmes ces maladies chez des personnes en santé. Un médecin allemand (Hahnemann) en est l'inventeur. Il prétend que si le quinquina guérit la fièvre intermittente, c'est qu'il pourrait la donner à une personne qui ne l'aurait pas. Le même médecin dit la même chose de toutes les substances médicinales; mais des observateurs plus sévères, et dernièrement M. le professeur Andral, ont cherché à constater sur eux-mêmes et sur d'autres personnes cet effet prétendu des médicamens sur l'homme sain, et, à quelque dose qu'ils aient pris le quinquina pour se donner la fièvre, ils n'ont jamais pu se procurer cette jouissance d'expérimentation.

Un second principe de l'homœopathie, qui n'est ni moins faux ni moins absurde que le précédent, c'est la division infinitésimale des substances médicinales. Hahnemann prétend, en effet, que les médicamens sont d'autant plus actifs que leurs doses sont plus petites, aussi ne donne-t-il que des millionièmes, des billionièmes, des décillionièmes de grain, et il prétend en outre que le frottement, l'agitation de la substance médicamenteuse exalte au plus haut degré ses propriétés. Un contradicteur ayant proposé de rendre fébrifuges toutes les eaux du lac de Genève en y jetant une once de sulfate de quinine, le prince des homœopathes ne recula pas devant la plaisanterie, il la prit au sérieux, et, après avoir cherché à l'instant même le moyen d'opérer exactement le mélange, il se borna à dire qu'il faudrait jeter le paquet dans le lac au beau milieu d'une forte tempête.

Les partisans de l'homœopathie sont aujourd'hui aussi nombreux à Paris et sont placés sur la même ligne que les magnétiseurs, les phrénologistes et les redresseurs de bossus.

N.

Noyé. (*Voyez* Submersion.)

FIN.

AMI LECTEUR,

Le livre est fait; il vous a plu, j'en suis bien aise. A dire vrai, vous avez de l'esprit, beaucoup d'esprit, il ne pouvait donc en être autrement. Vous voyez combien je suis modeste et sincère; à quoi bon emprunter la plume de ses amis quand on peut se glorifier soi-même. Benin lecteur, mon livre est bon, vous en convenez, et vous n'attendrez pas pour faire sa réputation que les journaux m'aient vendu un panégyrique.

Ce Dictionnaire a été long à faire, peut-être le trouverez-vous court à lire; c'est ce dont je me féliciterais à *grand'erre*, comme dirait maître Rabelais. Que si mon laconisme vous était par trop déplaisant, rassurez-vous, j'y ai pourvu, et vous avez dans la *Gazette de santé* tout ce qui vous doit convenir en fait de médecine.

La *Gazette de santé* n'est pas l'œuvre de moi seul, lecteur bienveillant, aussi, pour la louer, puis-je prendre mes coudées franches. La *Gazette de santé* vous parle des sciences relatives à la médecine, comme Cuvier parlait d'histoire naturelle, comme Arago parle d'astronomie; ses rédacteurs ne sont pourtant ni des Cuvier, ni des Arago : salut et respect au génie! On n'est pas Arago, on n'est pas Cuvier quand on veut. Les rédacteurs de la *Gazette de santé* sont des écrivains consciencieux, qui, dans leur style d'une clarté peu commune, mêlent quelquefois avec à-propos les choses sérieuses aux plaisantes, *seria joco;* qui voudraient que tous les hommes fussent éclairés sur les intérêts de la santé comme ils le sont sur les intérêts de la fortune; qui, en un mot, provoquent de tous leurs moyens l'application de ces principes que l'expérience des siècles a consacrés, et dont l'observation, en exemptant la vie d'infirmités, prolonge inévitablement sa durée.

Lecteur honoré, je vous salue,

L'AUTEUR HUMILISSIME.

30 juin 1835.

ATLAS ANATOMIQUE

DU

DICTIONNAIRE DE LA SANTÉ

ET DES MALADIES,

ET

EXPLICATION DES PLANCHES,

PAR LE DOCTEUR MARTIN SAINT-ANGE, LAURÉAT DE L'INSTITUT DE FRANCE.

Les détails de l'histoire anatomique et physiologique de l'HOMME sont épars dans les divers articles du dictionnaire; un aperçu concernant son histoire naturelle nous a paru plus convenablement placé en tête des six planches qui suivent. Cet aperçu, quoique très-rapide, suffit pour faire bonne justice de toutes ces hypothèses touchant les rapports trop intimes que des philosophes spécieux ont voulu établir entre l'homme et les animaux, et pour ruiner les déductions insensées qu'ils avaient voulu en tirer et auxquelles certains savans s'appliquent encore, sans s'en douter, à donner une valeur nouvelle; car les naturalistes qui veulent trouver dans le sabot d'un cheval, les cinq doigts de la main de l'homme, n'ont pas une logique plus serrée ni un esprit d'observation plus judicieux que ces sophistes téméraires qui ont cru avoir démontré que l'homme était né pour brouter l'herbe des champs et pour marcher à quatre pattes!

L'HOMME forme un genre unique dans l'ordre des *bimanes*, placé en tête de la classe des mammifères. Considéré génériquement, et sous le point de vue dans lequel nous devons nous borner à le faire connaître, il a son pied élargi en avant, portant sur une *plante* qui s'étend jusque sous un talon légèrement renflé. Les doigts de ce pied sont courts; le pouce est plus gros, parallèle aux autres et conséquemment non opposable.

comme celui des mains. La jambe porte verticalement sur la partie postérieure de ce pied; elle y est articulée de manière à ne pas permettre que nous marchions autrement que debout. L'homme doit donc se soutenir sur les pieds seulement et conserver ainsi l'entière liberté de ses mains, et cette liberté jointe à la place que les organes des sens occupent, et qui ne pouvait pas mieux être choisie pour l'observation, lui donne une grande supériorité morale sur tous les autres animaux.

La charpente osseuse de la classe entière à laquelle il appartient, composée de pièces liées et mobiles les unes sur les autres, recouverte de muscles ou d'autres parties molles, constitue le squelette proprement dit. La tête est formée du crâne qui renferme le cerveau, et de la face qui se compose principalement de deux mâchoires, dont l'inférieure seule est mobile, ayant, chez l'homme, chacune seize dents (trente-deux en tout), savoir : quatre antérieures, mitoyennes, aplaties, tranchantes, verticales ou à peu près, et appelées *incisives*; deux autres épaissies en coins, amincies en pointe, dites *canines*; enfin, dix *molaires*, cinq de chaque côté dont les racines sont profondes, tandis que le corps est presque cubique et la couronne tuberculeuse. La combinaison de ces dents et de l'appareil digestif fait de l'homme un être omnivore, c'est-à-dire qui peut se substanter par une nourriture indifféremment animale ou végétale; aussi vit-il partout où des plantes et de la chair assurent sa subsistance.

La tête de l'homme est supportée par une tige flexible nommée colonne vertébrale ou rachis. Les vertèbres (au nombre de vingt-quatre non compris celles qui forment le sacrum et le coccix), qui, par leur superposition, constituent cette tige, offrent une partie annulaire dont la série constitue un long canal destiné à loger la moelle épinière.

La partie du corps que l'on nomme le tronc comprend deux cavités distinctes, situées en avant du rachis. Le cœur et les poumons sont placés dans la poitrine ou thorax qui constitue la cavité supérieure, et les organes de la digestion dans la cavité inférieure ou abdominale appelée aussi ventre. Ces deux grandes cavités viscérales sont séparées l'une de l'autre par une cloison transversale, musculaire et aponévrotique, nommée diaphragme.

Les côtes sont des arcs osseux situés sur les côtés de la colonne vertébrale; elles s'articulent par une extrémité aux vertèbres, et par l'autre au sternum.

Les extrémités ou membres, au nombre de quatre, se distinguent en paire thoracique et en paire abdominale. Les os qui entrent dans leur composition vont en diminuant de volume et de longueur, mais en augmentant de nombre pour chaque région, depuis l'extrémité la plus rapprochée du centre jusqu'à l'extrémité libre.

Chaque membre thoracique se divise en quatre parties, qui sont : 1° l'épaule; 2° le bras; 3° l'avant-bras; 4° la main.

L'épaule se compose de deux os, la clavicule et l'omoplate.

Le bras est formé d'un seul os nommé humérus.

L'avant-bras se compose de deux os, le cubitus et le radius.

La main, dernière partie du membre thoracique, se compose :

1° De huit os solidement articulés entre eux, et dont la réunion constitue le carpe ou le poignet;

2° D'une rangée de cinq os, appelés os métacarpiens, dont l'ensemble forme la paume de la main;

3° Enfin, des doigts, tous formés de *phalanges*, au nombre de trois dans chaque doigt, excepté dans le pouce qui n'en a que deux.

Les membres abdominaux se divisent, de même que les membres thoraciques, en quatre parties : 1° la hanche; 2° la cuisse; 3° la jambe; 4° le pied.

La hanche se compose de l'os coxal, le plus volumineux de tous les os larges du squelette, et le plus irrégulier quant à sa forme.

La cuisse est formée par un seul os, le fémur.

La jambe a deux os, le tibia et le péroné.

Le pied se compose de vingt-six os. Le *tarse*, qui correspond au *carpe* de la main, a un os de moins. Les cinq premières colonnes qui font suite forment le *métatarse*, et les os suivans constituent les orteils, composés chacun de trois os, à l'exception du gros orteil qui n'en a que deux.

Toutes les pièces osseuses que nous venons d'indiquer, réunies par des ligamens, constituent le squelette, et sont les organes passifs de la locomotion. Les muscles, organes actifs de la locomotion, recouvrent tous les os et les font agir.

La disposition particulière du système nerveux est un des caractères distinctifs des vertébrés en général et de l'homme en particulier. En effet, outre les ganglions du grand sympathique, dont les filets sont destinés aux organes des fonctions végétatives, il y a, chez tous, un centre particulier avec lequel communiquent ces renflemens et où aboutissent les nerfs des organes des sensations et des mouvemens. Ce centre parfaitement symétrique consiste en une moelle épinière, un cerveau et un cervelet (1). C'est par les trous intervertébraux que les nerfs s'unissent à la moelle, qui, après avoir croisé ses faisceaux médulaires, s'épanouit pour former, en se renflant, les divers lobes dont se compose l'encéphale, et dont le volume proportionnel est dans un rapport constant avec l'étendue de l'intelligence.

Les sens extérieurs sont, chez l'homme et les autres vertébrés, au nombre de cinq et résident dans deux yeux, deux oreilles, deux narines, la langue et la peau.

Le canal intestinal s'étend de la bouche à l'anus, éprouvant diverses inflexions, divers renflemens ou rétrécissemens, ayant des appendices, et recevant des liqueurs dissolvantes nécessaires à la digestion, telles que la salive qui se verse dans la bouche, la bile et le fluide pancréatique qui arrivent dans une portion d'intestin nommée *duodénum*. La partie nu-

(1) Les limites dans lesquelles nous avons été forcés de nous renfermer irrévocablement nous ont empêchés de donner une septième planche qui eût compris le système nerveux et toutes ses dépendances. Cette planche, gravée pour la *Gazette de santé*, a été dessinée par M. Martin Saint-Ange; elle fait partie du troisième volume de ce recueil, où l'on peut la consulter avec fruit.

tritive des alimens ou le chyle est absorbée par des vaisseaux particuliers appelés *lactés*, et portée dans les veines où aboutissent aussi les vaisseaux lymphatiques. Le sang veineux, ainsi chargé de parties nutritives, est obligé de passer dans les organes de la respiration pour y reprendre sa nature artérielle.

La circulation du sang se fait dans des conduits membraneux, artères et veines, qui partent du cœur, vont aux poumons, de là au cœur (premier cercle), de cet organe central dans tous les organes, et de ceux-ci au cœur (second cercle). Le tronc pulmonaire, qui s'élève du ventricule droit, se divise, après un court trajet, en deux branches principales dont l'une, qui est la plus courte, va gagner le poumon gauche, l'autre s'enfonce à droite derrière la crosse de l'aorte pour pénétrer dans le poumon droit. Ces deux artères pulmonaires se ramifient à l'infini dans le parenchyme du poumon, et vont se terminer en un réseau capillaire très-fin, qui recouvre les parois des cellules pulmonaires pour passer ensuite dans les veines et revenir au cœur. Un autre tronc artériel principal, nommé *aorte*, prend naissance au ventricule gauche; c'est de lui que partent toutes les branches qui se distribuent aux divers organes. A son origine, l'aorte s'élève d'abord, puis elle se recourbe tout-à-coup pour constituer la crosse aortique. En descendant, elle parcourt la région vertébrale de la poitrine, sous le nom d'aorte thoracique, pénètre dans la cavité abdominale, en suivant toujours le trajet du rachis et se divise en deux grosses branches nommées *iliaques primitives*. Les artères qui naissent de la crosse de l'aorte conduisent le sang dans les parois du cœur, aux membres supérieurs, à la tête, au cou, etc. Celles qui naissent de l'aorte descendante fournissent le sang aux muscles intercostaux, aux bronches, à l'œsophage et à une double cloison verticale nommée *médiastin*, qui sépare les deux poumons l'un de l'autre et renferme le cœur. Enfin, les branches provenant de l'aorte abdominale ou ventrale envoient du sang aux viscères abdominaux, au diaphragme et à tous les organes contenus dans le bassin; les membres inférieurs ou abdominaux reçoivent les dernières artères, appelées crurales.

Les organes de sécrétions sont : le foie, le pancréas, les parotides, les reins, etc. Ces derniers, au nombre de deux, situés aux côtés de l'épine du dos, sécrètent l'urine qui va s'accumuler dans la vessie au moyen des urétères.

Enfin, les organes de la génération, contenus dans l'abdomen, comprennent les vésicules séminales chez l'homme, l'utérus et les ovaires chez la femme.

En considérant l'ensemble des organes de l'homme et leur aptitude parfaite aux fonctions dont chacun d'eux est investi, l'esprit se reporte naturellement au tableau qu'en a tracé Cicéron dans son livre *de la Nature des dieux*; nous en extrairons le passage qui suit :

« A l'égard des sens, dit-il, par qui les objets extérieurs viennent à la connaissance de l'âme, leur structure répond merveilleusement à leur destination, et ils ont leur siége dans la tête comme dans un lieu fortifié. Les yeux, ainsi que des sentinelles, occupent la place la plus élevée, d'où ils peuvent, en découvrant les objets, faire leur charge. Un lieu éminent convenait aux oreilles, parce qu'elles sont destinées à recevoir le son qui monte naturellement. Les narines devaient être dans la même situation, parce que l'odeur monte aussi, et il les fallait près de la bouche, parce qu'elles nous aident beaucoup à juger du boire et du manger. Le goût, qui doit nous faire sentir la qualité de ce que nous prenons, réside dans cette partie de la bouche par où la nature donne passage au solide et au liquide. Pour le tact, il est généralement répandu dans tout le corps, afin que nous ne puissions recevoir aucune impression, ni être attaqués du froid où du chaud sans le sentir. Et comme un architecte ne mettra point sous les yeux ni sous le nez les égouts d'une maison, de même la nature a éloigné de nos sens ce qu'il y a de semblable à cela dans le corps humain.........

« Mais nos mains, de quelle commodité ne sont-elles pas et de quelle utilité dans les arts! Les doigts s'allongent ou se plient sans la moindre difficulté, tant leurs jointures sont flexibles. Avec leur secours, les mains usent du pinceau et du ciseau ; elles jouent de la lyre, de la flûte : voilà pour l'agréable; pour le nécessaire, elles cultivent les champs, bâtissent des maisons, font des habits, travaillent en cuivre, en fer. L'esprit invente, les sens examinent, la main exécute; tellement, que si nous sommes logés, si nous sommes vêtus et à couvert, si nous avons des villes, des murs, des habitations, des temples, c'est aux mains que nous les devons.» (CICERO, *De naturâ deorum*, traduction de l'abbé d'Olivet.)

Buffon a dit des choses très-éloquentes touchant l'excellence de la main de l'homme et la supériorité qu'elle lui donne sur les autres animaux; et Galien, à la suite d'une description anatomique, résume ainsi son admiration pour le chef-d'œuvre de la nature :

« O toi qui nous as faits! en composant un discours si saint, je crois chanter un véritable hymne à ta gloire! Je t'honore plus en découvrant la beauté de tes ouvrages qu'en te sacrifiant des hécatombes entiers de taureaux ou en faisant fumer tes temples de l'encens le plus précieux. La véritable piété consiste à me connaître moi-même, ensuite à enseigner aux autres quelle est la grandeur de ton pouvoir, de ta sagesse. Ta bonté se montre dans l'égale distribution de tes présens, ayant réparti à chaque homme les organes qui lui sont nécessaires; ta sagesse se voit dans l'excellence de tes dons, et ta puissance dans l'exécution de tes desseins. » (GAL., *De usu partium.*)

EXPLICATION DES PLANCHES.

PLANCHE PREMIÈRE.

Squelette de l'homme vu par son plan antérieur.

1. L'os frontal, communément coronal.
2. L'os pariétal droit.
3. Portion de la grande aile droite du sphénoïde.
4. L'os temporal droit, terminé en bas par l'apophyse mastoïde.

5. L'os de la pommette ou malaire.

5'. L'os unguis ou lacrymal.

6. Les os propres du nez.

7. Les os maxillaires supérieurs gauche et droit ; les deux sus-maxillaires réunis sur la ligne médiane forment la mâchoire supérieure.

8. L'os de la mâchoire inférieure ; il est aussi formé de deux pièces symétriques dans le jeune âge, mais elles se soudent de très-bonne heure et bien avant les deux maxillaires supérieures.

9. Vertèbres du cou ou cervicales, au nombre de sept.

10. La clavicule.

11. Le sternum.

12. Appendice du sternum ou cartilage xyphoïde.

13. Les côtes, au nombre de douze de chaque côté.

13'. Les cartilages costaux.

14. Les cinq vertèbres des lombes.

15. L'os coxal, os de la hanche ou innominé.

16. Le sacrum.

17. Le pubis, région pubienne.

18. L'omoplate, le scapulum ou l'os large et postérieur de l'épaule.

19. L'humérus ou l'os du bras.

20. Le cubitus ou l'os du coude.

21. Le radius ou le rayon.

22. Les os du carpe ou du poignet, au nombre de huit.

23. Les os du métacarpe, au nombre de cinq.

24. Les phalanges, au nombre de trois pour chaque doigt, excepté pour le pouce qui n'en a que deux.

25. Le fémur ou os de la cuisse.

26. La rotule, petit os épais qui concourt à former le genou.

27. Le tibia, l'os principal de la jambe.

28. Le péroné, os long et grêle placé à la partie externe de la jambe.

29. Le calcanéum.

30. Les os du tarse, au nombre de sept.

30'. Les os du métatarse, au nombre de cinq.

31. Les phalanges, au nombre de trois pour chaque orteil, excepté pour le gros qui n'en a que deux.

PLANCHE II.

Squelette de la femme vu par sa face dorsale ou postérieure.

1. Os occipital.
2. Vertèbres cervicales.
3. La clavicule.
4. L'omoplate.
5. Les vertèbres dorsales.
6. La première vertèbre lombaire.
7. L'os coxal.
8. Le sacrum.
9. Le coccix.
10. La face plantaire du pied gauche vu en raccourci.

10'. La face postérieure du calcanéum.

Nota. Au milieu des nombreuses différences qui distinguent le squelette de l'homme de celui de la femme, on voit au premier coup d'œil que chez l'homme la poitrine est plus large et le bassin plus étroit, tandis que chez la femme c'est le contraire. Par suite de l'évasement du bassin chez la femme, les fémurs se rencontrent obliquement vers les genoux, tandis que ceux de l'homme descendent parallèlement. Chez celui-ci les membres inférieurs tombent perpendiculairement sur le sol; chez celle-là ils décrivent deux courbes opposées, dont la convexité est en dedans et la concavité en dehors, se rapprochant et se touchant presque constamment vers les genoux.

PLANCHE III.

Muscles superficiels de la face extérieure du corps.

1. Muscle occipito-frontal.
2. Orbiculaire des paupières.
3. Le grand et le petit zygomatique.
4. Le releveur commun de l'aile du nez et de la lèvre supérieure.

4'. Le releveur de la lèvre supérieure.

5. L'orbiculaire des lèvres.
6. Le triangulaire des lèvres.

7. Le carré du menton.
8. Le peaucier.
9. Le grand pectoral.
10. Ligne médiane de l'abdomen ou ligne blanche.
11. Portion du grand oblique de l'abdomen.
12. Muscle sterno-pubien ou muscle droit de l'abdomen.
13. Muscle pyramidal.
14. Deltoïde.
15. Le biceps brachial, puissant fléchisseur de l'avant-bras sous le bras.
16. Le long supinateur.
17. Le rond pronateur.
18. Le radial antérieur.
19. Le long palmaire.
20. Le palmaire cutané.
21. L'adducteur du pouce.
22. L'aponévrose palmaire.
23. Le long extenseur du pouce recouvert par l'aponévrose annulaire.
24. Aponévrose annulaire extérieure de l'avant-bras, recouvrant les tendons des muscles fléchisseurs des doigts.
25. Muscle pectiné.
26. Le fascia-lata.
27. Le couturier.
28. Le droit antérieur de la cuisse.
29. Le triceps fémoral.
30. Le ligament de la rotule.
31. L'extenseur commun des orteils.
32. Ligament annulaire du pied.
33. Les jumeaux de la jambe.
34. Les adducteurs de la cuisse.

PLANCHE IV.

Muscles de la face dorsale ou postérieure du corps.

1. Muscle occipito-frontal.
2. Sterno-mastoïdien.
3. Le trapèze.

4. Le grand dorsal.
5. Le grand fessier.
6. Le deltoïde.
7. Le triceps brachial, le plus puissant extenseur de l'avant-bras sur le carpe.
8. L'extenseur commun des doigts.
9. Portion externe du triceps de la cuisse.
10. Le biceps de la cuisse.
11. Les muscles jumeaux de la jambe.
12. Le tendon d'Achille.

PLANCHE V.

Disposition des viscères (premier plan).

Nota. Dans cette planche et dans la suivante, les vaisseaux coloriés en bleu sont les veines, les rouges représentent les artères.

1. Le larynx.
2. La carotide primitive gauche.
2'. La carotide primitive droite.
3. Le tronc innominé ou brachio-céphalique donnant la carotide primitive gauche et la sous-clavière du même côté.
3'. Même tronc du côté droit.
4. La sous-clavière gauche.
4'. La sous-clavière droite.
5 et 5'. Les veines jugulaires.
7. La veine-cave supérieure.
7'. Crosse de l'aorte.
8. Les poumons.
9. Le cœur dans son enveloppe (le péricarde). L'espace quadrilatère dans lequel il est renfermé, entre les deux poumons, porte le nom de *médiastin.*
10. Le muscle diaphragme.
11. La rate.
12. Le foie et son ligament suspenseur antérieur.
13. L'estomac.
14. La vésicule biliaire.
15. L'épiploon.

16. Les intestins.
17. La vessie.

PLANCHE VI. ♀

Disposition des viscères (*deuxième plan*).

2. Artère carotide gauche.
2'. Carotide primitive droite.
3. Veine sous-clavière gauche.
3' Tronc innominé.
4. Veine sous-clavière droite.
5. Veine-cave supérieure.
6. Veine-cave inférieure.
7. Oreillette droite du cœur.
8. Tronc pulmonaire.
9. Artères pulmonaires.
10. Veines pulmonaires.
11. Divisions des bronches.
12. Oreillette gauche du cœur d'où naît l'aorte, dont la crosse embrasse le tronc pulmonaire (8).
13. Coupe du diaphragme.
14. Artère aorte.
15. Portion de l'œsophage.
16. Capsules surrénales.
17. Les reins.
18. La bifurcation de l'aorte en artères iliaques primitives.
19. Veines iliaques.
20. Le rectum.
21. Le corps de l'utérus.
22. Les ovaires.
23. Les ligamens ronds ou antérieurs de la matrice.
24. La vessie.
25. Les urétères.

FIN.

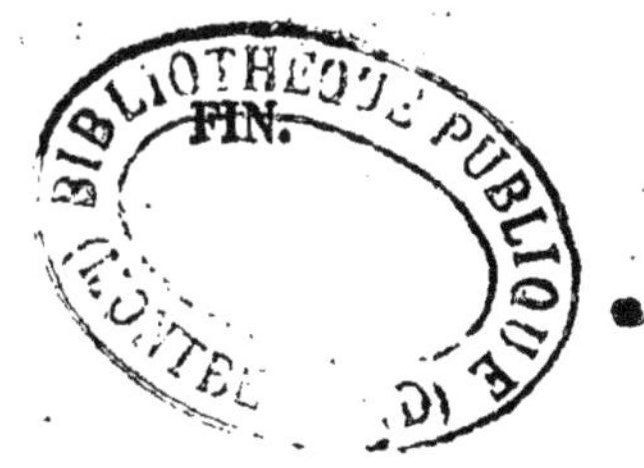

www.ingramcontent.com/pod-product-compliance
Ingram Content Group UK Ltd.
Pitfield, Milton Keynes, MK11 3LW, UK
UKHW022317190726
13856UKWH00001B/68